민간요법과 한방요법에 따른 건강 지침서

백세시대
건강보감

충남대학교 약학대학 명예교수 · 약학박사
배기환 지음

(주)교학사

책을 펴내며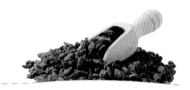

사람들은 누구나 행복하게 살아가기를 원한다. 행복을 누리기 위하여 무엇보다 중요한 것이 건강이다. 나이가 들수록 고혈압, 당뇨, 심장병, 관절염과 같은 성인병이 우리를 괴롭힌다. 흔히들 건강을 잃으면 모든 것을 잃는다고 한다. 평소에는 건강 관리에 무관심하다가, 몸에 이상이 와서야 술이나 담배, 과식으로 빚어진 결과에 대해 깊이 반성하게 된다.

건강한 몸을 유지하기 위해서는 적당히 운동하고, 과음, 과식 등 지나친 욕심을 버리는 것이 중요하다. 성인병을 비롯한 대부분의 질병 치료는 현대 의학에 의존하는 경우가 많지만, 경우에 따라서는 한방이나 민간약을 이용하는 것도 중요하다고 생각한다. 이러한 관점에서, 우리의 전통적인 민간 약물 요법에서 자주 사용하고 비교적 효과가 좋은 천연 약물을 선정하여 정리하였다.

어릴 때부터 이 분야에 들어오기까지 한약방을 하셨던 선친(배필천)으로부터의 한약의 가르침에 감사드린다. 학문의 길로 인도해 주신 은사 진갑덕 영남대학교 명예 교수님, 그리고 생약을 이해할 수 있도록 지도하여 주신 일본 도야마 의과약과대학 난바 쓰네오(難波恒雄) 명예 교수님께 감사드린다. 많은 식물들을 자유롭게 관찰할 수 있도록 허락해 주신 한택식물원 이택주 원장님, 식물 분포 조사와 약재 조사를 통하여 많은 것을 일깨워 주신 김재길 박사님, 귀중한 사진과 본초 약물의 중요성을 강조해 주신 동국대학교 한의과대학 강병수 교수님, 약용 버섯의 귀중한 자료와 사진을 제공해 주신 충남대학교 정경수 교수, 광물 약재를 감별하여 주신 충남대학교 이현구 교수, 충남대학교 약초원에 애정을 쏟으시고 학문적 조언을 주신 충남대학교 한병희 교수, 생약을 함께 연구하고 있는 충남대학교 김영호 교수께 감사드린다. 그동안 우리 연구실에서 저자와 함께 천연 약물 연구에 크게 기여한 민병선 박사, 이준성 박사, 이상명 박사, 정현주 박사, 이종필 박사, 안인파 박사, 성낙선 박사, 권구영 박사께 감사드린다.

이 책이 나오도록 배려해 주신 교학사 양진오 사장님께 깊이 감사드리며 처음부터 끝까지 정성을 아끼지 않으신 황정순 부장님을 비롯한 편집부 여러분에게도 감사드린다.

저자 배 기 환

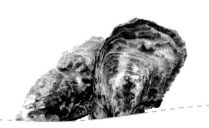

차 례

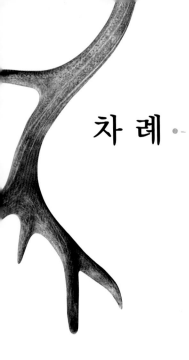

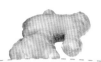
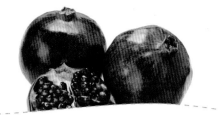

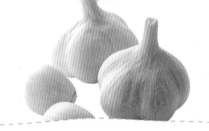

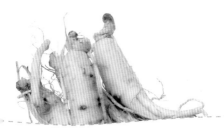
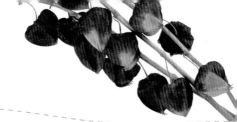

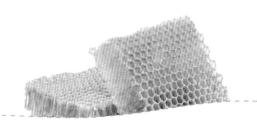

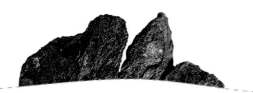
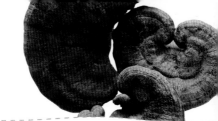

9

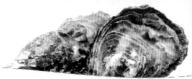

이 책을 사용하는 방법

- 이 책에는 식물, 동물, 균류(버섯), 해조류 및 광물 가운데에서 한방이나 민간 약물 요법에서 자주 사용하고 약효가 좋은 천연 약물 470종을 선별하여 실었다.

- 이 책의 순서는 천연 약물명을 가나다순으로 하고, 광물류는 뒤쪽에 모아서 정리하였다.

- 천연 약물 중 한약 처방에 사용되는 것은 한약 처방명을 기재하였으며, 처방 구성 약물과 효능은 부록에 수록, 정리하였다.

- 약물 사용법은 중약대사전(中藥大辭典)을 주로 참고하여 정리하였으며, 약재를 달인 액의 사진은 날씨에 따라 색깔에 차이가 날 수 있다.

- 이 책을 집필하기 위하여 중약대사전(中國江蘇醫學院, 上海人民衛生出版社) 및 원색화한약도감(原色和漢藥圖鑑, 難波恒雄, 保育社), 한국의 약용 식물(배기환, 교학사), 향약대사전(정보섭, 신민교 감수, 영림사), 동양 전통 약물(김재길, 소배근, 영림사), 본초학(한국생약교수협의회, 아카데미) 등을 참고하였다.

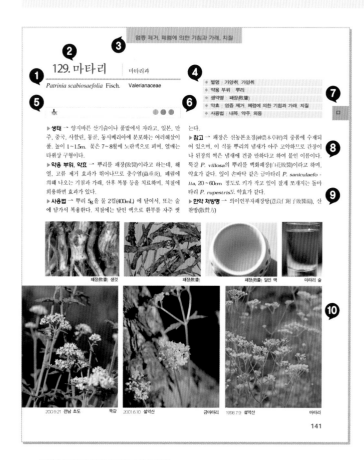

❶ 학명, 과명

❷ 천연 약물명

❸ 천연 약물의 약효를 한눈에 알아볼 수 있도록 하였다.

❹ 천연 약물의 대표적인 특성을 요약 정리하였다.

❺ 천연 약물의 약용 부위 및 분류를 그림으로 표시하였다. (하단 별첨)

❻ 천연 약물의 사용법을 색깔로 표시하였다.
  ● 내복 ● 약주 ● 약차 ● 외용 ● 유독

❼ 천연 약물을 가나다순으로 기재하였다.

❽ 천연 약물마다 약물의 '생태', '약용 부위, 약효', '사용법' 및 '참고'로 나누어 설명하고, 한약 처방에 쓰이는 약물에는 '한약 처방명'을 실었다.

❾ 한약 처방명의 처방법은 부록편 496~506쪽에 상세히 기록하였다.

❿ 도판에는 해당 약물, 약재, 약재 달인 액, 약물을 이용한 약품 사진 등을 실었으며, 약물 촬영 장소와 날짜 등을 기재하였다.

약용 부위 및 분류의 그림 표시

❀ 지상부, 전초, 싹	❀ 잎	⛏ 줄기, 잎자루, 덩굴, 꼭지, 가시	🌿 원줄기, 나무껍질, 심재	⛏ 뿌리, 뿌리줄기, 비늘줄기, 뿌리껍질
❀ 꽃, 꽃줄기, 꽃가루	✿ 열매, 깍지, 꼬투리	❁ 종자, 포자	◗ 기름, 수액, 수지, 유액	✿ 균핵, 균류, 자실체	✾ 곤충
❦ 조류	➳ 어류	● 패류	⚘ 포유류	➤ 양서류	✎ 파충류	✳ 극피동물	∿ 환형동물

10

건강보감

ㄱ

1. 가뢰

가뢰과

Mylabris phalerata Pallas   Melodiae

◆ 별명 : 가래, 반자, 용자, 반균
◆ 약용 부위 : 몸체
◆ 생약명 : 반모(斑蝥), 반묘(斑貓)
◆ 약효 : 악창, 연주창, 안면신경마비
◆ 사용법 : 내복, 약주

▶**생태** → 논이나 밭에서 자라는 콩, 땅콩, 목화 재배지에 집단으로 서식하고, 일본, 중국, 타이완에 분포하는 곤충. 몸은 긴 원통형으로 길이 2cm, 검은색 내지 황갈색이며, 머리는 크고 목이 가늘며 입이 발달하였다. 앞날개는 양쪽이 평행한 것이 많고, 옆 가장자리는 일직선으로 녹청색 광택이 나며, 더듬이는 가늘다.

▶**약용 부위, 약효** → 가뢰의 몸체를 반모(斑蝥) 또는 반묘(斑貓)라고 하는데, 폐와 위장의 기능을 원활하게 하고 어혈을 풀어 주며, 수분 대사를 이롭게 하고 종기를 없애 주며, 출혈을 멈추게 하는 효능이 있다. 악창, 연주창, 안면신경마비를 치료한다.

▶**사용법** → 건조시킨 몸체 0.01g을 1회의 양으로 하며, 알약이나 가루약으로 만들어 복용한다.

▶**참고** → 신농본초경(神農本草經)의 하품에 반묘(斑貓)라는 이름으로 수재되어 있으며, 본초강목(本草綱目)에 의하면 등에 노란색의 반점(斑點)이 있고, 농작물을 해치는 곤충〔蝥〕이라 하여 반모(斑蝥)라 한다고 한다. 전세계에 약 2000종이 분포하며, 우리 나라에는 알록가뢰속, 청가뢰속, 콩가뢰속, 남가뢰속, 흑점박이가뢰속, 황가뢰속 등 6속 16종이 알려져 있다. 가뢰를 비롯하여 먹가뢰, 왕가뢰, 목람가뢰 등이 흔하다.

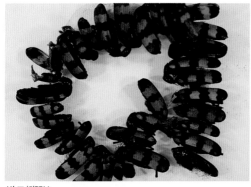

반모(斑蝥)

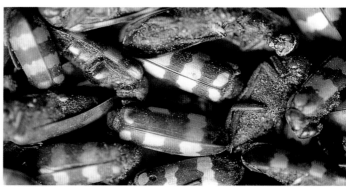

반모(斑蝥)

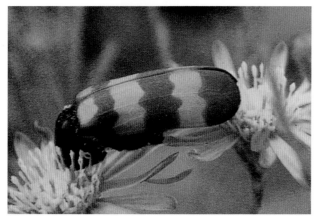

가뢰   2001.8.15 중국 청두(成都)

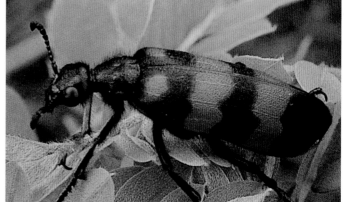

왕가뢰

2. 가마중 | 가지과

Solanum nigrum L. Solanaceae

◆ 별명 : 까마중, 강태, 깜두라지
◆ 약용 부위 : 지상부, 열매, 뿌리
◆ 생약명 : 용규(龍葵), 용규자(龍葵子)
◆ 약효 : 인후염, 피부염, 고환염
◆ 사용법 : 내복, 외용

▶**생태** → 들이나 길가에서 흔히 자라고, 온대와 열대에 분포하는 한해살이풀. 높이 20~90cm. 잎은 어긋나고, 꽃은 5~7월에 흰색으로 피며, 꽃받침과 꽃잎은 5개로 갈라지고, 수술 5개, 암술 1개이다. 열매는 장과로 둥글며, 지름 6~7mm, 검은색이다.

▶**약용 부위, 약효** → 지상부를 용규(龍葵)라고 하는데, 열

을 내리고, 혈액 순환을 도우며, 염증을 제거하는 효능이 있으므로 옴이나 단독(丹毒), 버짐을 치료하고, 만성 기관지염과 급성 신장염에도 사용한다. 열매를 용규자(龍葵子)라고 하며, 열을 내리고 독을 풀어 주며 기침과 가래를 멎게 하는 효능이 있다. 주로 인후염으로 열이 나는 증상, 기침과 가래가 있고 숨이 막히는 증상을 치료한다. 열매는 편도선염에 좋으며, 뿌리는 고환염에 사용한다. 민간에서는 가마중의 지상부와 뱀딸기의 지상부를 물에 달여서 암 치료에 사용하고 있다.

▶**사용법** → 지상부 또는 열매 5g을 물 2컵(400mL)에 달여서 복용하고, 외용에는 짓찧어서 즙을 내어 바른다.

▶**참고** → 열매가 가맣고 반질반질한 것이 스님의 머리를 닮았다 하여 가마중이라고 한다.

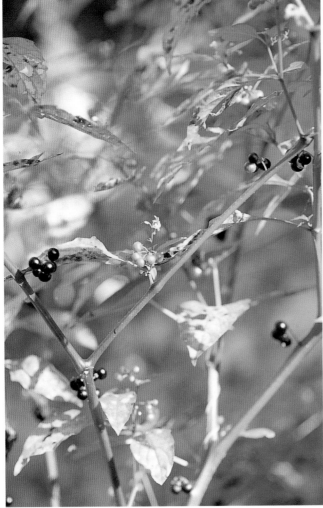

1998.9.20 제주 가마중

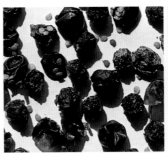

용규자(龍葵子)

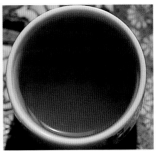

용규자(龍葵子) 달인 액

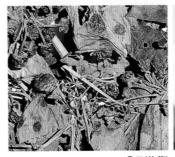

용규(龍葵)

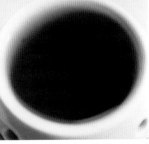

용규(龍葵) 달인 액

3. 가물치 | 가물치과

Channa argus Cantor　　　　Ophicephalidae

◆ 별명 : 예어, 혹어, 동어
◆ 약용 부위 : 내장을 버린 몸체
◆ 생약명 : 여어(蠡魚)
◆ 약효 : 부종, 황달, 오래 된 기침, 시력 감퇴
◆ 사용법 : 내복

▶**생태** → 저수지, 늪, 또는 흐름이 거의 없는 수심 1m 정도의 물풀이 무성한 곳에서 자라고, 일본, 중국에 분포하는 민물고기. 몸은 가늘고 길며 몸통은 원통형이다. 척추골 수 56개, 위턱과 아래턱에는 날카로운 송곳니 모양의 이빨이 일렬로 배열되어 있고, 혀에는 이빨 모양의 단단한 육질 돌기가 있으며, 등 및 꼬리지느러미는 회흑색을 띤다.

▶**약용 부위, 약효** → 내장을 버린 몸체를 여어(蠡魚)라고 하는데, 부종을 풀어 주고, 기(氣)를 내려 주며, 안태(安胎)의 효능이 있다. 수분 대사가 원활하지 못하여 몸이 붓고, 각기 증상, 간장이 나빠서 오는 황달, 오래 된 기침, 시력 감퇴,

치질을 치료한다. 출산 후 몸조리를 잘못하여 오는 통증에도 효력이 있다.

▶**사용법** → 가물치 1 마리를 물에 삶아서 식전에 한 잔씩 복용하거나 죽을 쑤어서 복용한다.

▶**참고** → 여어는 신농본초경(神農本草經)에 수재되어 있을 정도로 오랫동안 사용해 온 약재이며, 출산 후 몸조리에 요긴하게 사용하는 민간약이다. 특히 갱년기 여성들의 근육통, 부종 등에 효과가 좋다. 우리 나라에는 가물치 한 종만이 자란다.

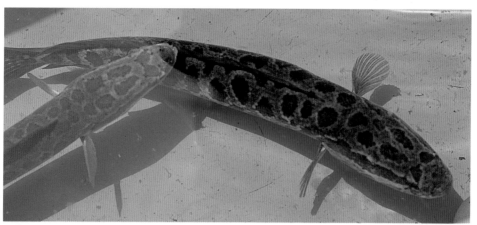

가물치　　　　　　　　　　　　　　　　　2002.6.1 서울 경동시장

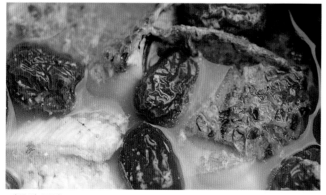

가물치 곰탕

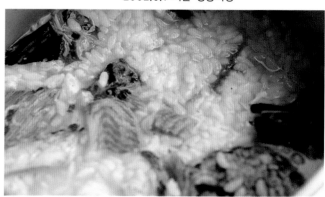

가물치죽

4. 가시나무 | 참나무과

Quercus myrsinaefolia Blume   Fagaceae

● ● ●

◆ 별명 : 정가시나무
◆ 약용 부위 : 잎, 열매
◆ 생약명 : 면자피엽(麪子皮葉)
◆ 약효 : 요로결석, 담석, 이질
◆ 사용법 : 내복, 약주, 약차

▶**생태** → 제주도, 진도 및 남쪽 섬의 산골짜기에서 자라고, 일본, 타이완, 중국에 분포하는 늘푸른큰키나무. 높이 15m. 꽃은 암수 한그루, 4~5월에 피는데, 수꽃이삭은 밑으로 처지고 암꽃이삭은 새 가지에서 곧게 서며, 깍정이〔殼斗〕는 반구형이다. 견과는 달걀 모양으로 길이 1.5~1.7cm이며, 10월에 익는다.

▶**약용 부위, 약효** → 잎을 면자피엽(麪子皮葉)이라고 하는데, 소변이 잘 나오지 않고 때로는 피가 섞여 나오는 요로결석과 담석증 치료에 좋다. 열매는 이질을 멈추게 하고, 갈증을 푸는 데 좋으며, 팔다리에 힘이 빠진 것을 치료한다.

▶**사용법** → 잎이나 열매 5g을 물 2컵(400mL)에 달여서 복용한다.

▶**참고** → 잎 가장자리가 가시처럼 뾰족하므로 가시나무라고 하며, 잎을 원료로 하여 만든 의약품이 신장염이나 신장결석에 널리 이용되고 있다. 붉가시나무 *Q. acuta*, 종가시나무 *Q. qlauca*, 참가시나무 *Q. salicina*도 약효가 같다.

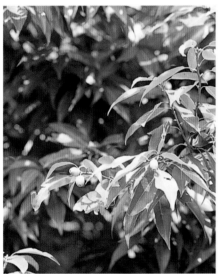

1998.10.7 전남 남평   가시나무

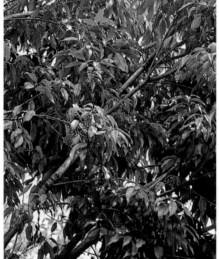

참가시나무

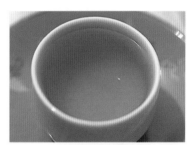

면자피엽(麪子皮葉) 달인 액

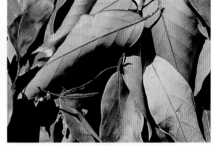

면자피엽(麪子皮葉) 말린 것

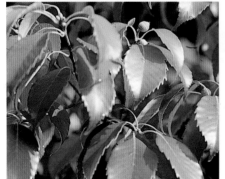

종가시나무

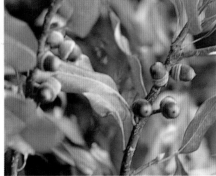

붉가시나무

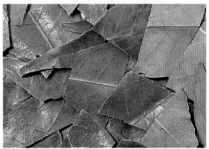

면자피엽(麪子皮葉) 썬 것

15

ㄱ

5. 가시연꽃 | 수련과

Euryale ferox Salisbury   Nymphaeaceae

◆ 별명 : 가시연
◆ 약용 부위 : 속씨, 꽃대, 잎
◆ 생약명 : 검실(芡實), 검실경(芡實莖), 검실엽(芡實葉)
◆ 약효 : 자양 강장, 이뇨, 설사, 번갈
◆ 사용법 : 내복, 약주

▶**생태** → 전주, 대구, 광주, 홍성, 서해안, 강릉 등 중부 이남의 늪이나 연못에서 자라고, 일본, 중국, 타이완, 인도에 분포하는 한해살이풀. 뿌리줄기는 짧으며, 잎은 뿌리줄기에서 나와 물 위에 떠 있는데, 앞면이 주름이 지고 가시가 있다. 꽃은 7~8월에 자주색으로 피고, 꽃받침 조각은 4개로 넓은 바늘 모양이며, 꽃잎은 많고 넓은 바늘 모양. 열매는 장과(漿果)로 둥글고, 종자도 둥글다.

▶**약용 부위, 약효** → 속씨〔種仁〕를 검실(芡實)이라고 하는데, 신장의 기능을 튼튼하게 하고, 비위를 도와 설사를 멈추게 하는 효능이 있다. 정액이 저절로 흘러나오는 증상, 대하증, 소변을 참지 못하는 증상, 설사를 치료한다. 꽃대를 검실경(芡實莖)이라고 하며, 속이 답답한 증상을 치료한다. 잎을 검실엽(芡實葉)이라고 하는데, 피를 토하는 증상을 치료한다.

▶**사용법** → 열매 5g을 물 2컵(400mL)에 달여서, 또는 알약이나 가루약으로 만들어 복용하고, 때로는 술에 담가서 복용한다.

▶**참고** → 연꽃에 비하여 식물 전체에 가시가 많이 있으므로 가시연꽃이라고 한다. 검실(芡實)은 신농본초경(神農本草經)에 수재되어 있으며, 꽃이 닭벼슬처럼 생겼다 하여 별명이 계두(鷄頭)이다. 치질이 있는 사람, 복부에 팽만감이 있는 사람, 혈뇨 및 변비가 있는 사람에게 사용하는데, 산후에는 복용을 피한다. 큰가시연꽃도 약효가 같다.

▶**한약 처방명** → 비원전(秘元煎), 수륙이선단(水陸二仙丹)

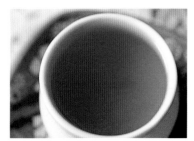
검실(芡實) 달인 액

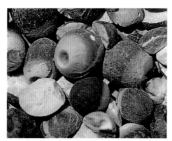
검실(芡實)

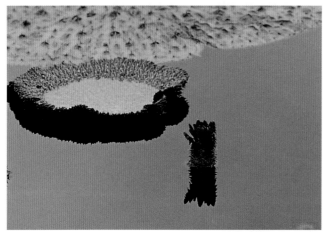
가시연꽃   2002.8.10 중국 난징(南京)약초원

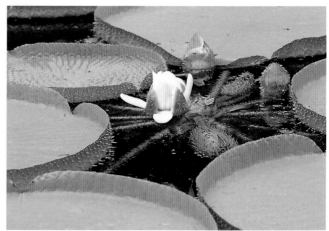
큰가시연꽃   1997.8.8 제주 여미지식물원

6. 가시오갈피나무 | 두릅나무과

Acanthopanax senticosus
(Rupr. et Max.) Harms

Araliaceae

◆ 별명 : 가시오갈피
◆ 약용 부위 : 뿌리 껍질
◆ 생약명 : 자오가(刺五加), 자오가피(刺五加皮)
◆ 약효 : 자양 강장, 우울증, 관절염
◆ 사용법 : 내복, 약주, 약차

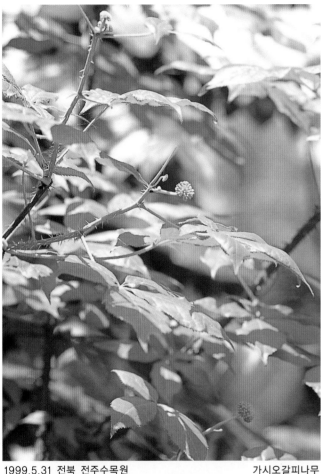

1999.5.31 전북 전주수목원

가시오갈피나무

▶**생태** → 추풍령, 광릉 및 강원도 이북의 산골짜기에서 자라고, 일본, 중국 둥베이(東北), 아무르, 우수리, 사할린에 분포하는 갈잎작은키나무. 높이 2~3m. 전체에 가늘고 긴 가시가 밀생하는데, 특히 잎자루 밑에 많다. 잎은 어긋나고, 손바닥 모양의 겹잎. 꽃은 자황색이 돌며, 수술은 5개, 암술대는 합쳐지며, 암술머리가 5개로 약간 갈라진다. 열매는 둥글다.

▶**약용 부위, 약효** → 뿌리 껍질을 자오가(刺五加) 또는 자오가피(刺五加皮)라고 하는데, 몸이 허약하여 기운이 없는 사람에게 원기를 회복시켜 준다. 또, 허리가 약하고 소변이 자주 마려우며 정력이 약한 사람, 신경쇠약으로 꿈을 많이 꾸는 사람, 힘이 없고 우울증이 있는 사람, 류머티스성 관절염을 앓고 있는 사람에게 좋다.

▶**사용법** → 뿌리 껍질 5g을 물 2컵(400mL)에 달이거나 술에 담가서 복용하고, 알약이나 가루약으로 만들어 복용한다. 잎을 따서 말렸다가 뜨거운 물로 우려내어 마셔도 좋다.

▶**참고** → 오갈피나무와 모양이 비슷하나, 줄기에 가시가 많으므로 가시오갈피나무라고 한다. 러시아에서는 우리 나라의 인삼처럼 자양 강장제로 널리 이용하고 있으며, 잎자루 밑에 가시가 많은 왕가시오갈피나무 var. *subinermis*도 약효가 같다.

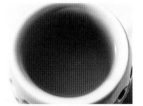

자오가(刺五加) 달인 액

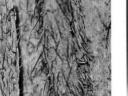

자오가(刺五加)

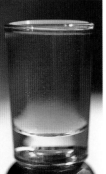

자오가(刺五加) 술

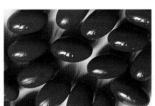

가시오갈피나무를 원료로 만든 알약

7. 가자나무 | 사군자나무과

Terminalia chebula Retz.   Combretaceae

◆ 별명 : 가리륵나무, 가여륵나무
◆ 약용 부위 : 열매
◆ 생약명 : 가자(訶子)
◆ 약효 : 천식, 해수, 설사
◆ 사용법 : 내복, 약주

▶**생태** → 우리 나라에는 없고, 중국의 광둥성(廣東省), 광시성(廣西省), 윈난성(雲南省) 등의 산에서 자라는 갈잎큰키나무. 높이 25m. 새 가지는 황갈색으로 갈색 털이 있고, 잎은 어긋나며 두껍다. 꽃은 양성으로 황록색이고, 가지 끝에 원추화서를 이루며, 꽃받침은 끝이 5개로 갈라지고, 수술 10개가 꽃받침 밖으로 나와 있다. 열매는 핵과로 달걀 모양이다.

▶**약용 부위, 약효** → 열매를 가자(訶子)라고 하는데, 폐의 기능을 돕고, 얼굴이나 가슴에 있는 기(氣)를 내리고, 위장을 튼튼하게 하여 설사를 멈추게 하는 효능이 있다. 폐의 기능 저하로 오는 천식, 해수 및 오래 된 기침, 인후염으로 음성이 변한 증상, 위장이 허약하여 오는 설사와 이질, 장출혈, 정액이 저절로 흘러나오는 증상, 소변이 잦은 증상을 치료한다.

▶**사용법** → 열매 3g을 물 2컵(400mL)에 달이거나 술에 담가서 복용하고, 알약이나 가루약으로 만들어 복용해도 좋다.

▶**참고** → 당나라의 신수본초(新修本草)에 가리륵(訶梨勒)이라는 이름으로 수재되어 있을 정도로, 오랫동안 사용되어 온 약재이다.

▶**한약 처방명** → 가자산(訶子散), 가리륵환(訶梨勒丸), 오가피환(五加皮丸), 합개환(蛤蚧丸)

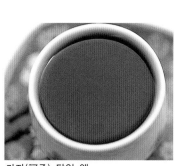

가자(訶子) 달인 액

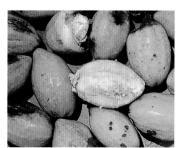

가자(訶子) 생것

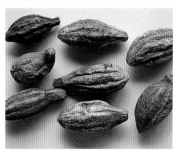

가자(訶子)

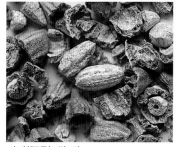

가자(訶子) 썬 것

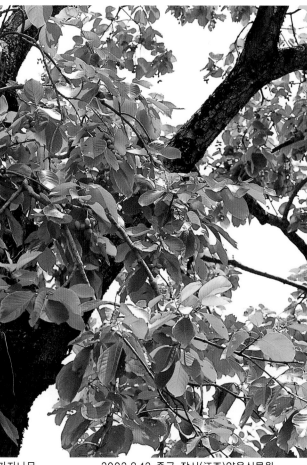

가자나무   2002.8.12 중국 장시(江西)약용식물원

8. 가중나무 | 소태나무과

Ailanthus altissima (Mill.) Swingle | Simaroubaceae

- ◆ 별명 : 가죽나무
- ◆ 약용 부위 : 뿌리 껍질, 잎
- ◆ 생약명 : 저근백피(樗根白皮), 저엽(樗葉)
- ◆ 약효 : 지혈, 설사, 피부병
- ◆ 사용법 : 내복, 약주, 외용

▶**생태** → 전국에서 흔히 재식하며, 중국이 원산지인 갈잎 큰키나무. 높이 20m. 꽃은 암수 딴그루, 지름 7~8mm, 녹색이 도는 흰색이다. 꽃받침은 5개로 갈라지고, 5개의 꽃잎은 끝이 안으로 꼬부라지고 수술은 10개이며, 5심피로 된 자방의 암술대가 5개로 갈라진다. 시과는 연한 적갈색, 얇은 바늘 모양, 길이 3~4cm, 너비 1cm로서 1개의 종자가 들어 있다.

▶**약용 부위, 약효** → 뿌리 껍질을 저근백피(樗根白皮)라고 하는데, 열을 내리고 출혈을 멈추게 하는 효능이 있으므로, 만성적인 설사나 대변에 피가 섞여 나오는 증상, 대하를 치료한다. 잎을 저엽(樗葉)이라고 하며, 피부에 나는 버짐, 부스럼, 옴 등을 치료한다.

▶**사용법** → 뿌리 껍질 5g을 물 2컵(400mL)에 달여서 복용하고, 외용에는 달인 액으로 씻는다.

▶**참고** → 멀구슬나무과에 속하는 참중나무 *Toona sinensis*와 모양이 비슷하므로, 가짜 참중나무라는 뜻에서 가중나무라고 한다.

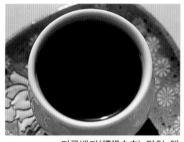

저근백피(樗根白皮) 달인 액

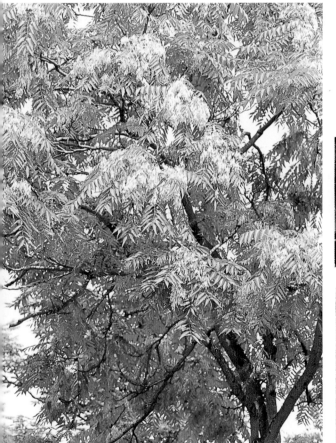

2000.7.8 대전   가중나무

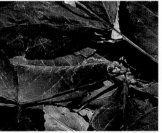

저엽(樗葉)

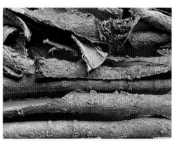

저근백피(樗根白皮)

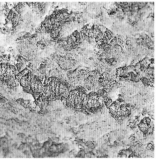

가중나무(줄기 껍질)

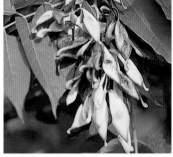

가중나무(열매)

ㄱ

9. 가지

가지과

Solanum melongena L.　　　Solanaceae

◆ 별명 : 까지
◆ 약용 부위 : 열매, 잎, 뿌리
◆ 생약명 : 가자(茄子), 가엽(茄葉), 가근(茄根)
◆ 약효 : 대장출혈, 피부궤양, 유방염, 대·소변출혈
◆ 사용법 : 내복, 약주, 약차, 외용

▶**생태** → 전국에서 재배하는 귀화 식물이며, 인도가 원산지인 한해살이풀. 꽃은 6～9월에 자줏빛으로 피고, 열매는 긴 원통형으로 흑자색이다.

▶**약용 부위, 약효** → 열매를 가자(茄子)라고 하는데, 열독을 풀어 주므로 대장출혈, 종기로 나오는 피를 멈추게 하고, 피부궤양 및 유방염에도 효과가 있다. 잎을 가엽(茄葉)이라고 하며, 소변출혈, 대변출혈에 사용한다. 또, 뿌리를 가근(茄根)이라고 하는데, 오래 된 설사를 멎게 하고 대변출혈, 부종을 치료한다.

▶**사용법** → 열매, 잎, 또는 뿌리 10g을 물 3컵(600mL)에 달인 액을 반씩 나누어 아침 저녁으로 복용하고, 피부궤양에는 달인 액을 먹으면서 가루를 내어 피부에 바른다.

▶**참고** → 가지의 열매와 잎을 말렸다가 물에 달여서 복용하면 혈중 콜레스테롤의 함량이 내려간다.

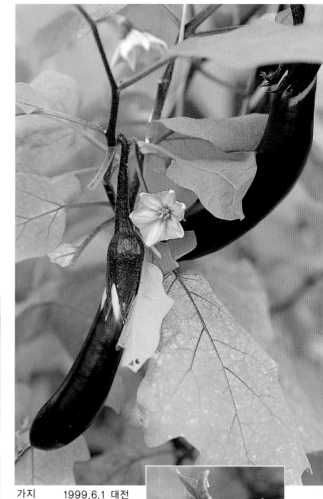

가지　　1999.6.1 대전

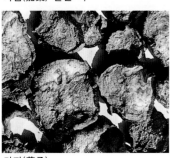

가엽(茄葉) 달인 액

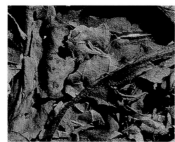

가엽(茄葉)

가자(茄子)

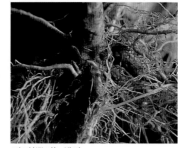

가지(뿌리) 생것

꽃

10. 가회톱
포도과

Ampelopsis japonica (Thunb.) Makino

Vitaceae

- ◆ 별명 : 가위톱
- ◆ 약용 부위 : 뿌리
- ◆ 생약명 : 백렴(白蘞)
- ◆ 약효 : 피부궤양, 부스럼
- ◆ 사용법 : 내복, 외용

▶**생태** → 황해도 이북의 낮은 산과 밭둑의 돌담에서 자라고, 일본, 중국, 몽골에 분포하는 갈잎덩굴나무. 길이 2m. 뿌리는 덩이처럼 굵고, 잎은 어긋나며, 손바닥 모양. 꽃은 양성으로서 7월에 연한 노란색으로 된다. 열매는 둥글고 9~10월에 익으며, 반점이 있다.

▶**약용 부위, 약효** → 뿌리를 백렴(白蘞)이라고 하는데, 피부가 헐고 벌겋게 부어오르는 것을 치료한다. 또, 눈이 충혈되고, 눈물이 많이 나오는 증상에 효과가 있으며, 화상과 부스럼에도 사용한다. 여자의 음부가 붓고 아픈 증상도 치료한다.

▶**사용법** → 뿌리 5g을 물 2컵(400mL)에 넣고 달여서 아침 저녁으로 복용하고, 외용에는 짓찧어서 환부에 바르거나 가루를 내어 뿌린다.

▶**참고** → 잎의 모양이 가정에서 사용하는 가위와 비슷하고 톱날이 있으므로 가위톱 또는 가회톱이라고 한다. 백렴(白蘞)은 신농본초경(神農本草經)에 수재되어 있으며, 구종석(寇宗奭) 선생은 이 약재의 속이 백색(白色)이고 염창(蘞瘡)의 처방에 많이 사용되므로 백렴(白蘞)이라 한다고 하였다.

▶**한약 처방명** → 백렴산(白蘞散)

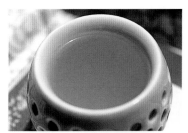

백렴(白蘞) 달인 액

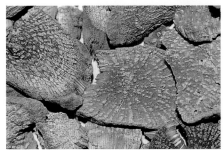

백렴(白蘞)

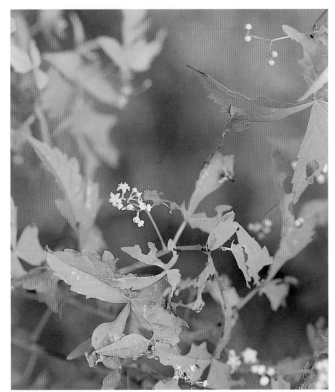

1998.8.1 충남대약초원　　　　가회톱

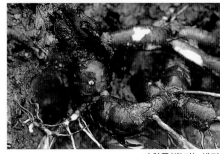

가회톱(뿌리) 생것

11. 갈대

벼과

Phragmites communis Trin.   Gramineae

◆ 별명 : 갈, 갈때
◆ 약용 부위 : 뿌리줄기, 잎
◆ 생약명 : 노근(蘆根), 노엽(蘆葉)
◆ 약효 : 갈증, 생선, 게, 복어에 의한 식중독
◆ 사용법 : 내복

▶ **생태** → 우리 나라의 습지에서 자라고, 일본, 중국 등 아시아, 유럽, 아프리카, 미국에 분포하는 여러해살이풀. 높이 1~3m. 뿌리줄기는 길게 벋으면서 마디에서 수염뿌리가 내리고, 줄기는 속이 비었으며, 잎은 2줄로 어긋난다. 꽃은 9월에 피며, 원추화서는 끝이 밑으로 처지고, 자주색에서 자갈색으로 변한다.

▶ **약용 부위, 약효** → 뿌리줄기를 노근(蘆根)이라고 하는데, 열병 때문에 갈증이 생기고, 가슴이 답답하고 구토가 있을 때 좋다. 또, 생선이나 게 또는 복어를 먹고 배앓이를 할 때 해독제로 사용할 수 있다. 잎을 노엽(蘆葉)이라고 하는데,

구토와 설사를 하고, 때로는 피를 토하는 사람에게 효력이 있다.

▶ **사용법** → 뿌리줄기 5g을 물 2컵(400mL)에 달여서 복용한다.

▶ **참고** → 노근(蘆根)은 명의별록(名醫別錄)의 하품에 수재되어 있을 정도로 오랫동안 사용되어 온 약재이다. 갈삿갓, 삿자리, 또는 갈대발을 만드는 데 사용하고 있으며, 서양에서는 울타리로 이용한다.

▶ **한약 처방명** → 노근탕(蘆根湯), 은교산(銀翹散)

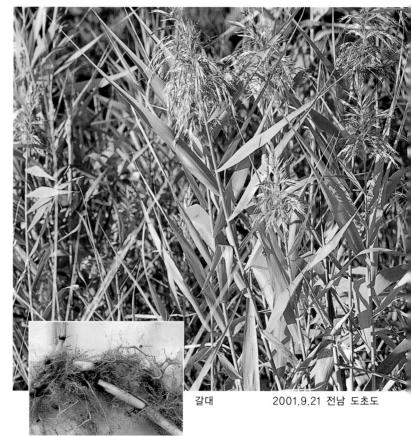

갈대   2001.9.21 전남 도초도

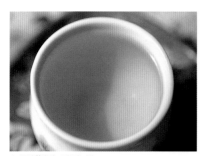

노근(蘆根) 달인 액

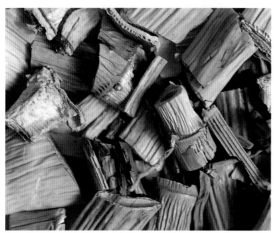

노근(蘆根)

지하부

22

12. 감귤나무 | 운향과

Citrus unshiu Markovich   Rutaceae

◆ 별명 : 귤
◆ 약용 부위 : 열매
◆ 생약명 : 귤피(橘皮)
◆ 약효 : 젖 분비 촉진, 소화불량
◆ 사용법 : 내복, 약주, 약차

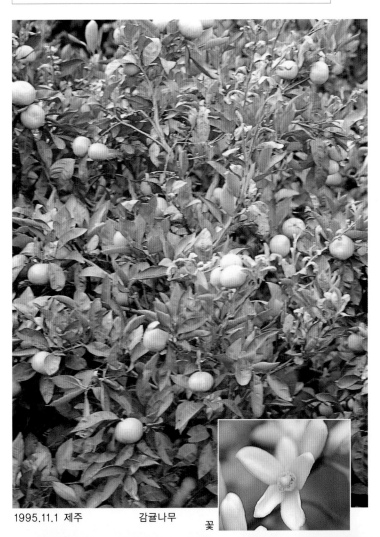

▶**생태** → 제주도에서 재식하며, 중국이 원산지인 늘 푸른작은키나무. 높이 5m. 꽃은 6월에 흰색으로 잎 겨드랑이에 피며, 꽃받침잎과 꽃잎은 각각 5개, 수술 은 20개 정도이고, 암술은 1개이다. 열매는 장과로서 편구형이며, 지름은 3~4cm이다. 10월에 등황색으 로 익는다.

▶**약용 부위, 약효** → 성숙한 열매의 껍질을 귤피(橘 皮)라고 하는데, 젖이 잘 나오지 않을 때에 효능이 있 고, 식욕부진과 소화불량을 치료한다.

▶**사용법** → 열매 5g을 가루를 내어 복용하거나, 물 2컵(400mL)에 달여서 복용한다. 생강 1조각과 대추 2개를 함께 넣어 달여 마셔도 좋다.

▶**참고** → 중국 사람들은 이 나무를 귤(橘)이라고 하 는데, 원래의 맛은 시고 쓴맛이었으나 품종 개량에 의하여 열매가 달콤하게 되었으므로 감귤(柑橘)이라 고 한다. 열매 껍질에는 flavonoid 성분으로 hes-peridin, naringin 등이 함유되어 있어서 고혈압을 예방하고, 특히 혈중 콜레스테 롤 저하에 효과가 있다.

▶**한약 처방명** → 귤피죽여탕 (橘皮竹茹湯), 향사평위산(香 砂平胃散), 백두구탕(白荳蔲 湯), 여지귤핵탕(荔枝橘核湯)

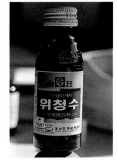

귤피(橘皮)에 진피, 건강, 계피를 가미한 소화액제

1995.11.1 제주   감귤나무   꽃

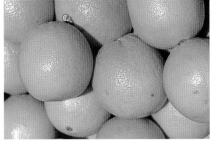

감귤나무(열매)

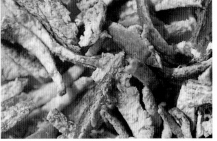

귤피(橘皮)

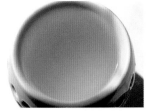

귤피(橘皮) 달인 액

13. 감나무   감나무과

Diospyros kaki Thunb.   Ebenaceae

◆ 별명 : 돌감나무, 산감나무, 똘감나무
◆ 약용 부위 : 꽃받침, 잎
◆ 생약명 : 시체(柹蒂), 시엽(柹葉)
◆ 약효 : 딸꾹질, 소아 야뇨증, 지혈
◆ 사용법 : 내복, 약주

▶**생태** → 중부 이남에서 과수로 재식하고 있는 귀화 식물이며, 중국이 원산지인 갈잎큰키나무. 높이 15m. 꽃은 양성 또는 단성으로서 5~6월에 황백색으로 핀다. 열매는 9~10월에 붉게 익는다.

▶**약용 부위, 약효** → 성숙한 꽃받침을 시체(柹蒂)라고 하는데, 간기능을 개선하고 딸꾹질 및 구토를 멈추게 하는 효능이 있다. 위의 기능 저하로 역한 기운이 올라와 생기는 딸꾹질과 구토를 멈추게 하며, 소아 야뇨증에 좋다.

▶**사용법** → 꽃받침 5g을 물 2컵(400mL)에 달여서 복용하고, 소아 야뇨증에는 꼭지 3g을 물에 달여 조금씩 먹인다.

▶**참고** → 잎은 시엽(柹葉)이라고 하여 차로도 사용하고 있으며, 자궁출혈, 폐결핵 출혈, 월경과다에도 이용된다. 감나무에 비하여 열매가 작은 고욤나무 *D. lotus*도 약효가 같다.

▶**한약 처방명** → 시체탕(柹蒂湯), 정향시체탕(丁香柹蒂湯)

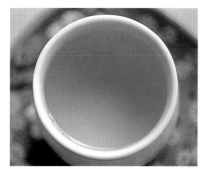

시체(柹蒂) 달인 액

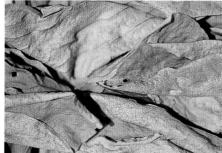

시엽(柹葉)

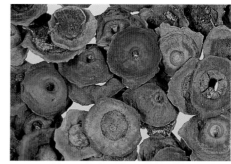

시체(柹蒂)

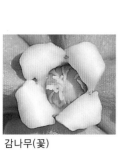

감나무(꽃)

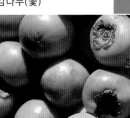

열매

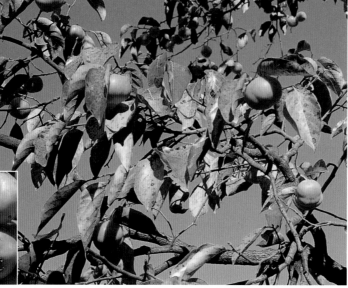

감나무   1988.10.19 계룡산 동학사

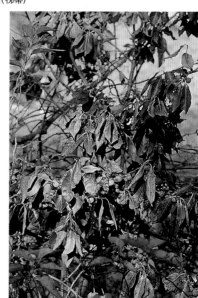

고욤나무   2002.10.20 대전

14. 감수 | 대극과

Euphorbia kansui Liou　　　　Euphorbiaceae

◆ 별명 : 주전(主田), 감택(甘澤)
◆ 약용 부위 : 뿌리
◆ 생약명 : 감수(甘遂)
◆ 약효 : 부종, 가래
◆ 사용법 : 내복

▶**생태** → 우리 나라에는 자라지 않고 중국에 분포하는 여러 해살이풀. 높이 25~40cm. 자르면 유즙이 나온다. 뿌리줄기는 둥글고 연결되어 있으며, 줄기에 털이 없다. 잎은 어긋난다. 꽃은 6~9월에 피며, 잔 모양의 취산화서가 취산상으로 5~9개 줄기가 모여 난다. 꽃받침 모양의 총포는 선단부가 4갈래이고 4개의 선체(腺體)가 있다. 꽃은 단성으로 꽃잎과 꽃받침이 없고, 수술은 1개, 자방은 3개, 삭과는 둥글다.

▶**약용 부위, 약효** → 뿌리를 감수(甘遂)라고 하는데, 수분 대사를 원활하게 하며 염증을 제거하는 효능이 있다. 가슴과 복부에 누적된 부종을 치료하며, 부종과 함께 옆구리가 결리고 허리가 아픈 증상을 치료한다. 담(痰)이 쌓여서 일어나는 간질에 다른 약재와 배합하여 사용한다.

▶**사용법** → 뿌리 1g을 물 1컵(200mL)에 달여서 복용하고, 알약이나 가루약은 1회 0.3g을 복용한다.

▶**참고** → 감수(甘遂)는 신농본초경(神農本草經)의 하품에 수재되어 있으며, 중국 약전에 등재되어 있다. 장중경(張仲景) 선생은 대함흉탕(大陷胸湯)에 대황(大黃), 망초(芒硝)와 함께 사용하고 있으며, 이시진(李時珍) 선생은, '신장은 수분을 다스리며, 수분이 잘 배설되지 않으면 담음(痰飮)이 되고, 넘칠 때에는 부종이 된다. 감수는 습기를 몰아내어 담(痰)의 근본을 치료한다' 고 하였다. 우리 나라에서는 개감수 *E. sieboldina* 의 뿌리를 사용하기도 하였으나 요즘은 사용하지 않는다. 독성이 강하므로 주의하여 사용한다.

▶**한약 처방명** → 감수반하탕(甘遂半夏湯), 대황감수탕(大黃甘遂湯), 대함흉탕(大陷胸湯), 십조탕(十棗湯)

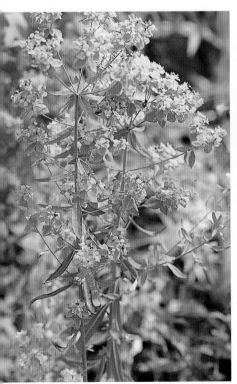

2002.7.10 중국 난징(南京)약초원　　감수

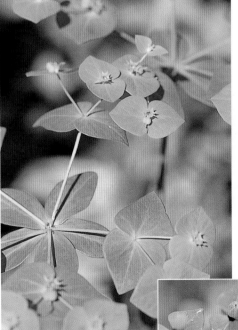
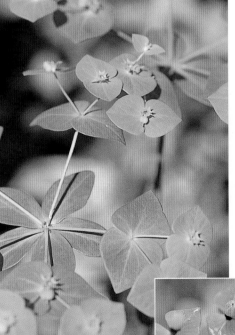

1985.7.1 계룡산　　　　개감수　　　열매

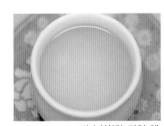

감수(甘遂) 달인 액

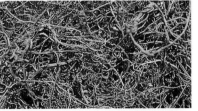

감수(甘遂) (한국산)

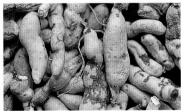

감수(甘遂) (중국산)

15. 감초 | 콩과

Glycyrrhiza glabra Fisch. Leguminosae

- ◆ 별명 : 국로
- ◆ 약용 부위 : 뿌리
- ◆ 생약명 : 감초(甘草)
- ◆ 약효 : 소화 촉진, 원기 회복, 기관지천식
- ◆ 사용법 : 내복, 약주, 약차

▶**생태** → 약용으로 재식하며, 시베리아, 몽골 및 중국 북부에 분포하는 여러해살이풀. 높이 1m. 꽃은 7~8월에 연한 자색으로 피고, 총상화서는 잎겨드랑이에서 나온다. 꽃받침은 종 모양으로 끝이 5개로 갈라졌으며, 수술은 2개이다. 꼬투리는 편평한 선형으로 길이 3~4cm, 너비 8mm, 겉에 털이 별로 없다.

▶**약용 부위, 약효** → 뿌리를 감초(甘草)라고 하는데, 위장의 기능이 약하여 식욕이 떨어지고 기운이 없으며 몸이 나른한 사람에게 좋고, 맥박이 고르지 못하고 가슴이 뛰는 증상에 효과가 있으며, 기관지천식에도 효능이 있다. 꿀을 넣어 약한 불에 볶은 것을 자감초(炙甘草)라고 하며, 위장이 허약한 것을 개선하고, 몸이 허약하여 오는 발열, 폐의 기능이 약하여 기침을 자주 하는 증상에 좋다.

▶**사용법** → 뿌리 5g을 물 2컵(400mL)에 달여서 복용하거나 술에 담가서 복용한다. 때로는 차로 이용하기도 한다.

▶**참고** → 맛이 단 풀이라는 뜻에서 감초라고 한다. 감초의 자원은 여러 가지가 있는데, 국내에서 재배되는 것이 주종을 이룬다. 유럽감초 *G. glabra*, 개감초 *G. pallidiflora*, 만주감초 *G. uralensis*가 있으며, 만주감초의 품질이 가장 좋은 것으로 알려져 있다.

▶**한약 처방명** → 자감초탕(炙甘草湯), 감초부자탕(甘草附子湯), 이진탕(二陳湯), 사군자탕(四君子湯)

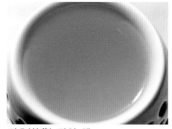
감초(甘草) 달인 액

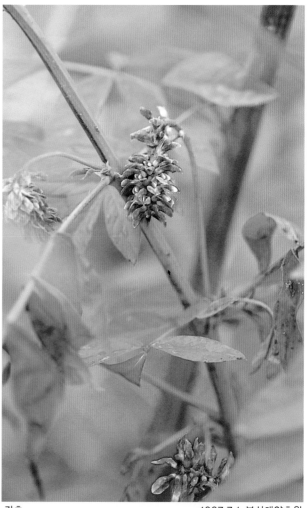
감초 1997.7.1 부산대약초원

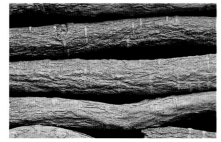
감초(甘草)

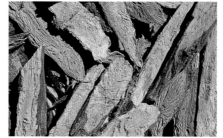
감초(甘草) 썬 것

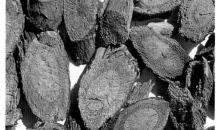
자감초(炙甘草)

16. 갓

십자화과

Brassica juncea Czern et Coss.
var. *integrifolia* Sinsk.

Cruciferae

◆ 별명 : 겨자
◆ 약용 부위 : 종자
◆ 생약명 : 개자(芥子)
◆ 약효 : 소화불량, 가래, 타박상
◆ 사용법 : 내복, 약주, 외용

▶ **생태** → 전국에서 재배하며, 중국이 원산지인 한해살이 풀. 높이 1~2m. 꽃은 총상화서로 달리며, 봄부터 여름까지 노란색 꽃이 많이 피는데, 꽃잎은 4개이다. 꽃받침잎은 4개로 녹색이고, 수술은 6개, 그 중 4개는 길고 2개는 짧으며, 씨방은 타원형이고 각과는 윤기가 나며 길다.

▶ **약용 부위, 약효** → 종자를 개자(芥子)라고 하는데, 속을 따뜻하게 하고 경락을 통하게 하며 염증을 없애는 효능이 있다. 위가 차서 음식을 토하고, 배가 쓰리고 아픈 증상 및 폐의 기능 저하로 기침을 자주 하고 가래가 많은 증상 및 타박상을 치료한다.

▶ **사용법** → 종자 5g을 물 2컵(400mL)에 달여서 복용하고, 외용에는 짓찧어서 환부에 붙인다.

▶ **참고** → 개자유 혹은 개자 연고를 피부에 오래 붙여 두면 수포가 생기는 수가 있으므로 주의해야 한다. 유채 *B. campestris* ssp. *napus* var. *nippo-oleifera*와 비슷하나, 잎의 밑부분이 줄기를 감싸지 않고 전체적으로 흑자색을 띠는 푸른색인 점이 다르다.

▶ **한약 처방명** → 양화탕(陽和湯), 청금환(淸金丸)

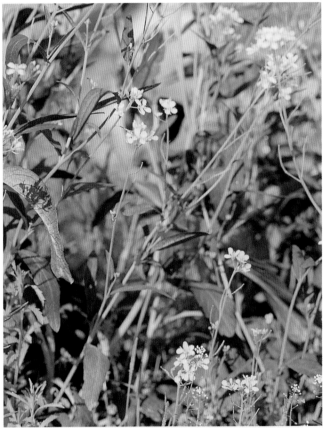

1989.4.15 충남대약초원   갓

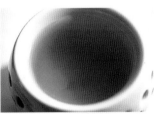

개자(芥子) 달인 액

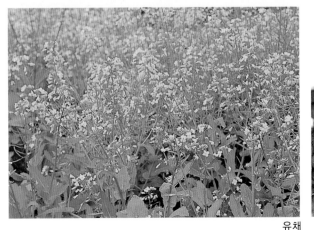

유채

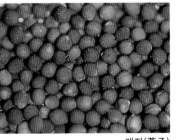

개자(芥子)

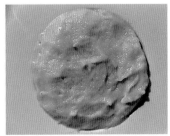

개자(芥子) 가루를 물에 반죽한 것

17. 강향나무 | 콩과

Dalbergia odorifera T. Chen   Leguminosae

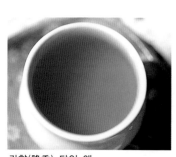

◆ 별명 : 강진향나무
◆ 약용 부위 : 뿌리의 심재(心材)
◆ 생약명 : 강향(降香), 강진향(降眞香)
◆ 약효 : 출혈, 진통(요통, 복통), 습진
◆ 사용법 : 내복, 외용, 욕탕제

▶ **생태** → 우리 나라에는 전남 임업 시험장에서 재식하고 있는 귀화 식물로서 중국에 분포하는 큰키나무. 높이 15m. 작은 가지는 피목이 있고, 잎은 홀수 깃꼴겹잎이고, 작은잎은 9~13개이며, 가죽질. 꽃은 8~9월에 피고, 원줄기 끝과 가지 끝에 달리며, 꽃잎과 꽃받침은 각각 5개, 담황색, 꼬투리는 납작한 타원형이며, 1~2개의 종자가 들어 있다.

▶ **약용 부위, 약효** → 뿌리의 심재(心材)를 강향(降香) 또는 강진향(降眞香)이라고 하는데, 기(氣)의 순환을 돕고 출혈을 막으며, 통증을 멎게 하고 어혈을 몰아 내는 효능이 있다. 요통, 복통, 타박상, 구토, 객혈, 습진, 외상 출혈을 치료한다.

▶ **사용법** → 뿌리의 심재 5g을 물 2컵(400mL)에 달여서 복용하고, 외용에는 달인 액으로 씻는다. 뜨거운 물에 풀어서 욕탕제로 사용하면 신경통에 좋다.

▶ **참고** → 강향(降香)은 해약본초(海藥本草)에 처음으로 수재되어 있으며, 중국 약전에 등재되어 있다.

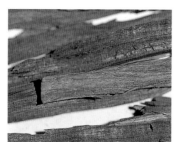

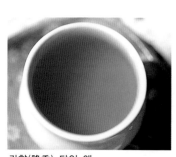
강향(降香) 달인 액

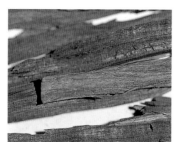
강향(降香) (중국산)

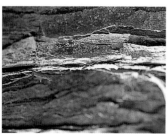
강향나무(줄기 껍질)

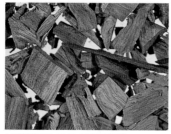
강향(降香) 자른 것(중국산)

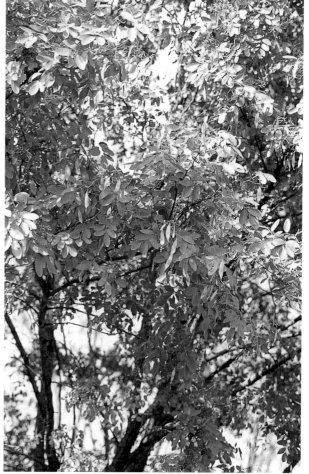
강향나무   1997.10.10 전남 임업시험장

18. 강활 | 미나리과

Ostericum praetericum Kitagawa
[*Ostericum koreanum* (Max.)
Kitagawa]

Umbelliferae

◆ 별명 : 강호리
◆ 약용 부위 : 뿌리
◆ 생약명 : 강활(羌活)
◆ 약효 : 두통, 몸살, 관절통, 근육경련
◆ 사용법 : 내복, 약주, 약차

▶ **생태** → 강원도 이북의 산골짜기에서 볼 수 있고, 중국 둥베이(東北), 우수리에 분포하는 여러해살이풀. 높이 2m. 줄기는 곧게 서고, 위에서 가지가 갈라지며, 전체에 털이 없다. 잎은 어긋나고, 2회 3출 깃꼴겹잎이다. 꽃은 8~9월에 흰색으로 피며, 총포는 1~2개로 바늘 모양이고, 소총포는 6개 정도로서 선형이며, 열매는 타원형으로 날개가 있다.

▶ **약용 부위, 약효** → 뿌리를 강활(羌活)이라고 하는데, 감기로 인한 두통, 몸살, 열이 났다가 추운 증상에 효능이 있고, 관절통, 근육경련 또는 마비 증상, 어깨, 목과 등이 죄고 아플 때 효과가 있으며, 피부가 헐고 부스럼이 있는 것을 다스린다.

▶ **사용법** → 뿌리 5g을 물 2컵(400mL)에 달여서 복용하거나 술에 담가서 복용한다. 잎은 말렸다가 뜨거운 물을 부어 차로 이용하기도 한다.

▶ **참고** → 강활(羌活)은 신농본초경(神農本草經)에 독활(獨活)의 별명으로 수재되어 있다. 중국산은 강활 *Notopterigium incisum*, *N. forbesii* 및 넓은잎강활 *N. forbesii* var. *oviforme*의 뿌리줄기이다.

▶ **한약 처방명** → 구미강활탕(九味羌活湯), 천궁차조산(川芎茶調散), 강활방풍탕(羌活防風湯)

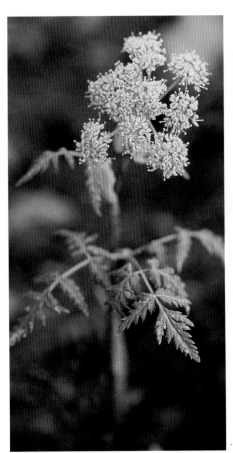

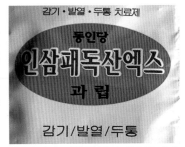

강활(羌活) (중국산)

감기 · 발열 · 두통 치료제
동인당
인삼패독산엑스
과 립
감기/발열/두통

인삼, 강활(羌活)이 함유된 제제

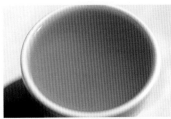

강활(羌活) 달인 액

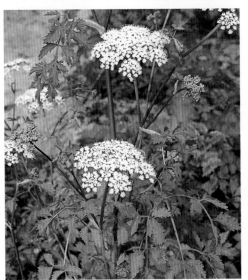

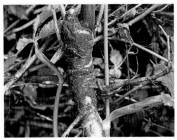

중국 강활   1994.10.1 강원 태기산   강활(꽃)   강활(羌活) 생것

19. 강황

생강과

Curcuma longa L. Zingiberaceae

- ◆ 별명 : 모강황(母薑黃)
- ◆ 약용 부위 : 뿌리줄기
- ◆ 생약명 : 강황(薑黃)
- ◆ 약효 : 어혈, 월경불순, 타박상
- ◆ 사용법 : 내복, 외용, 욕탕제

▶ **생태** → 우리 나라에는 없고, 중국의 동부, 남부 및 쓰촨성 (四川省)에 분포하는 여러해살이풀. 뿌리는 굵고 크며, 끝에 비대한 방추형의 뿌리줄기가 달린다. 잎은 2줄로 배열하며, 긴 타원형, 수상화서는 원주상으로 잎집에서 나오며, 길이는 12~15cm, 포편은 달걀 모양으로 3~5cm, 백록색에서 끝은 적색이며, 꽃받침의 길이는 8~9mm, 화관통 위는 깔때기 모양으로 흰색이며, 중앙은 노란색이다. 열매는 삭과로서 구형 이며 막질이다.

▶ **약용 부위, 약효** → 방추형의 뿌리줄기를 강황(薑黃)이라고 하는데, 어혈과 뭉친 것을 풀어 주고 월경을 순조롭게 하게 하 는 효능이 있다. 가슴과 배가 그득하고 아픈 증상, 어깨결림, 산후복통, 무월경, 타박상, 간장 질환을 치료한다.

▶ **사용법** → 뿌리줄기 5g을 물 2컵(400mL)에 달여서 복용하 고, 외용에는 달인 액으로 씻는다. 뜨거운 물에 풀어서 욕탕제 로 사용하면 신경통에 좋다.

▶ **참고** → 강황(薑黃)은 당본초(唐本草)에 수재되어 있으며, 중국 약전품이기도 하다. 강황(薑黃)은 울금(鬱金)과 혼동되기 쉬운데, 강황(薑黃)은 강황 *C. longa*의 뿌리줄기이고 울금(鬱 金)은 *C. aromatica*, *C. wenyujin*, *C. kwangsiensis* 등의 뿌리줄기이다. 인도, 방글라데시, 파키스탄, 스리랑카, 인도네 시아 등에서 즐겨 먹는 카레(curry)의 식품 원료로 많이 이용 되고 있다.

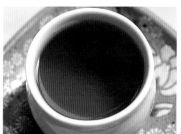

강황(薑黃) 달인 액

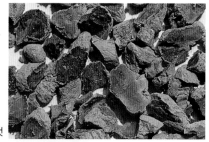

강황(薑黃) 썬 것

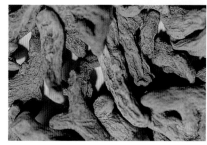

강황(薑黃)

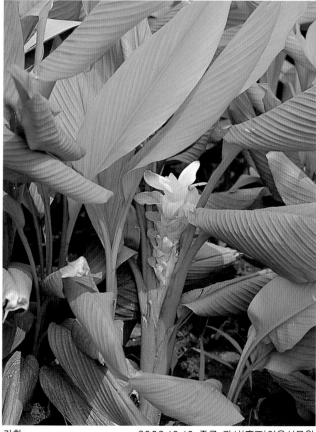

강황   2002.10.10 중국 광시(廣西)약용식물원

20. 개구리밥 | 개구리밥과

Spirodela polyrhiza (L.)
Schleiden

Lemnaceae

◆ 별명 : 부평초, 머구리밥
◆ 약용 부위 : 전초
◆ 생약명 : 부평(浮萍)
◆ 약효 : 유행성 열병, 피부병, 부종
◆ 사용법 : 내복, 약주, 외용

▶**생태** → 연못이나 늪에서 자라고, 일본, 중국, 타이완, 필리핀에 분포하는 한해살이풀. 식물체는 잎처럼 생긴 넓은 달걀 모양으로 길이 5~8mm, 너비 4~6mm로서, 앞면은 녹색이고 가장자리와 뒷면은 자줏빛이 돈다. 꽃은 흰색으로 7~8월에 피는 것이 간혹 있고, 엽상체의 뒷면에서 생긴다.

▶**약용 부위, 약효** → 전초를 부평(浮萍)이라고 하며, 땀을 내게 하여 풍을 없애고, 수분 대사를 잘 하게 하며, 열을 내리고 독을 푸는 효능이 있다. 유행성 열병, 피부 가려움증, 부종, 단독(丹毒)과 화상을 치료한다.

▶**사용법** → 전초 3g을 물 1컵(200mL)에 달여서 복용하거나 짓찧어 즙을 내어 복용한다. 외용에는 짓찧어서 환부에 바르거나 붙인다.

▶**참고** → 부평은 신농본초경(神農本草經)의 중품에 수평(水萍)이라는 이름으로 수재되어 있을 정도로 오랫동안 사용되어 온 약재이다. 개구리가 많이 서식하는 늪 지대에서 자라므로 개구리밥이라고 한다. 개구리밥에 비하여 뿌리가 1개이고 엽상체의 맥이 3개이며, 뒷면이 녹색인 좀개구리밥 *Lemna perpusilla*도 약효가 같다.

▶**한약 처방명** → 부평황금탕(浮萍黃芩湯)

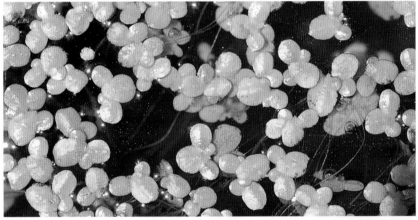
좀개구리밥

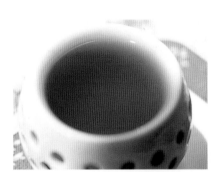
부평(浮萍) 달인 액

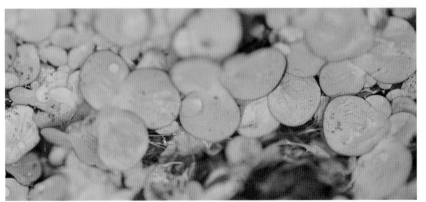
1995.8.31 제주   개구리밥

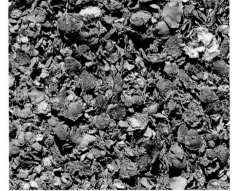
부평(浮萍)

ㄱ

21. 개나리 | 물푸레나무과

Forsythia koreana (Rehder) Nakai   Oleaceae

◆ 별명 : 신리화, 어사리
◆ 약용 부위 : 열매
◆ 생약명 : 연교(連翹)
◆ 약효 : 감기, 피부병
◆ 사용법 : 내복, 약주

▶ **생태** → 전국의 마을 근처나 산기슭에서 흔하게 자라는 갈잎 작은키나무. 높이 3m. 잎은 마주난다. 꽃은 3~4월에 노란색으로 피며, 잎겨드랑이에 1~3개씩 달린다. 열매는 달걀 모양으로 편평하고 끝이 뾰족하며, 9월에 익고 사마귀 같은 돌기가 있다. 종자는 갈색이고 길이 5~6mm로서 날개가 있다.

▶ **약용 부위, 약효** → 열매를 연교(連翹)라고 하며, 열을 내리고 독을 풀며 염증을 제거하는 효능이 있다. 감기에 걸려 열이 심한 증상이나 가슴 속이 답답하고 팔다리가 쑤시는 증상을 치료하고, 열로 인하여 피부가 벌겋게 붓고 가려우며 종기가 나는 증상, 소변이 시원치 않고 때로는 피가 섞여 나오는 증상을 치료한다.

▶ **사용법** → 열매 5g을 물 2컵(400mL)에 달여서 복용한다. 가슴이 답답하고 정신이 맑지 못할 때에는 서각(犀角), 연심(蓮心) 등과 배합하여 사용한다.

▶ **참고** → 연교는 신농본초경(神農本草經)의 하품에 수재되어 있으며, 열매가 연꽃(蓮)과 닮았고, 여러 가지 풀 가운데서 교출(翹出, 빼어남)하므로 연교라 한다고 한다. 우리 나라에서 사용하는 연교는 거의 중국에서 수입되고 있다. *F. viridissima*는 중국 원산이나 이것의 묘목을 의성 지방에서 많이 재배하고 있으므로 의성개나리라고 하며, 그 열매를 약재로 많이 이용하고 있다.

▶ **한약 처방명** → 은교산(銀翹散), 상륙고(商陸膏), 형개연교산(荊芥連翹散), 형방패독산(荊防敗毒散)

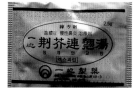
연교(連翹)가 함유된 축농증, 편도선염 치료제

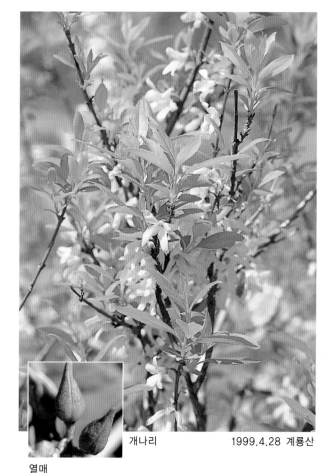
개나리   1999.4.28 계룡산

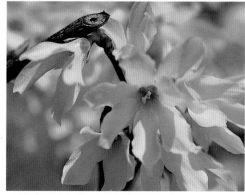
열매

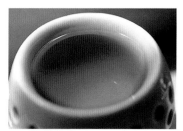
연교(連翹) 달인 액

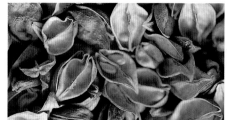
연교(連翹)

의성개나리(꽃)

22. 개똥쑥 국화과

Artemisia annua L.   Compositae

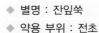

◆ 별명 : 잔잎쑥
◆ 약용 부위 : 전초
◆ 생약명 : 황화호(黃花蒿), 청호(菁蒿)
◆ 약효 : 말라리아, 더위먹었을 때
◆ 사용법 : 내복, 약주, 약차

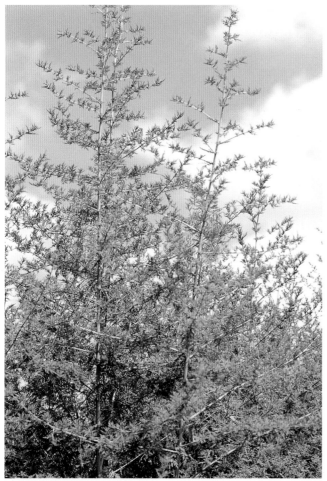

1997.7.1 대전   개똥쑥

▶**생태** → 우리 나라의 길가나 들, 산기슭에서 흔하게 볼 수 있으며, 일본, 중국, 아무르, 몽골, 시베리아, 인도, 유럽, 북아메리카에 분포하는 한해살이풀. 높이 1~1.5m. 꽃은 6~8월에 녹황색으로 피고, 수과는 길이 0.7mm 정도이다.

▶**약용 부위, 약효** → 전초를 황화호(黃花蒿)라고 하는데, 열을 내리고 풍을 없애며, 가려움증을 멎게 하는 효능이 있다. 여름철에 더위를 먹어 몸이 나른한 증상, 말라리아, 피부의 가려움증 등을 치료한다.

▶**사용법** → 전초 5g을 물 2컵(400mL)에 달여서 복용하거나 알약이나 가루약으로 만들어 복용하고, 때로는 술에 담가서 복용한다. 잎을 따 두었다가 차로 이용하기도 한다.

▶**참고** → 흔하게 자라므로 개똥쑥이라고 하며, 청호(菁蒿)는 신농본초경(神農本草經)의 하품에 수재되어 있을 정도로 오랫동안 사용하여 온 약재이다. 개똥쑥에는 arteannuin, artemitin, eupatin 등이 함유되어 있고, 이 물질들은 말라리아 원충을 살충하는 작용이 있다. 우리 나라에서는 이 식물의 전초를 인진호(茵蔯蒿)라 하여 사용하는데 이는 잘못이며, 사철쑥 *A. capillaris*을 사용하여야 한다.

▶**한약 처방명** → 청호별갑탕(菁蒿鱉甲湯), 호금청담탕(蒿芩淸膽湯)

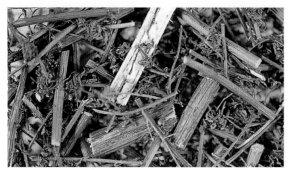

청호(菁蒿)

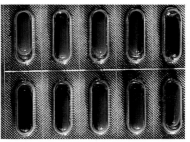

개똥쑥을 원료로 만든 말라리아 치료약

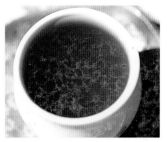

청호(菁蒿) 달인 액

33

ㄱ

23. 개맨드라미 | 비름과

Celosia argentea L.   Amaranthaceae

◆ 별명 : 들맨드라미
◆ 약용 부위 : 줄기, 잎, 종자, 꽃
◆ 생약명 : 청상(靑葙), 청상자(靑葙子), 청상화(靑葙花)
◆ 약효 : 각종 피부병, 출혈, 고혈압, 월경불순
◆ 사용법 : 내복, 외용

▶ **생태** → 전국의 집 가까이나 들에서 자라고, 전세계에 분포하는 한해살이풀. 높이 40~80cm. 곧게 자라며 전체에 털이 없다. 잎은 어긋나고, 바늘 모양, 길이 5~8cm, 너비 1~2.5cm, 밑부분은 아래로 길어져서 잎자루가 된다. 꽃은 7~8월에 연한 붉은색으로 피며, 수상화서는 가지 끝과 원줄기 끝에 달린다. 포와 소포는 넓은 바늘 모양이며 흰색, 꽃받침잎은 바늘 모양, 길이 8~10mm, 수술은 5개. 열매는 꽃받침보다 짧으며, 수평으로 갈라져서 윗부분이 떨어지고, 종자는 여러 개씩 들어 있으며, 지름 1.5mm 정도이다.

▶ **약용 부위, 약효** → 줄기와 잎을 청상(靑葙)이라고 하는데, 열을 내리고 습(濕)을 없애며, 출혈을 멈추게 하는 효능이 있다. 풍(風)으로 온몸이 가려운 증상, 치질, 타박상을 치료한다. 종자를 청상자(靑葙子)라고 하며, 몸을 튼튼하게 하고 염증을 제거하며 열을 내리는 효능이 있다. 풍열(風熱)을 없애고, 눈이 붉고 통증이 있는 증상, 코피, 고혈압, 피부 가려움증을 치료한다. 꽃을 청상화(靑葙花)라고 하는데, 간장의 기능을 도와 눈을 맑게 하고, 혈액 순환을 원활하게 하는 효능이 있어서 토혈(吐血), 현기증, 월경불순, 백대하를 치료한다.

▶ **사용법** → 줄기와 잎, 종자, 꽃 각각 5g을 물 2컵(400mL)에 달여서 복용하고, 외용에는 짓찧어서 바른다.

▶ **참고** → 청상자는 신농본초경(神農本草經)의 상품에 수재되어 별명을 초호(草蒿), 계관현(鷄冠莧)이라고 하며, 이시진 선생은 꽃과 잎이 맨드라미(鷄冠)와 닮고 싹이 쇠비름(莧)과 닮았다고 하여 계관현이라 한다고 하였다.

▶ **한약 처방명** → 청상자산(靑葙子散)

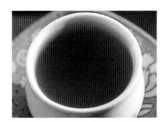
청상화(靑葙花) 달인 액

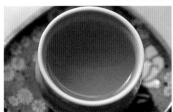
청상자(靑葙子) 달인 액

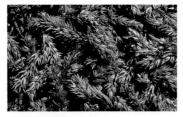
청상화(靑葙花)

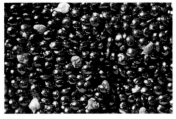
청상자(靑葙子)

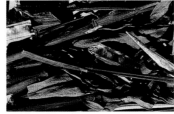
청상(靑葙)

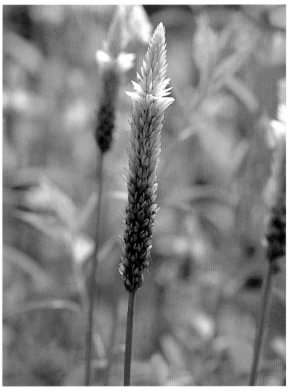
개맨드라미   1997.6.27 부산대약초원

34

24. 개미취 | 국화과

Aster tataricus L. fil.　　　　Compositae

◆ 별명 : 들개미취, 애기개미취
◆ 약용 부위 : 뿌리, 뿌리줄기
◆ 생약명 : 자원(紫菀)
◆ 약효 : 기침, 가래, 소변불리
◆ 사용법 : 내복, 약주

▶**생태** → 산에서 흔하게 자라고, 일본, 중국, 우수리, 몽골, 다후리아에 분포하는 여러해살이풀. 높이 1~1.5m. 꽃은 7 ~10월에 피며, 지름 2.5~3.3cm, 설상화는 길이 16~ 17mm, 너비 3~3.5mm로서 하늘색이며, 수과는 길이 3mm 정도로서 털이 있고, 관모는 길이 6mm 정도이다.

▶**약용 부위, 약효** → 뿌리 및 뿌리줄기를 자원(紫菀)이라고 하는데, 폐의 기능을 활성화하므로 오래 된 기침과 가래에 효과가 있고, 소변을 시원하게 못 보는 사람에게 좋다.

▶**사용법** → 뿌리 또는 뿌리줄기 5g을 물 2컵(400mL)에 달이거나 술에 담가서 복용한다.

▶**참고** → 꽃이 다닥다닥 모여 피므로, 개미 떼가 모인 취나물(미역취, 참취, 곰취)이라고 하게 되었다. 자원은 신농본초경[神農本草經]의 중품에 수재되어 있을 정도로 오랫동안 사용하여 왔으며, 본초강목(本草綱目)에는 뿌리가 자줏빛이고 부드럽기[菀] 때문에 자원(紫菀)이라 한다고 하였다.

▶**한약 처방명** → 사간마황탕(射干麻黃湯), 자원산(紫菀散)

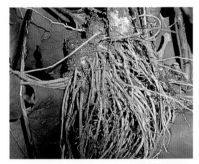
개미취(뿌리)

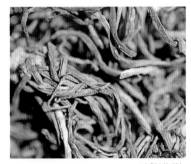
자원(紫菀)

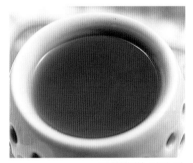
자원(紫菀) 달인 액

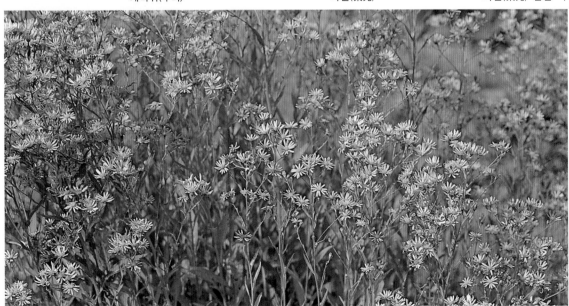

2002.9.15 충남대약초원

개미취

ㄱ

25. 개별꽃 | 패랭이꽃과

Pseudostellaria heterophylla
(Miq.) Pax

Caryophyllaceae

◆ 별명 : 들별꽃
◆ 약용 부위 : 뿌리
◆ 생약명 : 태자삼(太子蔘)
◆ 약효 : 폐결핵에 의한 기침, 식욕부진
◆ 사용법 : 내복, 약주, 약차

▶**생태** → 숲 속에서 흔하게 자라고, 일본, 중국, 우수리에 분포하는 여러해살이풀. 높이 10~18cm. 방추형의 괴근이 1~2개씩 달리며, 원줄기는 1~2개씩 나오고, 잎은 마주난다. 꽃은 5월에 피며, 작은 꽃대는 한쪽에 털이 있고 1~5개의 흰색 꽃이 위를 향해 달린다. 꽃받침잎은 5개, 꽃잎도 5개, 수술은 10개, 삭과는 달걀 모양인데 3개로 갈라지며, 종자에는 작은 돌기가 있다.

▶**약용 부위, 약효** → 뿌리를 태자삼(太子蔘)이라 하는데, 폐장과 비장을 튼튼하게 하는 효능이 있다. 폐결핵에 의한 기침과 숨가쁜 증상, 몸이 허약하고 식욕이 없는 증상, 밤에 잠을 잘 이루지 못하는 증상, 자주 설사를 하는 증상, 가슴이 울렁거리고 식은땀을 자주 흘리는 증상, 정신이 맑지 못한 증상을 치료한다.

▶**사용법** → 뿌리 5g을 물 2컵(400mL)에 달이거나 술에 담가서 복용한다.

▶**참고** → 본초강목습유(本草綱目拾遺)에 의하면, 인삼을 재배하는 동안 2~3년생의 것을 솎아 낸 어린 것을 태자삼이라고 한다고 하나, 현재 시판되는 것은 모두 개별꽃의 뿌리이다. 꽃줄기에 털이 없고 꽃이 보통 1개이며 뿌리가 약간 살이 찐 큰개별꽃 *P. palibiniana*도 약효가 같다.

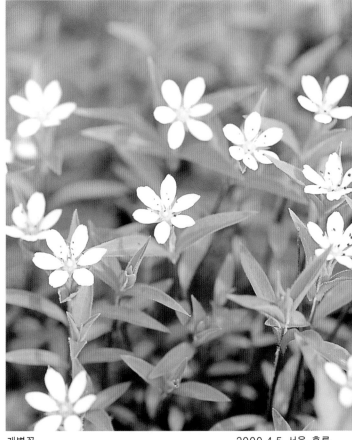

개별꽃   2000.4.5 서울 홍릉

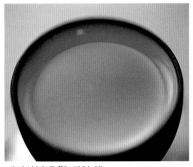

태자삼(太子蔘) 달인 액

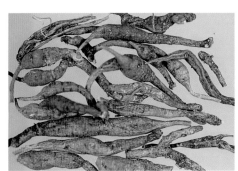

태자삼(太子蔘)

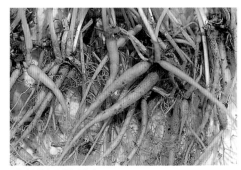

태자삼(太子蔘) 생것

26. 개연꽃 | 수련과

Nuphar japonicum DC.　　　Nymphaeaceae

◆ 별명 : 개루리연, 개연, 긴잎연꽃
◆ 약용 부위 : 뿌리줄기, 종자
◆ 생약명 : 천골(川骨), 평봉초자(萍蓬草子)
◆ 약효 : 원기 회복, 소화 촉진, 월경불순
◆ 사용법 : 내복, 약주, 약차

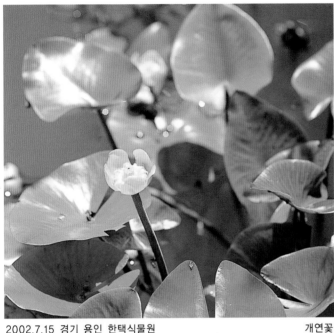

2002.7.15 경기 용인 한택식물원　　　　개연꽃

▶ **생태** → 중부 이남의 얕은 물 속에서 자라며, 일본에 분포하는 여러해살이풀. 뿌리줄기는 굵고 옆으로 벋는다. 잎은 뿌리줄기 끝에서 나오며, 긴 꽃대가 8~9월에 물 위로 나와 노란색 꽃이 1개씩 달린다. 꽃받침잎은 5개, 꽃잎은 많고 밖으로 젖혀진다. 수술은 노란색으로 밖으로 굽는다.

▶ **약용 부위, 약효** → 뿌리줄기를 우리 나라와 일본에서는 천골(川骨), 중국에서는 평봉초근(萍蓬草根)이라고 하는데, 허약한 사람의 원기를 돋우며, 위를 튼튼하게 하고, 월경이 잘 나오게 하는 효능이 있다. 병을 앓고 난 뒤 몸이 쇠약한 증상, 소화가 잘 안 되는 증상, 월경불순을 치료한다. 또, 종자를 평봉초자(萍蓬草子)라고 하는데, 소화불량과 출산 후 계속되는 출혈을 치료한다.

▶ **사용법** → 뿌리줄기 또는 종자 5g을 물 2컵(400mL)에 달여서 복용하거나 술에 담가서 복용한다.

▶ **참고** → 이 식물은 냇물[川]에서 자라는데, 뿌리줄기의 속이 백골(白骨)처럼 흰색이므로 천골(川骨)이라고 한다. 개연꽃에 비하여 잎이 물 위로 나오지 않는 왜개연꽃 *N. pumilum*도 약효가 같다.

▶ **한약 처방명** → 실모산
(實母散)

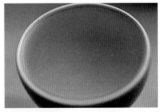

천골(川骨) 달인 액

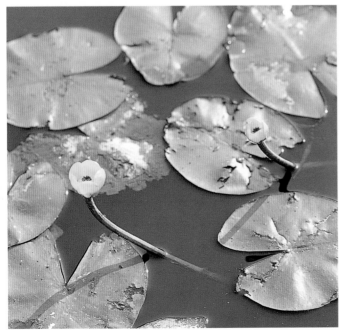

1997.8.20 중국 옌벤(延邊)　　　　왜개연꽃

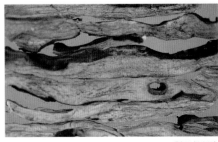

천골(川骨)

27. 개오동나무 | 능소화과

Catalpa ovata G. Don   Bignoniaceae

◆ 별명 : 개오동, 향오동(북한)
◆ 약용 부위 : 줄기 껍질, 열매
◆ 생약명 : 재백피(梓白皮), 재실(梓實)
◆ 약효 : 이뇨, 부종, 황달
◆ 사용법 : 내복, 약주, 약차, 외용

▶**생태** → 우리 나라에서 재식하는 귀화 식물이며, 중국이 원산지인 갈잎큰키나무. 높이 10m. 꽃은 6월에 황백색으로 피고, 안쪽 양 면에 노란색 선과 자줏빛 점이 있다. 삭과는 길이 20~36cm, 지름 5~8mm로 10월에 익으며, 종자는 양쪽에 털이 있고, 길이 3~4cm, 너비 3mm이며 갈색이다.

▶**약용 부위, 약효** → 줄기 껍질을 재백피(梓白皮)라고 하며, 열을 내리고 염증을 제거하는 작용이 있으므로 부종, 황달 증상, 소화가 잘 안 되는 것을 치료한다. 또, 옴, 버짐, 종기 등 피부병을 치료한다. 열매를 재실(梓實)이라고 하는데, 이뇨, 소염의 효능이 있고, 만성 신장염, 부종, 단백뇨를 치료한다.

▶**사용법** → 줄기 껍질 또는 열매 5g을 물 2컵(400mL)에 달여서 복용하고, 외용에는 짓찧어서 바르거나 달인 액으로 씻는다.

▶**참고** → 재백피는 신농본초경(神農本草經)의 하품에 수재되어 있을 정도로 오랫동안 사용하여 온 약재이다. 식물의 높이, 잎과 꽃의 모양이 오동나무와 비슷하여 개오동나무라고 하나 꽃과 열매의 모양이 아주 다르다. 꽃이 흰색이고 암자색의 반점이 있는 꽃개오동 *C. bignonioides*도 약효가 같다.

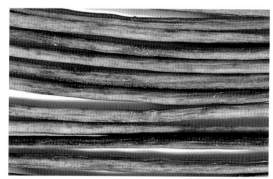

재실(梓實)

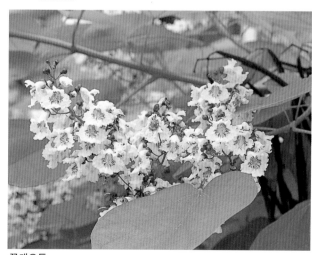

꽃개오동

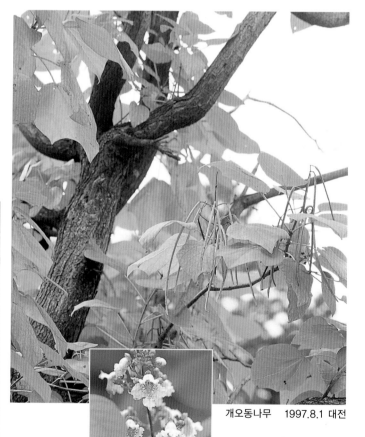

개오동나무   1997.8.1 대전

꽃

38

28. 갯갓

십자화과

Isatis tinctoria L. var. *yezoensis* (Ohwi) Ohwi

Cruciferae

◆ 별명 : 대청
◆ 약용 부위 : 뿌리, 잎
◆ 생약명 : 판람근(板藍根), 대청엽(大靑葉)
◆ 약효 : 유행성 감기, 급성 전염성간염
◆ 사용법 : 내복, 약주, 약차, 외용

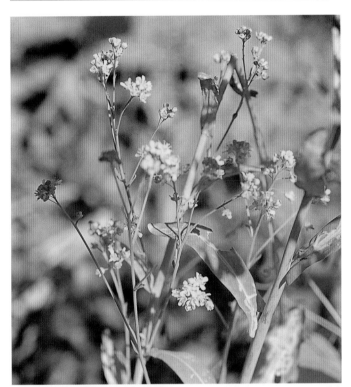

1996.7.1 중국 베이징(北京)약초원

갯갓

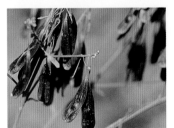

갯갓(열매)

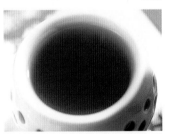

대청엽(大靑葉) 달인 액

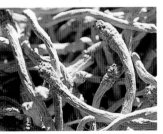

판람근(板藍根)

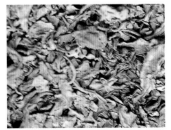

대청엽(大靑葉)

▶ **생태** → 전국에서 재배하고, 함남 원산, 함북에서 자라며, 일본, 우수리에 분포하는 두해살이풀. 높이 50~70cm. 털이 없고, 잎과 함께 흰색을 띤다. 뿌리잎은 잎자루가 있고 줄기잎은 잎자루가 없다. 끝이 뾰족하며 밑은 줄기를 감싸고, 가장자리에는 거의 톱니가 있다. 꽃은 5~6월에 노란색으로 피며, 가지와 줄기 끝에 총상화서로 달리며, 작은 꽃대는 가늘고 다소 처진다. 꽃받침은 4개이고 넓은 주걱 모양, 꽃잎은 4개이다. 수술은 6개 중 4개는 길고 2개는 짧다. 열매는 각과로 쐐기 같은 바늘 모양으로 끝이 뾰족하며 밑으로 처진다. 종자는 1개로 검은색이다.

▶ **약용 부위, 약효** → 뿌리를 판람근(板藍根)이라고 하는데, 해열, 해독, 양혈(凉血)의 효능이 있다. 유행성 감기, 유행성 뇌척수막염, 간염, 설사, 위장염, 급성 폐렴, 피를 자주 토하는 증상, 입 안에 생기는 염증을 치료한다. 잎을 대청엽(大靑葉)이라고 하며, 열이 몹시 나고 입 안이 마르는 증상, 유행성 감기, 급성 전염성간염, 급성 폐렴, 토혈, 황달, 이질을 치료한다.

▶ **사용법** → 뿌리 또는 잎 5g을 물 2컵(400mL)에 달여서 복용하고, 외용에는 짓찧어서 환부에 붙인다.

▶ **참고** → 바닷가에서 자라며, 채소로 재배하는 갓과 모양이 비슷하므로 갯갓이라고 한다. 신농본초경(神農本草經)의 상품에 남(藍)이라는 약재가 수재되어 있는데, 그 종류 가운데 송람(松藍)이 갯갓의 뿌리이며, 요즘은 판람근이라고 한다. 뿌리의 물 추출물은 고초균, 황색포도상구균, 대장균, 티푸스균, 적리균에 대하여 항균 작용이 있다.

29. 갯기름나물 | 미나리과

Peucedanum japonicum Thunb.   Umbelliferae

◆ 별명 : 미역방풍, 목단방풍, 개기름나물
◆ 약용 부위 : 뿌리
◆ 생약명 : 식방풍(植防風), 목방풍(牧防風), 모방풍(牡防風)
◆ 약효 : 감기몸살
◆ 사용법 : 내복, 약주, 약차

▶ **생태** → 제주, 전남북, 경남북의 바닷가에서 흔하게 자라고, 일본, 타이완, 필리핀에 분포하는 여러해살이풀. 높이 60~100cm. 꽃은 6~8월에 흰색으로 피며, 열매는 타원형이다.

▶ **약용 부위, 약효** → 뿌리를 식방풍(植防風), 목방풍(牧防風) 또는 모방풍(牡防風)이라고 하는데, 열과 풍(風), 습(濕)을 제거하고, 통증을 멎게 하는 효능이 있다. 감기에 걸려 열이 나고 오슬오슬 떨리고 아프며, 머리와 목의 근육이 굳어지는 기분이 들고, 뼈마디가 시리고 쑤시는 증상을 치료한다.

▶ **사용법** → 뿌리 5g을 물 2컵(400mL)에 달여서 복용하거나 술에 담가서 복용한다. 가루로 만들어 뜨거운 물에 우려 내어 복용하기도 한다.

▶ **참고** → 우리 나라에서는 방풍의 대용으로 많이 사용하고 있다.

▶ **한약 처방명** → 방풍통성산(防風通聖散), 강활승습탕(羌活勝濕湯), 형방패독산(荊防敗毒散)

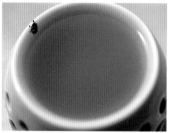

식방풍(植防風) 달인 액

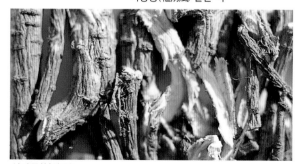

식방풍(植防風)

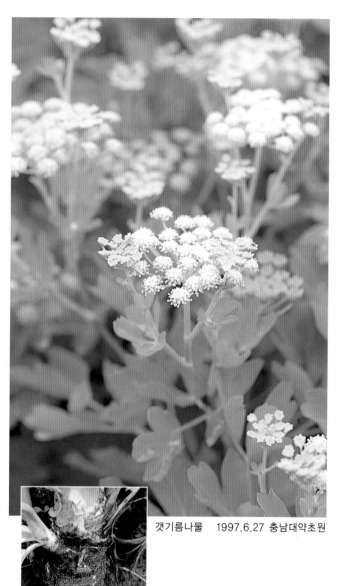

갯기름나물   1997.6.27 충남대약초원

뿌리

40

30. 갯방풍 | 미나리과

Glehnia littoralis Fr. Schm.   Umbelliferae

◆ 별명 : 갯향미나리
◆ 약용 부위 : 뿌리
◆ 생약명 : 북사삼(北沙蔘), 해방풍(海防風), 빈방풍(濱防風)
◆ 약효 : 오래 된 기침, 가래
◆ 사용법 : 내복, 약주

▶ **생태** → 바닷가 모래땅에서 자라고, 일본, 중국, 타이완, 사할린에 분포하는 여러해살이풀. 높이 10~20cm. 뿌리는 굵고 땅 속 깊이 들어가 있다. 줄기는 곧게 서며, 뿌리잎과 줄기 밑부분의 잎은 잎자루가 길고 땅 위에 퍼지며, 1~2회 3출겹잎이다. 꽃은 6~7월에 흰색으로 핀다. 열매는 둥글고 긴 털이 있다.

▶ **약용 부위, 약효** → 뿌리를 북사삼(北沙蔘), 해방풍(海防風), 또는 빈방풍(濱防風)이라고 하는데, 폐의 기능을 좋게 하므로 오래 된 기침과 가래를 없애고, 목구멍이 따갑고 입 안이 마르는 증상을 치료한다.

▶ **사용법** → 뿌리 5g을 물 2컵(400mL)에 달이거나 알약으로 만들어 복용하거나 술에 담가 복용하면 편리하다. 오랜 감기 끝에 몸이 쇠약해진 노인의 기침과 가래에는 맥문동과 둥굴레 뿌리줄기인 옥죽(玉竹)과 같은 양으로 배합하여 물에 달여 마신다.

▶ **참고** → 갯가에서 자라며, 풍한(風寒)을 막는다는 뜻에서 갯방풍이라고 한다.

▶ **한약 처방명** → 방풍통성산(防風通聖散), 강활승습탕(羌活勝濕湯), 형방패독산(荊防敗毒散)

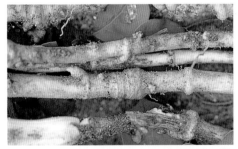
북사삼(北沙蔘)

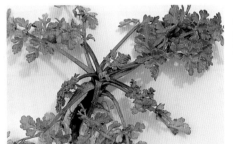
갯방풍(어린 것)

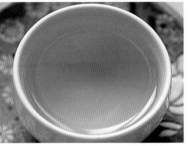
북사삼(北沙蔘) 달인 액

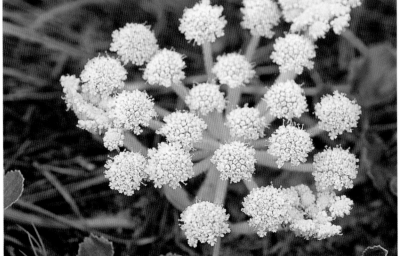
1994.7.5 강원 경포대

갯방풍

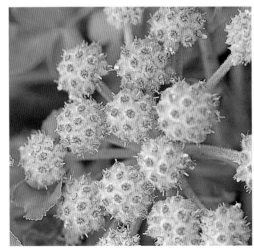
갯방풍(열매)

41

ㄱ

31. 거머리 | 거머리과

Hirudo nipponica Whitman　　　Hirundinidae

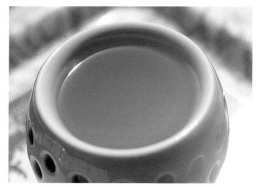

- ◆ 별명 : 거머리, 마기, 지장, 기
- ◆ 약용 부위 : 몸체
- ◆ 생약명 : 수질(水蛭)
- ◆ 약효 : 월경불순, 월경통
- ◆ 사용법 : 내복, 외용

▶**생태** → 논, 연못, 냇물 등에서 서식하며, 일본, 중국에 분포하는 환형(環形) 동물. 몸은 방추형으로 크고 편평하며, 길이 7~13cm, 너비 1~2cm. 등 쪽은 암갈색에 노란색의 세로줄이 5개 있고, 배 쪽은 엷은 노란색이고 다수의 반점이 있다. 몸에 있는 체환(體環)의 수는 107개이고, 수컷의 생식공은 33~34개로 환절구 사이에 있으며, 암컷의 생식공은 38~39개로 환절구 사이에 있다. 눈은 5쌍이고, 앞쪽의 흡판은 작으나 뒤쪽의 흡판은 크다.

▶**약용 부위, 약효** → 몸체를 건조시킨 것을 수질(水蛭)이라고 하며, 어혈을 풀어 주고, 통경의 효능이 있다. 월경불순이나 생리통, 간경변증, 눈이 붉어지고 아픈 증상, 눈에 성에가 낀 것 같고 밝지 못한 증상, 타박상 등을 치료한다.

▶**사용법** → 몸체 1g을 가루약이나 알약으로 만들어 복용하고, 타박상 등 외용에는 짓찧어서 바른다.

▶**참고** → 수질은 신농본초경(神農本草經)의 하품에 수재되어 있을 정도로 오랫동안 사용하여 온 약재이다. 세계에 8속 15종이 서식하고 있으며, 거머리에 함유된 hirudin은 혈액 응고 억제 작용이 있어서 혈전증 치료에 응용된다. 말거머리 *Whitmania pigra*도 많이 사용되고 있다.

▶**한약 처방명** → 저당탕(抵當湯), 지황통경환(地黃通經丸)

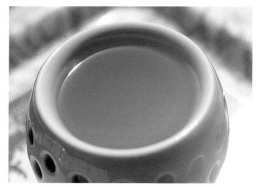

수질(水蛭) 달인 액

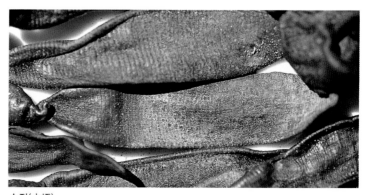

수질(水蛭)

수질(水蛭)가루

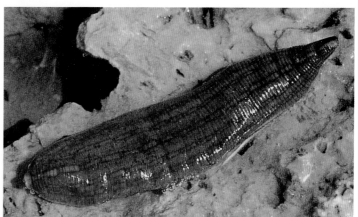

거머리

32. 겨우살이 │ 겨우살이과

Viscum album L. var.
coloratum (Komar.) Ohwi

Loranthaceae

◆ 별명 : 기생목
◆ 약용 부위 : 전초
◆ 생약명 : 곡기생(槲寄生)
◆ 약효 : 신경통, 자궁출혈
◆ 사용법 : 내복, 약주

▶**생태** → 참나무, 팽나무, 물오리나무, 밤나무 및 자작나무에 기생하며, 일본, 중국, 타이완, 우수리에 분포하는 늘푸른작은키나무. 가지는 황록색으로 둥지같이 자라며, 잎은 마주나고, 꽃은 암수 딴그루로 2~3월에 엷은 노란색으로 핀다. 열매는 둥글고 연한 노란색이다.

▶**약용 부위, 약효** → 전초를 곡기생(槲寄生)이라고 하는데, 혈액 순환을 돕는다. 허리가 아프고 무릎이 시린 증상, 온몸이 쑤시고 아픈 증상, 자궁출혈과 임신 중에 나오는 출혈을 그치게 한다. 민간에서는 항암제로 널리 사용하고 있다.

▶**사용법** → 전초 6g을 물 2컵(400mL)에 달여서 복용하거나 술에 담가서 복용한다.

▶**참고** → 열매가 등적색으로 익는 붉은겨우살이 for. *rubroaurantiacum*도 약효가 같다.

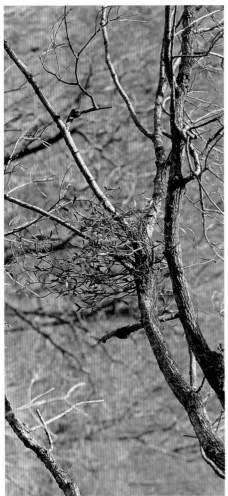

1995.9.1 내장산   겨우살이

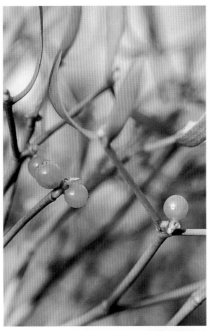

붉은겨우살이

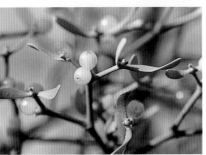

1995.9.1 내장산   겨우살이(열매)

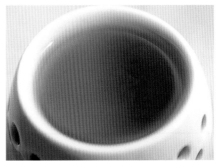

곡기생(槲寄生) 달인 액

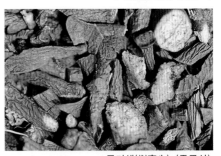

곡기생(槲寄生) (중국산)

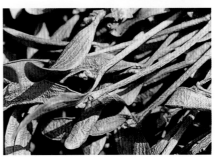

곡기생(槲寄生)

43

ㄱ

33. 겨자무 | 십자화과

Armoracia rusticana (Lam.)   Cruciferae
Gaerten.

◆ 별명 : 서양겨자냉이
◆ 약용 부위 : 뿌리
◆ 생약명 : 날근(辣根)
◆ 약효 : 소화불량, 이뇨, 신경통
◆ 사용법 : 내복, 약주

▶**생태** → 우리 나라에서 재배하며, 유럽 남동부 지역이 원산지인 여러해살이풀. 뿌리는 굵고, 뿌리잎은 잎자루가 길며, 긴 타원형. 밑부분의 잎은 깃 모양으로 갈라지며, 위의 잎은 긴 타원형. 꽃은 5월에 흰색으로 피고, 꽃대는 높이 70cm. 화서는 윗부분의 잎겨드랑이 끝에 달리고, 잎 같은 포가 있다.

▶**약용 부위, 약효** → 뿌리를 날근(辣根)이라고 하는데, 위장을 튼튼하게 하고 소화를 잘 시키며 담즙 분비를 촉진시키고 소변을 잘 보게 하는 효능이 있다. 주로 소화불량에 사용하며, 소변이 잘 나오지 않을 때, 담낭염, 신경통, 류머티스성 관절염을 치료한다.

▶**사용법** → 뿌리 5g을 물 2컵(400mL)에 달여서 복용하거나 술에 담가서 복용한다.

▶**참고** → 일본에는 메이지(明治) 시대에 도입되었는데, 일본을 거쳐 우리 나라에 들어온 것으로 생각되며, 생선회를 먹을 때 간장에 타서 먹는다.

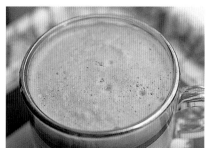
겨자무의 뿌리 즙액

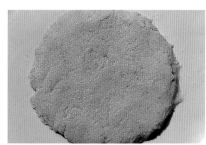
날근(辣根) 가루를 물에 갠 것

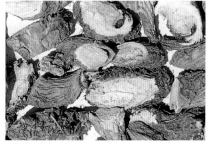
날근(辣根)

뿌리

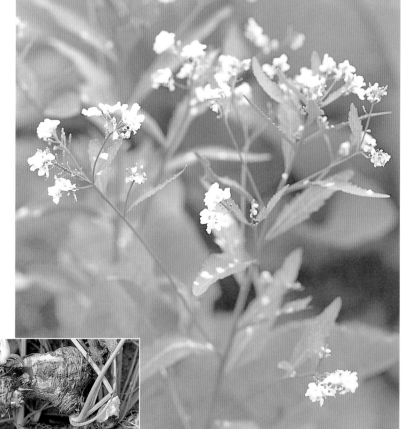
겨자무   1998.5.8 충북 옥천약용식물원(식약청)

34. 결명차 | 콩과

Cassia tora L.　　　　　Leguminosae

◆ 별명 : 긴강남차
◆ 약용 부위 : 종자
◆ 생약명 : 결명자(決明子)
◆ 약효 : 시력 보호, 변비
◆ 사용법 : 내복, 약주, 약차

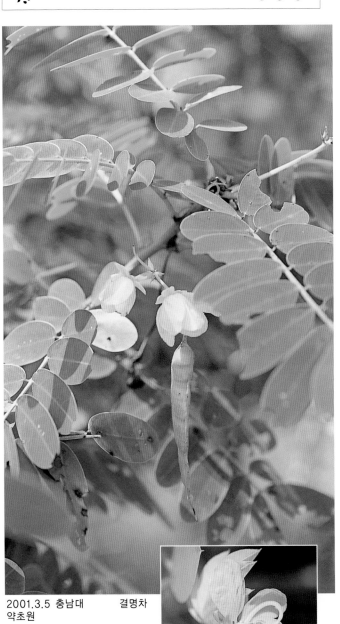

2001.3.5 충남대　　　결명차
약초원

▶**생태** → 우리 나라에서 재배하며, 북아메리카가 원산지인 한해살이풀. 높이 1m. 꽃은 6~8월에 노란색으로 피며, 꼬투리는 길이 15cm로 활처럼 굽고, 네모진 종자가 한 줄로 배열되어 있다.

▶**약용 부위, 약효** → 종자를 결명자(決明子)라고 하는데, 간을 보호하고 눈을 맑게 하며 장을 튼튼하게 하여 대변을 잘 보게 하는 효능이 있다. 눈이 충혈되거나 붓고 눈물이 자주 흐르는 증상, 허약한 사람이나 노인의 변비를 치료하고, 혈압을 낮추어 주고 콜레스테롤을 저하시키는 작용이 있어 고혈압 예방에 좋다.

▶**사용법** → 종자 5g을 물 2컵(400mL)에 달여서 복용하거나 술에 담가 복용한다. 때로는 가루로 만들어 뜨거운 물에 우려내어 마신다.

▶**참고** → 결명자는 신농본초경(神農本草經)의 상품에 수재되어 있을 정도로 오랫동안 사용하여 온 약재로서, 시력을 밝게 하는〔決明〕종자〔子〕라 하여 결명자(決明子)라고 한다.

▶**한약 처방명** → 결명자산(決明子散)

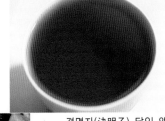

결명자(決明子) 달인 액

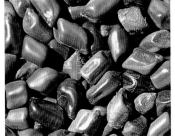

결명자(決明子)

꽃

35. 계피나무 | 녹나무과

Cinnamomum cassia Sieb.　　　　Lauraceae

◆ 별명 : 육계나무
◆ 약용 부위 : 줄기 껍질, 어린가지
◆ 생약명 : 계피(桂皮), 계지(桂枝)
◆ 약효 : 설사, 소화불량, 해열
◆ 사용법 : 내복, 약주, 약차

▶**생태** → 우리 나라의 온실에서 가끔 재식하며, 중국 남부, 인도네시아, 타이, 베트남 등에서 자라는 늘푸른중간키나무. 줄기 껍질은 매끄럽고 회갈색을 띠며, 어린가지는 4개의 능선이 있고 잎은 어긋나며 3개의 뚜렷한 주맥이 있다. 꽃은 5~7월에 원추화서로 황록색의 꽃이 달린다. 열매는 장과로 9~10월에 암갈색으로 익는다.

▶**약용 부위, 약효** → 줄기 껍질을 계피(桂皮)라고 하며, 하초(下焦 : 배꼽에서 생식기나 항문까지의 내장 기관)가 허약하고 찬 것에 효능이 있어서 설사, 구토, 소화불량, 월경불순, 팔다리가 나른한 증상에 좋다. 어린가지를 계지(桂枝)라고 하는데, 감기 초기에 땀을 내어 열을 내리게 하고, 목 언저리, 등, 팔다리가 쑤시는 증상에 좋다.

▶**사용법** → 계피 또는 계지 2g에 물 1컵(200mL)을 넣어 달여서 복용하거나 술에 담가서 자기 전에 소주잔으로 한 잔씩 복용한다. 계피에 생강을 같은 양으로 배합하여 물에 달여 복용해도 좋다.

▶**참고** → 중국 사람들은 이 식물을 계(桂)라고 한다. 계피는 신농본초경(神農本草經)의 상품에 수재되어 있을 정도로 오랫동안 사용하여 온 약재이다.

▶**한약 처방명** → 계지탕(桂枝湯), 계지가작약탕(桂枝加芍藥湯), 영계출감탕(苓桂尤甘湯), 계지복령환(桂枝茯苓丸)

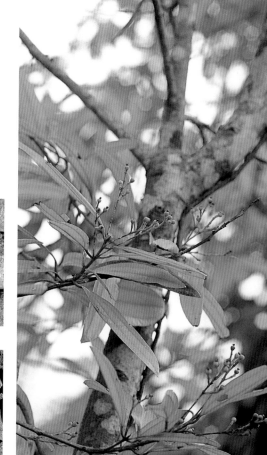

계피나무
2000.7.8 중국 상하이(上海)
시솽반나(西雙版納)약초원

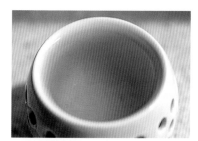

계피(桂皮) 달인 액

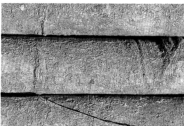

계피(桂皮)

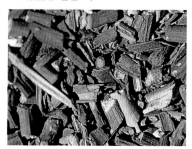

계지(桂枝) 썬 것

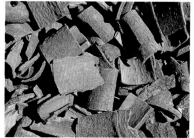

계피(桂皮) 썬 것

36. 고량강 | 생강과

Alpinia officinarum Hance   Zingiberaceae

◆ 별명 : 양강
◆ 약용 부위 : 뿌리줄기
◆ 생약명 : 양강(良薑), 고량강(高良薑)
◆ 약효 : 구토, 소화불량, 속쓰림
◆ 사용법 : 내복, 약주, 약차

▶ **생태** → 우리 나라에서 재배하며, 타이완, 베트남, 타이, 중국에 분포하는 여러해살이풀. 뿌리줄기는 옆으로 뻗고 자홍색을 띠며, 마디가 많다. 잎은 2줄로 배열되며, 꽃은 봄에서 여름에 걸쳐 줄기 끝에 원추화서로 핀다. 꽃은 연한 붉은색으로 밀집되어 있다. 삭과는 육질로 둥글며, 익으면 귤홍색이 된다.

▶ **약용 부위, 약효** → 뿌리줄기를 양강(良薑) 또는 고량강(高良薑)이라고 하는데, 소화 기능을 돕고 찬 병증을 물리치며 아픔을 멈추게 하는 효능이 있다. 배가 더부룩하고 차며, 소화가 잘 안 되고 구토가 자주 나는 증상, 속이 쓰리고 신물이 올라오는 증상을 치료한다.

▶ **사용법** → 뿌리줄기 3g을 물 1컵(200mL)에 달여서 복용하거나 술에 담가서 복용하고, 알약이나 가루약으로 만들어 복용하여도 좋다.

▶ **참고** → 양강은 명의별록(名醫別錄)의 중품에 수재되어 있으며, 이 약재는 생강과 비슷하고 고량군(高良郡)에서 많이 산출된다고 하여 고량강(高良薑)이라고 한다. 세월이 흐름에 따라 간단히 양강(良薑)이라고 하게 되었다.

▶ **한약 처방명** → 고량강탕(高良薑湯), 양부탕(良附湯), 안중산(安中散), 이강환(二薑丸), 기한환(己寒丸)

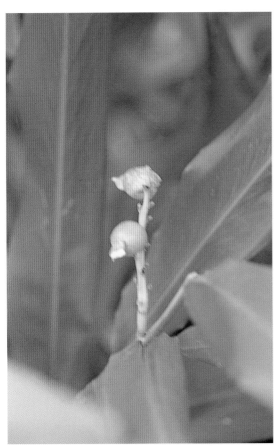

2002.8.15 난징(南京)약초원   고량강

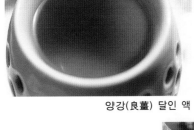

양강(良薑) 달인 액

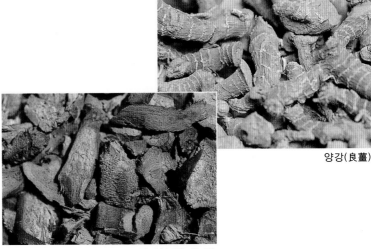

양강(良薑)

양강(良薑) 썬 것

37. 고본
미나리과

Ligusticum tenuissimum (Nakai) Kitagawa [*Angelica tenuissimum* Nakai] Umbelliferae

◆ 별명 : 고번
◆ 약용 부위 : 뿌리
◆ 생약명 : 고본(藁本)
◆ 약효 : 감기, 관절염, 피부병
◆ 사용법 : 내복, 약주, 외용

▶ **생태** → 제주도와 울릉도를 제외한 우리 나라의 깊은 산기슭에서 자라고, 중국 둥베이(東北)에 분포하는 여러해살이풀. 높이 30~80cm. 줄기는 곧게 서고, 가지가 많이 갈라지며, 잎은 어긋난다. 꽃은 8~9월에 피고, 원줄기 끝과 가지 끝에 달리며, 꽃잎은 5개, 흰색. 열매는 분과로 편평한 타원형이다.

▶ **약용 부위, 약효** → 뿌리를 고본(藁本)이라고 하는데, 감기로 인한 두통, 발열, 기침과 가래, 콧물이 나는 증상에 효능이 있다. 류머티스성 관절염에 좋고, 피부 가려움증과 옴, 습진을 치료한다. 특히 앞머리가 아플 때 효과적이다.

▶ **사용법** → 뿌리 5g을 물 2컵(400mL)에 달여서 복용하고, 외용에는 달인 액으로 씻는다. 류머티스성 관절염에는 강활(羌活), 방풍(防風), 위령선(威靈仙)과 같은 양으로 배합하여 물에 달여서 복용한다.

▶ **참고** → 고본(藁本)은 신농본초경(神農本草經)의 중품에 수재되어 있을 정도로 오랫동안 사용하여 온 약재이다. 식물체가 화고(禾藁 : 볏짚)와 닮았고, 뿌리를 사용하므로 고본이라고 하며, 여기에서 본(本)은 뿌리[根]와 같은 뜻이다. 중국산은 고본 *L. sinensis* 및 요고본(遼藁本) *L. jeholense*의 뿌리줄기 및 뿌리를 고본(藁本)으로 사용한다.

▶ **한약 처방명** → 강활승습탕(羌活勝濕湯), 강활방풍탕(羌活防風湯), 신이산(辛夷散)

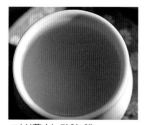
고본(藁本) 달인 액

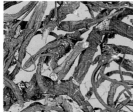
고본(藁本)

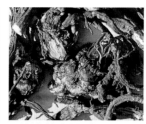
고본(藁本) (중국산)

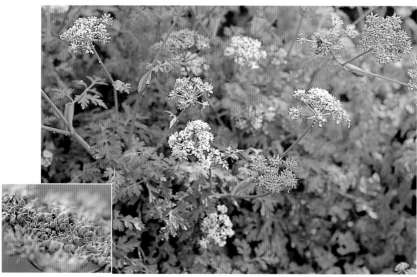
열매   요고본(遼藁本)   2002.9.1 충남대약초원

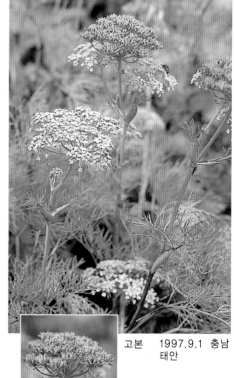
고본   1997.9.1 충남 태안
열매

48

38. 고수

미나리과

Coriandrum sativum L.

Umbelliferae

◆ 별명 : 고수나물
◆ 약용 부위 : 지상부, 열매
◆ 생약명 : 호유(胡荽), 호유자(胡荽子)
◆ 약효 : 만성 위염, 소화불량, 피부병
◆ 사용법 : 내복, 약주, 약차

▶**생태** → 남부 지방에서 재배하는 귀화 식물이며, 지중해가 원산지인 한해살이풀. 높이 30~60cm. 꽃은 6~7월에 원줄기와 가지 끝에 흰색으로 달린다. 열매는 둥글고 10개의 능선이 있다.

▶**약용 부위, 약효** → 지상부를 호유(胡荽)라고 하는데, 땀을 내게 하고, 위에 머물고 있는 음식을 소화시켜 밑으로 내려보내는 효능이 있다. 감기 초기에 열을 빨리 내리게 하고, 홍역 초기에 발진이 빨리 돋아나도록 하며, 만성 위염, 소화불량 또는 식욕부진을 치료하며, 때로는 피부 습진이나 가려움증에 사용한다. 또, 열매를 호유자(胡荽子)라고 하는데, 감기로 인한 열, 소화불량, 각종 피부병을 치료한다.

▶**사용법** → 지상부 또는 열매 3g을 물 1컵(200mL)에 달여 서 복용하거나 술에 담가서 복용하고, 외용에는 달인 액을 환부에 바른다.

▶**참고** → 고수라는 이름은, 일본말로 이 식물을 '고수이'라고 부르는 데서 따온 것이며, 호유라는 말은 중국의 서쪽 지방〔胡〕에서 많이 재배하는 채소〔荽〕라 하여 붙인 이름이다.

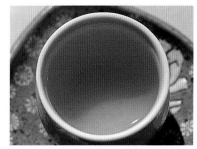
호유자(胡荽子) 달인 액

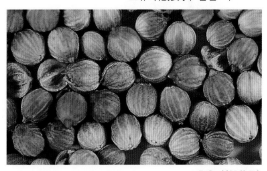
호유자(胡荽子)

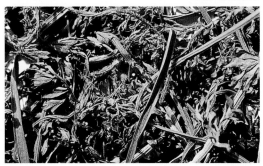
호유(胡荽)

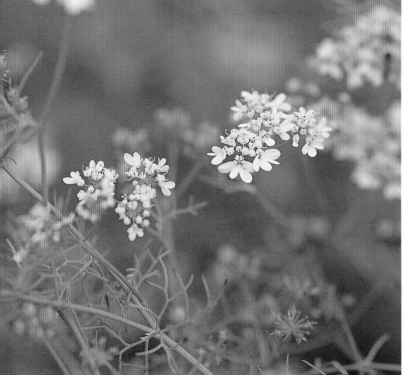
1989.5.1 대전
고수

49

39. 고추

가지과

Capsicum annuum L.

Solanaceae

◆ 별명 : 날초, 번초
◆ 약용 부위 : 열매
◆ 생약명 : 날초(辣草), 고추〔苦椒〕
◆ 약효 : 소화불량, 복통, 버짐, 신경통
◆ 사용법 : 내복, 외용

▶**생태** → 우리 나라에서 재배하는 귀화 식물이며, 남아메리카가 원산지인 한해살이풀. 높이 60cm. 꽃은 여름철에 흰색으로 피며, 잎겨드랑이에 1개씩 밑을 향해 달린다. 꽃받침은 녹색, 끝이 5개로 갈라지며, 꽃통은 얕은 접시 모양이다. 열매는 수분이 적은 장과로서 8~10월에 붉게 익고, 길이 5~10cm이며, 종자는 둥글고 노란색이다.

▶**약용 부위, 약효** → 열매를 날초(辣草) 또는 고추〔苦椒〕라고 하는데, 위장을 따뜻하게 하고 혈액 순환을 돕는 효능이 있으므로, 배가 차고 소화가 잘 안 되는 증상을 치료한다. 구토나 설사에 좋고, 피부의 버짐이나 옴을 치료한다. 어깨 결림이나 신경통에는 고춧가루를 밥에 개어서 붙이면 효과가 있다.

▶**사용법** → 열매 5g을 물 2컵(400mL)에 달인 액을 반씩 나누어 아침 저녁으로 복용하고, 외용에는 짓찧어서 바른다.

▶**참고** → 잎의 크기가 중간형으로 길이 5~6cm, 열매는 지름 1.3~2.5cm로 붉은색, 노란색, 자주색인 것을 가실당신자(榎實唐辛子, cherry pepper)라고 하며, 줄기와 잎의 모양은 앞엣것과 유사하지만 열매의 모양이 원뿔 모양으로 길이가 2~5cm이고, 아주 매운 것을 응조(鷹爪, cone pepper), 식물체가 옆으로 퍼지지 않고 위로 곧게 자라고 열매도 8개씩 위를 향하여 뭉쳐 나고, 길이 7~8cm, 지름 0.6cm로 아주 매운 것을 팔방(八房, cluster pepper), 잎은 약간 크고 열매는 밑을 향하며 길이 10~20cm인 것을 복견신(伏見辛, long pepper), 식물체는 단단하고 키가 큰 것을 감당신자(甘唐辛子, sweet pepper)라고 한다.

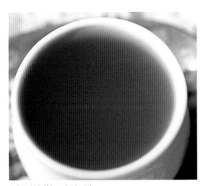

날초(辣草) 달인 액

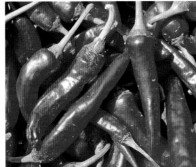

날초(辣草)

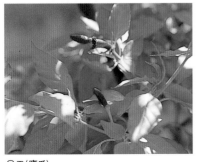

응조(鷹爪)

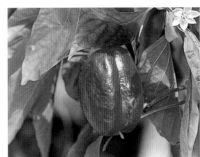

피망(서양 고추)

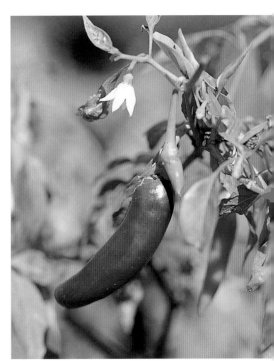

고추

1997.7.1 충남대약초원

40. 곤약

천남성과

Amorphophalus konjac K. Koch

Araceae

● ● ●

◆ 별명 : 곤냐쿠
◆ 약용 부위 : 뿌리줄기
◆ 생약명 : 구약(蒟蒻)
◆ 약효 : 가래, 염증 제거
◆ 사용법 : 내복, 약주, 외용

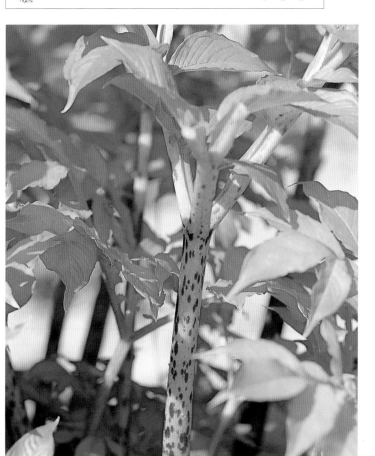

1997.7.20 대전 인삼연초연구소   곤약

▶**생태** → 우리 나라 남부 지방에서 재배하며, 열대 아시아가 원산지인 여러해살이풀. 높이 1~2m. 꽃은 잎보다 먼저 나오고, 육수화서는 원주형이고 연한 황백색이며, 자방은 구형이고 암술대는 짧다. 장과는 옥수수처럼 밀착하며 황적색으로 익는다.

▶**약용 부위, 약효** → 둥근 뿌리줄기를 구약(蒟蒻)이라고 하는데, 가래를 없애 답답함을 제거하며, 어혈을 풀어 주고, 염증을 제거하는 효능이 있다. 가래와 기침이 심하고, 가슴과 배가 답답하며, 월경이 없는 증상, 타박상, 뿌리 깊은 염증, 단독, 화상을 치료한다.

▶**사용법** → 뿌리줄기 10g을 물 3컵(600mL)에 달여서 복용하거나 술에 담가서 복용하고, 외용에는 짓찧어서 붙이거나 즙액으로 바른다.

▶**참고** → 곤약은 일본말 곤냐쿠에서 유래하였다. 뿌리줄기에는 glucomannan이 다량 함유되어 있고, 물로 달인 액은 말초 혈관 확장 작용, 혈압 강하 작용이 있다. 최근에는 미용식으로 많이 이용되고 있다.

곤약(열매)   곤약 식품   구약(蒟蒻)

51

41. 골담초 | 콩과

Caragana sinica (Buchoz)   Leguminosae
Rehder [*C. chamlagu* Lamarck]

◆ 별명 : 골담나무
◆ 약용 부위 : 뿌리, 꽃
◆ 생약명 : 금작근(金雀根), 골담근(骨擔根), 금작화(金雀花)
◆ 약효 : 혈액 순환 개선, 월경통, 요통, 신경통
◆ 사용법 : 내복, 약주, 약차

▶**생태** → 우리 나라에서 재식하며, 중국이 원산지인 갈잎작은키나무. 높이 2m. 5월에 황적색 꽃이 핀다. 열매는 길이 3~3.5cm로서 털이 없고 9월에 익는다.

▶**약용 부위, 약효** → 뿌리를 금작근(金雀根) 또는 골담근(骨擔根)이라고 하며, 폐와 위를 튼튼하게 하고, 혈액 순환을 돕는 효능이 있다. 몸이 허약하여 자주 열이 나고 기침, 가래가 있는 증상, 혈압을 내려 주고, 대하증과 월경통, 요통과 신경통을 치료한다. 꽃을 금작화(金雀花)라고 하는데, 일을 심하게 했을 때 나타나는 나른한 증상, 몸살, 두통, 어지러운 증상을 치료한다.

▶**사용법** → 뿌리 또는 꽃 20g을 물 3컵(600mL)에 달여서 복용하거나 술에 담가 복용한다.

▶**참고** → 민간에서 류머티스성 관절염이나 신경통 치료제로 많이 사용하고 있다. 작은잎이 12~18개인 좀골담초 *C. fruticosa*, 작은잎이 8~10개인 참골담초 *C. koreana*도 약효가 같다.

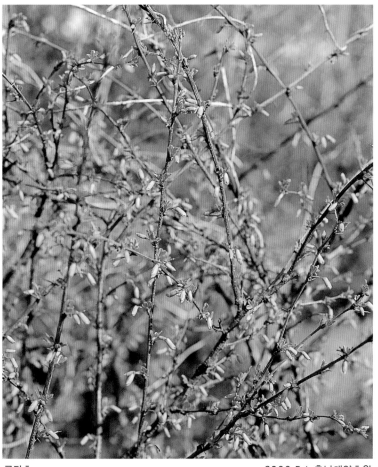

골담초   2000.5.1 충남대약초원

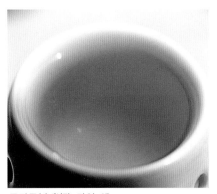

금작근(金雀根) 달인 액

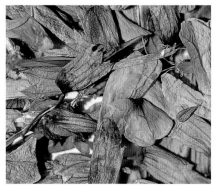

금작화(金雀花)

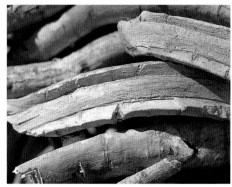

금작근(金雀根)

42. 골풀 | 골풀과

Juncus effusus L. var. *decipiens* Buchen   Juncaceae

◆ 별명 : 꼴풀
◆ 약용 부위 : 줄기 속
◆ 생약명 : 등심초(燈心草)
◆ 약효 : 몸이 붓는 증상, 불면증
◆ 사용법 : 내복, 약주, 약차

▶**생태** → 우리 나라의 산지나 일본, 중국, 우수리, 북아메리카에 분포하는 여러해살이풀. 뿌리줄기는 옆으로 벋고 마디와 마디 사이가 짧으며, 높이 25~100cm. 줄기는 곧게 서고, 잎은 줄기 밑부분에 달리며 잎집 같은 비늘 조각으로 되고, 화서는 원줄기 끝 부분의 옆에 달린다. 열매는 삭과로서 달걀 모양이다.

▶**약용 부위, 약효** → 줄기의 껍질을 벗긴 속을 등심초(燈心草)라고 하는데, 속을 편하게 하고 소변을 잘 보게 하는 효능이 있다. 임질, 소변이 잘 나오지 않고 몸이 붓는 증상, 습열로 인한 황달, 가슴이 답답하고 잠을 잘 이루지 못하는 증상, 편도선염, 소아경련, 비뇨기 염증, 찰과상을 치료한다.

▶**사용법** → 줄기의 속 3g을 물 2컵(400mL)에 달여서 복용하거나 알약이나 가루약으로 복용한다.

▶**참고** → 등심초는 송나라 때의 의학서인 개보본초(開寶本草)에 처음으로 수재된 약재이다. 마음〔心〕을 맑게〔燈〕 하는 약초라는 뜻에서 등심초(燈心草)라고 하였다. 참골풀 *J. brachyspathus*, 갯골풀 *J. haenkei*도 약효가 같다.

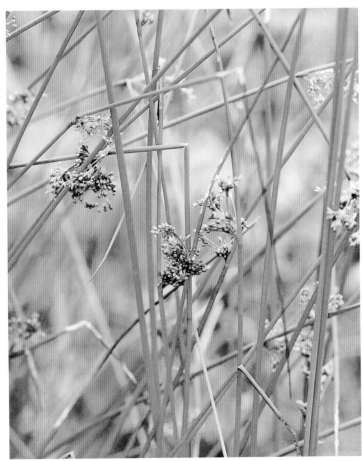

1998.7.29 지리산   골풀

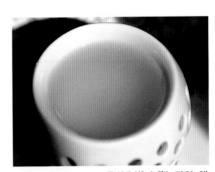

등심초(燈心草) 달인 액

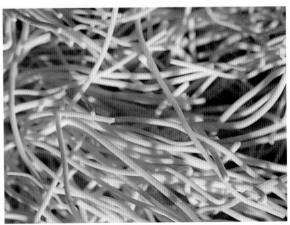

등심초(燈心草)

43. 곰

곰과

Ursus thibetanus Curier. (곰),
U. arctos L. (큰곰)

Ursidae

◆ 별명 : 곰열
◆ 약용 부위 : 담낭
◆ 생약명 : 웅담(熊膽)
◆ 약효 : 해열, 소화 촉진, 경기
◆ 사용법 : 내복, 약주, 외용

▶ **생태** → 산에서 살고 있는 곰은 드물며, 대개 사육하고 있다. 몸 길이 1.5~1.7m, 몸무게 130~250kg. 몸이 비대하고, 귀는 크고 둥글며, 검은 털로 몸이 덮여 있다. 4개의 발이 있고 발가락은 5개씩이다. 그 동안은 곰을 잡아 담낭을 채취하였으나, 요즘은 담즙에 관을 연결하여 즙액만을 채취하여 사용하고 있다.

▶ **약용 부위, 약효** → 담낭을 말린 것을 웅담(熊膽)이라고 하는데, 열을 내리고 경련을 멎게 하며 눈을 밝게 한다. 해충을 죽이는 효능도 있다. 여름철의 설사를 멎게 하고, 소화를 촉진시키며, 어린이가 의식을 잃고 경련이 일어나는 증상인 경기(驚氣)를 치료한다. 오랫동안 복용하면 마음이 편해지고 시력이 밝아지며, 치질이나 옴, 종기에 좋다.

▶ **사용법** → 웅담 0.3g을 따뜻한 물에 풀어 복용하거나 술에 타서 복용한다. 치질에 사용할 때에는 물에 타서 환부에 바른다.

▶ **참고** → 북한에서는 웅담을 곰열이라고 한다. 웅담은 신농본초경(神農本草經)의 상품에 웅지(熊脂)라는 이름으로 수재되어 있다.

▶ **한약 처방명** → 웅담사향환(熊膽麝香丸), 웅담환(熊膽丸), 기응환(奇應丸)

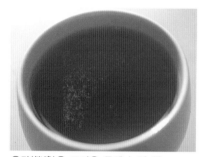
웅담(熊膽)을 뜨거운 물에 녹인 액

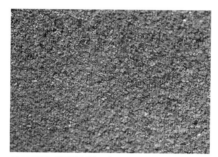
건조시킨 웅담(熊膽) 가루

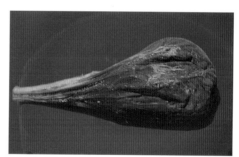
건조시킨 웅담(熊膽)

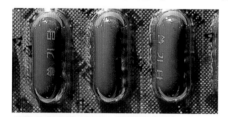
담즙에 함유된 성분을 제제화한 것

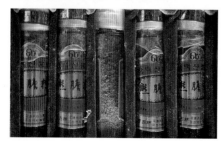
웅담(熊膽) 제품

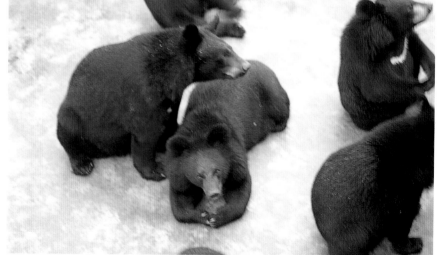
곰

2001.8.1 중국 지린성(吉林省) 룽징(龍井)

44. 관동화 | 국화과

Tussilago farfara L.　　　　Compositac

- ◆ 별명 : 관동
- ◆ 약용 부위 : 꽃봉오리
- ◆ 생약명 : 관동화(款冬花)
- ◆ 약효 : 기침, 가래
- ◆ 사용법 : 내복, 약주, 약차

▶**생태** → 약용으로 재배하는 중국 원산의 여러해살이풀. 높이 20cm. 뿌리줄기는 갈색으로 옆으로 벋으며, 꽃은 노란색으로 3월 초에 피기 시작하여 4월 말에 진다. 열매는 수과로서 긴 타원상 구형이다. 5~10줄의 능선이 있다.

▶**약용 부위, 약효** → 꽃봉오리를 관동화(款冬花)라고 하는데, 폐의 기능을 튼튼하게 하고 기침과 가래를 멎게 하는 효능이 있다. 폐의 기능이 약하여 기침이 나고 가래가 끓으며, 때로는 피가 섞여 나오는 증상이나, 감기로 인하여 해수와 천식이 있을 때 사용한다.

▶**사용법** → 꽃봉오리 5g을 물 2컵(400mL)에 달여서 복용하거나 술에 담가 복용한다.

▶**참고** → 관동화(款冬花)는 신농본초경(神農本草經)의 중품에 수재되어 있으며, 겨울철(실제로는 늦겨울~이른 봄)에 꽃이 피는 식물이므로 관동화라고 한다.

▶**한약 처방명** → 관동화산(款冬花散), 관동탕(款冬湯), 사간마황탕(射干麻黃湯)

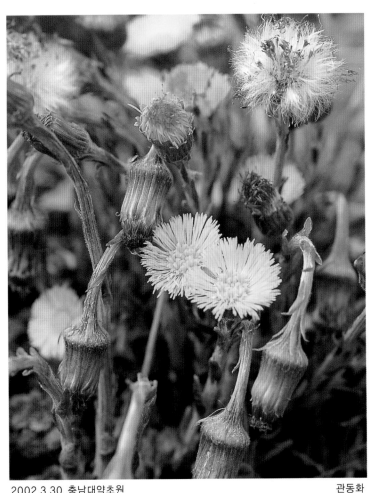

2002.3.30 충남대약초원　　　　관동화

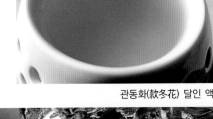

관동화(款冬花) 달인 액

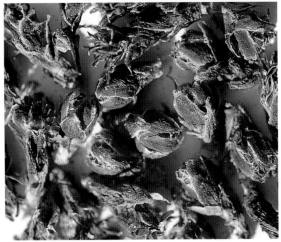

관동화(款冬花)

45. 광곽향 | 꿀풀과

Pogostemon cablin (Blanco) Benth.　　Labiatac

◆ 별명 : 없음
◆ 약용 부위 : 전초, 줄기, 잎
◆ 생약명 : 곽향(藿香), 광곽향(廣藿香), 곽향로(藿香露)
◆ 약효 : 열감기, 구토, 설사
◆ 사용법 : 내복, 약주, 약차, 외용

▶**생태** → 중국 원산의 여러해살이풀. 높이 1m. 향기가 강하고, 짧고 부드러운 털이 많다. 잎은 마주나고, 꽃은 자줏빛으로 7~9월에 윤산화서로 핀다. 꽃잎은 자색으로 5개로 갈라지고, 수술은 4개로 길며 아랫입술이 크다. 열매는 동글납작하고 매끈하다.

▶**약용 부위, 약효** → 전초를 곽향(藿香) 또는 광곽향(廣藿香)이라고 하는데, 기분을 좋게 하고 속을 편안하게 하며, 구토를 멎게 하고 습(濕)을 없애는 효능이 있다. 감기에 의한 두통, 열, 구토, 설사, 구취를 치료한다. 줄기나 잎을 증류해서 얻은 방향수를 곽향로(藿香露)라고 하며, 여름철 더위로 몸이 나른하고 가슴이 답답하며 속에서 넘어올 것 같은 증상을 치료한다.

▶**사용법** → 전초 5g을 물 2컵(400mL)에 달여서 복용하거나 알약이나 가루약으로 만들어 사용한다. 외용에는 달인 액을 입에 물고 양치질을 해서 씻거나 약간 구워 바른다. 곽향로는 60mL를 따뜻하게 하여 복용한다.

▶**참고** → 곽향은 명의별록(名醫別錄)의 상품에 침향(沈香)의 별명으로 수재되어 있으며, 광곽향은 송나라 때의 가우본초(嘉祐本草)에 수재되어 있다. 우리 나라에서는 배초향 *Agastache rugosa*의 전초를 곽향으로 사용하기도 한다.

▶**한약 처방명** → 곽향정기산(藿香正氣散), 모과탕〔木瓜湯〕, 향사평위산(香砂平胃散), 백두구탕(白豆蔻湯)

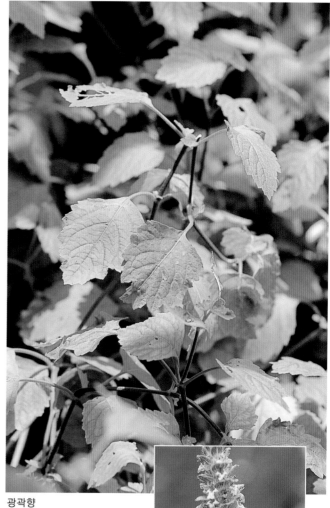

광곽향

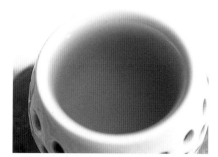

곽향(藿香) 달인 액

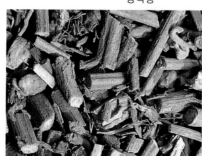

곽향(藿香)

꽃　1997.8.20 중국 쿤밍(昆明)

56

46. 광귤나무 | 운향과

Citrus aurantium L.　　　　Rutaceae

◆ 별명 : 없음
◆ 약용 부위 : 열매
◆ 생약명 : 지각(枳殼)
◆ 약효 : 소화불량, 탈항
◆ 사용법 : 내복, 약주, 약차

▶**생태** → 약용으로 재배하는 중국 원산의 작은키나무. 잎은 어긋나고 두꺼우며, 잎자루에는 좁고 긴 날개가 있다. 꽃은 한 송이 또는 여러 송이가 해마다 새 가지의 끝이나 잎겨드랑이에서 흰색으로 핀다. 열매는 등황색으로 둥글며, 껍질은 까칠까칠하다.

▶**약용 부위, 약효** → 열매를 지각(枳殼)이라고 하는데, 위장의 기능을 튼튼하게 하고 소화를 도우며 가래를 멎게 하는 효능이 있다. 가슴과 배가 답답하고 아프며, 소화가 잘 안 되고 위 안에서 꾸르륵 소리가 나는 증상, 탈항 증상을 치료한다.

▶**사용법** → 열매 5g을 물 2컵(400mL)에 달여서 복용하거나 술에 담가 복용하고, 잘게 썰어 뜨거운 물을 부어 약차로 이용한다.

▶**참고** → 지각은 송나라 때의 개보본초(開寶本草)에 처음으로 수재된 생약이며, 탱자나무의 열매인 지실(枳實)은 신농본초경(神農本草經)의 중품에 수재되어 있다. 현재 중국에서는 지각과 지실의 기원과 약효에 대하여 뚜렷한 구분이 없다.

▶**한약 처방명** → 여지귤핵탕(荔枝橘核湯), 형개연교산(荊芥連翹散)

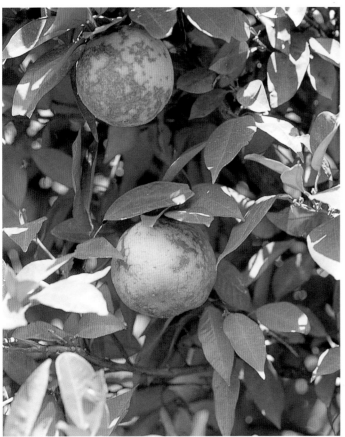

1998.9.25 제주　　　　　　　　　　　　　　광귤나무

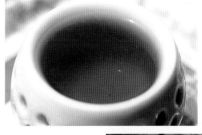

지각(枳殼) 달인 액

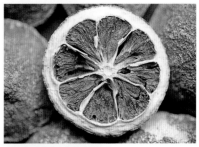

지각(枳殼)

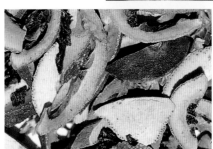

지각(枳殼) 썬 것

ㄱ

47. 광나무 | 물푸레나무과

Ligustrum japonicum Thunb.　　Oleaceae

◆ 별명 : 여정자나무
◆ 약용 부위 : 열매, 잎
◆ 생약명 : 여정실(女貞實), 여정엽(女貞葉)
◆ 약효 : 보양, 요통
◆ 사용법 : 내복, 약주, 외용

▶ **생태** → 전남 및 경남 이남에서 자라며, 일본, 중국, 타이완에 분포하는 늘푸른중간키나무. 높이 5~10m. 잎은 마주나고, 꽃은 흰색으로 7~8월에 핀다. 열매는 달걀 모양, 길이 10mm로서 10월에 흑자색으로 익는다.

▶ **약용 부위, 약효** → 열매를 여정실(女貞實)이라고 하는데, 간장과 신장을 튼튼하게 하고, 무릎과 허리를 부드럽게 하는 효능이 있다. 진액이 부족하여 오는 열, 현기증이 나고 두통이 있는 증상, 귀에서 소리가 나는 증상, 허리와 무릎이 시리고 아픈 증상을 치료한다. 잎을 여정엽(女貞葉)이라고 하는데, 열매와 같은 목적으로 사용한다.

▶ **사용법** → 열매 5g을 물 2컵(400mL)에 달여서 복용하거나 술에 담가서 복용하고, 외용에는 짓찧어서 바른다.

▶ **참고** → 여정실은 신농본초경(神農本草經)의 상품에 수재되어 있다. 중국의 옛 이야기에 의하면, 싸움에 나갔던 남편이 전사하자 남편을 기다리던 아내가 죽은 무덤 가에서 이 나무가 자랐으므로, 여인의 정숙한 자세에 비유하여 여정(女貞)이라고 부르게 되었다고 한다. 광나무에 비하여 잎은 크고, 꽃부리 갈래는 꽃통 길이의 반에 불과하며, 열매는 타원상 구형인 당광나무 *L. lucidum*도 약효가 같다. 우리 나라에서는 제주광나무라고도 한다.

▶ **한약 처방명** → 이지환(二至丸)

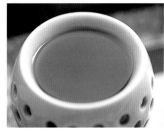
열매

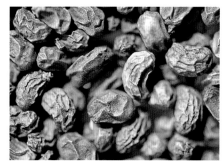
여정실(女貞實) 달인 액

여정실(女貞實)

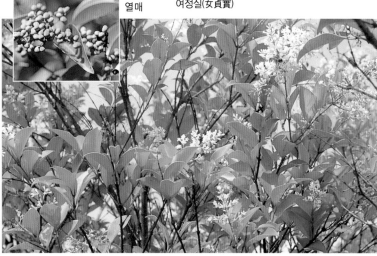
광나무

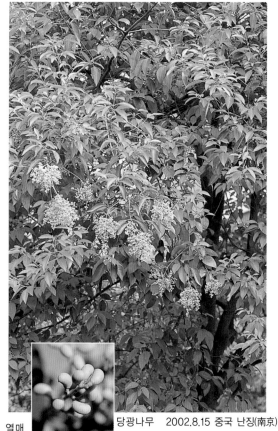
열매　　당광나무　2002.8.15 중국 난징(南京)

48. 구기자나무 | 가지과

Lycium chinense Mill.   Solanaceae

◆ 별명 : 구기자
◆ 약용 부위 : 열매, 뿌리 껍질
◆ 생약명 : 구기자(枸杞子), 지골피(地骨皮)
◆ 약효 : 보양, 요통, 토혈, 혈변
◆ 사용법 : 내복, 약주, 약차

▶ **생태** → 우리 나라의 마을 근처에서 재식하고, 일본, 중국에 분포하는 갈잎작은키나무. 높이 1~2m. 꽃은 6~9월에 연한 자색으로 피고, 1~4개씩 잎겨드랑이에서 나오며, 꽃받침은 종 모양으로 끝이 5개로 얕게 갈라지고, 꽃통은 끝이 5개로 갈라지며, 수술은 길게 나오고 밑에 털이 있다. 열매는 타원상 구형이다.

▶ **약용 부위, 약효** → 열매를 구기자(枸杞子)라고 하는데, 몸이 허약하여 현기증이 자주 나고, 허리가 아프고 무릎이 시리며 얼굴빛이 누렇고, 밤에 잠을 잘 자지 못하는 증상에 좋다. 폐의 기능이 좋지 못하여 기침과 가래가 심할 때에는 백부근(百部根)과 같이 달여 복용한다. 또, 뿌리 껍질을 지골피(地骨皮)라고 하는데, 몸이 허약하여 식은땀이 자주 나는 것, 토혈이나 혈변을 치료한다.

▶ **사용법** → 열매 또는 뿌리 껍질 10g을 물 3컵(600mL)에 달여서 복용한다. 잎은 뜨거운 물에 우려내어 차로 이용하기도 한다.

▶ **참고** → 구기자는 신농본초경(神農本草經)의 상품에 수재되어 있고, 본초강목(本草綱目)에는 이 식물이 탱자나무[枸]와 같이 가시가 있고 고리버들[杞柳]과 같이 가지가 낭창낭창하므로 구기(枸杞)라 한다고 하였다. 청양에서 많이 재식하고 있으며, 구기자 연구소도 있다. 중국산 구기자(枸杞子)는 닝샤(寧夏) 지역에서 재배되는 영하구기(寧夏枸杞) 또는 서구기(西枸杞) *L. barbarium*와 텐진(天津)에서 재배하는 진구기(津枸杞) *L. chinense*의 열매를 많이 사용한다.

▶ **한약 처방명** → 구기지황환(枸杞地黃丸), 십보환(十補丸), 지골피탕(地骨皮湯)

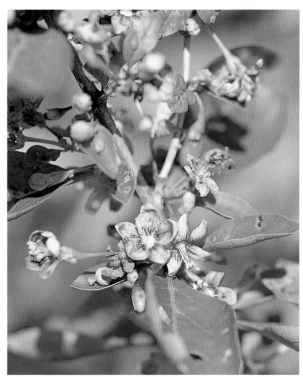

2002.7.1 충남대약초원   구기자나무

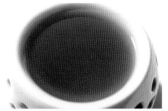

지골피(地骨皮) 달인 액

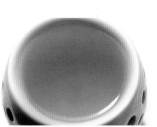

구기자(枸杞子) 달인 액

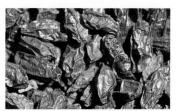

구기자(枸杞子)

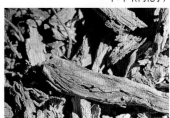

지골피(地骨皮)

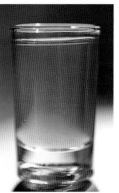

구기자(枸杞子) 술

ㄱ

49. 구렁이 | 뱀과

Elaphe schrenckii　　　　　Colubridae

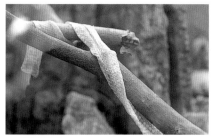

◆ 별명 : 구룽이
◆ 약용 부위 : 허물
◆ 생약명 : 사퇴(蛇退)
◆ 약효 : 이하선염, 악창, 치질, 경풍
◆ 사용법 : 내복, 약주, 외용

▶**생태** → 들이나 산지, 또는 집 근처에서 서식하고, 일본, 중국 둥베이(東北), 아무르, 동시베리아에 분포하는 파충류. 몸 길이 1.7~1.9m. 몸의 등면은 녹색을 띤 황갈색이며, 중앙 부분에서부터 차츰 흑갈색의 가로무늬가 발달하여 뒤쪽으로 갈수록 뚜렷해진다. 머리와 목 부분은 모두 검은색이고 윗입술은 노란색이다.

▶**약용 부위, 약효** → 구렁이 또는 뱀의 허물을 사퇴(蛇退)라고 하는데, 풍(風)을 없애고 경련을 멈추게 하며, 시력을 밝게 하고 벌레를 죽이는 효능이 있다. 눈에 안개 같은 것이 끼는 증상, 목 안이 붓고 아픈 데, 이하선염, 악창, 치질, 경풍 등에 사용한다.

▶**사용법** → 구렁이의 허물 0.5g을 물 1컵(200mL)에 달여서 복용하거나 알약이나 가루약으로 만들어 복용한다. 치질에는 물에 달인 액으로 씻는다. 눈병에는 국화(菊花), 황백(黃柏), 금은화(金銀花), 상백피(桑白皮)를 배합하여 사용한다.

▶**참고** → 신농본초경(神農本草經)의 하품에 사태(蛇蛻)라는 이름으로 수재되어 있을 정도로 오랫동안 사용하여 온 약재이다.

▶**한약 처방명** → 사태산(蛇蛻散), 누로탕(漏蘆湯), 석결명산(石決明散)

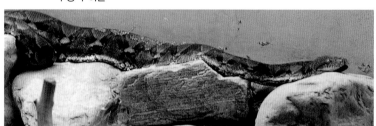
구렁이 허물

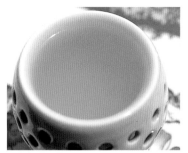
사퇴(蛇退) 달인 액

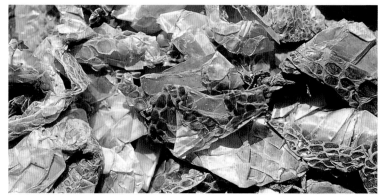
구렁이　　　　　　　　　　　　　　2002.5.5 서울대공원

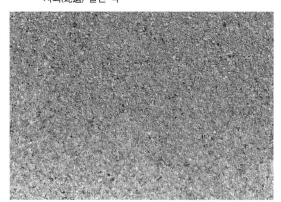
사퇴(蛇退) 가루

사퇴(蛇退)

60

50. 구름버섯 | 구멍장이버섯과

Coriolus versicolor (L. ex Fr.) Quel.   Polyporaceae

- ◆ 별명 : 없음
- ◆ 약용 부위 : 균사체
- ◆ 생약명 : 운지(雲芝)
- ◆ 약효 : 암, 만성 기관지염, 기침, 가래
- ◆ 사용법 : 내복

▶**생태** → 우리 나라 산 속 침엽수나 활엽수의 고목에 군생하며, 일본, 중국, 타이완 등 전세계에 분포하는 목재 백색 부후균. 갓은 지름 3~5cm, 두께 1~2mm로 반원형이며, 표면은 회색 또는 암갈색, 검은색 등의 환문이 있고, 조직은 흰색이고 자실층은 흰색 내지 회백색이며, 관공은 길이 0.1cm, 포자는 원통형이다.

▶**약용 부위, 약효** → 균사체를 운지(雲芝)라고 하는데, 습(濕)을 제거하고 가래를 삭여 주며, 암을 치료하는 효능이 있다. 만성 기관지염, 기침과 가래를 치료하고, 여러 종류의 간염에 효과가 있다. 간암 치료 및 예방에 응용되며, 면역 증강 효과가 있다.

▶**사용법** → 버섯 3g을 물 1컵(200mL)에 달여서 복용하거나 알약이나 가루약으로 만들어 복용한다.

▶**참고** → 임상 보고에 의하면 백혈병, 림프종, 위암, 유방암 등에 효과가 있으며, 화학 요법, 방사선 요법, 외과 수술 후 다른 약물과 배합하여 사용하면 암 치료 효과가 증대된다.

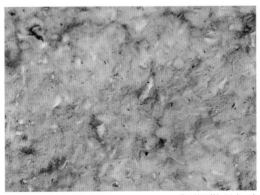

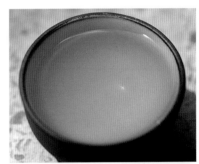

운지(雲芝) 부순 것   운지(雲芝) 달인 액

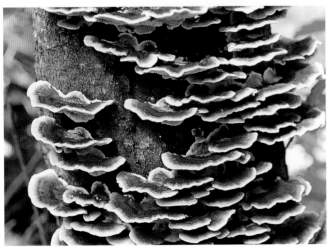

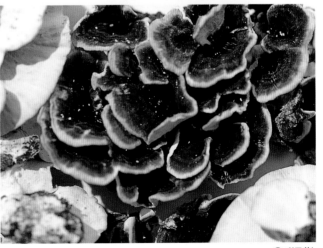

1995.7.1 충남대 사진 / 정경수   구름버섯   운지(雲芝)

51. 구릿대

미나리과

Angelica dahurica (Fisch.) Benth. et Hooker f.

Umbelliferae

- ◆ 별명 : 구리때, 구리대
- ◆ 약용 부위 : 뿌리
- ◆ 생약명 : 백지(白芷)
- ◆ 약효 : 콧물, 두통, 축농증으로 인한 두통, 피부병
- ◆ 사용법 : 내복, 약주, 약차, 외용

▶ **생태** → 우리 나라의 산골짜기에 나고, 일본, 중국 둥베이(東北), 아무르, 동시베리아에 분포하는 두해·세해살이풀. 높이 1~2m. 꽃은 6~8월에 흰색으로 피며, 큰 윤산화서로 달리고, 작은꽃대는 20~40개. 열매는 분과로 편평한 타원형, 길이 8~9mm, 가장자리의 것은 날개 모양이다.

▶ **약용 부위, 약효** → 뿌리를 백지(白芷)라고 하며, 콧물이 나오고 두통이 심한 증상에 효능이 있다. 축농증으로 인한 두통, 치통, 미릉골통(眉稜骨痛), 적백대하(赤白帶下) 및 옴과 같은 피부병을 치료한다.

▶ **사용법** → 뿌리 5g을 물 2컵(400mL)에 달여서 복용하거나 알약이나 가루약으로 만들어 복용한다. 피부병에는 짓이겨서 즙을 바른다.

▶ **참고** → 여름이 되면 식물 전체가 구릿빛으로 변하므로 구릿대라고 한다. 백지는 신농본초경(神農本草經)의 중품에 수재되어 있으며, 뿌리가 희고 통증을 멎게 하는 효능이 있으므로 백지라고 한다. 중국에는 향백지(香白芷)와 천백지(川白芷)로 나누어져 있는데, 앞엣것은 향백지 *A. dahurica*의 뿌리이고 뒤엣것은 천백지 *A. anomala*의 뿌리이다.

▶ **한약 처방명** → 백신산(白神散), 형개연교산(荊芥連翹散), 형방패독산(荊防敗毒散)

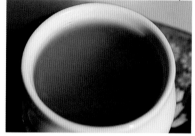

백지(白芷) 달인 액

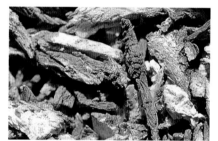

백지(白芷)

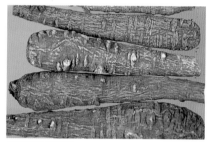

천백지(川白芷)

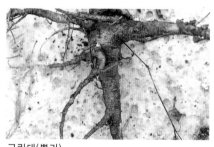

구릿대(뿌리)

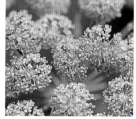

구릿대(꽃)

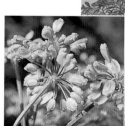

열매

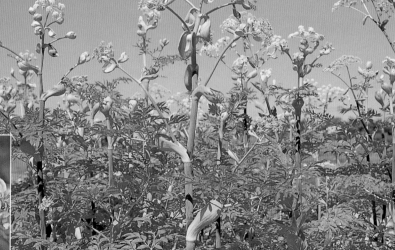

구릿대

2002.8.10 백두산

52. 구절초 국화과

Chrysanthemum zawadskii Herbich var. *latilobum* (Maxim.) Kitamura

Compositae

◆ 별명 : 선모초
◆ 약용 부위 : 전초
◆ 생약명 : 구절초(九節草)
◆ 약효 : 월경불순, 자궁냉증, 소화불량
◆ 사용법 : 내복, 약주

▶**생태** → 우리 나라의 산에서 자라고, 일본, 중국, 우수리에 분포하는 여러해살이풀. 높이 50cm. 때로는 1m에 이른다. 줄기는 곧게 서고 땅속 뿌리줄기가 옆으로 길게 벋으면서 번식한다. 꽃은 9~11월에 흰색 또는 연한 붉은색으로 피며, 두화(頭花)의 지름이 8cm에 달한다. 총포(總苞)는 반구형이고 포편은 3열로 배열하며, 혀꽃은 일렬이고 통꽃은 노란색이다. 열매는 수과이다.

▶**약용 부위, 약효** → 전초를 구절초(九節草)라고 하는데, 부인의 몸이 허약하고 아랫배가 차서 오는 월경불순, 자궁냉증, 불임증 및 소화불량을 치료한다.

▶**사용법** → 전초 10g을 물 3컵(600mL)에 달여서 복용한다. 알약 또는 엿으로 만들어서 장기간 복용하면 월경이 정상으로 돌아오고 임신율이 높아진다.

▶**참고** → 줄기에 능선이 9개가 있어서 구절초라고 하며, 우리 나라의 대표적인 민간약의 하나이다. 두화(頭花)의 지름이 3~6cm이고 잎이 깃처럼 얕게 갈라지는 바위구절초 var. *alpinum*, 두화의 지름이 5~6cm이고 잎이 깃처럼 깊게 갈라지는 한라구절초 *C. zawadskii* spp. *coreanum*도 약효가 같다.

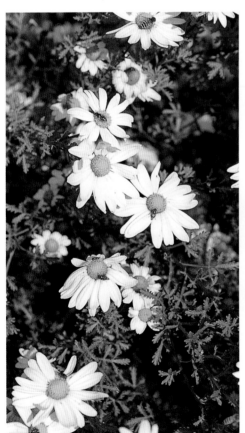

바위구절초

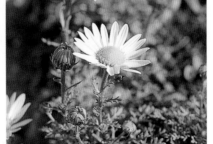

한라구절초

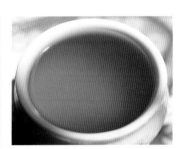

구절초(九節草) 달인 액

구절초(九節草)

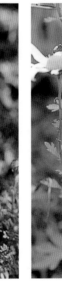

2000.10.25 덕유산

구절초

ㄱ

53. 구척

구척과

Cibotium baromethz (L.)
J. Sm.

Dicksoniaceae

◆ 별명 : 금모구척
◆ 약용 부위 : 뿌리줄기
◆ 생약명 : 구척(狗脊)
◆ 약효 : 허리와 등의 통증, 수족냉증, 유정
◆ 사용법 : 내복

▶ **생태** → 우리 나라에서는 자라지 않고, 중국에 분포하는 여러해살이풀. 높이 3m. 뿌리줄기는 굵고 노란색의 부드럽고 긴 털이 밀생한다. 잎은 모여 나고, 3회 깃 모양으로 갈라지며, 조각은 가죽질, 잎자루의 길이는 1m, 포자낭은 작은 잎맥 끝에서 모여 나며 2쪽으로 벌어진다.

▶ **약용 부위, 약효** → 뿌리줄기를 구척(狗脊)이라고 하는데, 간장과 신장을 튼튼하게 하며, 허리와 무릎을 단단하게 하고, 풍습(風濕)을 몰아 내고 관절의 기능을 돕는 효능이 있다. 허리와 등이 시리고 아픈 증상, 손발이 차고 잘 움직여지지 않는 증상, 소변을 자주 볼 뿐만 아니라 시원치 않은 증상, 정액이 저절로 흘러나오는 증상, 백대하증을 치료한다.

▶ **사용법** → 뿌리줄기 3g을 물 1컵(200mL)에 달여서 복용하고, 알약이나 가루약으로 만들어 복용한다.

▶ **참고** → 구척(狗脊)은 신농본초경(神農本草經)의 중품에 수재되어 있으며, 중국 약전에 등재되어 있다. 당나라 때 신수본초(新修本草)를 편찬한 소경(蘇敬) 선생은 약재의 모양이 개〔狗〕의 척추(脊椎)와 비슷하므로 구척(狗脊)이라 한다고 하였다.

▶ **한약 처방명** → 구척음(狗脊飮), 녹용환(鹿茸丸), 오가피환(五加皮丸)

구척(狗脊) 달인 액

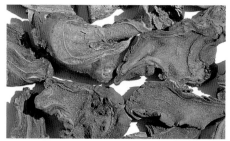
구척(狗脊)

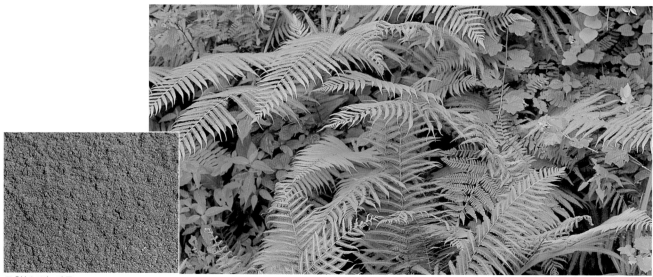
구척(狗脊) 가루

구척

2002.7.15 중국 창자제(長家界)

54. 국화

국화과

Chrysanthemum morifolium Ramat.

Compositae

✿ ● ● ●

◆ 별명 : 없음
◆ 약용 부위 : 꽃
◆ 생약명 : 국화(菊花)
◆ 약효 : 감기 초기의 발열, 두통, 눈의 충혈
◆ 사용법 : 내복, 약주, 약차

▶**생태** → 우리 나라에서는 관상용으로 널리 재배하며 중국이 원산지인 여러해살이풀. 높이 1m. 잎은 어긋나고 깃 모양으로 갈라지며, 갈라진 조각은 불규칙한 결각과 톱니가 있다. 가을철에 원줄기 윗부분의 가지 끝에 두화가 달리고, 두화 주변에 자성의 혀꽃이 달리며, 중앙부에 양성의 통꽃이 있어 열매를 맺는다.

▶**약용 부위, 약효** → 꽃을 국화(菊花)라고 하며, 감기 초기의 발열, 두통, 현기증, 눈이 충혈되는 것을 치료한다. 몸이 피곤하고, 스트레스에 의한 두통, 여름철에 찬 음식을 많이 먹고 소화가 잘 안 될 때도 좋다.

▶**사용법** → 꽃 5g을 물 2컵(400mL)에 달여서 복용하거나 술에 담가 복용한다. 때로는 뜨거운 물에 우려내어 차로 마시기도 한다.

▶**참고** → 국화(菊花)는 신농본초경(神農本草經)의 상품에 수재되어 있으며, 현재 중국의 약전에 수재된 생약이다. 경북 지방에서는 흰 꽃이 피는 국화를 많이 재배하고 있으며, 약재 시장에서도 이것을 말린 약재를 볼 수 있다.

▶**한약 처방명** → 구기지황환(枸杞地黃丸), 국화산(菊花散), 상국음(桑菊飮)

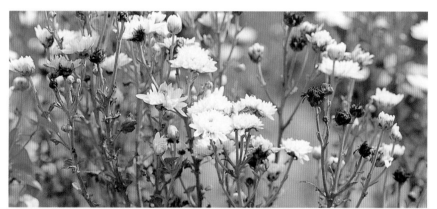

1997.9.1 경북 의성   국화(재배)

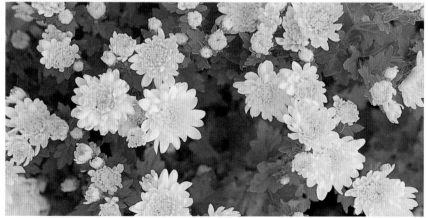

1997.10.18 전남 완도   국화

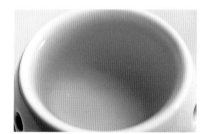

국화(菊花) 달인 액

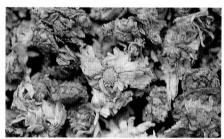

국화(菊花) (한국산)

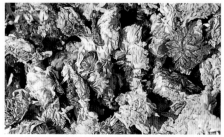

국화(菊花) (중국산)

55. 굴

굴과

Ostrea gigas Thunb.   Ostreidae

◆ 별명 : 없음
◆ 약용 부위 : 조개 껍데기
◆ 생약명 : 모려(牡蠣)
◆ 약효 : 열이 나고 가슴이 답답한 증상, 속쓰림
◆ 사용법 : 내복

▶**생태** → 우리 나라의 서해와 남해의 강물이 바다로 진입하는 얕은 곳에서 서식하며, 일본, 중국 등에 분포하는 조개류이다. 껍데기는 크고 2개로 되어 있으며, 단단하고 두껍다. 위의 껍데기는 아래의 껍데기보다 약간 작고, 황갈색 또는 흑갈색의 비늘 조각이 환상을 이루고 있으며, 안쪽은 흰색이다.

▶**약용 부위, 약효** → 조개 껍데기를 모려(牡蠣)라고 하며, 놀란 가슴을 진정시키고, 마음을 편안하게 하며, 가래를 제거하고 염증을 없애는 효능이 있다. 몸이 허약하여 열이 나고 가슴이 답답한 증상, 저절로 정액이 흘러나오는 증상, 식은땀이 자주 나고, 위산이 많이 분비되어 속이 쓰린 증상, 대하증을 치료한다.

▶**사용법** → 1회에 조개 껍데기 3g을 가루로 만들어 물로 복용한다.

▶**참고** → 모려는 신농본초경(神農本草經)의 상품에 수재되어 있을 정도로 오랫동안 사용되어 온 약재이다.

▶**한약 처방명** → 시호가용골모려탕(柴胡加龍骨牡蠣湯), 누로탕(漏蘆湯), 안중산(安中散)

모려(牡蠣) 가루

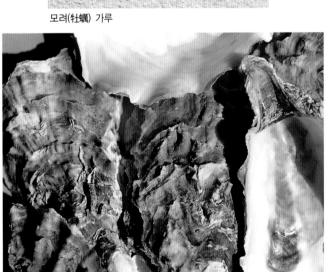

모려(牡蠣)

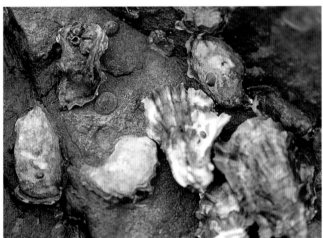

굴   2001.4.28 경남 사천

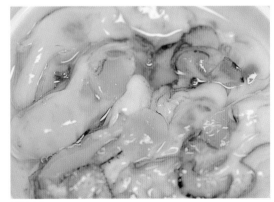

굴(속살)

56. 금낭화 | 양귀비과

Dicentra spectabilis (L.)
Lemaire

Papaveraceae

● ● ● ●

◆ 별명 : 며느리주머니, 등모란
◆ 약용 부위 : 뿌리줄기
◆ 생약명 : 하포목단근(荷包牡丹根)
◆ 약효 : 옴, 버짐, 종기
◆ 사용법 : 내복, 약주, 약차, 외용

▶**생태** → 전남, 경남(지리산), 경기, 강원, 함북에서 볼 수 있는 여러해살이풀로 산기슭에서 자라며, 중국에 분포한다. 높이 50~70cm. 꽃은 5~6월에 엷은 붉은색으로 핀다. 열매는 삭과로 긴 타원상 구형이다.

▶**약용 부위, 약효** → 뿌리줄기를 가을에 채취하여 말린 것을 하포목단근(荷包牡丹根)이라고 하는데, 풍(風)을 제거하고, 혈액 순환을 좋게 하며, 상처의 독을 없애는 효능이 있

다. 옴, 종기, 버짐 등 여러 종류의 피부병을 치료한다.

▶**사용법** → 뿌리줄기를 짓찧어 즙을 내어 술에 타서 복용하고, 짓찧어 붙이거나 즙을 내어 환부에 바른다.

▶**참고** → 옛날, 시어머니로부터 구박을 몹시 받다가 죽은 며느리의 무덤 가에서 새롭게 핀 꽃이라 하여 며느리주머니라고 하였다. 또는 며느리가 차고 있는 예쁜 주머니와 닮았다 하여 며느리주머니라고 한다.

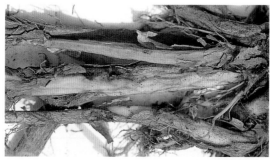

하포목단근(荷包牡丹根)

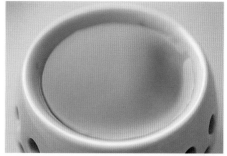

하포목단근(荷包牡丹根) 달인 액

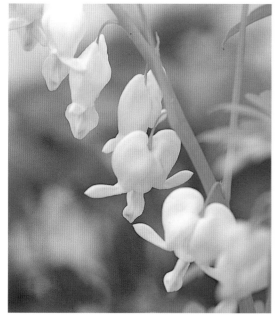

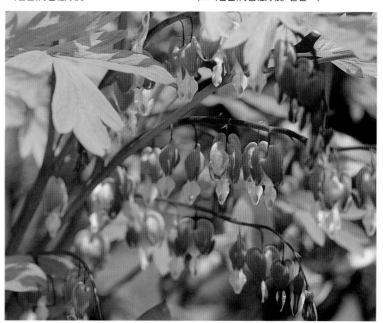

금낭화(흰 꽃) 1998.5.1 충남대약초원

금낭화

57. 금불초 국화과

Inula britannica L. var. *japonica* (Thunb.) Fr. et Sav.

Compositae

◆ 별명 : 들국화, 옷풀, 하국
◆ 약용 부위 : 꽃
◆ 생약명 : 선복화(旋覆花)
◆ 약효 : 기침, 가래, 타박상
◆ 사용법 : 내복, 약주, 약차, 외용

▶**생태** → 우리 나라의 습지나 물가에서 자라고, 일본, 중국, 타이완, 아무르, 우수리에 분포하는 여러해살이풀. 높이 20~60cm. 줄기는 곧게 서며 줄기잎은 어긋난다. 꽃은 7~9월에 노란색으로 피며, 수과는 길이 1mm 정도로서 10개의 능선과 더불어 털이 있다.

▶**약용 부위, 약효** → 꽃을 선복화(旋覆花)라고 하며, 가래를 삭이고 수분 대사를 돕는 효능이 있다. 가슴이 답답하고 기침과 가래가 있는 증상, 배가 더부룩하고 소화가 잘 안 되며 딸꾹질이 자주 나오는 증상을 치료하고, 외상이나 타박상, 화상 등에도 좋다.

▶**사용법** → 꽃 5g을 물 2컵(400mL)에 달여서 복용하고, 외용에는 짓찧어서 바른다.

▶**참고** → 선복화(旋覆花)는 신농본초경(神農本草經)의 상품에 수재되어 있으며, 중국의 의서(醫書)에는 꽃이 둥글게 피어 밑부분을 덮어 버리므로 선복화라고 한다고 하였다. 잎이 가늘고 뒤로 말리며, 꽃(頭花)은 작고 총포편은 4열로 배열하는 가는금불초 var. *linariaefolia*, 잎 뒷면에 융기하는 맥이 있고 열매에 털이 없는 버들금불초 *I. salicina* var. *asiatica*도 약효가 같다.

▶**한약 처방명** → 선복화탕(旋覆花湯), 선복화대자석탕(旋覆花代赭石湯), 석결명산(石決明散)

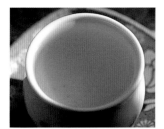
선복화(旋覆花) 달인 액

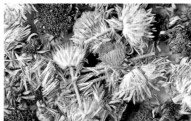
선복화(旋覆花)

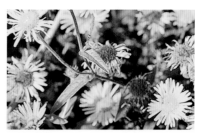
금불초(꽃)

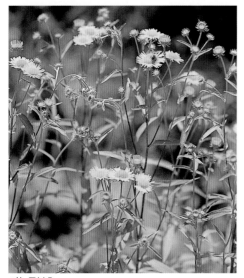
가는금불초

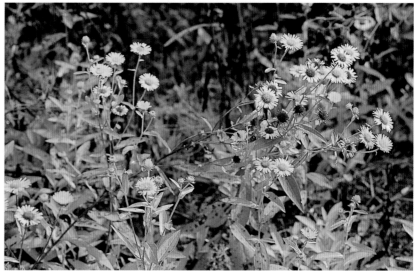
금불초
2002.10.1 충남대약초원

ㄱ

58. 금앵자나무 | 장미과

Rosa laevigata Michx.   Rosaceae

◆ 별명 : 금앵
◆ 약용 부위 : 열매
◆ 생약명 : 금앵자(金櫻子)
◆ 약효 : 유정(遺精), 이뇨, 만성 설사
◆ 사용법 : 내복

▶ **생태** → 우리 나라에는 자라지 않고, 중국에 분포하는 늘푸른작은키나무. 줄기는 적갈색이고, 아래로 향한 갈고리 모양의 가시가 밀생한다. 잎은 깃 모양으로 작은잎은 3개이나 드물게 5개도 있고, 달걀 모양, 광택이 있고 엽맥이 뚜렷하며, 가장자리에 거치가 있다. 꽃은 곁가지 끝에서 흰색으로 하나씩 달리고, 지름 6~9cm, 꽃자루와 꽃받침통에 가시가 밀생한다. 꽃받침과 꽃잎은 5개씩이다. 열매는 달걀 모양으로 황청색에서 적색으로 익으며, 가시가 있고 꽃받침도 남아 있다.

▶ **약용 부위, 약효** → 열매를 금앵자(金櫻子)라고 하는데, 기운이 나게 하고 이뇨 작용이 있으며, 위장을 튼튼하게 하여 설사를 멈추게 하는 효능이 있다. 정액이 저절로 흘러나오는 증상, 소변을 자주 보거나 참지 못하는 증상, 대하, 만성적인 설사를 치료한다.

▶ **사용법** → 열매 5g을 물 2컵(400mL)에 달여서 복용하고, 알약이나 가루약으로 만들어서 복용한다.

▶ **참고** → 금앵자는 촉본초(蜀本草)에 처음으로 수재되었으며, 중국 약전에 등재되어 있다. 이 약재는 신장, 방광 및 대장경에 작용하여 수렴의 효능이 뛰어나다. 자이 *R. roxburghii*의 열매를 자이자(刺梨子)라고 하며 약효는 같다.

▶ **한약 처방명** → 비원전(秘元煎), 수륙이선단(水陸二仙丹)

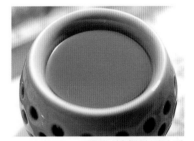
금앵자(金櫻子) 달인 액

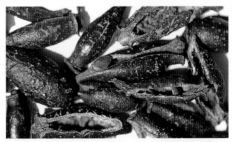
금앵자(金櫻子)

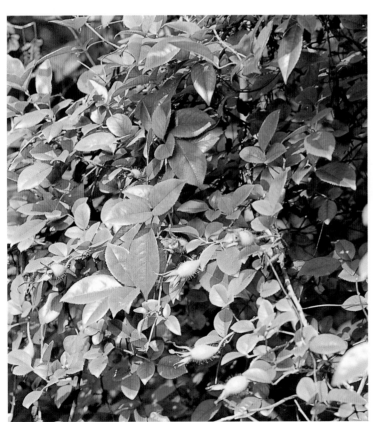
2002.7.15 중국 창사(長沙)   금앵자나무

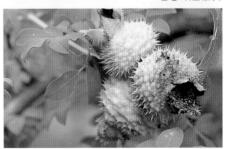
자이(열매)

ㄱ

59. 금전초

앵초과

Lysimachia christinae Hance   Primulaceae

◆ 별명 : 과로황
◆ 약용 부위 : 전초
◆ 생약명 : 금전초(金錢草)
◆ 약효 : 황달, 간담결석, 요로결석
◆ 사용법 : 내복

▶ **생태** → 우리 나라에는 자라지 않고, 중국에 분포하는 여러 해살이풀. 줄기는 땅을 따라 기며 담록색에 붉은색을 띤다. 잎은 마주나며, 잎몸은 심장형이고 가장자리는 밋밋하다. 꽃은 노란색으로 잎겨드랑이에 달리고, 꽃받침은 5개로 갈라지며 꽃잎은 4개, 수술은 5개인데, 밑에서 뭉쳐진 통 모양이고, 화주(花柱)는 1개, 열매는 둥글고 검은색의 선체(腺體)가 있다.

▶ **약용 부위, 약효** → 전초를 금전초(金錢草)라고 하는데, 열을 내리고 독을 풀어 주며 담즙 분비를 촉진시키고 담석(膽石)을 제거하고 이뇨의 효능이 있다. 황달, 간담결석, 요로결석, 부종, 타박상을 치료한다.

▶ **사용법** → 전초 5g을 물 2컵(400mL)에 달여서 복용하고, 알약이나 가루약으로 만들어서 복용한다.

▶ **참고** → 금전초(金錢草)는 본초강목습유(本草綱目拾遺)에 처음으로 수재되었으며, 현재 중국 약전품으로 규정되어 있다. 잎이 줄에 동전을 달아맨 것처럼 보인다고 하여 금전초(金錢草)라는 이름이 붙었다. 우리 나라에서 자라는 좀가지풀 *L. japonica*도 약효가 같다.

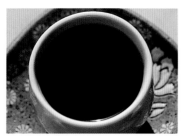

금전초(金錢草) 달인 액

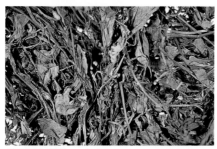

금전초(金錢草)

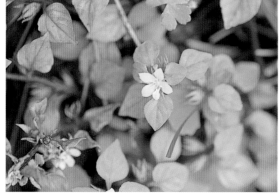

좀가지풀   1995.6.6 계룡산

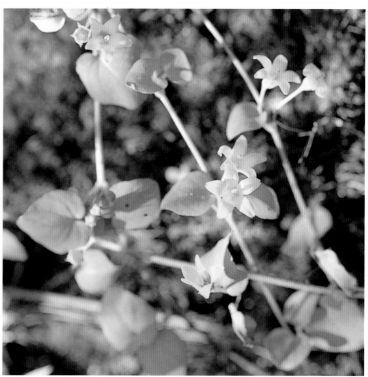

금전초   1997.8.20 중국 쿤밍(昆明)

60. 금창초 　꿀풀과

Ajuga decumbens Thunb. 　Labiatae

◆ 별명 : 가지조개나물, 금란초
◆ 약용 부위 : 전초
◆ 생약명 : 백모하고초(白毛夏枯草)
◆ 약효 : 기침, 가래, 소염
◆ 사용법 : 내복, 약주, 외용

▶**생태** → 충청도, 경상도, 전라도 및 제주도의 산기슭이나 들에서 자라며, 중국과 일본에 분포하는 여러해살이풀. 높이 5~15cm. 뿌리줄기는 짧고, 줄기는 사방으로 나서 땅 위를 기지만 마디에서 뿌리는 내리지 않으며, 전체에 흰색의 곱슬곱슬한 털이 있다. 뿌리잎은 방사상으로 퍼진다. 꽃은 5~6월에 짙은 자주색으로 피며, 잎겨드랑이에 몇 개씩 달린다.

▶**약용 부위, 약효** → 전초를 백모하고초(白毛夏枯草)라고 하는데, 기침과 가래를 멎게 하고, 열을 내리고 혈액을 맑게 하며, 염증을 없애고 독을 풀어 주는 효능이 있다. 기관지염으로 피를 토하는 증상, 설사, 목구멍이 아프고 따가운 증상을 치료한다.

▶**사용법** → 전초 5g을 물 2컵(400mL)에 달여서, 또는 술에 담가서 복용하고, 외용에는 짓찧어서 바른다.

▶**참고** → 칼, 창, 낫 등 쇠붙이에 의하여 상처를 입었을 때 자주 사용하였으므로 금창초라고 한다. 중국에서는 이 식물 전체에 흰털이 많고, 여름철에는 시들어 버리므로 백모하고초라고 한다. 에탄올 추출물은 쥐에 대하여 지해 작용이 있고, 또 황색포도상구균, 폐렴균 등에 대하여 항균 작용이 있다. 금창초에 비하여 줄기가 곧게 서는 조개나물 *A. multiflora*도 약효가 같다.

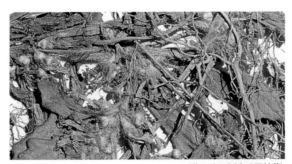

백모하고초(白毛夏枯草)

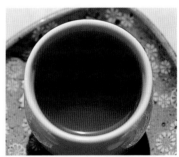

백모하고초(白毛夏枯草) 달인 액

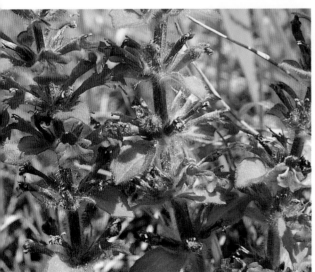

2000.5.1 충남대약초원 　　　　　　조개나물

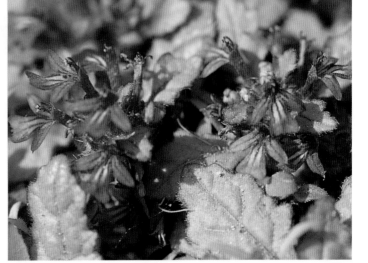

1987.5.15 계룡산 　　　　　　　　金창초

ㄱ

61. 기름나물 | 꿀풀과

Peucedanum terebinthaceum
Fisch.   Labiatae

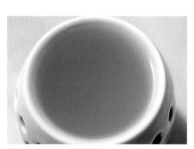

◆ 별명 : 두메기름나물, 참기름나물
◆ 약용 부위 : 뿌리
◆ 생약명 : 석방풍(石防風)
◆ 약효 : 기침, 가래, 현기증
◆ 사용법 : 내복, 약주

▶**생태** → 우리 나라의 산과 들에서 자라며, 일본, 중국, 아무르, 동시베리아에 분포하는 세해살이풀. 높이 30~90cm. 뿌리줄기는 짧고 줄기는 곧게 서며 홍자색이 돌고 잎은 어긋난다. 열매는 편평한 타원형으로 길이 3~4mm, 뒷면의 능선이 가늘며, 가장자리가 좁은 날개 모양이다.

▶**약용 부위, 약효** → 뿌리를 석방풍(石防風)이라고 하며, 감기몸살, 기관지염, 기침과 가래, 머리가 아프고 현기증이

나는 증상, 가슴과 옆구리가 뻣뻣한 증상, 천식을 치료한다.

▶**사용법** → 뿌리 2g을 물 1컵(200mL)에 달여서 복용하거나 알약이나 가루약으로 만들어 복용한다. 때로는 술에 담가서 복용하기도 한다.

▶**참고** → 식물 전체에서 강한 향기가 나므로 기름나물이라고 한다.

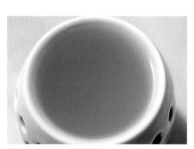
석방풍(石防風) 달인 액

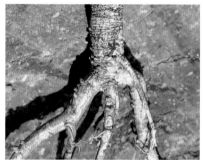
석방풍(石防風) 생것

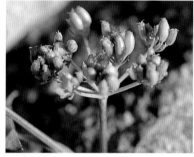
기름나물(열매)

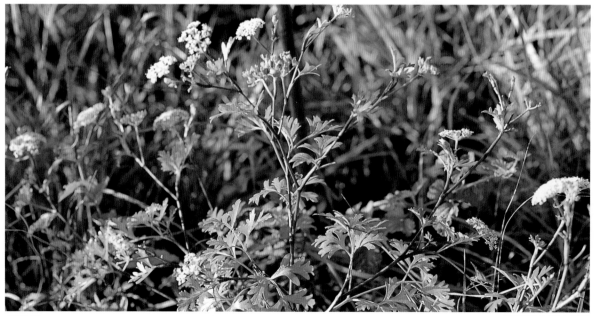
기름나물   1997.10.1 충남 태안

62. 기린초 | 돌나물과

Sedum kamtschaticum Fische   Crassuraceae

◆ 별명 : 넓은잎기린초, 각시기린초
◆ 약용 부위 : 전초, 뿌리
◆ 생약명 : 비채(費菜)
◆ 약효 : 지혈, 염증 제거
◆ 사용법 : 내복, 약주, 외용

▶ **생태** → 우리 나라의 산지 바위 겉에서 흔하게 자라고, 일본, 중국, 아무르, 사할린에 분포하는 여러해살이풀. 높이 20~30cm. 뿌리줄기는 굵고, 줄기가 뿌리줄기에서 모여 나오며, 잎은 어긋난다. 꽃은 6~7월에 노란색으로 피고, 줄기 끝에 산방상 취산화서로 달린다. 꽃받침은 5개, 바늘 모양, 꽃잎도 5개이다. 열매는 골돌이고 별 모양으로 배열한다.

▶ **약용 부위, 약효** → 전초 또는 뿌리를 비채(費菜)라고 하는데, 혈액 순환을 좋게 하고 지혈 작용이 있으며, 염증을 제거하고 해독의 효능이 있다. 타박상, 토혈이나 변혈, 가슴두근거림, 뿌리 깊은 염증을 치료한다.

▶ **사용법** → 전초나 뿌리 5g을 물 2컵(400mL)에 달여서, 또는 술에 담가서 복용하고, 외용에는 짓찧어서 바른다.

▶ **참고** → 줄기는 뿌리줄기에서 1~2개가 나와서 곧게 자라고, 잎은 좁으며 끝이 뾰족하고 불규칙한 톱니가 있는 가는 기린초 *S. aizoon*, 잎이 작고 잎 가장자리에 거치가 3~4개인 애기기린초 *S. middendorffianum*, 줄기 밑부분이 홍자색인 섬기린초 *S. takesimens*도 약효가 같다.

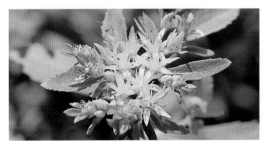
2001.7.1 충남대약초원

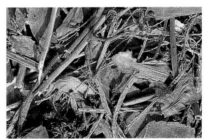
기린초

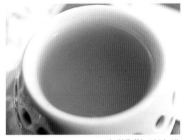
비채(費菜)

비채(費菜) 달인 액

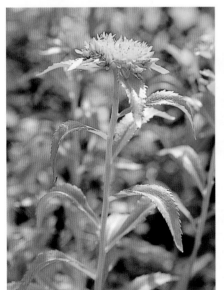
1994.7.1 계룡산   가는기린초

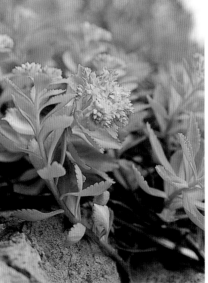
섬기린초

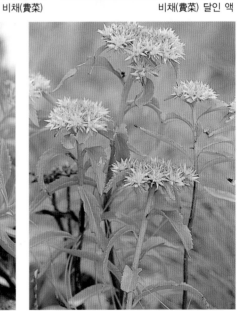
애기기린초

ㄱ

63. 긴병꽃풀 | 꿀풀과

Glechoma grandis (A.Gray) Kupr.   Labiatae
var. *longituba* (Nakai) Kitagawa
[*G. hederacea* var. *longituba*]

🌿   ● ● ● ●

◆ 별명 : 장군덩이
◆ 약용 부위 : 전초
◆ 생약명 : 연전초(連錢草)
◆ 약효 : 급성 간염, 방광결석, 종기
◆ 사용법 : 내복, 약주, 약차, 외용

▶ **생태** → 전남(광주), 경남(산청, 지리산), 경기(북한산), 황해 이북에서 볼 수 있고, 일본, 중국 둥베이(東北), 시베리아에 분포하는 여러해살이풀. 높이 10~20cm. 처음에는 곧게 자라다가 옆으로 벋으며, 네모지고 전체에 털이 있다. 잎은 마주난다. 꽃은 4~5월에 연한 자주색으로 피며, 잎 겨드랑이에 1~3개씩 달린다. 열매는 분과로서 꽃받침 안에 들어 있다.

▶ **약용 부위, 약효** → 전초를 연전초(連錢草)라고 하며, 급성 간염, 방광결석을 용해시킨다. 종기와 습진도 치료한다.

▶ **사용법** → 전초 5g을 물 2컵(400mL)에 달여서 복용하거나 알약 또는 술에 담가서 복용하고, 외용에는 짓찧어서 바른다. 볼거리염에 짓찧어서 붙이면 효과가 있다.

▶ **참고** → 잎이 둥글고, 엽전을 늘어놓은 것 같은 모양이므로 연전초라고 한다. 중국에서는 앵초과에 속하는 큰가지풀 *Lysimachia christinae*의 전초를 연전초라 하여 사용하고 있으며, 국내에서도 수입하고 있다.

▶ **한약 처방명** → 삼금탕(三金湯)

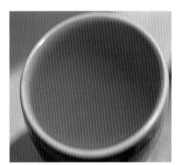

연전초(連錢草) 달인 액

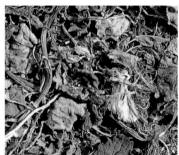

연전초(連錢草)

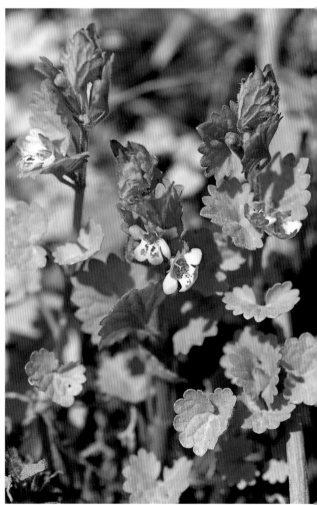

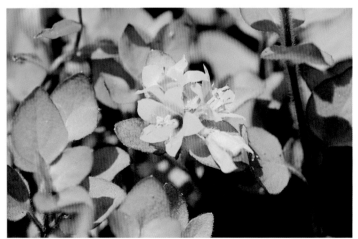

큰가지풀

긴병꽃풀   1997.6.1 백두산

64. 까치콩 │ 콩과

Dolichos lablab L.   Leguminosae

◆ 별명 : 제비콩, 편두
◆ 약용 부위 : 종자, 뿌리
◆ 생약명 : 편두(扁豆), 백편두(白扁豆), 편두근(扁豆根)
◆ 약효 : 구토, 설사, 식욕 감퇴, 치질
◆ 사용법 : 내복

▶ **생태** → 우리 나라에서 재배하며 열대 지방이 원산지인 덩굴성 한해살이풀. 길이 6m. 잎은 어긋나고 3출엽. 꽃은 잎겨드랑이에서 나오는 총상화서로 모여 달리고, 자줏빛, 꽃받침은 종 모양이고, 기판(旗瓣)은 뒤로 젖혀져 있으며, 밑부분 양쪽에 귀 같은 돌기가 있다. 익판(翼瓣)과 용골판(龍骨瓣)이 비스듬히 옆으로 향하고, 꼬투리는 넓고 납작하다. 종자는 둥글고 5개가 들어 있다.

▶ **약용 부위, 약효** → 종자를 편두(扁豆) 또는 백편두(白扁豆)라고 하며, 위장을 튼튼하게 하고, 습(濕)을 제거하는 효능이 있다. 여름철 더위와 습기에 의한 구토와 설사, 비위가 약하여 오는 구토, 식욕 감퇴, 만성적인 설사, 수분 대사가 잘 되지 못하여 오는 갈증, 적백대하를 치료한다. 뿌리를 편두근(扁豆根)이라고 하며, 대변에 피가 섞여 나오는 증상, 소변이 탁한 증상, 치질을 치료한다.

▶ **사용법** → 종자 또는 뿌리 5g을 물 2컵(400mL)에 달여서 복용한다.

▶ **참고** → 편두는 명의별록(名醫別錄)의 중품에 수재되어 있을 정도로 오랫동안 사용해 온 약재이며, 사람의 적혈구에 대한 비특이성 응집소가 함유되어 있다.

▶ **한약 처방명** → 향유산(香薷散), 사삼맥문동탕(沙蔘麥門冬湯)

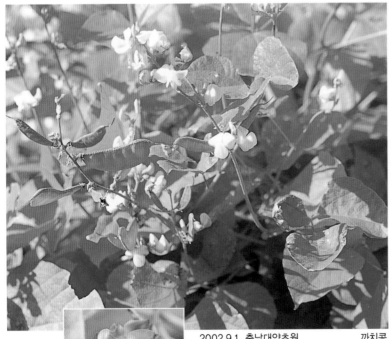
2002.9.1. 충남대약초원   까치콩

붉은 꽃

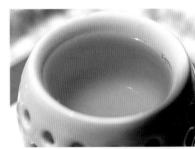
편두(扁豆) 달인 액

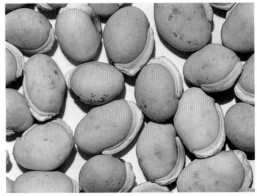
편두(扁豆)

65. 깽깽이풀 | 매자나무과

Jeffersonia dubia (Maxim.)
Bentham et Hooker

Berberidaceae

◆ 별명 : 조선황련, 산련풀(북한)
◆ 약용 부위 : 뿌리줄기
◆ 생약명 : 선황련(鮮黃蓮)
◆ 약효 : 설사, 편도선염, 결막염
◆ 사용법 : 내복, 약주, 약차, 외용

▶**생태** → 전남 순천, 무등산, 지리산, 경기, 강원, 백두산을 위시한 평남북, 함남북에서 볼 수 있고, 중국 둥베이(東北), 아무르, 우수리에 분포하며, 산골짜기 중턱 이하의 숲에서 자라는 여러해살이풀. 꽃은 4~5월에 홍자색으로 1~2개의 꽃대 끝에 1개씩 핀다. 열매는 삭과로서 타원상 구형이며, 끝이 부리처럼 길다. 종자는 타원상 구형이며 검은색이다.

▶**약용 부위, 약효** → 뿌리줄기를 선황련(鮮黃蓮)이라고 하는데, 열을 내리고 독을 풀며 위를 튼튼하게 하는 효능이 있

다. 설사를 자주 하고 배가 아픈 증상, 열이 나고 목이나 가슴이 답답한 증상, 입 안에 생긴 염증, 결막염, 편도선염을 치료한다.

▶**사용법** → 뿌리 5g을 물 2컵(400mL)에 달여서 복용하고, 눈병에는 달인 액으로 씻는다.

▶**참고** → 우리 나라에서는 호황련(胡黃蓮)의 대용으로 사용하고 있으며, 베르베린이 함유되어 있고 건위 작용을 한다.

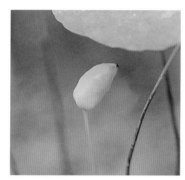
깽깽이풀(열매)

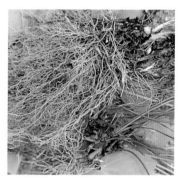
깽깽이풀(뿌리)

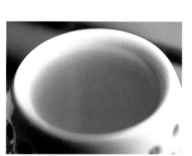
선황련(鮮黃蓮) 달인 액

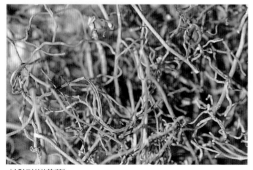
선황련(鮮黃蓮)

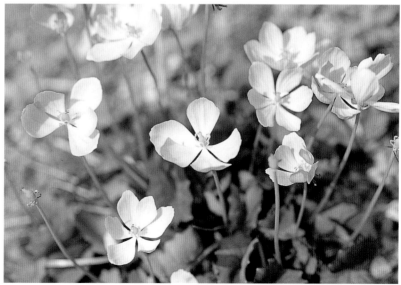
깽깽이풀

1995.4.15 경기 용인 한택식물원

66. 꼭두서니 | 꼭두서니과

Rubia akane Nakai   Rubiaceae

◆ 별명 : 가삼자리
◆ 약용 부위 : 뿌리, 줄기
◆ 생약명 : 천초근(茜草根)
◆ 약효 : 지혈, 피부병
◆ 사용법 : 내복, 약주, 외용

▶ **생태** → 산과 들에서 흔히 자라고, 일본, 중국, 타이완에 분포하는 덩굴성 식물. 길이 1m. 줄기는 네모지고, 능선에 밑을 향한 짧은 가시가 있으며, 뿌리는 공기에 노출되면 황적색으로 변한다. 잎은 4개씩 돌려난다. 꽃은 7~8월에 연한 노란색으로 피며, 줄기 끝과 잎겨드랑이에 달린다. 열매는 장과로 둥글며 2개씩 달리고, 검은색으로 익는다.

▶ **약용 부위, 약효** → 뿌리를 천초근(茜草根)이라고 하는데, 피를 맑게 하고 출혈을 멈추게 하는 효능이 있다. 피를 토하거나 소변에 피가 섞여 나오는 증상을 치료하며, 월경불순에 효과가 있고, 타박상이나 옴, 버짐 등의 피부병에도 좋다. 줄기도 같은 약효가 있다.

▶ **사용법** → 뿌리나 줄기 5g을 물 2컵(400mL)에 달여서 복용하고, 외용에는 짓찧어서 즙을 내어 바른다.

▶ **참고** → 신농본초경(神農本草經)의 상품에 천근(茜根)의 이름으로 수재되어 있으며, 도홍경(陶弘景) 선생은 '붉은 비단을 염색하는 데 사용한다'고 하는 것으로 보아, 약용이나 공업용으로 오랫동안 사용하여 온 것을 알 수 있다. 전체에 밑을 향한 가시가 없는 큰꼭두서니 *R. chinensis* var. *chinensis*, 줄기의 마디에서 잎이 6~10개, 가지에서는 4~6개씩 돌려난 갈퀴꼭두서니 *R. cordifolia* var. *pratensis*도 약효가 같다.

▶ **한약 처방명** → 천근산(茜根散)

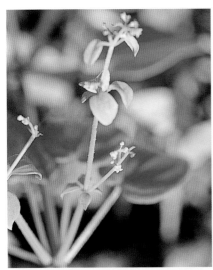
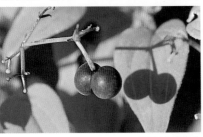

2001.8.10 백두산   꼭두서니

꼭두서니(열매)

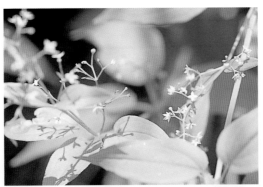
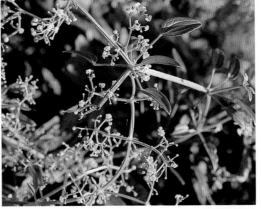

큰꼭두서니

갈퀴꼭두서니

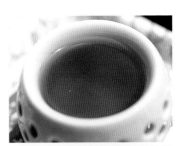

천초근(茜草根) 달인 액

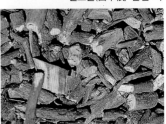

천초근(茜草根)

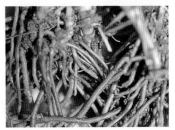

꼭두서니(뿌리)

77

ㄱ

67. 꽈리 | 가지과

Physalis alkekengi L. var.
francheti (Mas.) Makino

Solanaceae

◆ 별명 : 산장
◆ 약용 부위 : 전초, 열매, 뿌리
◆ 생약명 : 산장(酸漿), 괘금등(掛金燈), 산장근(酸漿根)
◆ 약효 : 감기(열과 기침), 황달
◆ 사용법 : 내복, 약주, 약차, 외용

● ● ● ●

▶**생태** → 마을 근처에서 흔히 볼 수 있고, 일본, 중국에 분포하는 여러해살이풀. 높이 40~90cm. 꽃은 6~7월에 황백색으로 피며, 꽃이 핀 다음 꽃받침은 열매를 완전히 둘러싸고 붉은색으로 익는다. 열매는 장과로 둥글며, 지름 1.5cm 정도이다.

▶**약용 부위, 약효** → 전초를 산장(酸漿)이라고 하는데, 열을 내리고 독을 풀며 수분 대사를 원활히 하는 데 효능이 있다. 열이 많이 나고 기침을 하며, 목이 마르고 아프며, 얼굴이 누렇게 뜨고 붓는 증상, 습진과 옴을 치료한다. 열매를 괘금등(掛金燈)이라고 하며, 기침, 가래, 인후통, 부종을 치료한다. 뿌리를 산장근(酸漿根)이라고 하는데, 열을 내리고 부종과 황달을 치료한다.

▶**사용법** → 전초, 열매, 또는 뿌리 5g을 물 2컵(400mL)에 달여서 복용하거나 가루를 내어 복용하고, 외용에는 짓찧어 서 바른다.

▶**참고** → 어린아이들이 열매에 들어 있는 종자를 빼서, 풍선처럼 된 열매 껍질을 입 안에 넣고 불면 '꽈르륵꽈르륵' 하는 소리가 나므로 꽈리라고 하며, 중국에서는 맛이 시고 〔酸〕 또 즙액이 많은 열매〔漿果〕이므로 산장(酸漿)이라고 한다.

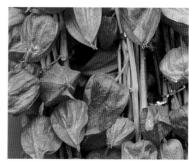

산장(酸漿)

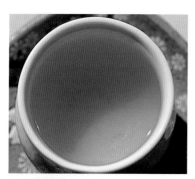

산장근(酸漿根) 달인 액

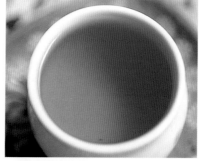

괘금등(掛金燈) 달인 액

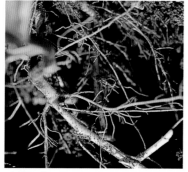

꽈리(뿌리)

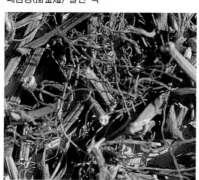

산장근(酸漿根)

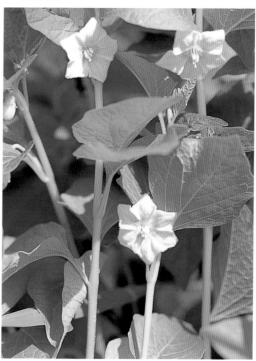

꽈리

1997.7.1 충남대약초원

68. 꾸지나무 | 뽕나무과

Broussonetia papyrifera (L.)
L'Heritier   Moraceae

◆ 별명 : 닥나무
◆ 약용 부위 : 열매, 줄기 껍질, 잎
◆ 생약명 : 저실(楮實), 저수백피(楮樹白皮), 저엽(楮葉)
◆ 약효 : 자양 강장, 현기증, 부종, 지혈
◆ 사용법 : 내복, 외용

▶ **생태** → 전국의 양지바른 산기슭이나 밭둑에서 자라고, 일본, 중국, 타이완에 분포하는 갈잎큰키나무. 높이 12m. 줄기 껍질은 회색 또는 엷은 회갈색으로 작은가지에 털이 많다. 잎은 어긋나고, 넓은 달걀 모양, 끝이 꼬리처럼 길고 대개 결각이며, 가장자리에 예리한 톱니가 있고, 양면에 털이 있는데 거칠며, 잎자루는 5~10cm로 털이 있다. 꽃은 암수 딴그루, 수꽃 이삭은 원통형이고 밑으로 처지며, 암꽃 이삭은 구형이다. 열매는 둥글고, 지름 2cm, 외과피는 붉은색으로 9월에 익는다. 닥나무와 유사하나 암수 딴그루이고 털이 많으며, 잎자루와 수꽃 이삭이 길다.

▶ **약용 부위, 약효** → 열매를 저실(楮實)이라 하는데, 신장과 간장을 튼튼하게 하고 눈을 밝게 하는 효능이 있다. 허약한 체질을 개선하고 현기증과 부종을 치료한다. 줄기 껍질을 저수백피(楮樹白皮)라고 하는데, 수분 대사를 이롭게 하고 출혈을 멈추게 하는 효능이 있고, 부종, 기침과 가래를 제거하고, 설사, 대하를 치료한다. 잎을 저엽(楮葉)이라고 하며, 혈액을 맑게 하는 효능이 있고, 각종 출혈을 멈추게 한다.

▶ **사용법** → 열매, 줄기 껍질, 잎 5g을 물 2컵(400mL)에 달여서 복용하고, 외용에는 짓찧어서 바른다.

▶ **참고** → 닥나무에 비하여 암수 딴그루이고, 전체에 털이 많으며, 잎자루와 수꽃 이삭이 길고, 잎겨드랑이에 가시가 있고 잎에 톱니가 없으며, 수꽃 이삭이 두상(頭狀)인 꾸지뽕나무 *Cudrania tricuspidata*도 약효가 같다.

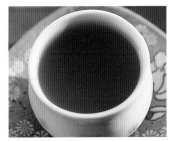
저실(楮實) 달인 액

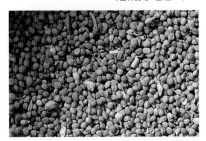
저실(楮實)

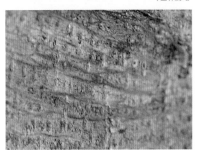
꾸지나무(줄기 껍질)

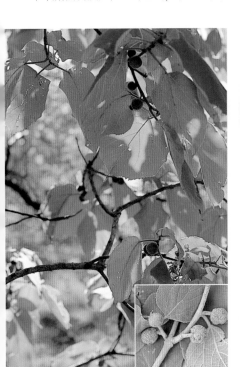
2001.9.1 울릉도 꾸지나무   열매

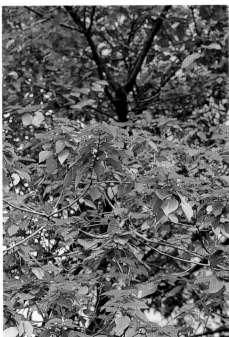
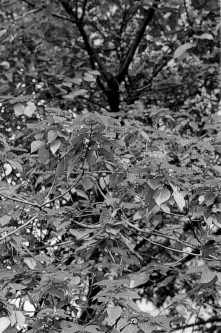
1997.10.17 전남 완도   꾸지뽕나무

ㄱ

69. 꿀풀

꿀풀과

Prunella vulgaris L. var. *lilacina* Nakai

Labiatae

◆ 별명 : 꿀방망이, 가지골나물
◆ 약용 부위 : 꽃, 지상부
◆ 생약명 : 하고초(夏枯草)
◆ 약효 : 눈의 충혈, 현기증, 나력
◆ 사용법 : 내복, 약주, 약차

▶ **생태** → 우리 나라의 산과 들에서 흔히 볼 수 있고, 일본, 중국, 우수리에 분포하는 여러해살이풀. 높이 20～30cm. 꽃은 5～7월에 적자색으로 피고, 화서는 길이 3～8cm로서 꽃이 밀착한다. 분과는 길이 1.6mm 정도로서 황갈색이다.

▶ **약용 부위, 약효** → 꽃 또는 지상부를 하고초(夏枯草)라고 하는데, 눈이 벌겋고 눈물이 나며 머리가 아플 때 좋고, 현기증을 치료한다. 나력(瘰癧), 급성 유선염 등을 치료한다.

▶ **사용법** → 꽃이나 지상부 10g을 물 3컵(600mL)에 달여서 복용하거나 알약으로 만들어 복용한다. 황달이 있는 간염에는 꿀풀 50g에 대추 30g을 배합하여 물에 달여서 아침

저녁으로 나누어 마시면 효과가 있다. 신경성 고혈압에는 두충(杜沖)과 조구등(釣鉤藤)을 같은 양으로 배합하여 달여서 복용하면 효과가 있다.

▶ **참고** → 이 식물은 나비나 벌이 꿀[蜜]을 따기 위하여 많이 몰려들기 때문에 붙인 이름이다. 신농본초경(神農本草經)의 하품에 수재되어 있으며, 여름철[夏]에 시드는[枯] 풀[草]이므로 하고초(夏枯草)라고 한다.

▶ **한약 처방명** → 하고초탕(夏枯草湯), 하고초고(夏枯草膏)

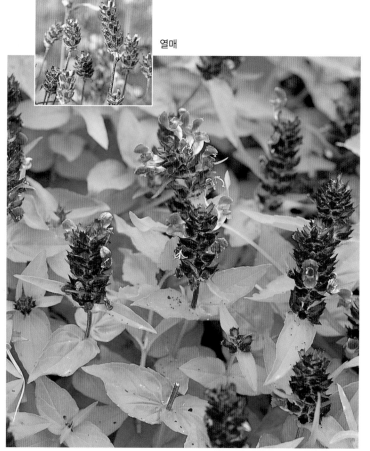

열매

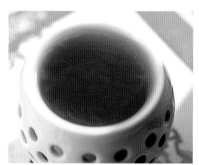

하고초(夏枯草) 달인 액

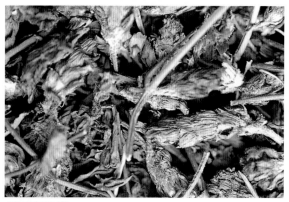

하고초(夏枯草)

꿀풀

1997.6.1 충남대약초원

70. 꿩의다리 │ 미나리아재비과

Thalictrum aquilegiafolium L.   Ranunculaceae
var. *sibiricum* Regel et Tiling

◆ 별명 : 가락풀
◆ 약용 부위 : 지상부, 지하부
◆ 생약명 : 고원초(高遠草), 시과당송초(翅果唐松草)
◆ 약효 : 해열, 해독, 인후염
◆ 사용법 : 내복, 약주, 약차

▶**생태** → 우리 나라의 산과 들에서 흔히 자라고, 일본, 중국, 유럽에 분포하는 여러해살이풀. 높이 60~90cm. 줄기는 곧게 서고, 줄기잎은 1~4개로 잎자루가 없다. 꽃은 7~8월에 피는데, 흰색 또는 붉은색을 약간 띠며 산방화서로 달린다. 꽃받침잎은 3~4개로 꽃잎 같고, 빨리 떨어지며, 3맥이 있다. 꽃잎이 없고, 수과는 5~10개씩 달리며, 3~4개의 날개 같은 돌출물이 있다.

▶**약용 부위, 약효** → 지상부를 고원초(高遠草), 뿌리 또는 뿌리줄기를 가을에 채취하여 말린 것을 시과당송초(翅果唐松草)라고 하는데, 해열, 해독의 효능이 있고 폐열해수(肺熱咳嗽), 인후염, 각종 열증(熱症)을 치료한다.

▶**사용법** → 지상부나 지하부 5g을 물 2컵(400mL)에 달여서 복용하며, 술에 담가 복용해도 좋다. 가루약의 경우 0.5g을 물로 복용한다.

▶**참고** → 잎이 꿩의 다리와 닮았다고 하여 붙여진 이름이며, 제2차 세계 대전 당시 소화제가 부족했을 때 이 약초를 많이 이용하였다. 열매에 3~4개의 날개 같은 돌출물이 없고 분명한 자루가 있으며, 잎의 제1, 제2 마디에 작은 턱잎이 없는 참꿩의다리 *T. actaefolium* var. *brevistylum*도 약효가 같다.

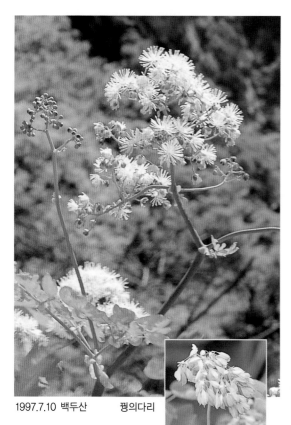

1997.7.10 백두산   꿩의다리

열매

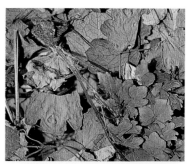

시과당송초(翅果唐松草) 달인 액

고원초(高遠草)

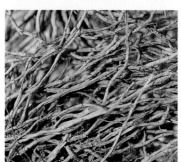

시과당송초(翅果唐松草)

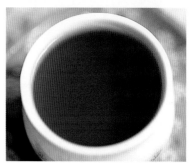

고원초(高遠草) 달인 액

81

ㄱ

71. 꿩의비름 | 돌나물과

Sedum erythrostichum Miq.   Crassulaceae

◆ 별명 : 큰꿩의비름
◆ 약용 부위 : 전초, 뿌리
◆ 생약명 : 경천(景天), 경천근(景天根)
◆ 약효 : 해열, 지혈, 습진
◆ 사용법 : 내복, 약주, 외용

▶**생태** → 산기슭의 음습한 풀밭이나 도랑 부근에서 드물게 자라고, 일본과 중국에 분포하는 여러해살이풀. 높이 30~90cm. 줄기는 흰색이 돌고 둥글고 곧게 자라며, 잎은 마주나거나 어긋난다. 꽃은 8~9월에 피며, 흰색 바탕에 붉은빛이 돈다. 꽃밥은 자줏빛이 돌고 암술은 5개로 붉은빛이 돈다.

▶**약용 부위, 약효** → 전초를 경천(景天)이라고 하는데, 열을 내리고 독을 풀어 주며 출혈을 멈추게 하는 효능이 있다. 열이 나면서 가슴이 답답한 증상, 대·소변에 피가 섞여 나오는 증상, 눈이 벌겋게 충혈되는 증상, 피부가 까칠까칠해

지고 가려운 증상, 피부가 다쳐 피가 흐르는 증상을 치료한다. 뿌리를 경천근(景天根)이라 하며, 경천(景天)과 같은 목적으로 사용한다.

▶**사용법** → 전초 5g을 물 2컵(400mL)에 달여서 복용하거나 술에 담가서 복용하고, 외용에는 달인 액으로 씻는다.

▶**참고** → 자주꿩의비름 *S. telephium* var. *purpureum*에 비하여 뿌리줄기는 굵지 않고, 잎은 흰 가루 빛깔을 띠며, 아래쪽의 것은 짧은 잎자루가 있다. 꽃은 흰색 바탕에 붉은빛이 돈다.

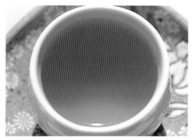
경천(景天) 달인 액

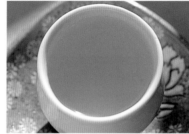
경천근(景天根) 달인 액

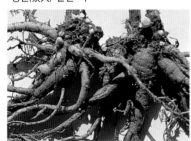
꿩의비름(뿌리)

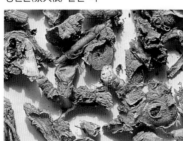
경천근(景天根)

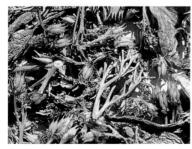
경천(景天)

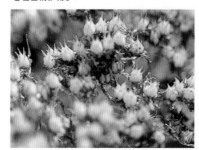
꿩의비름(열매)

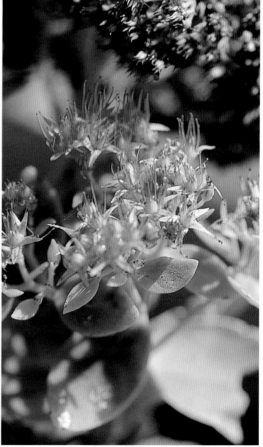
꿩의비름   2002.8.15 충남대약초원

72. 끼무릇 | 천남성과

Pinellia ternata (Thunb.) Breit.   Araceae

● ● ● ●

◆ 별명 : 반하
◆ 약용 부위 : 덩이줄기
◆ 생약명 : 반하(半夏)
◆ 약효 : 가래, 오래 된 기침, 구토
◆ 사용법 : 내복, 약주, 외용

▶**생태** → 들이나 밭의 언저리에서 자라고, 일본, 중국, 타이완에 분포하는 여러해살이풀. 둥근 뿌리줄기는 지름 1cm. 1~2개의 잎이 나오고, 작은잎은 3개이다. 꽃은 6~7월에 피고, 육수화서로 달리며, 불염포는 녹색이고, 수꽃은 대가 없이 꽃밥만으로 이루어지며, 장과는 녹색이고 크기가 작다.

▶**약용 부위, 약효** → 덩이줄기를 반하(半夏)라고 하는데, 가래가 많고 숨이 가쁘며, 가슴이 답답하고 맥박이 빠르고, 속이 메스껍고 구토를 일으키는 증상, 종기나 유방염에 좋으며, 특히 임신 구토에 효과가 있다.

▶**사용법** → 덩이줄기 5g을 물 2컵(400mL)에 달여서 반씩 나누어 아침 저녁으로 복용하거나 알약이나 가루약으로 복용한다. 외용에는 가루로 만들어 바른다.

▶**참고** → 한여름에 식물체가 성숙하므로 반하(半夏)라고 하며, 신농본초경(神農本草經)의 하품에 수재되어 있다. 유독하므로 복용에 주의하여야 하며, 수치한 것을 법반하(法半夏)라고 한다. 대반하(大半夏)는 *P. triparita* 또는 천남성속 *Arisaema*의 뿌리줄기이고, 수반하(水半夏)는 *P. cordata* 또는 *Typhonium* 속의 뿌리줄기이다.

▶**한약 처방명** → 반하백출천마탕(半夏白朮天麻湯), 반하사심탕(半夏瀉心湯), 반하후박탕(半夏厚朴湯)

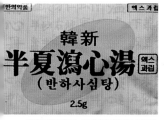
반하(半夏)가 함유된 반하사심탕
(半夏瀉心湯)

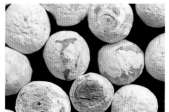
대반하(大半夏)

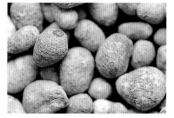
수반하(水半夏)

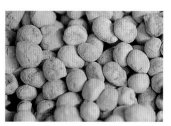
법반하(法半夏)

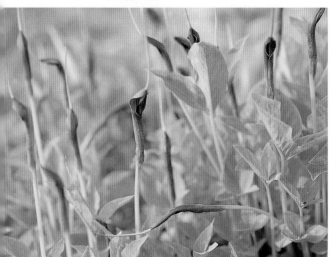
1990.6.5 충남대약초원

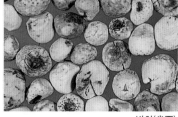
반하(半夏)

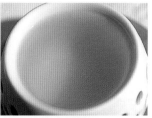
반하(半夏) 달인 액

끼무릇

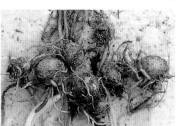
끼무릇(뿌리)

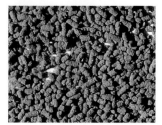
반하사심탕(半夏瀉心湯) 과립

73. 나팔꽃 | 메꽃과

Pharbitis nil (L.) Choisy   Convolbulaceae

◆ 별명 : 털잎나팔꽃
◆ 약용 부위 : 종자
◆ 생약명 : 견우자(牽牛子), 흑축(黑丑)
◆ 약효 : 부종, 가래, 변비
◆ 사용법 : 내복, 약주, 약차

▶**생태** → 열대 아시아, 히말라야가 원산지이며, 집 주변에서 흔히 자라는 덩굴성 한해살이풀. 꽃은 7~8월에 피며, 홍자색, 흰색, 붉은색 등 여러 가지가 있다. 잎겨드랑이에서 꽃대가 나와 1~3개의 꽃이 달린다. 꽃의 빛깔은 빨강, 보라 등 여러 가지이다. 종자는 검다.

▶**약용 부위, 약효** → 종자를 견우자(牽牛子) 또는 흑축(黑丑)이라고 하는데, 부종을 없애고, 얼굴과 가슴이 달아오르는 증상, 호흡이 가쁜 증상, 가래, 각기(脚氣), 변비를 치료한다.

▶**사용법** → 가을에 열매가 익었을 때 종자를 채취하여 말린다. 종자를 냄비에 넣어 볶고, 조금 부풀어 오르면 식힌다. 이것을 초견우자(炒牽牛子)라고 하며, 5g을 물 2컵(400mL)에 달여서 복용하거나 1g을 알약 또는 가루로 해서 복용한다.

▶**참고** → 옛 이야기에, 이 약초를 복용한 사람은 소〔牛〕를 잡아당길〔牽〕 정도로 힘이 세어졌으므로 견우자(牽牛子)라고 하였으며, 명의별록(名醫別錄)의 하품에 수재되어 있을 정도로 오랫동안 사용하여 온 약재이다.

▶**한약 처방명** → 견우산(牽牛散)

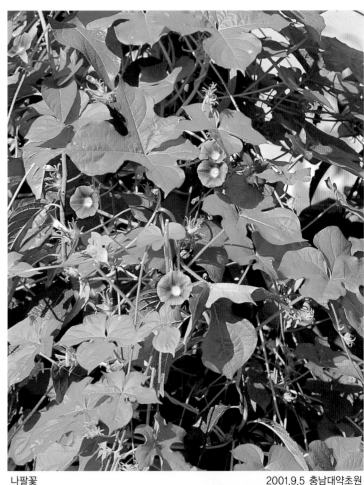

나팔꽃   2001.9.5 충남대약초원

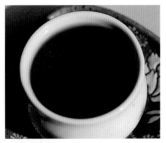

견우자(牽牛子) 달인 액

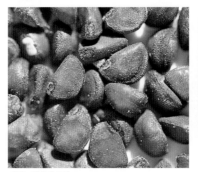

견우자(牽牛子)

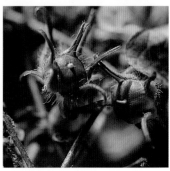

나팔꽃(열매)

84

74. 남가새 | 남가새과

Tribulus terrestris L.　　　　　Zygophyllaceae

- ◆ 별명 : 방통, 굴인
- ◆ 약용 부위 : 열매, 지상부
- ◆ 생약명 : 백질려(白蒺藜), 질려(蒺藜), 질려묘(蒺藜苗)
- ◆ 약효 : 혈액 순환, 가려움증, 옹종, 습진
- ◆ 사용법 : 내복, 약주, 외용

▶ **생태** → 제주도, 거제도, 함북의 바닷가 모래땅에서 자라고, 일본, 중국, 시베리아, 유럽에 분포하는 한해살이풀. 밑에서 가지가 많이 갈라져 옆으로 자라는데, 잎은 마주나고 4~8쌍의 작은잎으로 구성된다. 7월에 노란색 꽃이 잎겨드랑이에서 1개씩 핀다. 열매는 5개로 갈라지며, 각 조각에는 2개의 뾰족한 돌기가 있다.

▶ **약용 부위, 약효** → 열매를 백질려(白蒺藜) 또는 질려(蒺藜)라고 하는데, 풍(風)을 몰아 내고 눈을 밝게 하며 혈액 순환을 원활하게 하는 효능이 있다. 두통, 피부가 꺼칠꺼칠해지면서 가려운 증상, 눈이 벌겋게 충혈되는 증상, 출산 후에 젖이 잘 나오지 않는 증상과 나력을 치료한다. 지상부를 질려묘(蒺藜苗)라고 하며, 옹종, 옴과 습진을 치료한다.

▶ **사용법** → 열매 3g을 물 1컵(200mL)에 달여서 복용하거나 술에 담가서 복용한다. 잎은 피부병에 짓찧어서 환부에 붙인다.

▶ **참고** → 신농본초경(神農本草經)의 상품에 수재되어 있다. 본초강목(本草綱目)에는 질병을 치료하고, 명아주[藜]와 비슷한 풀이라고 하여 질려(蒺藜)라고 한다고 하였다.

▶ **한약 처방명** → 백질려산(白蒺藜散), 당귀음자(當歸飮子), 국화산(菊花散)

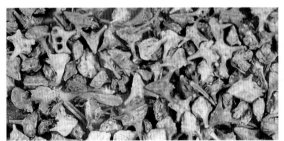
백질려(白蒺藜)

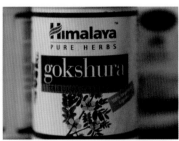
열매를 원료로 하여 만든 혈액 순환제

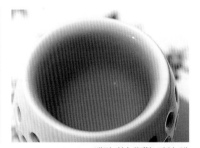
백질려(白蒺藜) 달인 액

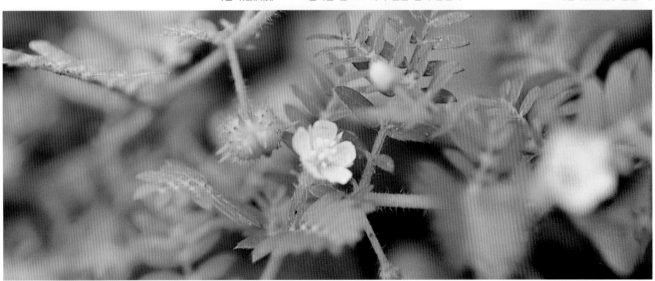

2002.7.1 충남대약초원　　　　　　　　　　　　　　　　　남가새

75. 남생이 남생이과

Chinemys reevesii Gray Testudinidae

◆ 별명 : 신옥
◆ 약용 부위 : 배판(배딱지)
◆ 생약명 : 귀판(龜板)
◆ 약효 : 식은땀, 경기, 자궁출혈, 치질
◆ 사용법 : 내복

▶**생태** → 강원도 고성 지방과 임진강 유역에서 살고, 일본, 중국, 아시아에 널리 분포하며, 물과 뭍에서 사는 동물. 몸통은 납작한 타원상 구형으로 등과 배에 단단한 딱지가 있다. 주둥이는 둥글지만 끝은 뾰족하고, 이빨이 없으며, 입은 각질로 되어 있다. 꼬리는 짧고 가늘면서 뾰족하고, 다리는 편평하고 발가락에는 물갈퀴가 있다. 콧구멍은 1쌍이고 눈은 작으며, 머리와 몸은 신축성이 좋다.

▶**약용 부위, 약효** → 배판(배딱지)을 귀판(龜板)이라고 하는데, 심장과 신장을 튼튼하게 하고, 굳은 것을 부드럽게 풀어주며, 몰린 것을 흩어지게 하는 효능이 있다. 신장 기능이 약하여 허리와 다리가 약해지면서 힘이 없는 증상, 현기증

이 있고 식은땀을 흘리는 증상, 이명, 가슴이 두근거리는 증상, 자궁출혈, 정액이 저절로 흘러나오는 증상, 치질을 치료한다.

▶**사용법** → 배판 5g을 물 2컵(400mL)에 달여서 복용하거나 졸여서 엿처럼 만들어 복용하고, 알약이나 가루약으로 만들어 복용하기도 한다.

▶**참고** → 귀판은 신농본초경(神農本草經)의 상품에 수재되어 있을 정도로 오랫동안 사용하여 온 약재이다. 약성본초(藥性本草)에는 탈항증에, 본초강목(本草綱目)에는 무릎이 시리고 허리가 약한 사람에게 좋은 약이라고 소개하고 있다.

▶**한약 처방명** → 대보음환(大補陰丸)

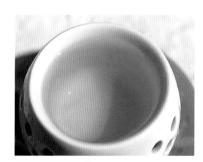

귀판(龜板) 달인 액

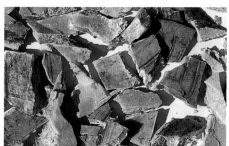

귀판(龜板) 자른 것

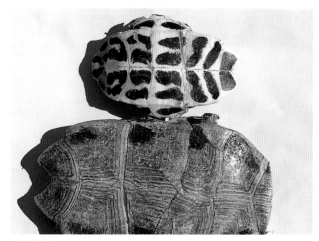

귀판(龜板)

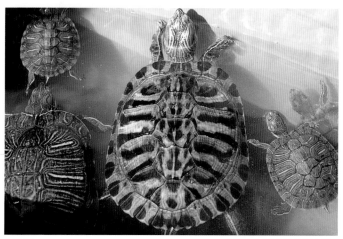

남생이 2001.3.15 서울 경동시장

76. 남천

매자나무과

Nandina domestica Thunb.   Berberidaceae

◆ 별명 : 남천죽
◆ 약용 부위 : 열매, 잎, 뿌리
◆ 생약명 : 남천실(南天實), 남천죽엽(南天竹葉), 남천죽근(南天竹根)
◆ 약효 : 기침, 가래, 혈뇨, 타박상, 신경통
◆ 사용법 : 내복, 약주

▶ **생태** → 남부 지방에서 재식하고 있고, 중국이 원산지인 늘푸른작은키나무. 높이 3m. 꽃은 양성, 6~7월에 가지 끝에서 나오는 원추화서로 피며, 꽃받침잎은 3개, 꽃통은 흰색, 수술은 6개, 꽃밥은 노란색이다. 자방은 1개, 암술대는 짧고 암술머리는 손바닥 모양이다. 열매는 둥글고 10월에 붉은색으로 익으며, 씨는 2개이다.

▶ **약용 부위, 약효** → 열매를 남천실(南天實)이라고 하는데, 폐와 간의 기능을 도우므로 오래 된 기침과 가래에 효능이 있다. 잎은 남천죽엽(南天竹葉)이라고 하는데, 감모, 백일해, 혈뇨, 타박상을 치료한다. 뿌리를 남천죽근(南天竹根)이라고 하며, 좌골신경통을 치료한다.

▶ **사용법** → 열매, 잎, 또는 뿌리 10g을 물 3컵 (600mL)에 달여서 복용하거나 술에 담가 복용한다.

▶ **참고** → 열매를 남천(南天), 남천실(南天實), 또는 남천죽자(南天竹子)라고 하기도 한다.

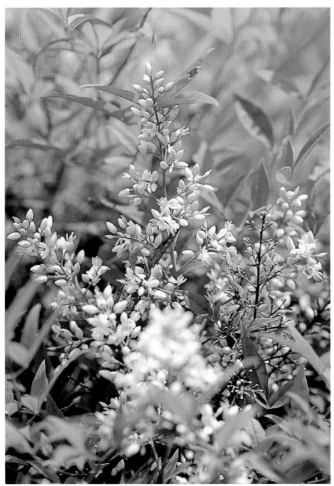

2002.7.1 부산 영도   남천

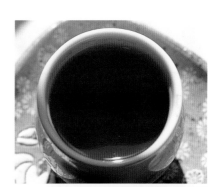

남천실(南天實) 달인 액

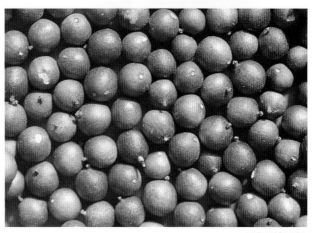

남천실(南天實)

77. 노간주나무 | 측백나무과

Juniperus rigida S. et Z.　　　　Cupressaceae

◆ 별명 : 노가지나무, 노간주향
◆ 약용 부위 : 열매
◆ 생약명 : 두송실(杜松實)
◆ 약효 : 관절염, 통풍, 부종
◆ 사용법 : 내복, 약주, 약차, 외용

▶**생태** → 양지바른 산기슭의 모래땅이나 화강암 지대에서 자라고, 일본, 중국에 분포하는 늘푸른큰키나무. 높이 8m. 일반적으로 키가 작은 것이 많고, 줄기 껍질은 세로로 얇게 갈라지며, 잎은 바늘 모양이다. 꽃은 묵은가지의 잎겨드랑이에 달리며, 수꽃은 1~3개씩 녹색으로 4월에 피고, 암꽃은 1개씩 핀다. 열매는 구과로 10월에 흑자색으로 익는다.

▶**약용 부위, 약효** → 열매를 두송실(杜松實)이라고 하는데, 관절염, 통풍, 간염으로 인한 부종을 치료한다.

▶**사용법** → 열매 5g을 물 2컵(400mL)에 달여서 복용하고, 류머티스성 관절염에는 열매를 짓찧어서 바른다.

▶**참고** → 향나무에 비하여 바늘 모양의 잎만이 있는 것이 다르다.

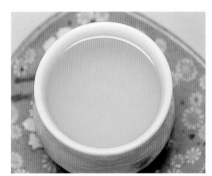
두송실(杜松實) 달인 액

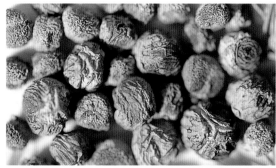
두송실(杜松實)

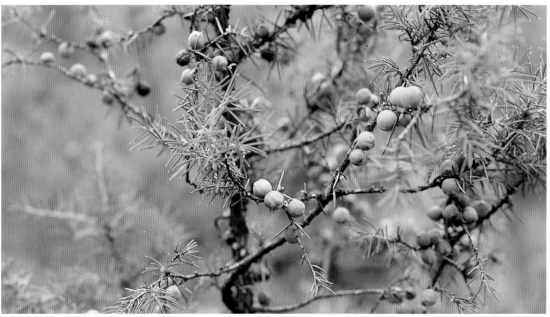
노간주나무　　　　　　　　　　　　　　　　1994.8.1 충남대약초원

88

78. 노루귀

미나리아재비과

Hepatica asiatica Nakai

Ranunculaceae

◆ 별명 : 뽀족노루귀
◆ 약용 부위 : 전초
◆ 생약명 : 장이세신(獐耳細辛)
◆ 약효 : 두통, 복통, 해수, 설사
◆ 사용법 : 내복, 약주, 약차

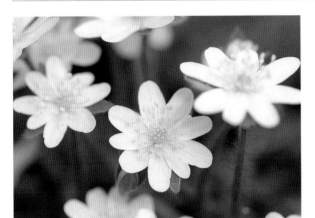

1994.4.15 경기 광릉　　　　　　　　　　노루귀

▶ **생태** → 우리 나라의 산골짜기에서 자라고, 일본, 중국 둥베이 (東北), 우수리에 분포하는 여러해살이풀. 뿌리줄기는 비스듬히 자라고, 잎은 뿌리에서 모여 나며 심장형. 꽃은 4월에 잎이 나오기 전에 피고, 흰색 또는 연한 분홍색으로 1개의 꽃이 위를 향한다. 꽃잎은 없고, 수술과 암술은 많으며 노란색이고, 자방에 털이 있다. 열매는 수과로 퍼진 털이 있고 밑에 총포가 있다.

▶ **약용 부위, 약효** → 전초를 장이세신(獐耳細辛)이라고 하는데, 통증과 기침을 멎게 하며, 염증을 제거하는 효능이 있다. 두통, 치통, 복통, 해수, 아랫배가 아픈 증상, 설사를 치료한다.

▶ **사용법** → 전초 5g을 물 2컵(400mL)에 달이거나 또는 술에 담가서 복용하고, 외용에는 짓찧어서 바른다.

▶ **참고** → 전체가 작고 잎 앞면에 흰 무늬가 있으며, 꽃이 잎과 같이 되고, 꽃받침 조각이 5개로 노루귀보다 짧은 새끼노루귀 *H. insularis*, 노루귀에 비하여 크고 자방에 털이 없으며, 꽃이 필 때 지난 해의 잎이 남아 있는 큰노루귀 *H. maxima*도 약효가 같다.

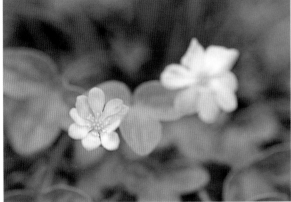

1994.4.15 경기 광릉　　　　　　　　　　새끼노루귀

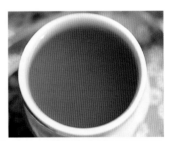

장이세신(獐耳細辛) 달인 액

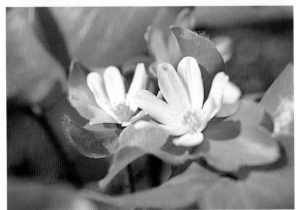

1995.5.1 울릉도　　　　　　　　　　큰노루귀

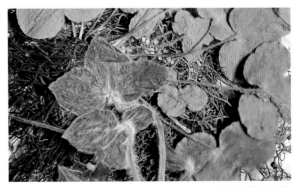

장이세신(獐耳細辛)

89

79. 노루발풀 | 노루발과

Pyrola japonica Klenze　　　　Pyrolaceae

◆ 별명 : 노루발
◆ 약용 부위 : 전초
◆ 생약명 : 녹제초(鹿蹄草), 녹수초(鹿壽草)
◆ 약효 : 근육통, 오래 된 기침과 가래
◆ 사용법 : 내복, 약주, 약차

▶**생태** → 산에서 흔히 자라고, 일본, 중국, 타이완, 우수리에 분포하는 여러해살이풀. 높이 20~30cm. 꽃은 6~7월에 피고, 총상화서로 5~12개의 꽃이 밑으로 향하며, 꽃줄기에 비늘 같은 잎이 1~2개가 있고, 꽃잎은 5개, 흰색. 삭과는 편평한 구형이며, 지름은 7~8mm, 5개로 갈라진다.

▶**약용 부위, 약효** → 전초를 녹제초(鹿蹄草) 또는 녹수초(鹿壽草)라고 하는데, 팔다리가 쑤시고 아픈 증상, 오래 된 기침과 헛기침을 치료한다.

▶**사용법** → 전초 5g을 물 2컵(400mL)에 달여서 복용하거나 술에 담가서 복용한다. 팔다리에 힘이 없고 온몸이 나른한 증상에는 두충과 같은 양으로 배합하여 달여 먹는다. 오래 된 기침과 가래에는 오미자, 백합과 배합하여 사용한다.

▶**참고** → 녹제초는 본초강목(本草綱目)에 수재되어 있으며, 꽃의 모양이 노루발과 비슷하다 하여 노루발풀이라고 한다. 콩팥노루발 *P. renifolia*, 호노루발 *P. dahurica*, 분홍노루발 *P. incarnata*, 매화노루발 *Chimaphila japonica*, 새끼노루발 *P. secunda*, 홀꽃노루발 *P. uniflora* 등도 약효가 같다.

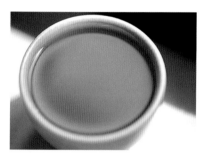
녹제초(鹿蹄草) 달인 액

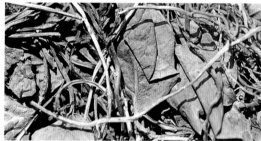
녹제초(鹿蹄草)

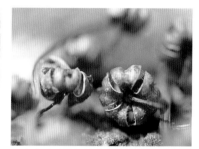
노루발풀(열매)

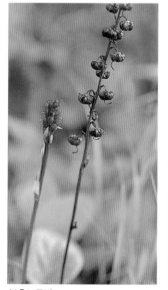
분홍노루발

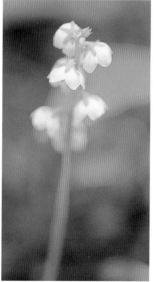
매화노루발

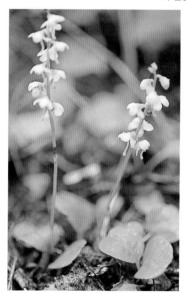
호노루발

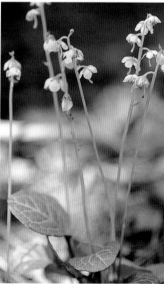
노루발풀　　1995.6.15 계룡산

80. 노루오줌 | 범의귀과

Astilbe rubra Hook f. et Thomas [*Astilbe chinensis* var. *davidii* Fr.]

Saxifragaceae

◆ 별명 : 노루풀(북한)
◆ 약용 부위 : 뿌리줄기, 지상부
◆ 생약명 : 적승마(赤升麻), 소승마(小升麻)
◆ 약효 : 혈액 순환, 어혈, 해열
◆ 사용법 : 내복, 약주, 외용

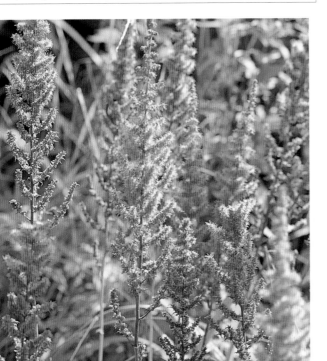

2000.8.3 지리산　　　　　　　　　　노루오줌

▶**생태** → 산에서 흔하게 자라고, 일본, 중국, 아무르, 우수리에 분포하는 여러해살이풀. 높이 30~70cm. 뿌리줄기는 굵고, 잎은 3개씩 2~3회 갈라지며, 꽃은 7~8월에 홍자색으로 핀다. 줄기 끝에 원추화서로 많은 꽃이 달리고, 꽃받침은 5개로 갈라지며, 꽃잎은 5개로서 선형이다. 수술은 10개이고 암술대는 2개이며, 삭과는 길이 3~4mm이다.

▶**약용 부위, 약효** → 뿌리줄기를 적승마(赤升麻)라고 하는데, 혈액 순환을 돕고, 어혈을 제거하고, 열을 내리며, 독을 풀고 경련을 억제하며 통증을 풀어 주는 효능이 있다. 과도하게 일을 하여 오는 피로감, 뼈와 근육이 시리고 쑤시는 통증, 타박상, 관절통, 위통, 수술 후 통증을 치료한다. 지상부를 소승마(小升麻)라고 하며 용도는 적승마와 같다.

▶**사용법** → 뿌리줄기 또는 지상부 5g을 물 2컵(400mL)에 달여서 복용하거나 술에 담가서 복용한다. 외용에는 짓찧어서 붙이거나 즙액으로 바른다.

▶**참고** → 작은잎의 잎자루와 잎줄기가 직각이거나 둔각이고, 화서의 옆가지가 길고 퍼지며, 꽃잎이 크고 넓으며 뾰족한 진퍼리노루오줌 *A. divaricata*, 화서의 옆가지가 밑으로 처지는 숙은노루오줌 *A. koreana*도 약효가 같다.

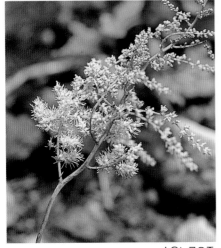

숙은노루오줌

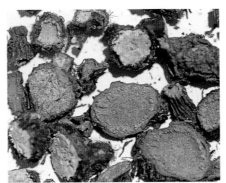

적승마(赤升麻)

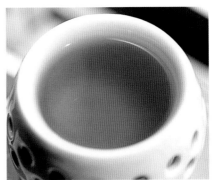

적승마(赤升麻) 달인 액

81. 녹나무 | 녹나무과

Cinnamomum camphora (L.) Sieb.　　　Lauraceae

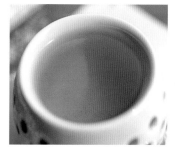

◆ 별명 : 없음
◆ 약용 부위 : 줄기, 굵은 가지, 잎
◆ 생약명 : 장목(樟木), 장수엽(樟樹葉)
◆ 약효 : 혈액 순환, 관절염, 피부궤양, 타박상
◆ 사용법 : 내복, 약주, 외용

▶**생태** → 제주도 및 남쪽 섬의 산기슭 양지에서 자라고, 일본, 타이완, 중국에 분포하는 늘푸른큰키나무. 줄기 껍질은 암갈색이고 작은가지는 황록색으로 윤기가 난다. 꽃은 양성으로서 5월에 피며, 흰색에서 노란색으로 된다. 장과는 둥글고, 지름 8mm로서 10월에 자흑색으로 익는다.

▶**약용 부위, 약효** → 원줄기를 장목(樟木)이라고 하는데, 풍(風)과 습(濕)을 제거하고, 혈액 순환을 도우며, 다친 뼈의 복원 효능이 있다. 배가 몹시 아프고, 헛배가 부르며, 관절염, 피부궤양, 습진, 옴, 타박상을 치료한다. 또, 잎을 장수엽(樟樹葉)이라고 하는데, 류머티스성 골통, 옴을 치료한다.

▶**사용법** → 줄기 또는 잎 5g을 물 2컵(400mL)에 달여서 복용하거나 술에 담가서 복용한다.

▶**참고** → 꽃이 취산화서로 달리고 잎겨드랑이에 샘(腺)이 없는 생달나무 *C. japonicum*도 약효가 같으며, 잎이나 가지를 자르면 강한 장뇌(樟腦)의 향기가 있다. 잎이 둥근 모양인 것을 둥근잎녹나무 var. *cyclophyllum*라고 하며, 한국 특산종으로 제주에서 자란다.

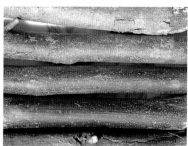
장목(樟木) 달인 액

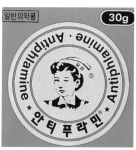
장목(樟木)

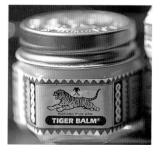
장뇌가 함유된 근육통 치료제

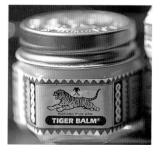
녹나무 추출물을 주원료로 한 연고

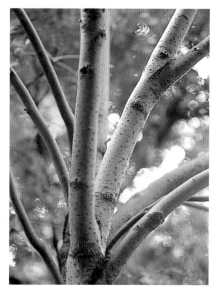
녹나무(줄기)

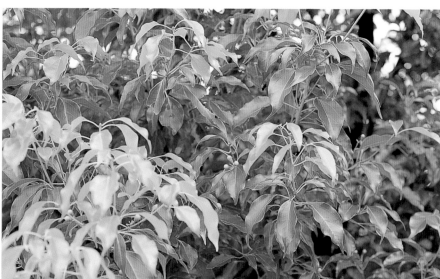
녹나무

1995.9.1 제주

82. 누리장나무 | 마편초과

Clerodendron trichotomum Thunb.

Verbenaceae

◆ 별명 : 노나무, 개나무, 구릿대나무, 개똥나무
◆ 약용 부위 : 가지, 잎, 꽃, 열매
◆ 생약명 : 취오동(臭梧桐), 취오동화(臭梧桐花), 취오동자(臭梧桐子)
◆ 약효 : 혈압 강하, 류머티즘, 두통, 이질, 기침
◆ 사용법 : 내복, 약주

▶ **생태** → 중부 이남의 산기슭이나 골짜기에서 자라고, 일본, 중국, 타이완에 분포하는 갈잎작은키나무. 높이 2m. 잎은 마주난다. 꽃은 8~9월에 새 가지 끝에 취산화서로 피는데, 꽃받침은 붉은색이 돌고 5개로 깊게 갈라지며, 갈라진 조각은 긴 타원형이고 흰색이다. 열매는 둥글고, 지름 6~8mm로서 10월에 청자색으로 익으며, 붉은색의 꽃받침으로 싸여 있다가 나출된다.

▶ **약용 부위, 약효** → 가지와 잎을 취오동(臭梧桐)이라고 하는데, 풍을 없애고 혈압을 내리며 류머티즘 등을 치료한다.

꽃을 취오동화(臭梧桐花)라고 하며, 두통과 이질을 치료한다. 열매를 취오동자(臭梧桐子)라고 하는데, 기침을 치료한다.

▶ **사용법** → 가지와 잎, 꽃, 열매 각각 5g을 물 2컵(400mL)에 달여서 복용하거나 술에 담가서 복용한다.

▶ **참고** → 누린내가 나므로 누리장나무라고 한다. 중국에서는 굵은 가지를 해주상산(海州常山)이라고 하여 혈압 강하제로 사용하고 있다. 잎이 심장형으로 끝이 길게 뾰족하고 화서가 짧으며, 꽃받침 조각이 좁고 긴 섬누리장나무 var. *esculentum*도 약효가 같다.

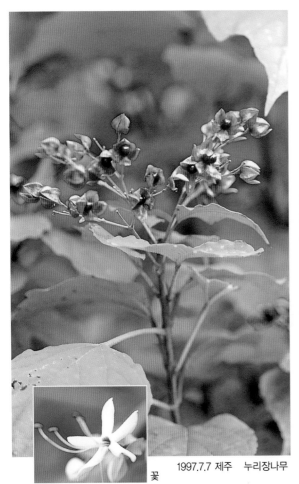

1997.7.7 제주 누리장나무
꽃

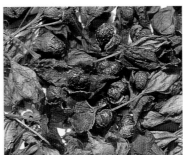

취오동자(臭梧桐子)

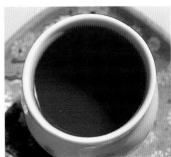

취오동자(臭梧桐子) 달인 액

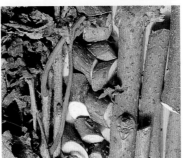

취오동(臭梧桐)

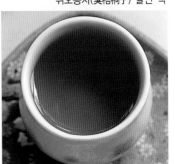

취오동(臭梧桐) 달인 액

93

83. 누에나방 | 누에나방과

Bombyx mori L.   Bombycidae

- ◆ 별명 : 강충, 백강충
- ◆ 약용 부위 : 흰가루병에 걸린 충체
- ◆ 생약명 : 백강잠(白殭蠶)
- ◆ 약효 : 중풍, 피부가려움증
- ◆ 사용법 : 내복, 외용

▶**생태** → 산기슭이나 골짜기에서 서식하며, 흔히 명주실을 얻어 비단을 짜기 위하여 농가에서 애벌레를 기른다. 일본, 중국, 타이완, 이탈리아, 프랑스 등에 분포하는 곤충으로서 중간 크기의 나방이며, 날개 길이는 암컷이 19~23mm, 수컷이 18~21mm, 아랫입술 수염은 2마디로 되고, 주둥이는 없고 더듬이는 빗살 모양이다. 애벌레는 원주형, 머리 부분에 12개의 홑눈이 있고, 아랫부분에 실을 내는 구멍이 있으며, 가슴은 3마디, 복부는 10마디이다.

▶**약용 부위, 약효** → 애벌레가 흰가루병에 걸려 죽은 것을 백강잠(白殭蠶)이라고 하는데, 풍을 없애고 놀란 가슴을 진정시키며 가래를 멈추게 하는 효능이 있다. 중풍으로 말을 하지 못하고 입과 눈이 비뚤어지며 몸의 반 쪽을 움직이지 못하는 증상, 후두염, 두통, 눈이 붉어지고 아픈 증상, 피부

가려움증, 연주창, 자궁출혈을 치료한다.

▶**사용법** → 백강잠의 몸체 3g을 물 1컵(200mL)에 달여서 복용하며, 가루약이나 알약으로 만들어 복용하면 편리하다. 외용에는 가루로 만들어 참기름에 개어서 바른다.

▶**참고** → 신농본초경(神農本草經)의 중품에 수재되어 있는 이 약재는 누에[蠶]가 흰가루병에 걸리면 흰색[白]으로 되고 단단하게 굳어지므로[殭] 백강잠(白殭蠶)이라고 한다. 우리 나라에는 4속 4종이 서식하고 있다. 최근에, 누에나방의 번데기에 세균을 인공적으로 감염시켜 만든 동충하초(冬蟲夏草)가 자양 강장제로 이용되고 있다.

▶**한약 처방명** → 백강잠산(白殭蠶散), 천죽황산(天竹黃散), 견정산(牽正散), 선비탕(宣痺湯)

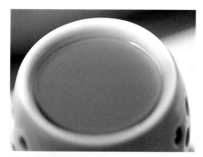
백강잠(白殭蠶) 달인 액

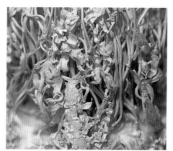
번데기에 균을 감염시켜 만든 동충하초

백강잠(白殭蠶) 가루

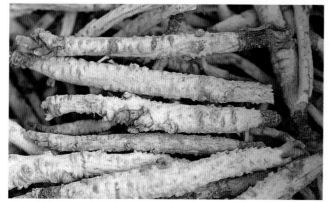
백강잠(白殭蠶)

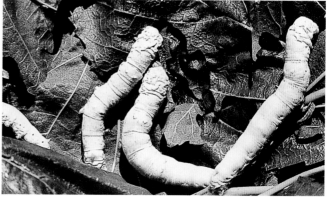
누에

84. 느릅나무 | 느릅나무과

Ulmus davidiana Planchon
var. *japonica* Nakai

Ulmaceae

◆ 별명 : 떡느릅나무, 뚝나무
◆ 약용 부위 : 줄기 껍질, 뿌리 껍질
◆ 생약명 : 유백피(楡白皮)
◆ 약효 : 소변불통, 옴, 버짐
◆ 사용법 : 내복, 약주, 외용

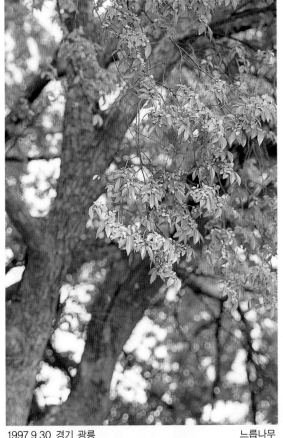

▶**생태** → 산기슭이나 골짜기에서 자라며, 일본, 중국, 몽고에 분포하는 갈잎큰키나무. 높이 10~15m. 잎은 어긋난다. 꽃은 4~5월에 모여 핀다. 열매는 시과이다.

▶**약용 부위, 약효** → 줄기 껍질을 유백피(楡白皮)라고 하는데, 소변이 시원치 않고 통증을 느끼며, 때로는 피가 섞이고 몸이 붓는 증상, 옴, 종기, 버짐을 치료한다. 항암 치료제로 민간에서 널리 사용한다.

▶**사용법** → 줄기 껍질이나 뿌리 껍질 5g을 물 2컵(400mL)에 달여서 복용하거나 술에 담가 복용한다. 외용에는 짓찧어서 바르거나 가루를 내어 환부에 뿌린다.

▶**참고** → 비술나무 *U. pumila*, 당느릅나무 *U. davidiana*, 참느릅나무 *U. parvifolia*도 위와 같은 목적으로 사용하며, 민간에서는 암 치료에 많이 이용하고 있다.

1997.9.30 경기 광릉   느릅나무

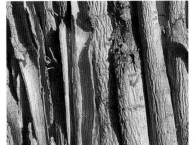

유백피(楡白皮)

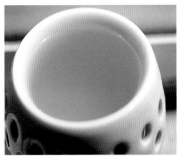

유백피(楡白皮) 달인 액

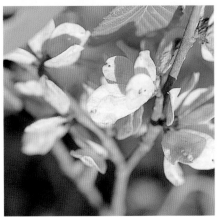

당느릅나무(열매)

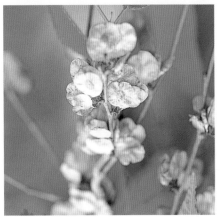

비술나무(열매)

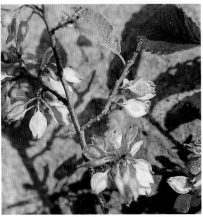

참느릅나무(열매)

85. 다래나무 | 다래나무과

Actinidia arguta (S. et Z.) Planchon   Actinidiaceae

◆ 별명 : 다래넌출, 참다래
◆ 약용 부위 : 잎, 열매, 벌레집
◆ 생약명 : 미후리(獼猴梨), 연추자(軟棗子), 목천료(木天蓼)
◆ 약효 : 관절통, 가슴이 답답하며 열이 날 때
◆ 사용법 : 내복, 약주, 약차

▶**생태** → 산골짜기에서 흔히 볼 수 있고, 일본, 중국 둥베이(東北), 우수리, 사할린에 분포하는 갈잎덩굴성나무. 꽃은 암수 딴그루로 5월에 피며, 잎겨드랑이에 나오는 취산화서로 3~10개가 달린다. 화서에는 갈색 털이 있다. 꽃은 지름 2cm로 흰색이며, 자방에는 털이 없다. 열매는 넓은 원통형의 장과로, 길이 2.5cm이며, 10월에 황록색으로 익는다.

▶**약용 부위, 약효** → 잎을 미후리(獼猴梨)라고 하는데, 위를 튼튼하게 하고 열을 내리며 젖을 잘 나오게 하는 효능이 있으므로 소화불량, 구토, 복사(腹瀉), 황달, 류머티즘에 의한 관절통을 치료하는 데 사용한다. 또, 열매를 연추자(軟棗子)라고 하는데, 갈증을 없애고 가슴이 답답하면서 열이 나는 증상을 치료하며, 비뇨기 결석을 치료한다. 열매에 벌레

가 들어가 생긴 벌레집을 뜨거운 물에 넣었다가 말린 것을 목천료(木天蓼)라고 하며, 손발과 아랫배가 차고 신경통과 부종 치료에 좋다.

▶**사용법** → 잎 15g을 물 3컵(600mL)에 달여서 복용하고, 열매 5g을 물 2컵(400mL)에 달여서 복용한다. 가정에서 벌레집을 술에 담가 자기 전에 소주잔으로 한 잔씩 마신다.

▶**참고** → 잎이 흰색 또는 연한 붉은색으로 변하고, 양면 맥 위에 갈색 털이 있는 쥐다래나무 *A. kolomikta*, 화서와 꽃받침에 녹갈색 솜털이 많고 자방에 긴 갈색 털이 있는 섬다래나무 *A. rufa*, 잎의 양 면이 꺼칠꺼칠한 개다래나무 *A. polygama*도 약효가 같다.

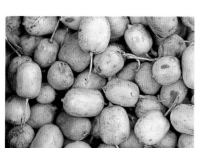
연추자(軟棗子)

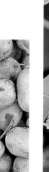
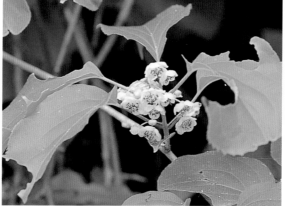
다래나무

2001.6.10 설악산

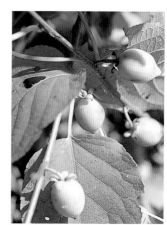
개다래나무

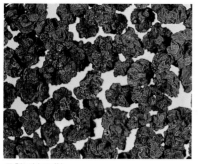
목천료(木天蓼)

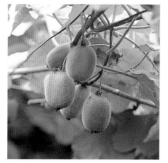
섬다래나무

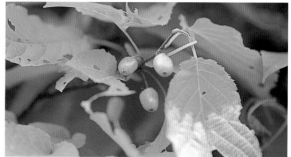
쥐다래나무

86. 다시마 | 다시마과

Laminaria japonica Aresch.   Laminariaceae

◆ 별명 : 곤포
◆ 약용 부위 : 엽상체(葉狀體)
◆ 생약명 : 곤포(昆布)
◆ 약효 : 갑상선염, 부종, 변비
◆ 사용법 : 내복, 약주, 외용

▶ **생태** → 동서남 연안 바다, 특히 북부 연안의 바닷속 바위에 붙어서 자라는 두해살이 바다 식물이며, 중국과 일본에 분포하는 갈조류. 요즘은 양식으로 재배한다.

▶ **약용 부위, 약효** → 잎과 같이 생긴 부분, 즉 엽상체(葉狀體)를 곤포(昆布)라고 하는데, 갑상선 기능 항진으로 갑상선이 비대해지고, 가슴이 두근거리며, 고혈압이 있는 증상에 효능이 있다. 또, 림프절염을 치료하고 간장염이나 고환에 생긴 염증을 제거한다. 이뇨 작용이 있으므로 온몸이 부어 있는 증상을 치료하고 변비에 효과가 있다. 고혈압, 동맥경화, 간경변, 신경통 등에 널리 이용되고, 부스럼, 습진, 옴 등 피부병에도 좋다.

▶ **사용법** → 엽상체 5g을 물 2컵(400mL)에 달여서 복용하거나 알약이나 가루약으로 만들어 복용한다. 변비에는 생으로 먹어도 좋다.

▶ **참고** → 요오드가 많이 함유되어 있으므로 갑상선염에 좋고, 변비 치료에 탁월한 효과가 있다. 시중에서 판매하는 다시마는 소금에 절여 둔 것이 많으므로, 충분히 물에 담갔다가 사용하는 것이 좋다.

▶ **한약 처방명** → 해조환(海藻丸), 파결산(破結散)

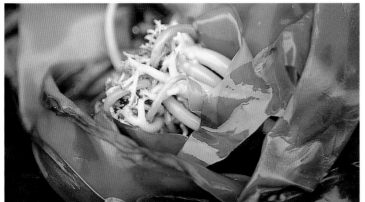
2002.9.1 서울 경동시장
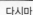
다시마

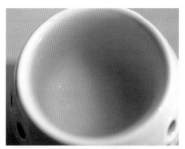
곤포(昆布) 달인 액

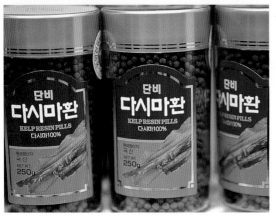
다시마로 제조한 변비 치료약

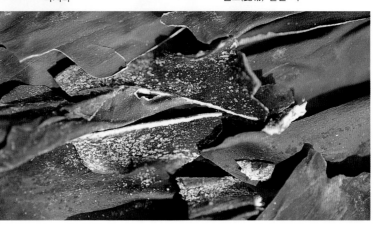
곤포(昆布)

97

87. 단삼

꿀풀과

Salvia miltiorrhiza Bunge

Labiatae

◆ 별명 : 분마초
◆ 약용 부위 : 뿌리
◆ 생약명 : 단삼(丹蔘)
◆ 약효 : 불면증, 월경불순, 대하증
◆ 사용법 : 내복, 약주

▶ **생태** → 우리 나라에서 재배하며, 중국이 원산지인 여러해살이풀. 높이 40~80cm. 전체에 황백색의 부드러운 털과 선모(腺毛)로 뒤덮여 있다. 뿌리는 긴 원주형으로 외피는 주홍색을 띤다. 잎은 마주나고, 홑잎 또는 2회 깃꼴겹잎이다. 꽃은 5~6월에 자주색으로 피고, 층층으로 달리며 수술이 길게 밖으로 나온다.

▶ **약용 부위, 약효** → 뿌리를 단삼(丹蔘)이라고 하는데, 혈액 순환을 돕고 마음을 편안하게 하며, 염증을 제거하고 통증을 멎게 하는 효능이 있다. 가슴이 답답하고 정신이 어지러우며 잠이 잘 오지 않는 증상, 월경불순이나 월경통, 월경이 없는 증상, 대하증, 관절염을 치료한다.

▶ **사용법** → 뿌리 10g을 물 3컵(600mL)에 달여서 복용하거나 술에 담가 복용한다.

▶ **참고** → 신농본초경(神農本草經)의 상품에 수재되어 있고, 뿌리를 캐어 보면 빛깔이 붉어서 단삼(丹蔘)이라고 한다.

▶ **한약 처방명** → 단삼음(丹蔘飮), 단삼탕(丹蔘湯), 천왕보심단(天王補心丹)

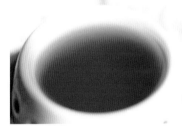

단삼(丹蔘) 달인 액

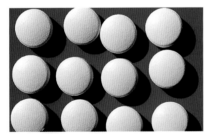

단삼을 원료로 하여 만든 월경통 치료약

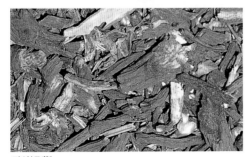

단삼(丹蔘)

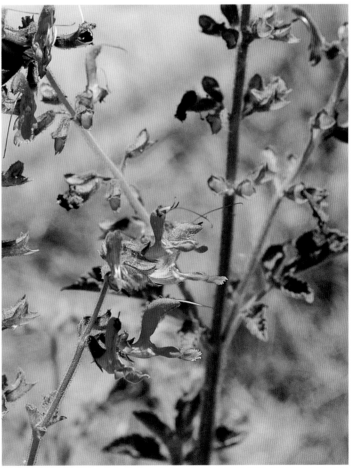

단삼

2001.5.25 중국 베이징(北京)약초원

88. 달맞이꽃 | 바늘꽃과

Oenothera odorata Jacq.　　　　Onagraceae

◆ 별명 : 월견초
◆ 약용 부위 : 뿌리, 종자
◆ 생약명 : 대소초(待宵草), 월견자(月見子)
◆ 약효 : 인후염, 당뇨병
◆ 사용법 : 내복, 약주, 약차

▶ **생태** → 우리 나라에서 흔히 자라는 귀화 식물로, 칠레가 원산지인 두해살이풀. 높이 50~90cm. 꽃은 7월에 노란색으로 피며, 잎겨드랑이에 1개씩 달린다. 꽃잎은 4개이며 끝이 파진 모양이다. 수술은 8개이고 암술대는 4개로 갈라지며, 자방은 원추형이고 털이 있다. 삭과는 4개로 갈라져서 종자가 나온다.

▶ **약용 부위, 약효** → 뿌리를 대소초(待宵草)라고 하는데, 해열에 효능이 있다. 감기에 걸려 열이 많이 나고 인후염과 편도선염이 있을 때 좋고, 옴, 습진 등 피부염에도 사용한다. 종자를 월견자(月見子)라고 하며, 민간 요법으로 기름을 짜서 당뇨병 치료에 사용한다.

▶ **사용법** → 뿌리 10g을 물 3컵(600mL)에 달여서 복용하고, 종자는 술에 담가 조금씩 복용한다.

▶ **참고** → 종자에서 뽑은 기름은 혈중 콜레스테롤 저하제로도 이용되고 있다. 달맞이꽃에 비하여 꽃의 지름이 큰 큰달맞이꽃 *O. lamarckiana*도 약효가 같다.

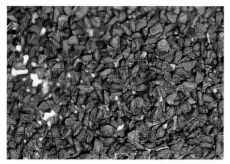
월견자(月見子)

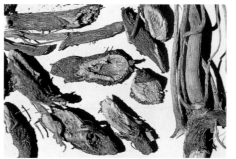
대소초(待宵草)

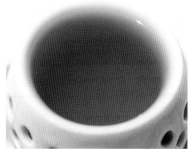
대소초(待宵草) 달인 액

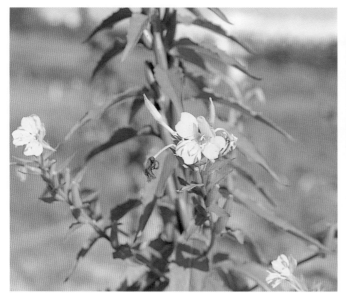
1995.7.1 대전　　　　　　　　　　달맞이꽃

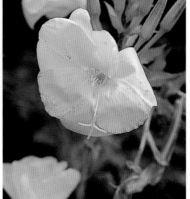
큰달맞이꽃

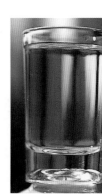
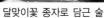
달맞이꽃 종자로 담근 술

89. 닭

꿩과

Gallus domesticus Brisson.

Phasianidae

- ◆ 별명 : 달구
- ◆ 약용 부위 : 모래주머니 내벽
- ◆ 생약명 : 계내금(鷄內金)
- ◆ 약효 : 건위, 소화불량
- ◆ 사용법 : 내복, 약주, 외용

▶ **생태** → 집에서 기르는 날짐승으로 주둥이는 원추형으로 약간 짧고 단단하며, 위쪽의 부리는 약간 굽어 있다. 머리 위에는 벼슬이 있는데, 수컷이 암컷보다 크며 아름다운 꼬리 깃이 있다. 다리는 튼튼하고, 발은 2개, 발가락은 4개인데, 3개는 앞에 있고 1개는 뒤 안쪽에 있다. 인공 사육으로 교잡하여 품종이 많으며, 체형과 색깔이 여러 가지이다.

▶ **약용 부위, 약효** → 모래주머니 내벽을 계내금(鷄內金)이라고 하는데, 건위 및 하초(下焦)를 튼튼하게 하는 효능이 있다. 먹은 음식이 항상 체하고 소화가 잘 안 되며, 구토가 나고 이질이나 설사가 있고, 소변을 보아도 시원치 않은 증상, 정액이 저절로 흘러나오는 증상, 구내염에 효과가 있으며, 어린이의 야뇨증에도 사용한다.

▶ **사용법** → 계내금 3g을 물 1컵(200mL)에 달여서 복용하거나 술에 담가서 복용한다. 3g을 가루로 만들어 복용하면 달여 먹는 것보다 효과가 좋다. 외용에는 가루를 내어 붙인다.

▶ **참고** → 닭〔鷄〕의 모래주머니 안쪽〔內〕이 노란〔金〕색이므로 계내금(鷄內金)이라고 하며, 이 약재는 신농본초경(神農本草經)의 상품에 수재되어 있을 정도로 오랫동안 사용되어 오고 있다.

▶ **한약 처방명** → 익비환(益脾丸), 삼금탕(三金湯)

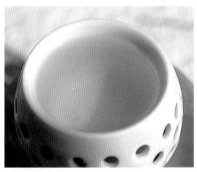

계내금(鷄內金) 달인 액

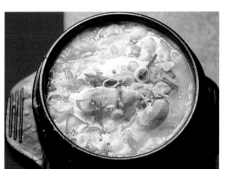

계삼탕(鷄蔘湯)

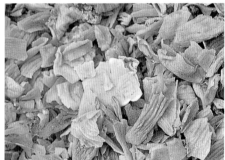

계내금(鷄內金)

계내금(鷄內金) 가루

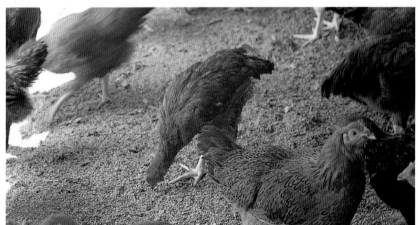

닭

2002.10.15 충북 옥천

100

90. 닭의장풀 닭의장풀과

Commelina communis L.　　　　Commelinaceae

◆ 별명 : 달개비
◆ 약용 부위 : 전초
◆ 생약명 : 압척초(鴨跖草)
◆ 약효 : 기침, 가래, 혈뇨
◆ 사용법 : 내복, 약주, 약차

▶**생태** → 들이나 마을 근처에서 흔히 자라고, 일본, 중국, 타이완, 시베리아, 북아메리카에 분포하는 한해살이풀. 높이 15~50cm. 꽃은 7~8월에 피며, 열매는 타원상 구형이다.

▶**약용 부위, 약효** → 전초를 압척초(鴨跖草)라고 하는데, 열을 내리고 출혈을 멈추게 하며 어혈을 풀어 주는 효능이 있다. 폐의 기능 저하로 오는 기침과 가래, 토혈, 대변과 소변에 피가 섞여 나오는 증상, 타박상과 버짐, 종기를 치료한다.

▶**사용법** → 전초 7g을 물 2컵(400mL)에 달여서 복용하거나 술에 담가서 복용하고, 외용에는 짓찧어서 바른다.

▶**참고** → 중국 사람들은 꽃 빛깔이 오리(鴨)의 목 부분처럼 파랗고 모양이 발바닥(跖)과 같이 생겼다고 하여 압척초(鴨跖草)라고 한다. 닭의장풀에 비해 잎이 좁고 길며, 밑의 꽃잎이 연한 푸른색을 띠는 좀닭의장풀 *C. coreana*도 약효가 같다.

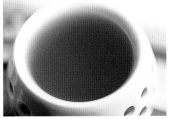

압척초(鴨跖草) 달인 액

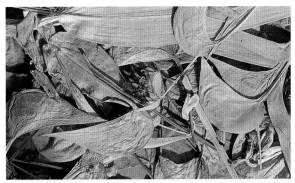

압척초(鴨跖草)

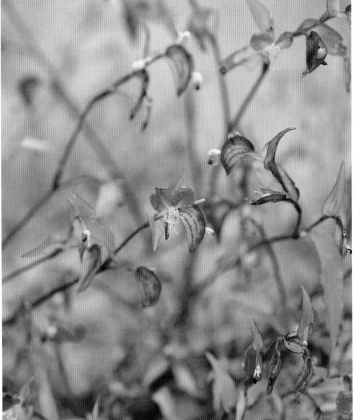

좀닭의장풀

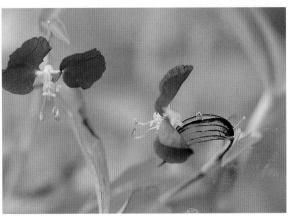

1999.6.1 대전　　　　　　　　　　닭의장풀

91. 당귀

미나리과

Angelica acutiloba (S. et Z.) Kitagawa

Umbelliferae

ㄷ

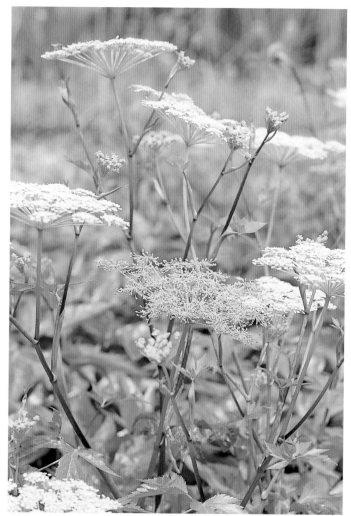

◆ 별명 : 일당귀, 왜당귀
◆ 약용 부위 : 뿌리
◆ 생약명 : 당귀(當歸)
◆ 약효 : 보혈, 두통, 월경불순
◆ 사용법 : 내복, 약주, 약차, 외용

▶**생태** → 우리 나라에서 재배하는 귀화 식물이며, 일본이 원산지인 여러해살이풀. 높이 60~90cm. 꽃은 흰색으로 8~9월에 원줄기와 가지 끝에 달리고, 소산경(小傘梗)은 길이 3~8cm로서 30~40개이다. 열매는 편평한 긴 타원형이고 가장자리에 좁은 날개가 있다.

▶**약용 부위, 약효** → 뿌리를 당귀(當歸)라고 하는데, 보혈(補血)의 효능이 있으므로 얼굴에 핏기가 없고 현기증이 자주 나며 눈과 입술에 윤기가 없는 사람에게 효능이 있다. 몸이 허약하여 오는 두통, 여성들의 월경 조절 효능이 뛰어나므로 산전이나 산후의 여러 질병에 자주 사용되며, 월경불순, 복통을 치료한다. 위장의 기능이 약해서 오는 변비 치료에 효과가 있다.

▶**사용법** → 뿌리 5g을 물 2컵(400mL)에 달여서 또는 술에 담가서 복용하고, 외용에는 달인 액으로 씻는다.

▶**참고** → 신농본초경(神農本草經)의 상품에 수재되어 있으며, 이 약초를 질병의 증상에 맞게 사용하면 약효가 당연하게 돌아온다고 하여 당귀(當歸)라고 하였다. 한방에서는 당귀의 굵은 뿌리를 당귀신(當歸身)이라고 하여 보혈에 사용하고, 잔뿌리를 당귀미(當歸尾)라 하여 활혈(活血)의 목적으로 구분하여 사용한다. 또, 굵은 뿌리의 머리부분을 당귀두(當歸頭)라 하며, 효과가 좋은 것으로 알려져 있다. 우리 나라에 자생하는 참당귀 A. gigas도 같은 증상에 쓰이며, 중국산 당귀는 A. sinensis의 뿌리이다.

▶**한약 처방명** → 사물탕(四物湯), 당귀건중탕(當歸健中湯), 당귀음자(當歸飮子), 당귀작약산(當歸芍藥散)

당귀   2002.8.1 충남대약초원

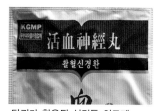
당귀가 함유된 신경통 치료제

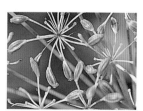
당귀(열매)

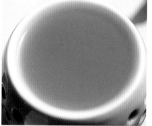
당귀(當歸) 달인 액

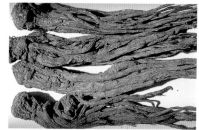
당귀(當歸) (중국산)

ㄷ

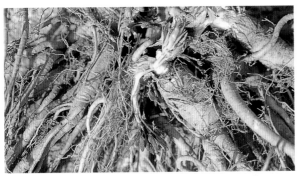

당귀(當歸) 생것

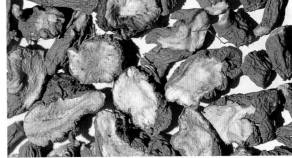

당귀(當歸) 자른 것

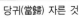

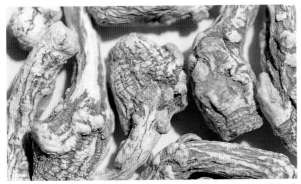

당귀두(當歸頭)

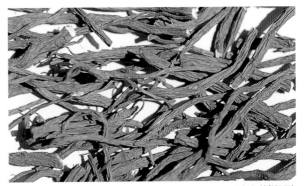

당귀미(當歸尾)

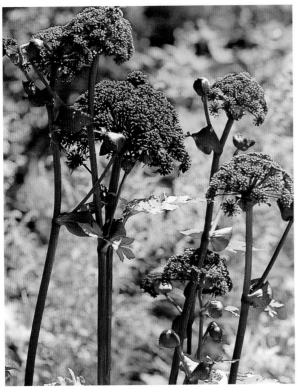

2001.8.5 백두산　　　　　　　　　　참당귀

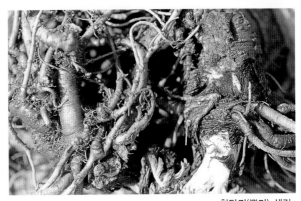

참당귀(뿌리) 생것

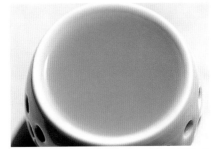

참당귀 달인 액

103

92. 당나귀　말과

Equus asinus L.　　　Equidae

◆ 별명 : 당나구
◆ 약용 부위 : 가죽
◆ 생약명 : 아교(阿膠)
◆ 약효 : 기침, 가래, 요통, 안태(安胎)
◆ 사용법 : 내복

▶**생태** → 우리 나라에서는 가축으로 사육하고 있으며, 야생 당나귀는 아시아에 5종, 아프리카에 2종이 있다. 몸 높이 1m, 몸무게 100kg, 귀가 길고 목이 짧으며, 네 다리는 굵고 짧은 편이며 발굽은 단단하다. 꼬리 끝에는 긴 털이 자라며, 몸에 있는 털은 짧고, 입, 하복부, 네 다리의 안쪽은 희며, 3년 반이 되면 발육이 정지된다. 임신 기간은 1년이다.

▶**약용 부위, 약효** → 가죽을 물에 담가 털과 오물을 제거하고 잘게 썬 다음 끓여서 액을 농축하고 응고시킨 것을 아교(阿膠)라고 한다. 몸을 보하고, 혈액을 많이 생산하게 하며, 폐의 기능을 활성화하고, 출혈을 멎게 하며, 안태(安胎)의 효능이 있다. 생체액의 부족으로 오는 기침과 가래, 허리와

무릎이 시리고 아픈 증상, 마음이 심란하고 잠을 이루지 못하는 증상, 대·소변에 피가 섞여 나오는 증상, 임신부가 하혈을 하는 것을 치료한다.

▶**사용법** → 아교 3g을 물 1컵(200mL)에 달여서 복용하거나 알약이나 가루약으로 만들어 복용한다.

▶**참고** → 아교는 신농본초경(神農本草經)의 상품에 수재되어 있다. 가죽에 물을 넣고 곤 것을 교(膠)라고 하며, 중국 산둥성 둥아(東阿) 지방에서 많이 만들기 때문에 아교(阿膠)라고 한다. 쇠가죽도 아교의 재료로 이용되고 있다. 당나귀는 가축으로 기르는 것과 야생 당나귀가 있다. 야생 당나귀는 아프리카에 2종, 아시아에 5종이 있으며, 가축으로 기르는 당나귀의 조상은 아프리카산의 누비아 당나귀(Nubia wild ass)로 알려져 있다. 당나귀는 기원전 3500년경부터 이집트, 메소포타미아 지방에서 물건 운반용으로 가축화되어 오늘날까지 이용하고 있다.

▶**한약 처방명** → 녹용산(鹿茸散), 별갑전환(鱉甲煎丸), 궁귀교애탕(芎歸膠艾湯), 황련아교탕(黃連阿膠湯)

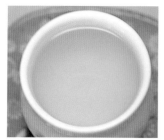

아교(阿膠) 달인 액

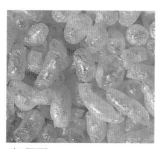

아교(阿膠)

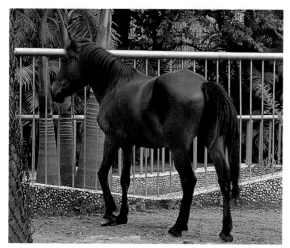

말　　　2002.8.20 중국 난닝(南寧)동물원

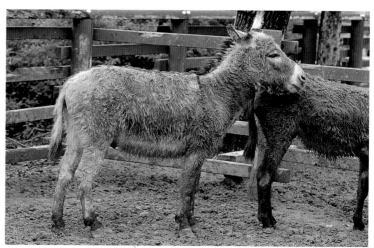

2002.5.3 서울대공원

93. 대나물 | 패랭이꽃과

Gypsophila oldhamiana Miq.　　Caryophyllaceae

◆ 별명 : 마디나물
◆ 약용 부위 : 뿌리
◆ 생약명 : 은시호(銀柴胡)
◆ 약효 : 과로에 의한 감기몸살
◆ 사용법 : 내복, 약주, 약차

▶**생태** → 제주를 제외한 우리 나라의 산과 들에서 자라고, 중국에 분포하는 여러해살이풀. 높이 50~100cm. 뿌리는 굵고 전체에 털이 없으며, 한 군데에서 여러 대가 나와 곧게 자란다. 잎은 마주나고, 6~7월에 가지 끝과 원줄기 끝에서 흰색 꽃이 많이 달린다. 열매는 삭과로서 둥글며, 4개로 갈라진다.

▶**약용 부위, 약효** → 뿌리를 은시호(銀柴胡)라고 하는데, 열을 내리고 피를 맑게 하는 효능이 있다. 일을 너무 많이 하여 열이 나고 뼈마디가 쑤시고 식은땀이 나는 증상, 배가 더부룩한 증상, 몸이 수척하고 늘 피곤한 증상을 치료한다.

▶**사용법** → 뿌리 5g을 물 2컵(400mL)에 달이거나 알약으로 만들어 복용한다. 술에 담가서 복용하면 편리하다.

▶**참고** → 뿌리가 희고〔銀〕시호(柴胡)와 닮았으므로 은시호(銀柴胡)라고 한다. 꽃이 연한 자색이고 잎이 타원형인 가는대나물 *G. pacifica*도 약효가 같고, 함남북(백두산), 중국 둥베이(東北), 아무르에 분포한다.

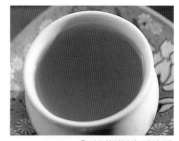
은시호(銀柴胡) 달인 액

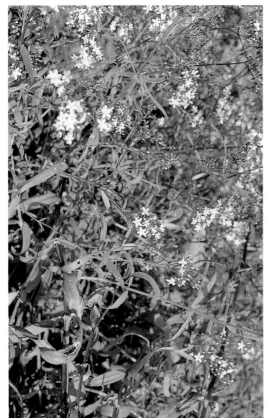
대나물　　2001.8.10 백두산

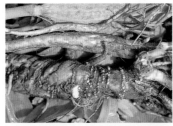
가는대나물(뿌리)

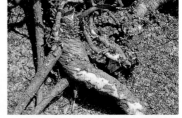
은시호(銀柴胡)

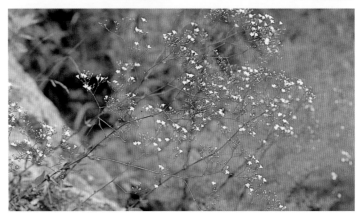
가는대나물

105

94. 대추나무 | 갈매나무과

Zizyphus jujuba Miller var.
inermis Rehder

Rhamnaceae

◆ 별명 : 대추, 대조나무
◆ 약용 부위 : 열매
◆ 생약명 : 대추(大棗)
◆ 약효 : 식욕부진, 불면증
◆ 사용법 : 내복, 약주, 약차

▶**생태** → 우리 나라의 마을 근처에서 자라고, 일본, 중국, 동아시아에 분포하는 갈잎큰키나무. 높이 10m. 작은가지는 때로 모여 나며, 턱잎이 변한 가시가 있다. 잎은 어긋나고, 연한 황록색 꽃은 양성으로서 5~6월에 잎겨드랑이에서 나오는 취산화서로 2~3개씩 피며, 꽃잎은 5개이다. 열매는 핵과로서 타원상 구형이며, 길이 3~4cm이다. 9~10월에 적갈색으로 익는다.

▶**약용 부위, 약효** → 열매를 대추(大棗)라고 하는데, 위와 장의 기능이 약하여 소화가 잘 안 되고 기운이 없으며, 식욕이 없는 사람에게 효능이 있다. 또, 얼굴에 핏기가 없고 입술과 피부가 건조하며, 때로는 불면증에 시달리고 마음이 불안한 증상을 개선시킨다.

▶**사용법** → 열매 15g을 물 3컵(600mL)에 달인 액을 반씩 나누어 아침 저녁으로 복용하거나 술에 담가 복용한다.

▶**참고** → 대추(大棗)는 신농본초경(神農本草經)의 상품에 수재되어 있으며, 열매가 크고(大) 가시(棗)가 많으므로 대조(大棗)라 한다고 하였다. 우리 나라에서는 대추나무라고 한다.

▶**한약 처방명** → 십조탕(十棗湯), 감맥대조탕(甘麥大棗湯), 황금탕(黃芩湯)

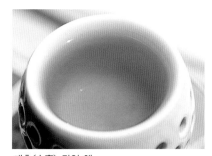

대추(大棗) 달인 액

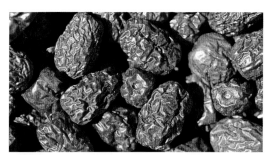

대추(大棗)

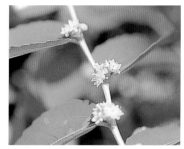

대추나무(꽃)

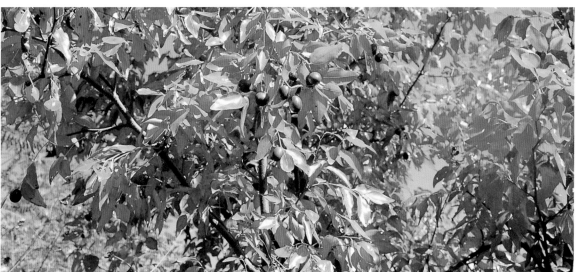

대추나무

1997.7.15 대전

95. 대황(종대황) | 마디풀과

Rheum undulatum L.   Polygonaceae

◆ 별명 : 종대황
◆ 약용 부위 : 뿌리줄기
◆ 생약명 : 대황(大黃)
◆ 약효 : 복부 팽만, 변비, 부종
◆ 사용법 : 내복, 약주

▶ **생태** → 농가에서 재배하며, 중국 둥베이(東北), 몽골이 원산지인 여러해살이풀. 노란색의 굵은 뿌리줄기가 있으며, 높이 1m. 꽃은 7~8월에 피고 가지와 원줄기 끝에 원추화서로 달리며 황백색 꽃이 많이 달린다. 꽃덮이[花被] 조각은 6개로서 두 줄로 배열되고 꽃잎은 없으며, 수술은 9개, 암술대는 3개, 수과는 꽃덮이로 싸여 있다.

▶ **약용 부위, 약효** → 뿌리줄기를 대황(大黃)이라고 하는데, 복부가 아프고 변비가 있는 증상, 두통, 안구충혈, 인후통, 코피가 자주 터지거나 토혈하는 증상, 월경통, 월경부조, 부종을 치료한다.

▶ **사용법** → 뿌리줄기 3g을 물 2컵(400mL)에 달여서, 또는 술에 담가서 복용한다.

▶ **참고** → 대황(大黃)은 신농본초경(神農本草經)의 하품에 수재되어 있는데, 별명을 장군(將軍)이라 한다고 적혀 있다. 뿌리줄기가 굵고[大] 노란색[黃]이므로 대황(大黃)이라고 한다. 대황에는 종류가 많으나 장엽대황 *R. palmatum*, 약용대황 *R. officinale*, 당고특대황(唐古特大黃) *R. tanguticum*의 뿌리줄기가 중질대황(重質大黃)이라고 하여 약효가 좋은 것으로 알려져 있다. 파엽대황 *R. franzenbuchii*, 대엽대황 *R. rhaponticum* 등이 많이 재배되고 있다.

▶ **한약 처방명** → 대함흉탕(大陷胸湯), 대황감초탕(大黃甘草湯), 대황목단피탕(大黃牧丹皮湯), 대승기탕(大承氣湯)

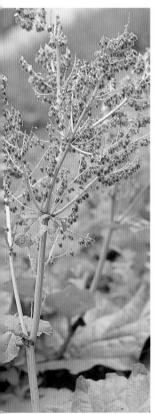

1997.6.7 중국   대엽대황
베이징(北京)약초원

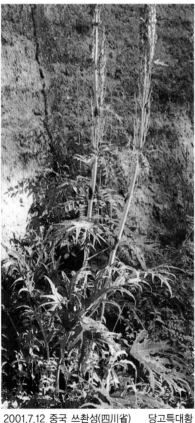
2001.7.12 중국 쓰촨성(四川省)   당고특대황
사진/한대석

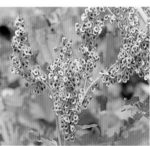
1997.8.1 충북 옥천약용식물원   대황

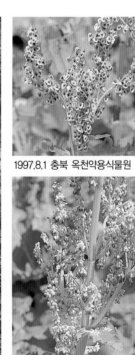
2000.9.15 중국   파엽대황
청두(成都)

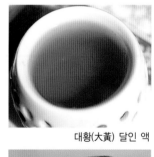
대황(大黃) 달인 액

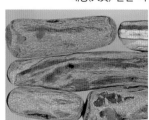
대황(大黃)

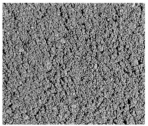
대황(大黃) 가루

96. 댑싸리

명아주과

Kochia scoparia Schrad.　　　　Chenopodiaceae

◆ 별명 : 비싸리, 공쟁이, 대싸리
◆ 약용 부위 : 종자
◆ 생약명 : 지부자(地膚子)
◆ 약효 : 이뇨, 피부병
◆ 사용법 : 내복, 약주, 외용

▶**생태** → 들에서 자라고, 일본, 중국에 분포하는 한해살이 풀. 높이 1m. 꽃은 7~8월에 피며, 잎겨드랑이에 몇 개가 모여 달린다. 꽃받침은 5개로 갈라지고, 꽃이 핀 다음 자라서 열매를 둘러싸며, 뒷면에서 날개 같은 돌기가 발달한다. 수술은 5개, 꽃밥은 노란색, 자방은 원반형, 1개의 종자가 들어 있다.

▶**약용 부위, 약효** → 종자를 지부자(地膚子)라고 하는데, 소변을 잘 보게 하고 열을 내리는 효능이 있다. 방광염, 요도염, 신우신염으로 몸이 붓고 소변이 잘 나오지 않으며 아플 때 사용하고, 대하증, 피부가려움증, 옴, 종기, 습진을 치료한다.

▶**사용법** → 종자 10g을 물 3컵(600mL)에 달여서 복용하거나 술에 담가서 복용한다. 피부병에는 짓찧어서 즙을 내어 바른다.

▶**참고** → 마당을 쓸 때 이용되므로 비싸리, 대싸리 등으로 불리며, 지부자는 신농본초경(神農本草經)의 상품에 수재되어 있을 정도로 오랫동안 사용하여 온 약재이다.

▶**한약 처방명** → 지부자탕(地膚子湯)

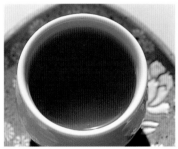

지부자(地膚子) 달인 액

지부자(地膚子)

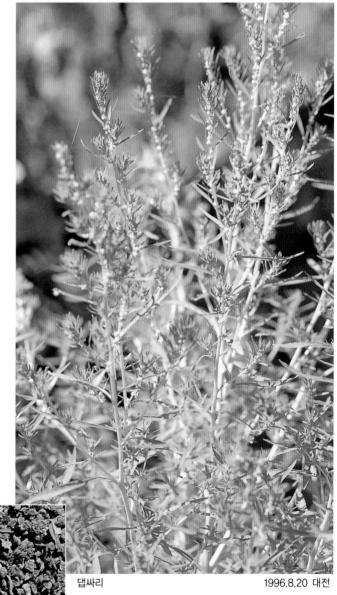

댑싸리　　　　　　　　　　　　　　1996.8.20 대전

97. 댕댕이덩굴 | 새모래덩굴과

Cocculus trilobus (Thunb.) DC.　　Menispermaceae

◆ 별명 : 댕강덩쿨, 댕담이덩굴
◆ 약용 부위 : 뿌리, 줄기, 잎
◆ 생약명 : 목방기(木防己), 청단향(靑檀香)
◆ 약효 : 류머티스성 관절염, 반신불수
◆ 사용법 : 내복, 약주

▶**생태** → 산기슭이나 밭둑에서 흔하게 자라고, 일본, 중국, 동남아에 분포하는 갈잎덩굴성나무. 잎은 어긋난다. 황백색 꽃은 암수 한그루로 5~6월에 피며, 잎겨드랑이에서 나오는 총상화서로 2~4개씩 달린다. 꽃받침 6개, 꽃잎 6개, 수술 6개, 암꽃은 3개의 심피가 있고, 암술머리는 원주형이다. 열매는 핵과로서 둥글고, 10월에 흰가루색을 띤 검은색으로 익는다.

▶**약용 부위, 약효** → 뿌리를 목방기(木防己)라고 하는데, 소염, 이뇨의 효능이 있어서 류머티스성 관절염, 반신불수, 신염부종, 요로감염, 습진, 신경통을 치료한다. 줄기와 잎을 청단향(靑檀香)이라고 하며, 뿌리와 약효가 비슷하다.

▶**사용법** → 뿌리 5g을 물 2컵(400mL)에 달여서, 또는 술에 담가서 복용한다.

▶**참고** → 이 식물은 다른 나무에 댕댕하게(옹골차게) 감아 올라가며, 덩굴성이므로 댕댕이덩굴이라고 한다. 목방기는 신농본초경(神農本草經)의 중품에 방기(防己)라는 이름으로 수재되어 있다.

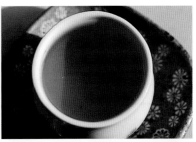

목방기(木防己) 달인 액

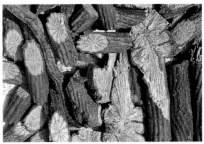

목방기(木防己) 자른 것

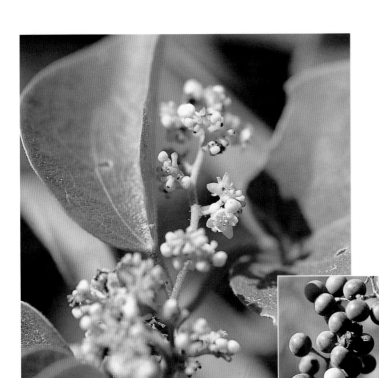

2001.9.1 울릉도　　　　　　댕댕이덩굴　　　　　　열매

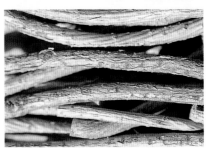

목방기(木防己)

98. 더덕

초롱꽃과

Codonopsis lanceolata (S. et Z.) Trautv.

Campanulaceae

ㄷ

◆ 별명 : 참더덕
◆ 약용 부위 : 뿌리
◆ 생약명 : 양유근(羊乳根), 산해라(山海螺)
◆ 약효 : 유방염, 피부병
◆ 사용법 : 내복, 약주, 약차, 외용

▶**생태** → 산과 들에서 흔히 볼 수 있고, 일본, 중국, 아무르, 사할린, 동시베리아에 분포하는 덩굴성 여러해살이풀. 꽃은 8~9월에 피고, 꽃통의 끝이 5개로 갈라져서 뒤로 약간 말리며, 겉은 연한 녹색이고 안쪽에 갈자색 반점이 있다.

▶**약용 부위, 약효** → 뿌리를 양유근(羊乳根) 또는 산해라(山海螺)라고 하는데, 염증을 제거하는 작용이 있으므로 유방염, 폐렴, 피부의 부스럼, 버짐을 치료하고, 인후염이나 림프절 결핵에도 좋다. 그 밖에 대하 치료 또는 산모가 젖이 잘 나오지 않을 때 사용한다. 민간에서는 고혈압 및 당뇨병 치료에도 이용하고 있다.

▶**사용법** → 뿌리 10g을 물 3컵(600mL)에 달여서 복용한다. 피부병에는 달여서 먹기도 하고 짓찧은 액을 바르기도 한다.

▶**참고** → 잎, 줄기, 또는 뿌리를 자르면 양(羊)의 젖〔乳〕 같은 즙액이 흘러나오므로 양유근(羊乳根)이라고 한다. 뿌리를 썰어서 몇 차례 물에 담가 두었던 것을 사용하는 것이 좋다.

▶**한약 처방명** → 사삼맥문동탕(沙蔘麥門冬湯), 백선피탕(白鮮皮湯)

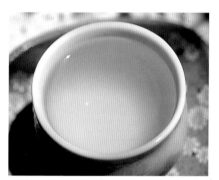
양유근(羊乳根) 달인 액

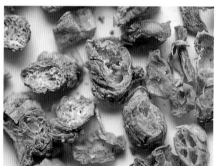
양유근(羊乳根) 자른 것

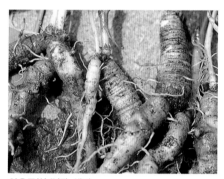
양유근(羊乳根) 생것

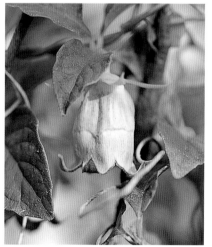
더덕(꽃)   1999.9.11 충남 금산

더덕 재배 밭   2001.9.1 울릉도

99. 도꼬로마 | 마과

Dioscorea tokoro Makino   Dioscoreaceae

◆ 별명 : 큰마
◆ 약용 부위 : 덩이줄기
◆ 생약명 : 비해(萆薢)
◆ 약효 : 관절염, 종기, 치질
◆ 사용법 : 내복, 약주

▶ **생태** → 우리 나라의 산에서 자라고, 일본, 중국, 타이완, 필리핀에 분포하는 덩굴성 여러해살이풀. 뿌리줄기는 굵고 옆으로 벋으며, 잎은 어긋나고 삼각상 심장형이다. 꽃은 암수 딴그루로서 6~7월에 피는데, 수꽃이삭〔雄花穗〕은 곧게 서며 흔히 갈라지고 암꽃이삭〔雌花穗〕은 밑으로 처지며, 잎겨드랑이에 살눈〔珠芽〕이 달리지 않는다. 수꽃은 꽃줄기가 있으나 암꽃은 꽃줄기가 없고, 수꽃에는 6개의 수술이 있고 암꽃에는 1개의 암술이 있으며, 암술머리가 3개로 갈라진다. 삭과는 3개의 날개가 있고 밑으로 처진 과경에서 곧게 서며, 종자 한쪽에 막질의 날개가 있다.

▶ **약용 부위, 약효** → 덩이줄기를 비해(萆薢)라 하는데, 풍(風)과 습(濕)을 없애는 효능이 있다. 관절염, 허리와 무릎이 시고 아픈 증상, 소변이 시원치 않고 뜨물 같은 것이 나오는 증상,

정액이 저절로 흐르는 증상, 종기, 음경통, 치질을 치료한다.

▶ **사용법** → 덩이줄기 5g을 물 2컵(400mL)에 달여서 복용하고, 가루약이나 알약으로 만들어 복용하거나 술에 담가서 복용한다.

▶ **참고** → 비해는 신농본초경(神農本草經)에 수재되어 있으며, 중국 약전품이기도 하다. 둥근마 *D. bulbifera*는 도꼬로마와 모양이 비슷하나 화서에 꽃이 2~5개로 적게 달려 있어 구별하기가 쉽다. 둥근마의 뿌리줄기를 황약자(黃藥子)라 하며 자양 강장제로 사용하고 있다. 중국에서는 분비해(粉萆薢) *D. hypoglauca*, 면비해(綿萆薢) *D. septemloba*의 뿌리줄기를 사용하고 있다.

▶ **한약 처방명** → 안신환(安神丸), 오가피환(五加皮丸)

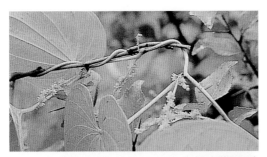
분비해(粉萆薢)

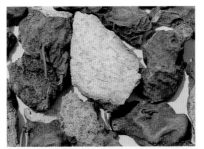
비해(萆薢)

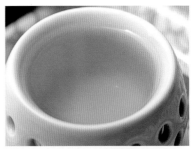
비해(萆薢) 달인 액

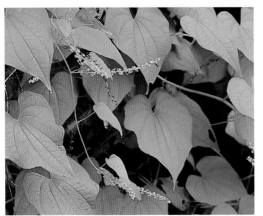
2002.7.10 중국 창자제(長家界)   면비해(綿萆薢)

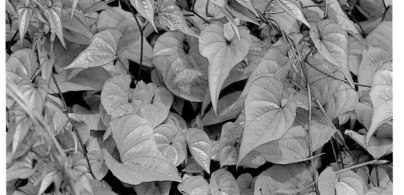
2001.4.27 서울 홍릉   도꼬로마

100. 도꼬마리 │ 국화과

Xanthium strumarium L.   Compositae

ㄷ

◆ 별명 : 창이자
◆ 약용 부위 : 열매
◆ 생약명 : 창이자(蒼耳子)
◆ 약효 : 축농증, 중이염
◆ 사용법 : 내복, 외용

▶**생태** → 들이나 길가에서 흔하게 자라고, 일본, 중국, 타이완, 필리핀 등 아시아, 유럽, 북아메리카에 분포하는 여러해살이풀. 높이 1m. 꽃은 노란색으로 8~9월에 핀다. 총포(總苞)는 타원형으로 갈고리 같은 돌기가 있고, 길이는 1cm 정도이며, 그 속에 2개의 수과가 들어 있다.

▶**약용 부위, 약효** → 열매를 창이자(蒼耳子)라고 하는데, 코와 귀 주변의 염증을 제거하는 작용이 강하고, 열을 내리는 효능이 있다. 축농증으로 코가 막히고 두통이 있으면서 냄새를 맡지 못하고, 때로는 콧물을 흘리는 증상에 좋다. 중이염에도 자주 활용되며, 손과 발, 그리고 피부에 생긴 건선염에도 효과가 있다.

▶**사용법** → 열매 5g을 물 2컵(400mL)에 달여서 복용하거나 술에 담가서 복용한다. 손과 발에 난 건선 피부염은 달인 물로 씻거나 담그면 효과가 있다.

▶**참고** → 창이자는 신농본초경(神農本草經)의 중품에 수재되어 있고, 잎은 신국(神麴)의 제조 원료로 사용된다.

▶**한약 처방명** → 창이산(蒼耳散)

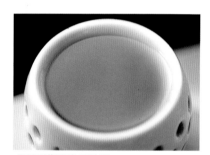
창이자(蒼耳子) 달인 액

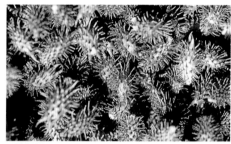
창이자(蒼耳子)

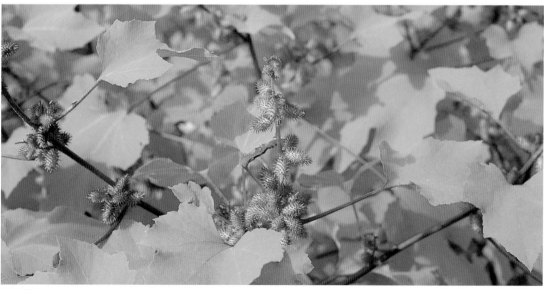
도꼬마리   2002.10.15 충남대약초원

101. 도둑놈의지팡이 | 콩과

Sophora flovescens Solander ex
Aiton

Leguminosae

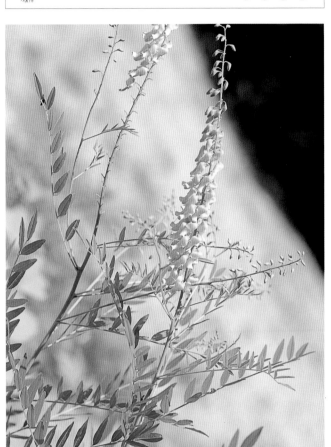

1997.6.29 팔공산   도둑놈의지팡이

◆ 별명 : 고삼, 너삼
◆ 약용 부위 : 뿌리
◆ 생약명 : 고삼(苦蔘)
◆ 약효 : 황달, 이질, 생식기 주변 가려움증
◆ 사용법 : 내복, 약주, 약차, 외용

▶**생태** → 산과 들에서 흔하게 자라고, 일본, 중국, 타이완, 시베리아에 분포하는 여러해살이풀. 높이 1~1.2m. 꽃은 연한 노란색으로 6~8월에 핀다. 꽃받침은 5개, 꽃잎은 기판(旗瓣)의 끝이 위로 구부러지고, 꼬투리는 좁은 원주형으로서 잘록잘록하며, 길이는 7~8cm이다.

▶**약용 부위, 약효** → 뿌리를 고삼(苦蔘)이라고 하는데, 열을 내리게 하고, 습(濕)과 풍(風)을 없애며, 살충의 효능이 있다. 황달, 이질, 생식기 주변의 가려움증, 옴이나 버짐, 소변을 볼 때 따끔따끔하면서 아프고, 소변이 잘 나오지 않을 때 좋다.

▶**사용법** → 뿌리 5g을 물 2컵(400mL)에 달여서 복용하고, 외용에는 달인 액으로 씻거나 짓찧어서 붙인다.

▶**참고** → 열매의 모양이 잘록잘록하므로 도둑놈의지팡이라고 하며, 뿌리를 씹어 보면 아주 쓰므로 중국 사람들은 고삼(苦蔘)이라고 한다. 고삼은 신농본초경(神農本草經)의 중품에 수재되어 있을 정도로 오랫동안 사용해 온 약재이다.

▶**한약 처방명** → 고삼탕(苦蔘湯), 가미귀비탕(加味歸脾湯), 삼물황금탕(三物黃芩湯)

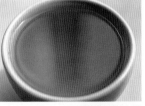

고삼(苦蔘) 달인 액

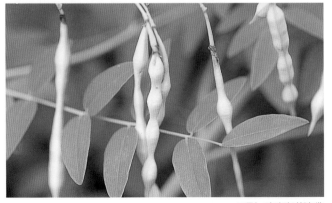

도둑놈의지팡이(열매)

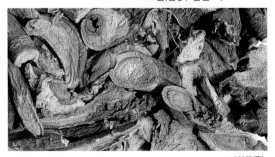

고삼(苦蔘)

113

102. 도라지 | 도라지과

Platycodon grandiflorum
(Jacq.) A. DC.

Campanulaceae

◆ 별명 : 약도라지
◆ 약용 부위 : 뿌리
◆ 생약명 : 길경(桔梗)
◆ 약효 : 기침, 가래, 편도선염, 인후염
◆ 사용법 : 내복, 약주, 약차

▶**생태** → 산과 들에서 흔하게 볼 수 있고, 일본, 중국, 아무르, 우수리에 분포하는 여러해살이풀. 높이 40~100cm. 꽃은 하늘색 또는 흰색으로 7~8월에 피며, 원줄기 끝에 1개 또는 여러 개가 위로 달린다. 꽃받침은 5개, 꽃통은 끝이 퍼진 종 모양이고, 지름 4~5cm로서 끝이 5개로 갈라지며, 5개의 수술과 1개의 암술이 있다. 자방은 5실이고 암술대는 끝이 5개로 갈라진다.

▶**약용 부위, 약효** → 뿌리를 길경(桔梗)이라고 하는데, 폐의 기능을 돕고, 고름을 제거하는 효능이 있다. 기침과 가래가 많고 숨이 가쁜 증상, 편도선염, 인후염에 좋다.

▶**사용법** → 뿌리 10g을 물 3컵(600mL)에 달인 액을 반씩 나누어 아침 저녁으로 복용한다. 도라지에는 사포닌이 많이 함유되어 있으므로 물에 푹 담가 두었다가 사용하고, 오랫동안 복용하는 것은 바람직하지 않다.

▶**참고** → 뿌리가 땅 속에 깊이 박혀 있어서 뽑아 내기가 어렵다고 하여 길경이라고 한다. 길경은 신농본초경(神農本草經)의 하품에 수재되어 있다.

▶**한약 처방명** → 길경탕(桔梗湯), 길경백산(桔梗白散)

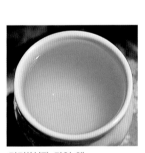

길경(桔梗) 달인 액

길경(桔梗)이 함유된 기침, 가래약

열매

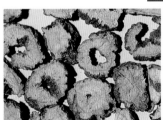

길경(桔梗) 썬 것

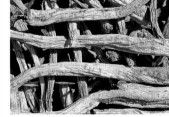

길경(桔梗)

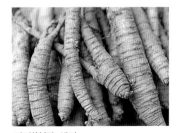

길경(桔梗) 생것

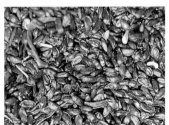

도라지(종자)

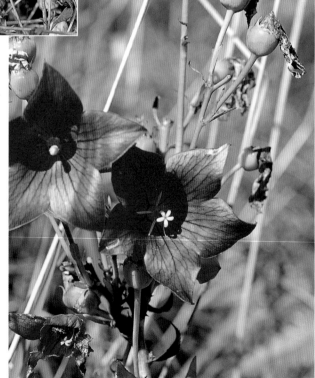

도라지

2001.9.22 전남 비금도

103. 독말풀 | 가지과

Datura stramonium L.　　　　　Solanaceae

◆ 약용 부위 : 잎, 꽃, 종자
◆ 생약명 : 만다라엽(曼陀羅葉), 양금화(洋金花), 만다라자 (曼陀羅子)
◆ 약효 : 기침, 가래, 천식, 탈항, 하리
◆ 사용법 : 내복, 외용

▶**생태** → 우리 나라에서 재배하는 귀화 식물이며, 열대 아 시아가 원산지인 한해살이풀. 높이 1m. 줄기는 곧게 자라 며, 굵은 가지가 많이 갈라진다. 잎은 어긋난다. 꽃은 나팔 꽃 모양으로 6~7월에 연한 자줏빛으로 피며, 잎겨드랑이에 1개씩 달린다. 삭과도 둥글며, 지름 2.5cm로서 가시 같은 돌기가 많고 종자는 흰색이다.

▶**약용 부위, 약효** → 잎을 만다라엽(曼陀羅葉)이라고 하는 데, 천식, 각기, 탈항을 치료한다. 또, 꽃을 양금화(洋金花) 라고 하는데, 기침과 통증을 멈추게 하는 효능이 있다. 열매 또는 종자를 만다라자(曼陀羅子)라고 하며, 천식, 탈항, 하 리를 치료한다.

▶**사용법** → 잎, 꽃, 종자 0.5g을 물 1컵(200mL)에 달여서 복용하고, 외용에는 짓찧어서 바른다.

▶**참고** → 독성이 강하므로 복용에 주의하여야 한다. 독말풀 에 비하여 꽃이 흰색인 흰독말풀 *D. metel*도 약효가 같다. 이 약재에 함유된 hyoscyamine, scopolamine, atropine은 acetylcholine 수용체를 차단함으로써 부교감 신경을 억제 한다.

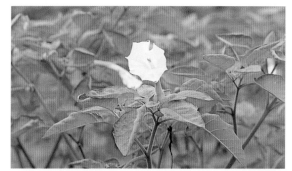

2002.6.9 충남대약초원　　　　　흰독말풀

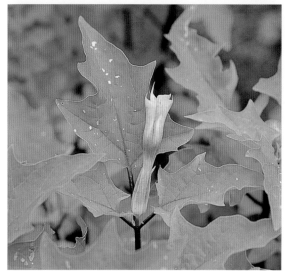

2002.6.19 충남대약초원　　　　　독말풀

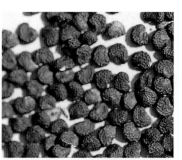

만다라자(曼陀羅子)

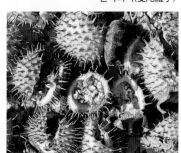

독말풀(열매)

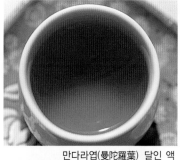

만다라엽(曼陀羅葉) 달인 액

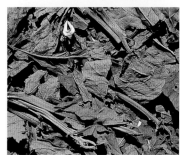

만다라엽(曼陀羅葉)

104. 독활 | 두릅나무과

Aralia cordata Thunb. [*A. continentalis* Kitagawa]

Araliaceae

◆ 별명 : 땃두릅, 땅두릅
◆ 약용 부위 : 뿌리
◆ 생약명 : 독활(獨活)
◆ 약효 : 허리와 무릎 통증
◆ 사용법 : 내복, 약주, 욕탕제

▶ **생태** → 우리 나라의 산에서 자라고, 일본, 중국, 사할린에 분포하는 여러해살이풀. 높이 1.5m. 잎은 어긋나고, 2회 깃꼴 겹잎이다. 꽃은 암수 한그루이고, 7~8월에 가지와 원줄기 끝 또는 윗부분의 잎겨드랑이에서 핀다. 꽃잎은 5개로 연한 녹색이고, 지름 3mm 정도이며, 수술과 암술대는 각각 5개이다. 열매는 9~10월에 익는다.

▶ **약용 부위, 약효** → 뿌리를 독활(獨活)이라고 하는데, 허리와 무릎 통증에 효과가 있다. 특히, 심한 노동으로 허리 아래가 불편할 때 좋다.

▶ **사용법** → 뿌리 5g을 물 2컵(400mL)에 달여서 복용하거나 술에 담가서 복용한다. 꽃이 필 때 부드러운 잎들을 따서 말렸다가 욕탕제로 사용하면 냉증, 신경통, 요통, 관절염에 좋다.

▶ **참고** → 독활은 신농본초경(神農本草經)의 상품에 수재되어 있으며, 중국에서 수입되는 것은 대부분 향독활 *Angelica pubescens*의 뿌리이고, 간혹 소꼬리독활 *Heracleum hemsleyanum*의 뿌리도 있다. 중국에서는 *A. cordata*를 토당귀(土當歸)라고 하며, 발한 및 진통에 사용한다.

▶ **한약 처방명** → 강활승습탕(羌活勝濕湯), 소경활혈탕(疎經活血湯)

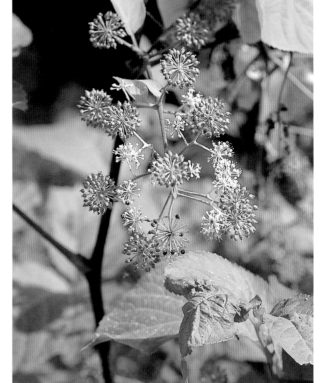

독활   2001.9.1 울릉도

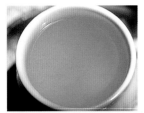

독활(獨活) 달인 액

독활(獨活) 가루(중국산)

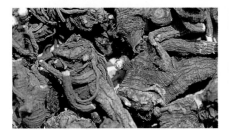

독활(獨活) (중국산)

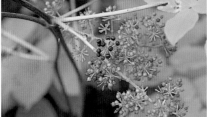

독활(열매)

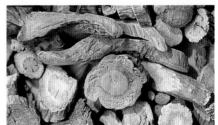

독활(獨活) 자른 것

105. 돌꽃

돌나물과

Rhodiola elongata (Ledeb.)
Fischer et Meyer

Crassulaceae

◆ 별명 : 가는잎돌꽃
◆ 약용 부위 : 뿌리
◆ 생약명 : 홍경천(紅景天), 장백홍경천(長白紅景天)
◆ 약효 : 성기능 장애, 당뇨병
◆ 사용법 : 내복, 약주, 약차

▶**생태** → 백두산, 함남 노봉, 관모산, 북수백산, 평북 낭림산에서 볼 수 있고, 일본, 중국 둥베이(東北), 시베리아의 높은 산에서 자라는 여러해살이풀. 암수 딴그루, 높이 10~30cm, 뿌리는 굵고, 잎은 육질이며 바늘 모양이다. 꽃은 노란색, 꽃잎은 4개이며, 수술은 8개이고, 꽃잎과 길이가 비슷하다.

▶**약용 부위, 약효** → 뿌리를 홍경천(紅景天) 또는 장백홍경천(長白紅景天)이라고 하며, 몸을 튼튼하게 하는 데 효능이 있다. 성기능 장애, 당뇨병, 피부병을 치료한다.

▶**사용법** → 뿌리 5g을 물 2컵(400mL)에 달여서 복용하거나 술에 담가서 복용한다.

▶**참고** → 이 식물의 추출물을 원료로 하여 만든 강장제가 시판되고 있다. 잎이 돌꽃보다 좁고 전체에 톱니가 있고, 가장자리가 투명하지 않은 좁은잎돌꽃 *R. angusta*, 전체가 흰가루색을 띠고, 잎은 달걀 모양이며, 가장자리에 톱니가 있고 투명한 자리가 불분명한 바위돌꽃 *R. rosea*도 약효가 같다.

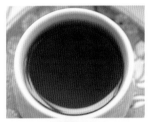

홍경천(紅景天) 달인 액

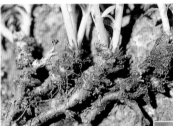

돌꽃(뿌리)

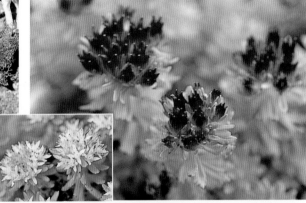

수꽃　1996.7.8 백두산　　　돌꽃(암꽃)

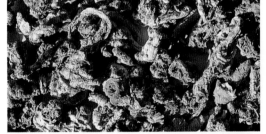

홍경천(紅景天)

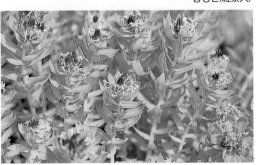

1996.7.8 백두산　　　바위돌꽃(암꽃)

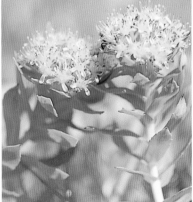
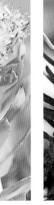

1996.7.8 백두산　　　바위돌꽃(수꽃)

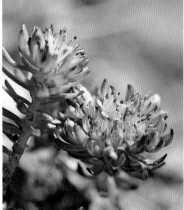

좁은잎돌꽃(수꽃)

117

106. 돌외

박과

Gynostemma pentaphyllum
(Thunb.) Makino

Cucurbitaceae

◆ 별명 : 덩굴차, 물외
◆ 약용 부위 : 지상부
◆ 생약명 : 교고람(絞股藍), 칠엽담(七葉膽)
◆ 약효 : 만성 기관지염
◆ 사용법 : 내복, 약주, 약차

▶**생태** → 제주도, 울릉도 및 남쪽 섬에서 볼 수 있고, 일본, 중국, 타이완, 인도, 말레이시아에 분포하며, 숲 가장자리에서 자라는 덩굴성 여러해살이풀. 꽃은 8~9월에 피고 암수딴그루이다. 열매는 장과로 둥글며, 지름 6~8mm, 흑록색이고, 종자는 길이 4mm이다.

▶**약용 부위, 약효** → 전초를 교고람(絞股藍) 또는 칠엽담(七葉膽)이라고 하는데, 염증을 제거하고, 기침과 가래를 멎게 하는 효능이 있어서 만성 기관지염 치료에 이용한다.

▶**사용법** → 전초를 가루로 만들어 1일 3회 2~3g씩 복용하거나 뜨거운 물로 우려내어 마신다. 술에 담가서 복용하여도 좋다.

▶**참고** → 열매가 아주 작고 생긴 모양이 참외 같아서 돌외라고 한다. 인삼에 함유되어 있는 사포닌과 똑같은 성분이 네 가지나 들어 있어서 주목을 끌고 있다. 최근에는 건강 보조 식품의 원료로 주목받고 있다.

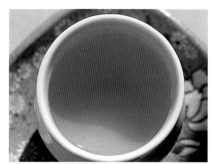

교고람(絞股藍) 달인 액

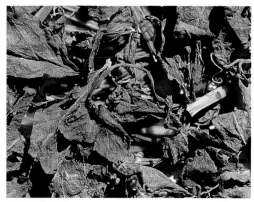

교고람(絞股藍)

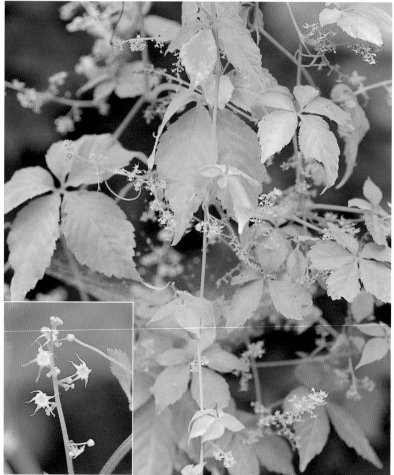

꽃   돌외   1994.9.14 제주 서귀포

118

107. 동과

박과

Benincasa hispida (Thunb.) Cogn.

Cucurbitaceae

- ◆ 별명 : 동아
- ◆ 약용 부위 : 종자, 열매 껍질
- ◆ 생약명 : 동과자(冬瓜子), 동과피(冬瓜皮)
- ◆ 약효 : 가래, 부종, 치질
- ◆ 사용법 : 내복, 약주, 약차, 외용

▶ **생태** → 우리 나라의 일부 지방과 중국의 대부분 지역에서 재배하는 덩굴성 한해살이풀. 줄기는 굵고 네모져 있으며, 황갈색의 날카로운 털로 덮여 있고, 덩굴손은 2~3개로 갈라진다. 잎은 어긋나고, 잎자루는 길며, 꽃은 암수 한그루로서 잎겨드랑이에 노란색으로 1개씩 핀다. 열매는 크고 육질이며, 납 같은 흰가루로 덮여 있다.

▶ **약용 부위, 약효** → 종자를 동과자(冬瓜子)라고 하는데, 폐의 기능을 돕는다. 가래와 뿌리 깊은 종기를 제거하고, 수분 대사를 잘 하게 하는 효능이 있다. 가래가 많고 기침을

자주 하며, 소변이 탁한 증상, 대하증, 치질을 치료한다. 또, 열매 껍질을 동과피(冬瓜皮)라고 하는데, 소변을 잘 보지 못하고 붓는 증상, 열이 나고 갈증을 느끼는 증상을 치료한다.

▶ **사용법** → 종자 또는 열매 껍질 5g을 물 2컵(400mL)에 달여서 복용하고, 치질에는 달인 액을 복용하면서 달인 액으로 씻는다.

▶ **참고** → 동과자는 신농본초경(神農本草經)에 수재되어 있을 정도로 오랫동안 사용하여 온 약재이다.

▶ **한약 처방명** → 대황목단피탕(大黃牧丹皮湯)

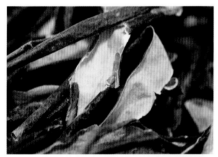
동과피(冬瓜皮)

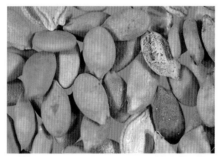
동과자(冬瓜子)

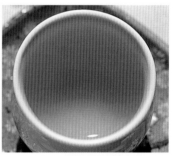
동과자(冬瓜子) 달인 액

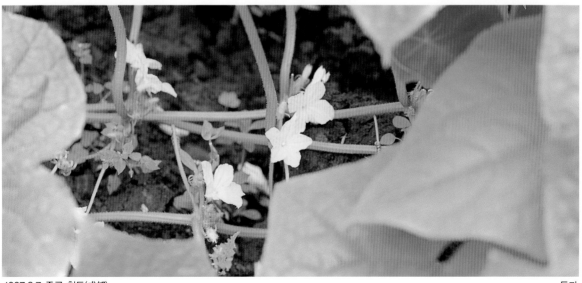

1997.8.7 중국 청두(成都)

동과

108. 동충하초 | 맥각균과

Cordyceps sinensis (Berck.)
Sacc.

Clavicipitaceae

◆ 별명 : 동충초(冬蟲草)
◆ 약용 부위 : 자실체 및 번데기
◆ 생약명 : 동충하초(冬蟲夏草)
◆ 약효 : 가래, 음위증, 빈혈
◆ 사용법 : 내복, 약주, 약차, 외용

▶**생태** → 누에나방의 번데기에 세균이 침입하여 번식한 것. 활엽수림에서 많은 종류가 발견되는데, 활엽수림에서도 나무가 15년 이상 되고, 양 옆으로 물이 흐르는 계곡 주변의 낙엽층이 두꺼운 부식토에서 주로 자란다. 중국에서는 4월경 해발 3000~4000m의 고산 지대에서 눈이 녹기 전에 동충하초를 채집한다.

▶**약용 부위, 약효** → 자실체 및 번데기를 동충하초(冬蟲夏草)라고 하는데, 폐와 신장 기능을 돕고, 출혈을 막아 주고 가래를 삭여 주는 효능이 있다. 기침이 나면서 숨이 찬 증상, 저절로 땀이 나는 증상, 음위증, 저절로 정액이 흘러나오는 증상, 허리와 무릎이 시리고 아픈 증상, 빈혈 등을 치료한다.

▶**사용법** → 자실체 및 번데기 3g을 물 2컵(400mL)에 달여서 복용하거나 술에 담가서 복용하고, 알약이나 가루약으로 만들어 복용하기도 한다. 외용에는 짓찧어서 바른다.

▶**참고** → 겨울에는 세균이 곤충의 몸에 침입하여 가만히 있다가 여름이 되면 무성하게 번식하여 풀처럼 나타난다고 하여 동충하초(冬蟲夏草)라고 한다. 청나라의 의학서인 본초종신(本草從新)에 처음으로 수재되어 지금까지 사용하고 있는 약재이다. 최근에는 인공 배양법이 발달하여 기능성 식품 또는 건강 보조 식품의 원료로 널리 이용되고 있다.

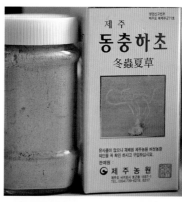
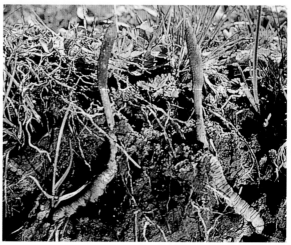

동충하초(冬蟲夏草) 제품

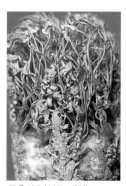

동충하초(인공 배양)

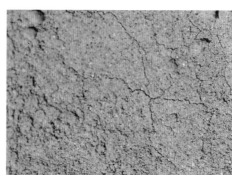

동충하초(冬蟲夏草) 가루

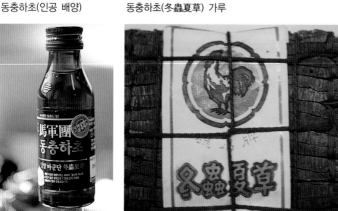

동충하초(冬蟲夏草) 음료   동충하초(冬蟲夏草) (중국산)

동충하초(冬蟲夏草)

109. 두꺼비(큰두꺼비) | 두꺼비과

Bufo bufo-gargarizans Cantor   Bufonidae

◆ 별명 : 반자, 용자, 반균
◆ 약용 부위 : 분비물
◆ 생약명 : 섬수(蟾酥)
◆ 약효 : 복통, 부스럼, 여름철 토사, 치주염
◆ 사용법 : 내복, 외용

▶**생태** → 양서 동물의 하나. 몸 길이 10~12cm. 흙구덩이나 숲 속에서 볼 수 있고, 일본, 중국에 분포한다. 물과 뭍에서 서식하는 동물로 머리 부분이 넓고 길며, 주둥이 끝 부분이 둥글다. 앞다리가 길고 굵으며, 발가락이 납작하다. 피부가 매우 거칠고, 몸 전체에 크기가 일정하지 않은 둥근 돌기가 솟아 있다.

▶**약용 부위, 약효** → 귀밑샘에서 분비되는 끈끈한 물질을 섬수(蟾酥)라고 하는데, 독을 풀어 주고 부은 것을 내리며 아픔을 멈추게 하는 효능이 있다. 복통이 나서 정신이 혼미해지는 증상, 더위를 먹어 토하고 설사를 하는 증상, 부스럼, 속이 깊은 종기, 연주창, 인후염, 잇몸의 통증을 치료한다.

▶**사용법** → 두꺼비의 분비물 0.005g(1회)을 알약으로 만들어 복용하며, 외용으로 사용할 때에는 가루로 만들어서 상처에 뿌리거나 참기름에 개어서 바른다.

▶**참고** → 섬수(蟾酥)는 송나라 때의 의학서인 본초연의(本草衍義)에 처음으로 수재된 약재이다. 고혈압 환자나 임신부는 사용하지 않는 것이 좋으며, 독성이 강하므로 약의 용량을 정확하게 달아서 사용하여야 한다. 중국에서는 독선(毒腺) 분비물인 섬수(蟾酥)를 채취한 뒤 내장을 제거하고 말린 것을 섬피(蟾皮) 또는 간섬(干蟾)이라 하고, 머리 부분을 말린 것을 섬두(蟾頭)라고 한다. 용도는 섬수(蟾酥)와 같다. 눈과 등이 검은 것을 흑광섬수(黑眶蟾酥)라고 하며, 섬수(蟾酥) 채취에 이용한다.

▶**한약 처방명** → 육신환(六神丸), 섬수환(蟾酥丸)

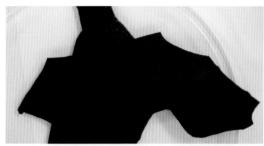

섬수(蟾酥)

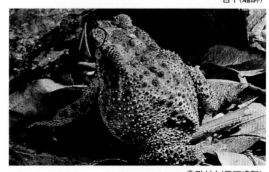

흑광섬수(黑眶蟾酥)

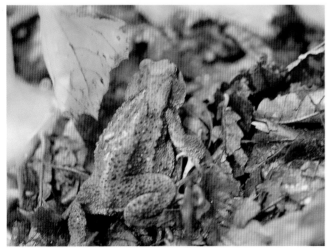

1994.7.10 계룡산   두꺼비

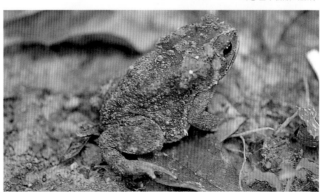

2002.8 중국 장시(江西)   두꺼비(외부의 자극을 받고 독을 분비하는 모습)
약용식물원

121

110. 두릅나무 | 두릅나무과

Aralia elata Seem.   Araliaceae

◆ 별명 : 참두릅, 드릅나무
◆ 약용 부위 : 뿌리 껍질, 줄기 껍질, 가지
◆ 생약명 : 총목피(楤木皮). 총목지(楤木枝)
◆ 약효 : 신경쇠약, 류머티스성 관절염, 신경통
◆ 사용법 : 내복, 약주, 약차

▶**생태** → 우리 나라에서 볼 수 있고, 일본, 중국 둥베이(東北), 아무르, 우수리, 사할린에 분포한다. 숲 가장자리에서 자라는 갈잎작은키나무. 높이 3~4m. 꽃은 8~9월에 핀다. 열매는 장과로 둥글며 지름 3mm 정도, 10월에 검은색으로 익는다.

▶**약용 부위, 약효** → 뿌리 껍질 또는 줄기 껍질을 총목피(楤木皮)라고 하는데, 몸을 보하고 심신을 안정시키며 혈액 순환을 돕는 효능이 있다. 소변을 잘 보지 못하는 증상, 신경쇠약, 기운이 없어서 팔다리가 편하지 못한 증상, 류머티스성 관절염, 만성적인 간염, 당뇨병, 성기능 감퇴를 치료한다. 가지를 총목지(楤木枝)라 하며, 신경통 치료에 사용한다.

▶**사용법** → 뿌리 껍질 또는 줄기 껍질 5g을 물 2컵(400mL)에 달여서 복용하거나 술에 담가서 복용한다. 알약으로 만들어 복용하면 편리하다.

▶**참고** → 봄에 나오는 어린 싹은 나물로 해 먹고, 껍질은 민간에서 당뇨병 치료제로 사용한다. 가시가 적고 잎 뒤에 털이 많은 애기두릅나무 for. *canescens*도 약효가 같다.

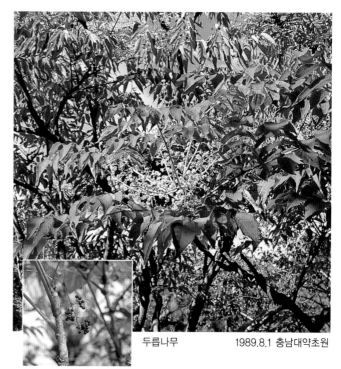

두릅나무   1989.8.1 충남대약초원

열매

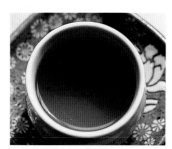

총목피(楤木皮) 달인 액

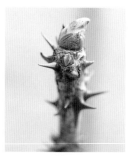

두릅나무(새순)

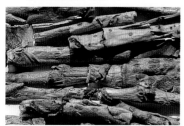

총목지(楤木枝)

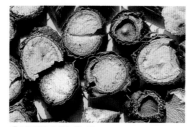

총목지(楤木枝) 썬 것

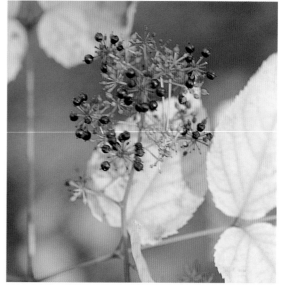

애기두릅나무   2000.8.25 설악산

111. 두충나무 | 두충과

Eucommia ulmoides Oliver   Eucommiaceae

◆ 별명 : 들중나무
◆ 약용 부위 : 줄기 껍질, 어린잎
◆ 생약명 : 두충(杜沖), 면아(檰芽)
◆ 약효 : 요통, 정력 감퇴, 고혈압
◆ 사용법 : 내복, 약주, 약차

▶ **생태** → 우리 나라에서 약용 식물로 재식하며, 중국이 원산지인 갈잎큰키나무. 높이 20m. 줄기 껍질, 잎, 열매를 자르면 고무 같은 실이 나온다. 잎은 어긋나고, 꽃은 암수 딴그루로서 잎과 동시에 또는 잎보다 먼저 피는데, 새 가지의 밑부분 포편의 겨드랑이에 달리고 꽃덮이는 없다. 자방은 2개의 심피가 합쳐지고, 암술머리는 2개로 갈라진다. 열매는 편평한 긴 타원형이며 날개가 있다.

▶ **약용 부위, 약효** → 줄기 껍질을 두충(杜沖)이라고 하는데, 간장과 신장을 보하고 뼈와 근육을 튼튼하게 하는 작용이 있으므로, 요통, 무릎관절통, 고혈압을 치료한다. 어린잎을 면아(檰芽)라고 하며 자양 강장제로 사용한다.

▶ **사용법** → 줄기 껍질 5g을 물 2컵(400mL)에 달여서 복용하거나 술에 담가서 복용한다. 잎도 줄기 껍질과 사용법이 같다.

▶ **참고** → 중국의 옛 이야기에, 두충(杜沖)이라는 사람이 이 약초를 먹고 도를 닦았다고 해서, 그 사람을 기려 두충나무라 부르고 있다. 두충은 신농본초경(神農本草經)에 수재되어 있을 정도로 오랫동안 사용하여 온 약재이다.

▶ **한약 처방명** → 십보환(十補丸), 천왕보심단(天王補心丹), 오가피환(五加皮丸)

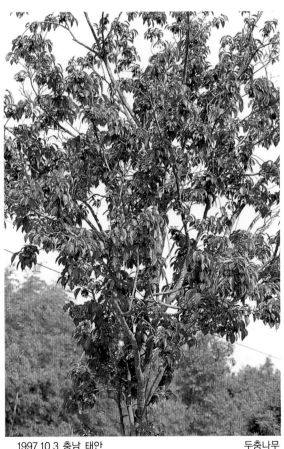

1997.10.3 충남 태안   두충나무

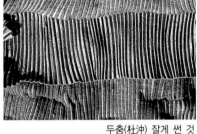

두충(杜沖) 잘게 썬 것

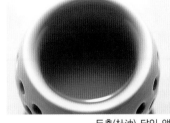

두충(杜沖) 달인 액

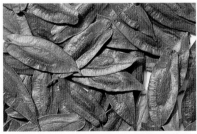

두충나무(종자)

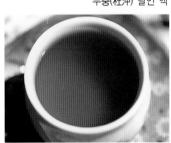

면아(檰芽) 달인 액

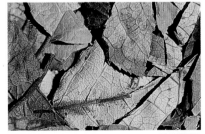

면아(檰芽)

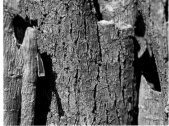

두충(杜沖)

123

112. 둥굴레 | 백합과

Polygonatum odoratum (Mill.)
Druce var. *pluriflorum* (Miq.)
Ohwi

Liliaceae

◆ 별명 : 괴불꽃
◆ 약용 부위 : 뿌리줄기
◆ 생약명 : 옥죽(玉竹)
◆ 약효 : 목이 마르는 증세, 현기증
◆ 사용법 : 내복, 약주, 약차

▶**생태** → 산과 들에서 흔히 볼 수 있고, 일본, 중국, 아무르, 몽골에 분포하는 여러해살이풀. 높이 30~60cm. 육질의 뿌리줄기는 옆으로 벋고 마디와 마디 사이가 길며, 지름 4~7mm, 줄기는 윗부분이 활같이 굽으며, 능각이 있다. 잎은 어긋나고 한쪽으로 치우쳐 퍼지며, 꽃은 6~7월에 피는데, 1~2개씩 잎겨드랑이에 달린다. 장과는 둥글고 검은색으로 익는다.

▶**약용 부위, 약효** → 뿌리줄기를 옥죽(玉竹)이라고 하는데, 목이 마르고 현기증이 있으며 가슴이 답답하고 팔다리가 저린 증상에 좋다. 소변을 자주 보고, 뒤가 시원치 않은 사람에게도 효과가 있다.

▶**사용법** → 뿌리줄기 5g을 물 2 컵(400mL)에 달여서 복용하거나 술에 담가서 복용한다. 요즘은 가루로 만들어 차로 널리 이용하고 있다.

▶**참고** → 잎이 대나무처럼 생겼고, 꽃이 노란색을 띤 흰색으로, 옥(玉)처럼 생겼다 하여 붙인 이름이다. 옥죽(玉竹)으로 시판되는 것은 둥굴레를 위시하여 각시둥굴레 *P. humile*, 통둥굴레 *P. inflatum*, 용둥굴레 *P. involuclatum*, 죽대 *P. lasianthum* 등의 뿌리줄기이다. 옥죽은 신농본초경(神農本草經)에 여위(女萎)라는 이름으로 수재되어 있다.

▶**한약 처방명** → 마황승마탕(麻黃升麻湯), 사삼맥문동탕(沙蔘麥門冬湯)

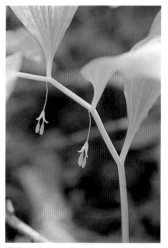
통둥굴레

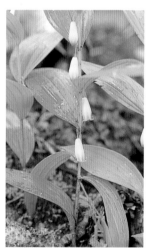
각시둥굴레

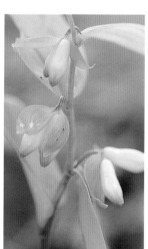
용둥굴레

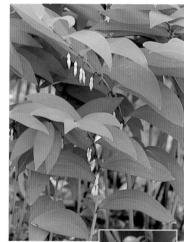
둥굴레 2002.8.1
백두산

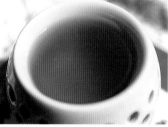
옥죽(玉竹) 달인 액

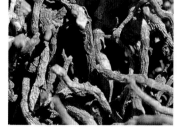
옥죽(玉竹)

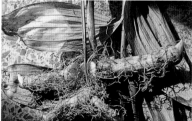
둥굴레(뿌리줄기)

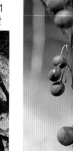
열매

113. 들깨 　｜꿀풀과

Perilla frutescens (L.) Britton 　Labiatae
var. *japonica* Hara

◆ 별명 : 임자
◆ 약용 부위 : 종자, 잎
◆ 생약명 : 백소자(白蘇子), 백소엽(白蘇葉)
◆ 약효 : 기침, 가래
◆ 사용법 : 내복, 약차

▶ **생태** → 우리 나라에서 재배하며, 동남 아시아가 원산지인 한해살이풀. 높이 0.9~1.5m. 줄기는 네모나고 곧게 자라며, 잎은 마주난다. 꽃은 흰색으로 8~9월에 가지 끝과 원줄기 끝의 총상화서로 달리고, 꽃받침은 종 모양으로 끝이 5개로 갈라지며, 4개의 수술 중 2개가 길다. 꽃받침 안에 들어 있는 분과는 둥글며, 지름은 2mm이고 종자는 좁쌀 같다.

▶ **약용 부위, 약효** → 종자를 백소자(白蘇子)라고 하는데, 기(氣)를 내리고 가래를 삭이며 폐와 위장의 기능을 돕는 효능이 있다. 기침이 심하고 가래가 끓는 증상, 만성적인 변비를 치료한다. 또, 잎을 백소엽(白蘇葉)이라고 하는데, 감기가 우리 몸에 침입하여 살갗이나 호흡기에 머물고 있는 것을 쫓아 내고, 소화를 증진시키는 효능이 있다. 열이 나고 때로는 온몸이 벌벌 떨리며 기침이 나는 감기, 만성적인 소화불량을 치료한다.

▶ **사용법** → 종자 또는 잎 5g을 물 2컵(400mL)에 달여서 복용하거나 알약이나 가루약으로 만들어 복용한다. 잎은 뜨거운 물에 우려내어 차로 이용하여도 좋다.

▶ **참고** → 차즈기와 비슷하나 자줏빛을 거의 띠지 않는다.

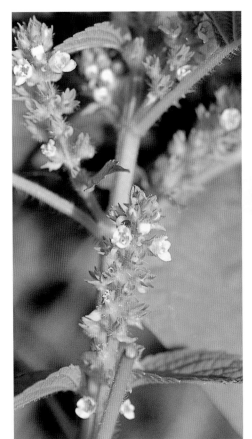
2002.9.1 홍도 　　들깨

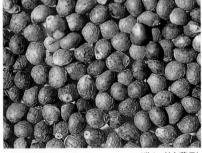
백소자(白蘇子)

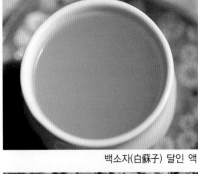
백소자(白蘇子) 달인 액

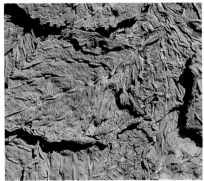
백소엽(白蘇葉)

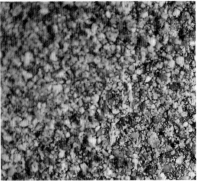
백소자(白蘇子) 가루

125

114. 등에

등에과

Tabanus spp.   Tabanidae

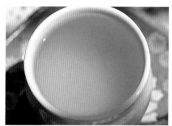

◆ 별명 : 비맹(蜚虻)
◆ 약용 부위 : 충체
◆ 생약명 : 맹충(虻蟲)
◆ 약효 : 월경불순, 산후 어혈에 의한 통증
◆ 사용법 : 내복

▶**생태**→ 우리 나라의 연못, 늪, 강 등 물과 가까운 곳에서 살고, 일본, 중국, 타이완 등에 분포하는 파리목에 속하는 곤충. 몸 길이는 1~3cm 정도이고, 머리는 반구형, 수컷의 겹눈은 맞붙어 있고 암컷의 겹눈은 떨어져 있다. 더듬이는 3마디로 되고, 큰턱은 창 모양으로 강하며, 아랫입술인 주둥이는 직선 모양이다. 입틀은 찌르며 흡수하도록 되어 있고, 작은턱은 너비가 넓은 잎 모양으로 되어 있다. 가슴은 크고, 배는 너비가 넓고 부풀거나 납작하며 털이 나 있다. 우리 나라에는 등에속, 대모등에속, 깨다시등에속, 집파리등에속, 황등에속, 옆노랑등에속, 땅딸보등에속 등 7속 37종이 알려져 있다. 주로 온혈동물로부터 피를 빨아먹고 살지만, 꿀이나 식물의 즙액을 빨아먹고 사는 것도 있다.

▶**약용 부위, 약효** → 건조한 몸체를 맹충(虻蟲)이라고 하는데, 혈액 순환을 좋게 하고 어혈을 없애며 경락을 잘 통하게 하고 월경을 고르게 하는 효능이 있다. 월경이 없는 증상, 산후 어혈로 오는 통증, 타박상을 치료한다.

▶**사용법** → 충체 0.3g을 물 1컵(200mL)에 달여서 복용하거나 알약이나 가루약으로 만들어 복용한다. 독성이 있으므로 과량을 사용하지 말아야 하며, 임산부는 피하는 것이 좋다.

▶**참고** → 신농본초경(神農本草經)의 중품에 목맹(木虻)과 비맹(蜚虻)의 2종이 수재되어 있다. 목맹은 눈이 붉고 아프며 어혈을 푸는 데 효과가 있고, 비맹은 어혈을 없애고 뱃속에 뭉친 것을 몰아내고 혈맥을 통하게 하는 데 효과가 있다고 하였다. 현재 중국 약재 시장에는 15종의 등에류가 맹충으로 시판되고 있다.

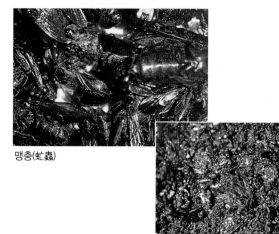

맹충(虻蟲) 달인 액

맹충(虻蟲)

맹충(虻蟲) 가루

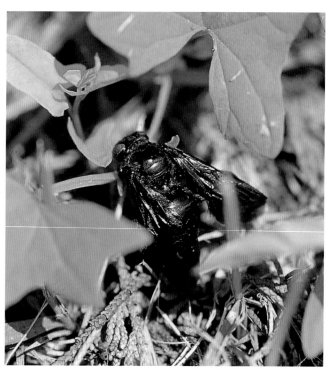

등에   2002.7.15 중국 난징(南京)

115. 등칡

쥐방울덩굴과

Aristolochia manshuriensis Kom.

Aristolochiaceae

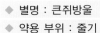

- ◆ 별명 : 큰쥐방울
- ◆ 약용 부위 : 줄기
- ◆ 생약명 : 관목통(關木通)
- ◆ 약효 : 심장쇠약, 소변불리
- ◆ 사용법 : 내복, 약주

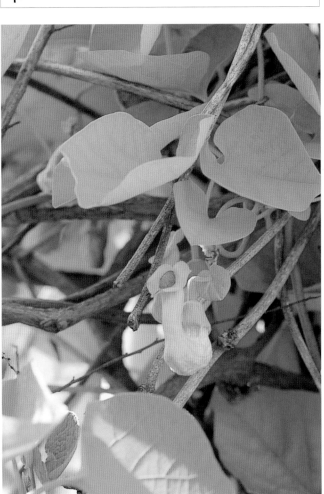

2002.5.1 충남대약초원   등칡

▶**생태** → 경남북, 지리산, 오대산, 설악산 등지의 깊은 산 골짜기에서 자라는 갈잎덩굴성 나무. 중국 둥베이(東北), 우수리에 분포한다. 잎은 어긋나고 둥근 심장형이다. 꽃은 색소폰처럼 꼬부라지며, 꽃통의 넓은 부분은 연한 녹색, 쥐방울덩굴에 비하여 나무의 속성을 가진다.

▶**약용 부위, 약효** → 줄기를 관목통(關木通)이라고 하는데, 화(火)를 내리고, 강심(强心), 이뇨 및 염증을 제거하는 효능이 있다. 심장쇠약, 소변을 잘 보지 못하고 붉은빛이 보이는 증상, 입 안에 생긴 염증, 악성 종양, 젖이 잘 나오지 않는 증상을 치료한다.

▶**사용법** → 줄기 5g을 물 2컵(400mL)에 달여서 복용하거나 술에 담가서 복용한다.

▶**참고** → 뿌리줄기를 동북목통(東北木通)이라고도 한다.

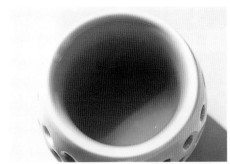

관목통(關木通) 달인 액

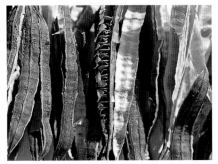

등칡(열매)

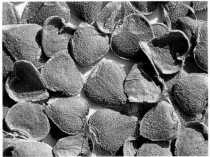

등칡(종자)

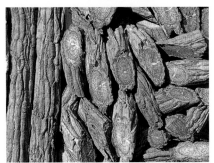

관목통(關木通)

116. 디기탈리스 | 현삼과

Digitalis purpurea L.   Scrophulariaceae

◆ 별명 : 없음
◆ 약용 부위 : 잎
◆ 생약명 : 양지황(洋地黃), 모지황(毛地黃)
◆ 약효 : 강심, 이뇨, 부종
◆ 사용법 : 내복, 약주, 약차

▶**생태** → 약용으로 재배하는 귀화 식물이며, 유럽이 원산지인 여러해살이풀. 높이 1~1.5m. 줄기는 곧게 자라며 전체에 짧은 털이 있다. 잎은 어긋난다. 꽃은 7~8월에 피고, 원줄기 끝에서 수상화서가 발달하며, 꽃통은 홍자색으로 짙은 반점이 있고 종 모양이다. 4개의 수술 중 2개가 길고, 삭과는 원추형이다.

▶**약용 부위, 약효** → 잎을 양지황(洋地黃) 또는 모지황(毛地黃)이라고 하는데, 강심 및 이뇨의 효능이 있다. 심기능부전증, 만성 판막증, 부종을 치료한다.

▶**사용법** → 잎을 가루로 만들어 아침 저녁으로 0.01g씩 복용한다.

▶**참고** → purpureaglycoside A와 B, digitoxin, gitoxin, gitaloxin 등은 심근 섬유막에서 Na^+, K^+ 펌프의 기능을 억제하고, Na^+ 농도를 상승시키며, Ca^{2+}의 유입을 증가시켜 심근을 수축시키고 심박 수를 감소시킨다. 심기능의 강화는 혈압을 상승시키고, 2차적으로 이뇨 효과를 높여 준다. 독성이 있으므로 복용에 주의하여야 한다. 디기탈리스는 많은 변종과 품종이 있으며, 원예용으로도 이용된다. 털디기탈리스 *D. lanata*는 디기탈리스에 비하여 강심 효과가 빠르고 체내 축적 작용이 적어 심장 질환 치료에 많이 이용된다.

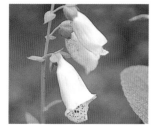

디기탈리스(흰 꽃)

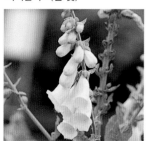

디기탈리스(노란 꽃)

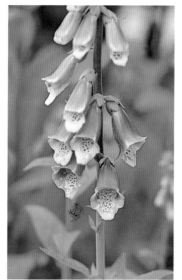

디기탈리스   2001.5.15 충남대약초원

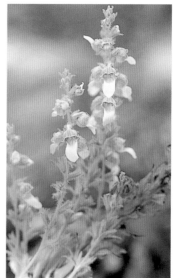

털디기탈리스

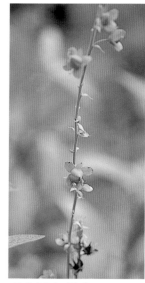

털디기탈리스(열매)

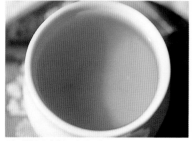

양지황(洋地黃) 달인 액

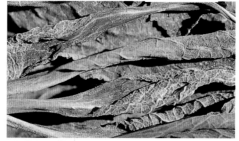

양지황(洋地黃)

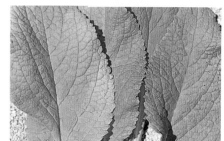

디기탈리스(잎)

117. 딱지꽃 | 장미과

Potentilla chinensis Ser.   Rosaceae

◆ 별명 : 딱지, 당딱지꽃
◆ 약용 부위 : 전초
◆ 생약명 : 위릉채(萎陵菜)
◆ 약효 : 이질, 각종 출혈
◆ 사용법 : 내복, 약주, 외용

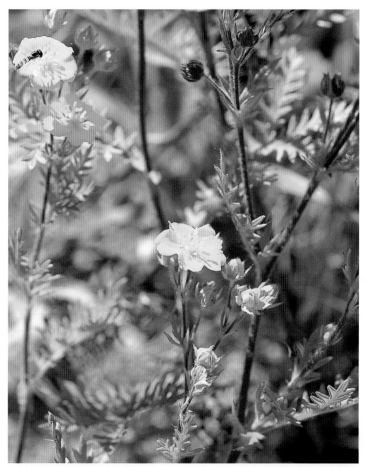

2001.7.20 전남 비금도   딱지꽃

▶**생태** → 산과 들에서 흔히 볼 수 있고, 일본, 중국, 몽골에 분포하는 여러해살이풀. 높이 30~60cm. 꽃은 5~6월에 노란색으로 핀다. 수과는 넓은 달걀 모양으로 세로로 주름살이 지며, 길이 1.3mm이다.

▶**약용 부위, 약효** → 뿌리가 달린 전초를 봄, 여름에 채취하여 말린 것을 위릉채(萎陵菜)라고 하는데, 열을 내리고 독을 풀며, 혈액을 맑게 하여 출혈을 멈추게 하는 효능이 있다. 세균성 및 아메바성 이질에 효과가 있으며, 대변출혈, 자궁출혈, 소변출혈, 코피, 토혈 등에 지혈 작용이 있다.

▶**사용법** → 전초 5g을 물 2컵(400mL)에 달여서 복용하거나 술에 담가서 복용한다. 외용에는 짓찧어서 바른다.

▶**참고** → 아메바성 이질에 대한 효능은 할미꽃 뿌리인 백두옹(白頭翁)보다 약하지만, 노인이나 체질이 약한 사람에게 사용하기 좋다.

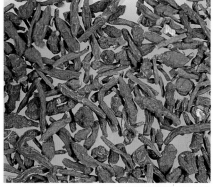

위릉채(萎陵菜) (한국산)   위릉채(萎陵菜) (중국산)

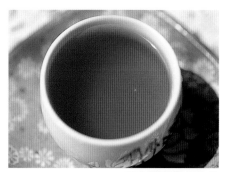

위릉채(萎陵菜) 달인 액

129

118. 딱총나무 | 인동과

Sambucus sieboldiana (Miq.)
Bl. var. *miquelii* (Nakai) Hara

Loniceraceae

◆ 별명 : 개똥나무, 지렁쿠나무
◆ 약용 부위 : 줄기
◆ 생약명 : 접골목(接骨木)
◆ 약효 : 류머티즘, 요통, 피부 가려움증
◆ 사용법 : 내복, 약주, 외용, 욕탕제

▶**생태** → 제주도를 제외한 우리 나라 산골짜기에서 흔히 볼 수 있고, 일본, 중국 둥베이(東北), 사할린, 우수리에 분포하는 갈잎작은키나무. 높이 3~5m. 잎은 마주나고, 꽃은 5월에 연한 노란색 또는 연한 녹색으로 핀다. 열매는 핵과로서 둥글며, 7월에 어두운 붉은색으로 익는다.

▶**약용 부위, 약효** → 줄기 및 가지를 접골목(接骨木)이라고 하며, 류머티즘, 요통, 골절상을 치료하고, 두드러기, 피부 가려움증에 좋다.

▶**사용법** → 줄기 5g을 물 2컵(400mL)에 달여 복용하거나 술에 담가 복용한다. 외용에는 짓찧어 낸 즙을 바른다.

▶**참고** → 가지를 꺾으면 딱 하고 소리가 나므로, 어린이들이 가지고 노는 딱총의 소리가 연상되어 딱총나무라는 이름이 붙었다. 접골목은 당나라 때의 의학서인 신수본초(新修本草)에 처음으로 수재된 약재이며, 최근의 실험 결과에 의하면 골절상에서 골절 유합을 촉진시키는 작용이 보고되었다.

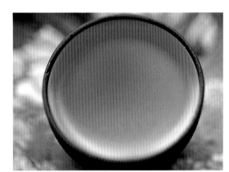
접골목(接骨木) 달인 액

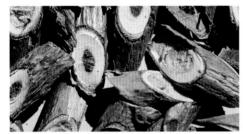
접골목(接骨木) 자른 것

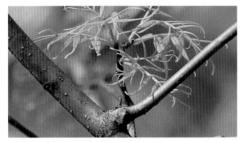
딱총나무(새싹)

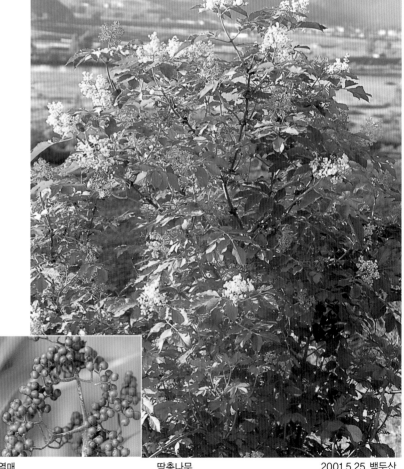
열매　　　　　　　　　딱총나무　　　　　　　2001.5.25 백두산

119. 떡갈고란초 | 고란초과

Drynaria fortunei (Kunze) J. Smith   Polypodiaceae

◆ 별명 : 없음
◆ 약용 부위 : 뿌리줄기
◆ 생약명 : 골쇄보(骨碎補)
◆ 약효 : 골절, 류머티스성 관절염
◆ 사용법 : 내복, 약주

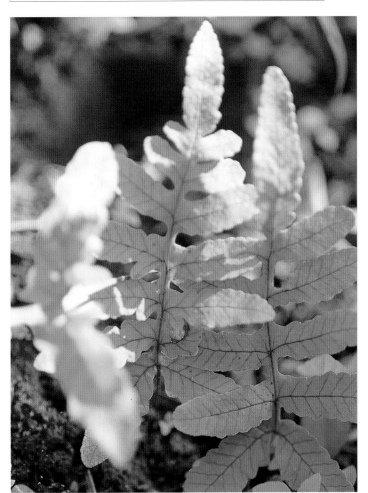

1997.8.20 중국 쿤밍(昆明)   떡갈고란초

▶**생태** → 우리 나라에서는 자라지 않으며, 중국의 양쯔 강 이남 지역에 분포하는 여러해살이풀. 높이 25~40cm. 뿌리줄기는 굵고 길게 옆으로 벋으며, 노란색의 송곳 같은 털이 있는 비늘 조각이 밀생하고, 잎은 2 종류로서 영양엽은 잎자루가 없고 가장자리가 얕게 갈라져 마치 떡갈나무 잎 같고, 포자엽은 깊게 갈라진다. 포자낭군은 원형으로 작은 맥의 교차점에서 생기고 포막은 없다.

▶**약용 부위, 약효** → 뿌리줄기를 골쇄보(骨碎補)라고 하는데, 신장의 기능을 활성화하고 뼈를 튼튼하게 하며, 풍습(風濕)을 몰아 내고 혈액 순환을 순조롭게 하며, 통증을 멎게 하는 효능이 있다. 뼈를 다쳤거나 부러졌을 때, 류머티스성 관절염, 타박상, 요통, 이명 등을 치료한다.

▶**사용법** → 뿌리줄기 2g을 물 1컵(200mL)에 달여서 복용하거나 술에 담가서 복용하고, 알약이나 가루약으로 만들어 복용한다.

▶**참고** → 골쇄보(骨碎補)는 송나라의 개보본초(開寶本草)에 처음으로 수재된 약재이며, 개원(開元)의 현종 황제가 뼈를 다쳤을 때 이 약을 복용하고 나았기 때문에 골쇄보라고 부르게 되었다.

▶**한약 처방명** → 골쇄보환(骨碎補丸), 안신환(安神丸)

골쇄보(骨碎補)   골쇄보(骨碎補) 가루

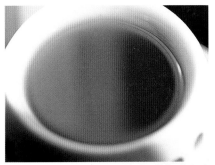

골쇄보(骨碎補) 달인 액

120. 띠

벼과

Imperata cylindrica (L.) Beauv.
var. *koenigii* (Retz.) Durand et
Schinz

Gramineae

◆ 별명 : 삐비, 삘기, 띄
◆ 약용 부위 : 뿌리줄기
◆ 생약명 : 백모근(白茅根), 모근(茅根)
◆ 약효 : 코피, 대 · 소변출혈
◆ 사용법 : 내복, 약주, 약차

▶**생태** → 양지바른 산기슭이나 물가에서 흔히 볼 수 있고, 일본, 중국, 타이완 등 아시아, 아프리카, 북아메리카에 분포하는 여러해살이풀. 높이 30~80cm. 단단한 비늘 조각으로 덮인 뿌리줄기는 땅 속 깊이 벋으며, 잎은 어긋난다. 꽃은 5~6월에 잎보다 먼저 나오고, 원추화서는 길이 10~20cm이다.

▶**약용 부위, 약효** → 뿌리줄기를 백모근(白茅根) 또는 모근(茅根)이라고 하는데, 피를 맑게 하고 열을 내리며, 소변이 잘 나오게 하고 독을 푸는 효능이 있다. 코피를 자주 흘리고, 소변이나 대변에 피가 섞여 나오는 증상을 치료하며, 소

변 빛깔이 붉고 소변을 잘 보지 못하며 아픈 증상, 피부가 헐고 벌겋게 붓는 증상에도 효과가 있다.

▶**사용법** → 뿌리줄기 10g을 물 3컵(600mL)에 달여서 복용한다.

▶**참고** → 띠라는 식물명은 뿌리줄기가 길어 끈으로 사용한 적이 있어서 붙여진 이름이다. 모근(茅根)은 신농본초경(神農本草經)의 중품에 수재되어 있을 정도로 오랫동안 사용하여 온 약재이다.

▶**한약 처방명** → 모근탕(茅根湯), 모갈탕(茅葛湯)

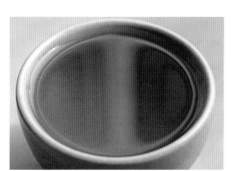

백모근(白茅根) 달인 액

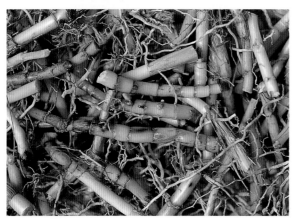

백모근(白茅根)

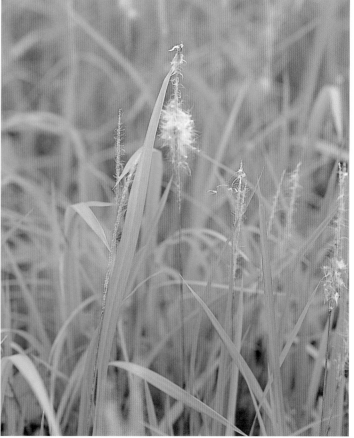

띠

2001.7.27 전남 흑산도

121. 마

마과

Dioscorea batatas Decaisne   Dioscoreaceae

- ◆ 별명 : 당마, 참마
- ◆ 약용 부위 : 뿌리줄기
- ◆ 생약명 : 산약(山藥)
- ◆ 약효 : 자양 강장, 요통, 기관지천식, 피부병
- ◆ 사용법 : 내복, 약주, 외용

▶**생태** → 중국 원산이지만 야생화되어 우리 나라의 산에 흔히 자라고, 일본, 중국, 타이완에 분포하는 덩굴성 여러해살이풀. 뿌리는 육질, 잎은 마주나지만 드물게 3개의 잎이 돌려난다. 꽃은 암수 딴그루로 6~7월에 피고, 잎겨드랑이에서 1~3개씩 나오며, 수꽃은 곧게 서고 암꽃은 밑으로 처진다. 삭과는 3개의 날개가 있고, 둥근 날개가 달린 종자가 들어 있다.

▶**약용 부위, 약효** → 뿌리줄기를 산약(山藥)이라고 하는데, 자양 강장의 효능이 있으므로 모든 일에 싫증이 나고 의욕이 없는 증상, 소화가 안 되고 설사가 있을 때 효능이 있다. 또, 허약한 사람이나 노인들의 기침과 가래를 치료하고, 갈증을 없애 주며, 허리가 아프고 무릎이 시린 증상을 치료한

다. 피부습진, 단독에도 효과가 있다.

▶**사용법** → 뿌리줄기 10g을 물 3컵(600mL)에 달여서 복용하거나 술에 담가 복용한다. 습진, 부스럼, 단독에는 짓찧어서 환부에 붙이거나 즙을 내어 바른다.

▶**참고** → 토란은 집에서 키우는 약이라고 하며, 마는 산에서 자라는 약이라고 하여 산약(山藥)이라고 한다. 산약은 신농본초경(神農本草經)의 상품에 서여(薯蕷)라는 이름으로 수재되어 있다. 줄기와 잎자루가 자주색인 참마 *D. japonica*, 잎이 어긋나는 둥근마 *D. bulbifera*도 약효가 같다.

▶**한약 처방명** → 팔미지황환(八味地黃丸), 서여환(薯蕷丸), 비원전(秘元煎)

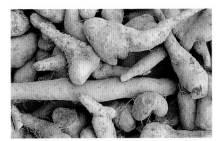
마(뿌리줄기)

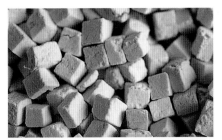
산약(山藥) (중국산)

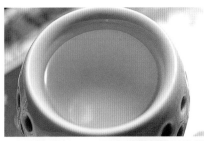
산약(山藥) 달인 액

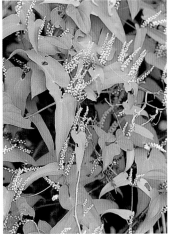
1998.8.8 제주   참마

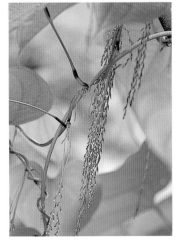
둥근마

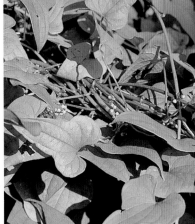
1989.8.1 계룡산   마

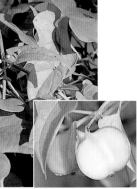
열매

133

122. 마가목 | 장미과

Sorbus commixta Hedl.   Rosaceae

◆ 별명 : 은빛마가목
◆ 약용 부위 : 줄기 껍질
◆ 생약명 : 정공피(丁公皮)
◆ 약효 : 요통, 기침, 가래
◆ 사용법 : 내복, 약주, 약차

▶**생태** → 우리 나라의 남부 지방과 강원도, 일본에 분포하며, 깊은 산 숲 속에서 자라는 갈잎중간키나무. 높이 6~8m. 꽃은 5~6월에 흰색으로 핀다. 열매는 이과(梨果)로 둥글고, 붉은색으로 익으며, 지름은 5~8mm이다.

▶**약용 부위, 약효** → 줄기 껍질을 정공피(丁公皮)라고 하는데, 몸을 튼튼하게 하고 풍(風)을 없애며 기침을 멎게 하는 효능이 있다. 몸이 허약하고 허리와 무릎이 시리며 아픈 증상, 기침과 가래가 끊이지 않는 증상을 치료한다.

▶**사용법** → 줄기 껍질 5g을 물 2컵(400mL)에 달여서 복용하거나 술에 담가 복용한다.

▶**참고** → 작은잎이 13~15개이며, 밑부분을 제외하고 톱니가 있는 당마가목 *S. amurensis*, 작은잎은 7~9개이고 암술대는 5개인 산마가목 *S. sambucifolia* var. *pseudogracilis*도 약효가 같다. 최근의 연구 결과에 의하면 세포를 사멸시키는 유해 산소를 제거하는 활성 물질을 많이 함유된 것이 보고되었다.

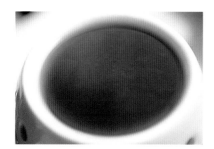

정공피(丁公皮) 달인 액

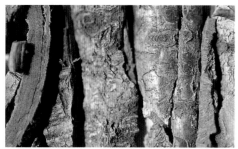

정공피(丁公皮)

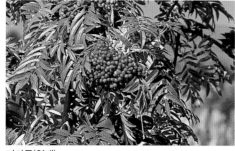

마가목(열매)

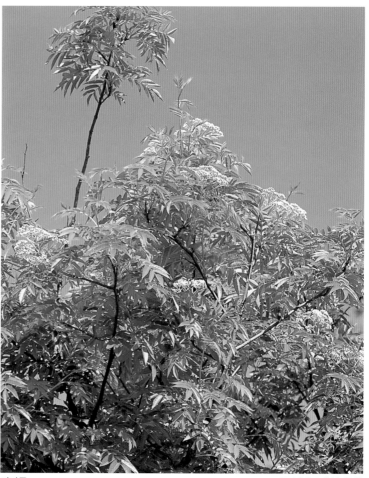

마가목   2002.6.1 충북 옥천

134

123. 마늘

백합과

Allium scorodoprasm L.
[*A. sativum* L. for. *pekinense*
Makino]

Liliaceae

◆ 별명 : 마눌
◆ 약용 부위 : 비늘줄기
◆ 생약명 : 대산(大蒜)
◆ 약효 : 부스럼, 기침, 가래
◆ 사용법 : 내복, 약주, 외용

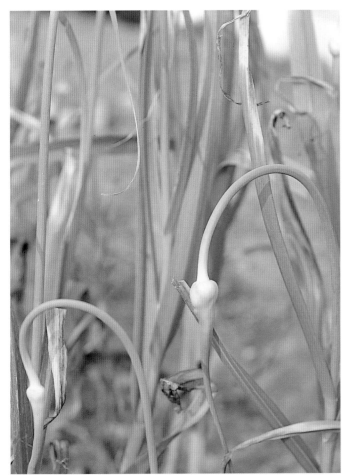

1999.6.6 전북 선유도   마늘

▶**생태** → 우리 나라에서 재배하는 귀화 식물이며, 서부 아시아가 원산지인 여러해살이풀. 비늘줄기는 둥글고 연한 갈색의 껍질 같은 잎으로 싸여 있으며, 안쪽에 5~6개의 작은 비늘줄기가 들어 있다. 7월에 잎 속에서 꽃대가 나와 그 끝에 1개의 화서가 달리며, 꽃덮이는 6개, 자방은 달걀 모양이고 끝은 오목하다.

▶**약용 부위, 약효** → 비늘줄기를 대산(大蒜)이라고 하는데, 염증 제거 작용이 있으므로 종기나 상처가 부은 것, 부스럼, 옴, 무좀, 백선, 또는 피부가 헐어 생긴 발진 및 가려움증을 치료하며, 폐결핵으로 기침과 가래가 많은 증상을 치료한다.

▶**사용법** → 비늘줄기 10g을 물 3컵(600mL)에 달인 액을 반씩 나누어 아침 저녁으로 복용하거나 구워서 먹는다. 피부병에는 짓찧어서 상처에 바르거나 붙인다.

▶**참고** → 알리신과 티아민(비타민 B₁)을 결합시킨 알리티아민(allithiamine)은 티아민에 비하여 아네우리나아제(aneurinase) 등의 분해 인자에 의하여 분해되지 않는, 극히 안정한 화합물이 생성되고, 소화관으로부터 흡수가 잘 되며, 작용이 신속하여 활성 비타민이라고 한다.

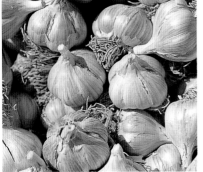

대산(大蒜) (약재)

마늘

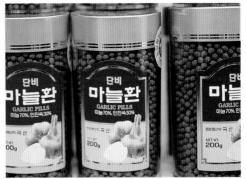

마늘을 주성분으로 한 건강 식품

124. 마디풀 | 마디풀과

Polygonum aviculare L.　　　　Polygonaceae

◆ 별명 : 돼지풀, 옥매듭
◆ 약용 부위 : 전초
◆ 생약명 : 편축(萹蓄)
◆ 약효 : 황달, 피부병, 치질
◆ 사용법 : 내복, 외용

▶**생태** → 산과 들에서 흔하게 볼 수 있고, 일본, 중국, 아시아, 유럽, 북아메리카에 분포하는 한해살이풀. 높이 30~40cm. 줄기는 밑부분에서 갈라지고 털이 없으며 비스듬하게 선다. 잎은 어긋나고, 꽃은 양성으로서 6~7월에 피며, 잎겨드랑이에 1개 내지 여러 개씩 달린다. 열매는 세모지고 꽃덮이보다 짧으며, 작은 점이 있다.

▶**약용 부위, 약효** → 전초를 편축(萹蓄)이라고 하는데, 소변을 잘 보게 하고 열을 내리며 살충의 효능이 있다. 황달을 다스리고, 피부의 가려움증, 옴, 습진에 좋으며, 치질을 치료한다. 장내의 회충이나 요충 등 기생충을 구제한다.

▶**사용법** → 전초 5g을 물 2컵(400mL)에 달여서 복용하고, 치질, 옴 등에는 달인 물을 복용하면서 바른다.

▶**참고** → 열매가 도드라지게 뚜렷하므로 마디풀이라고 한다. 편축은 신농본초경(神農本草經)의 하품에 수재되어 오늘날까지 사용하여 온 약재이다.

▶**한약 처방명** → 팔정산(八正散)

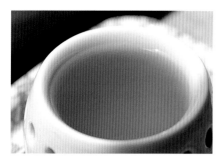

편축(萹蓄) 달인 액

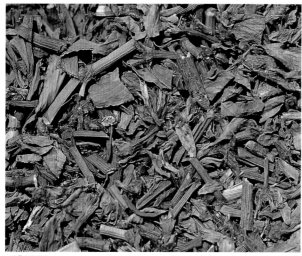

편축(萹蓄)

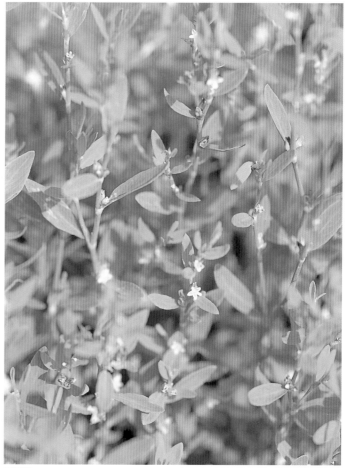

마디풀　　　　　　　　　　　　　　　　1997.6.3 백두산

125. 마름 | 마름과

Trapa bispinosa Roxburgh var.
inumai Nakai

Trapaceae

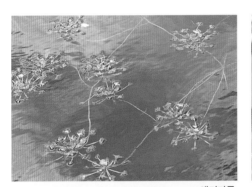

◆ 별명 : 골뱅이
◆ 약용 부위 : 열매, 과육, 줄기
◆ 생약명 : 능각(菱殼), 능(菱), 능경(菱莖)
◆ 약효 : 설사, 요통, 주독, 위궤양
◆ 사용법 : 내복

▶**생태** → 연못에서 자라고, 일본, 중국, 우수리에 분포하는 한해살이풀. 줄기는 진흙 속에 있는 뿌리에서 길게 벋어 수면까지 자라며, 끝에서 많은 잎이 사방으로 퍼져 수면을 덮는다. 잎은 능형(菱形) 비슷한 삼각형, 꽃은 흰색으로 7~8월에 피며, 지름 1cm. 열매는 딱딱하고 원추형이며, 윗부분의 중앙부가 두드러지고 양 끝은 가시처럼 되며, 가시 끝 부근에 밑을 향한 가시가 있다.

▶**약용 부위, 약효** → 열매를 능각(菱殼)이라고 하는데, 설사, 탈항, 치질을 치료한다. 과육을 능(菱)이라고 하는데, 열을 내리고 갈증을 멈추게 하는 효능이 있다. 허리가 아프고 근육이 쑤시는 증상, 주독(酒毒)을 치료한다. 또, 줄기를 능경(菱莖)이라고 하는데, 위궤양 및 다발성의 사마귀를 치료한다.

▶**사용법** → 열매 또는 줄기 5g을 물 2컵(400mL)에 달여서 복용하거나 알약이나 가루약으로 만들어 복용한다.

▶**참고** → 말라리아나 전염성 하리에는 복용을 금한다. 마름에 비하여 전체가 작고, 꽃받침에 털이 없으며, 잎의 지름이 1~2cm이고 열매에 4개의 뿔이 있는 애기마름 *T. pseudo-incisa*도 약효가 같다.

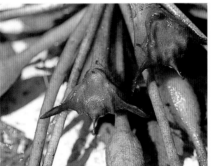
마름(열매)

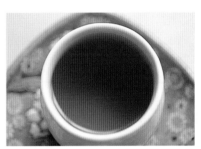
능각(菱殼) 달인 액

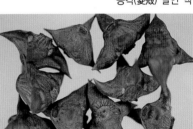
능각(菱殼)

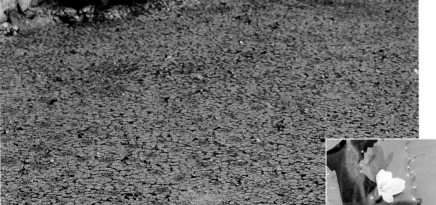
2002.10.5 충남대약초원
마름

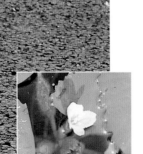
꽃

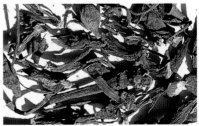
능경(菱莖)

애기마름

137

126. 마리아엉겅퀴 | 국화과

Silybum marianus (L.) Gaertn.　　　　Compositae

◆ 별명 : 성모엉겅퀴
◆ 약용 부위 : 열매
◆ 생약명 : 수비계(水飛薊)
◆ 약효 : 급만성 간염, 간경변, 지방간
◆ 사용법 : 내복

▶**생태** → 우리 나라에서 재배하고, 유럽 원산의 한해살이풀. 높이 1m. 줄기는 곧게 서고, 가지가 많이 갈라지며, 잎은 크고 가장자리에 가시가 나 있다. 꽃은 연한 자색으로 5~8월에 두상화서로 피며, 지름 4~6cm, 가지 끝이나 잎겨드랑이에서 핀다. 열매는 수과로 타원상 구형이며, 길이 7mm이다.

▶**약용 부위, 약효** → 열매의 과육을 수비계(水飛薊)라고 하는데, 열을 내리고 습(濕)을 없애며 간기능을 활성화하여 담즙 분비를 촉진하는 효능이 있다. 급만성 간염, 간경변, 지방간, 담석증, 담관염을 치료한다.

▶**사용법** → 열매 3g을 물 1컵(200mL)에 달여서 복용하거나 알약이나 가루약으로 만들어 복용한다.

▶**참고** → 꽃의 모양이 엉겅퀴와 닮았고, 성모 마리아와 같이 자상하게 우리 몸을 돌보아 준다는 뜻에서 마리아엉겅퀴라고 한다. 주성분은 silymarin으로서, 이것을 함유한 의약품이 황달, 간경변 치료용으로 전세계에서 시판되고 있다.

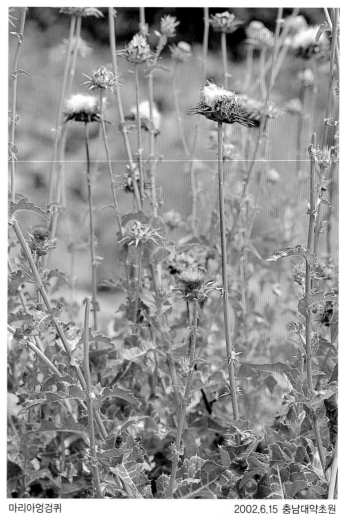

마리아엉겅퀴　　　　　　　　　2002.6.15 충남대약초원

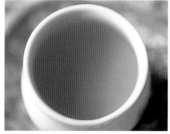

수비계(水飛薊) 달인 액

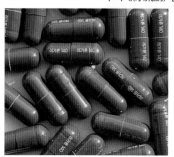

열매를 원료로 한 간장 질환 치료제

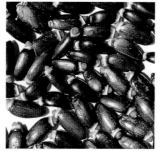

수비계(水飛薊)

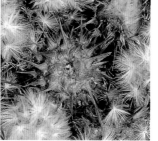

마리아엉겅퀴(열매)

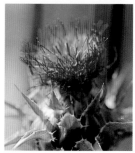

마리아엉겅퀴(꽃)

138

127. 마삭줄 | 협죽도과

Trachelospermum asiaticum (S. et Z.) Nakai   Apocynaceae

◆ 별명 : 마삭나무, 겨우살이덩굴, 마삭덩굴
◆ 약용 부위 : 줄기, 잎
◆ 생약명 : 낙석등(絡石藤)
◆ 약효 : 류머티즘, 근무력증
◆ 사용법 : 내복, 약주

▶ **생태** → 남부 지방 및 제주도의 산기슭에서 자라고, 일본과 중국에 분포하는 늘푸른덩굴나무. 길이 5m. 줄기에서 뿌리가 내려 다른 물체에 잘 붙으며, 잎은 마주난다. 꽃은 5~6월에 피는데, 흰색에서 노란색으로 변한다. 골돌은 길이 12~22cm로서 2개가 서로 평행하거나 예각으로 벌어지며, 9월에 익는다.

▶ **약용 부위, 약효** → 줄기와 잎을 낙석등(絡石藤)이라고 하는데, 풍을 몰아 내고 경락을 잘 통하게 하며 출혈을 멈추게 하는 효능이 있다. 류머티즘에 의한 통증, 근육이 당기는 증상, 뿌리 깊은 염증, 출혈 증상, 타박상을 치료한다.

▶ **사용법** → 줄기와 잎 5g을 물 2컵(400mL)에 달여서 복용하거나 술에 담가서 복용한다.

▶ **참고** → 낙석등은 바위 겉에 그물처럼 엉겨서 자라므로 붙여진 이름이고, 신농본초경(神農本草經)의 상품에 낙석(絡石)이라는 이름으로 수재되어 오늘날까지 사용하여 온 약재이다. 마삭줄에 함유된 arctiin은 혈관 확장, 혈압 강하가 일어나 냉혈 및 온혈 동물에게 경련을 일으키고, 대량 투여를 하면 호흡장애가 일어난다. 또, 쥐의 피부를 발적시키거나 설사를 유발하며, 토끼의 적출 소장과 자궁을 수축한다.

▶ **한약 처방명** → 낙석등주(絡石藤酒), 영보산(靈寶散)

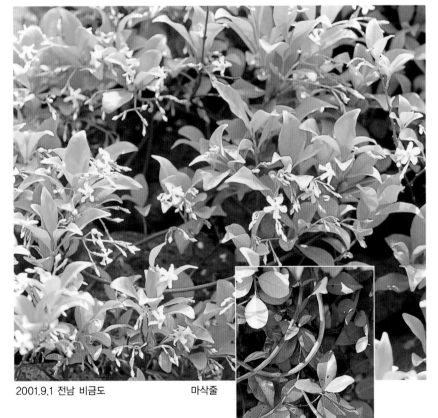

2001.9.1 전남 비금도   마삭줄

열매

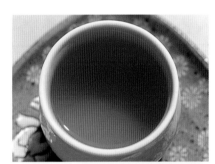

낙석등(絡石藤) 달인 액

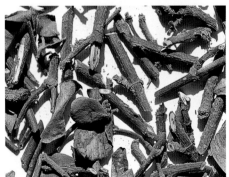

낙석등(絡石藤)

139

128. 마전자나무 | 마전과

Strychnos nux-vomica L.　　　　　Loganiaceae

◆ 별명 : 반자, 용자, 반균, 번목별(番木鱉), 고실(苦實)
◆ 약용 부위 : 종자
◆ 생약명 : 마전자(馬錢子)
◆ 약효 : 인후통, 안면신경마비, 근무력증
◆ 사용법 : 내복, 외용

▶**생태** → 인도, 베트남, 말레이시아, 중국 남부 지방에서 자라는 늘푸른큰키나무. 높이 10~15m. 잎은 마주나고, 가죽질, 꽃받침은 5개로 갈라진다. 꽃통은 노란색으로 끝이 5개로 갈라지고, 수술은 5개. 열매는 등색으로 둥글고, 3~5개의 종자가 들어 있다.

▶**약용 부위, 약효** → 종자를 마전자(馬錢子)라고 하는데, 혈액에 있는 열을 풀어 주고 종기를 없애며 진통의 효능이 있다. 인후통, 골절을 치료하고 안면신경마비, 중증의 근무력증을 치료한다.

▶**사용법** → 1회 분량으로 종자 0.03g을 알약이나 가루약으로 만들어 복용하고, 외용에는 갈아서 식초에 담가 즙을 만들어 바르거나 연고로 하여 바른다.

▶**참고** → 이 식물의 종자가 말〔馬〕 장식용으로 달았던 동전(銅錢)과 비슷하다 하여 붙여진 이름이다. 이 식물과 형태가 비슷한 여송과 *S. ignatii*의 종자를 보두(寶豆)라고 하는데, 복통과 이질 설사를 그치게 하고, 치질을 치료하는 데 사용한다. 척추 신경 흥분 물질인 strychnine이 함유되어 있으므로 사용에 주의하여야 한다.

▶**한약 처방명** → 산어화상탕(散瘀火傷湯)

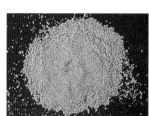

마전자(馬錢子) 가루

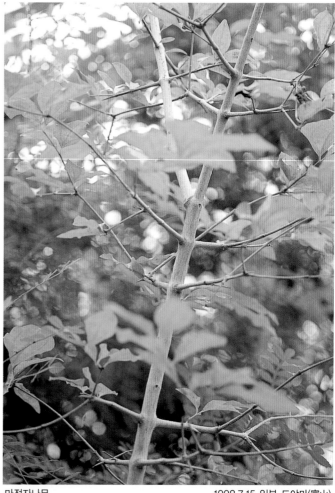

마전자나무　　　　　1998.7.15 일본 도야마(富山)

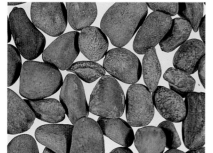

보두(寶豆)

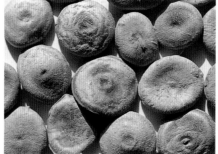

마전자(馬錢子)

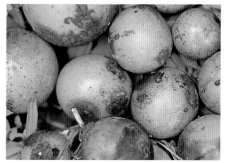

마전자나무(열매)

129. 마타리

마타리과

Patrinia scabiosaefolia Fisch.   Valerianaceae

- ◆ 별명 : 가양취, 가얌취
- ◆ 약용 부위 : 뿌리
- ◆ 생약명 : 패장(敗醬)
- ◆ 약효 : 염증 제거, 폐렴에 의한 기침과 가래, 치질
- ◆ 사용법 : 내복, 약주, 외용

▶ **생태** → 양지바른 산기슭이나 풀밭에서 자라고, 일본, 중국, 사할린, 몽골, 동시베리아에 분포하는 여러해살이풀. 높이 1~1.5m. 꽃은 7~8월에 노란색으로 피며, 열매는 타원상 구형이다.

▶ **약용 부위, 약효** → 뿌리를 패장(敗醬)이라고 하는데, 해열, 고름 제거 효과가 뛰어나므로 충수염(蟲垂炎), 폐렴에 의해 나오는 기침과 가래, 산후 복통 등을 치료하며, 치질에 외용하면 효과가 있다.

▶ **사용법** → 뿌리 5g을 물 2컵(400mL)에 달여서, 또는 술에 담가서 복용한다. 치질에는 달인 액으로 환부를 자주 씻는다.

▶ **참고** → 패장은 신농본초경(神農本草經)의 중품에 수재되어 있으며, 이 식물 뿌리의 냄새가 아주 고약하므로 간장이나 된장의 썩은 냄새에 견줄 만하다고 하여 붙인 이름이다. 뚝갈 *P. villosa*의 뿌리를 백화패장(白花敗醬)이라고 하며, 약효가 같다. 잎이 손바닥 같은 금마타리 *P. saniculaefolia*, 20~60cm 정도로 키가 작고 잎이 잘게 쪼개지는 돌마타리 *P. rupestris*도 약효가 같다.

▶ **한약 처방명** → 의이인부자패장탕(薏苡仁附子敗醬湯), 산찬방(散贊方)

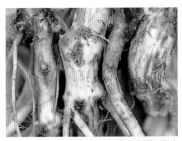
패장(敗醬) 생것

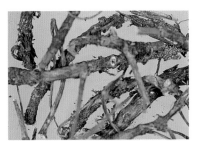
패장(敗醬)

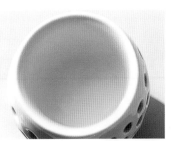
패장(敗醬) 달인 액

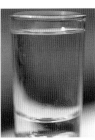
마타리 술

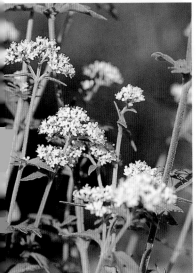
2000.9.21 전남 초도   뚝갈

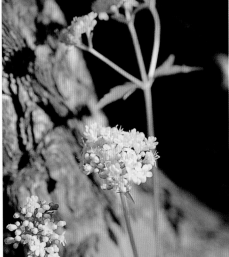
2001.6.10 설악산   금마타리

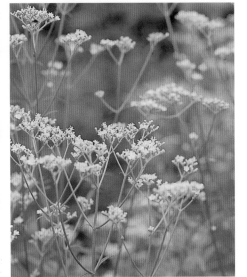
1998.7.9 설악산   마타리

130. 마황

마황과

Ephedra sinica Stapf   Ephedraceae

◆ 별명 : 용사(龍沙), 비상(卑相), 비염(卑鹽)
◆ 약용 부위 : 지상부, 뿌리
◆ 생약명 : 마황(麻黃), 마황근(麻黃根)
◆ 약효 : 땀이 없는 감기몸살, 기관지천식
◆ 사용법 : 내복, 약주, 약차

▶**생태** → 식물원이나 약초원에서 재식하며, 중국 및 몽골이 원산지인 늘푸른작은키나무. 높이 30~70cm. 목질의 뿌리줄기는 땅 속을 포복한다. 줄기는 곧게 서고, 비늘잎은 막질로 붓두껍 모양이며, 꽃은 둥근 비늘 같은 화서를 이루고 줄기와 가지 끝에 달린다. 포편(苞片)은 3~5쌍으로 두껍고, 각 포편 속에 1개의 암꽃이 있으며 종자는 2개이다.

▶**약용 부위, 약효** → 지상부를 마황(麻黃)이라고 하는데, 감기로 열이 나고, 때로는 오슬오슬 떨리며 온몸이 아프고, 코가 막히지만 땀이 나지 않는 증상에 좋다. 폐의 기능을 활성화시키는 작용이 있어서 기침과 가래를 제거하고, 이뇨 작용이 있어서 부종을 치료한다. 뿌리를 마황근(麻黃根)이라고 하는데, 몸이 허약하여 식은땀을 많이 흘리는 증상을 치료한다.

▶**사용법** → 지상부 6g을 물 2컵(400mL)에, 뿌리 10g을 물 3컵(600mL)에 달여서, 달인 액을 반으로 나누어 아침 저녁으로 복용한다.

▶**참고** → 마황(麻黃)은 신농본초경(神農本草經)의 중품에 수재되어 있으며, 식물체가 삼〔麻〕과 닮았다고 하여 붙인 이름이다. 이 약재에서 분리한 에페드린은 기침을 치료하며, 다량을 복용하면 위험하므로 주의해야 한다. 마황근은 지한(止汗)의 목적으로 사용한다.

▶**한약 처방명** → 마황탕(麻黃湯), 사간마황탕(射干麻黃湯), 오호탕(五虎湯)

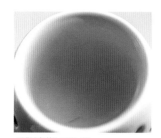
마황(麻黃) 달인 액

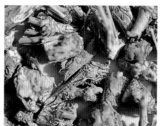
마황근(麻黃根)

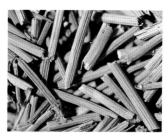
마황(麻黃)

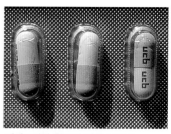
에페드린이 함유된 기침 감기약

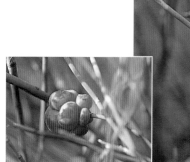
열매

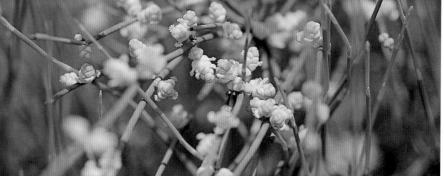
마황   1997.7.1 일본 지바(千葉) 위생시험소

131. 만병초 | 진달래과

Rhododendron brachycarpum
D. Don

Ericaceae

◆ 별명 : 뚝갈나무, 홍뚜깔나무
◆ 약용 부위 : 잎
◆ 생약명 : 석남엽(石南葉)
◆ 약효 : 신경통, 관절염, 월경불순
◆ 사용법 : 내복, 약주

▶**생태** → 지리산, 울릉도, 강원도 및 북부 지방의 높은 산 숲 속에서 자라고, 일본에 분포하는 늘푸른작은키나무. 줄기 껍질은 회백색이며, 잎은 어긋나지만 가지 끝에서는 5~7개가 모여 난다. 꽃은 7월에 피는데, 10~20개가 가지 끝에 달리고, 꽃통은 깔때기 모양, 연한 노란색, 안쪽 윗변에 녹색 반점이 있고, 수술은 10개. 열매는 삭과로 원주형이다.

▶**약용 부위, 약효** → 잎을 석남엽(石南葉)이라고 하는데, 풍을 없애고 통증을 멎게 하며, 허약 체질을 개선하고, 소변을 잘 보게 하는 효능이 있다. 허리와 등이 시리고 아픈 증상, 두통, 관절염, 성기능 약화, 불임증, 월경불순을 치료한다.

▶**사용법** → 잎 5g을 물 2컵(400mL)에 달여서 복용하거나 알약이나 가루약으로 만들어 복용한다. 술에 담가서 복용하기도 한다.

▶**참고** → 우리 나라에서는 잎을 만병초(萬病草)라고 하며, 민간에서 신경통, 월경통 등에 널리 사용하고 있다. 백두산 주변에 흔히 있는 키가 작고 노란 꽃이 피는 노랑만병초 *R. aureum*도 약효가 같다.

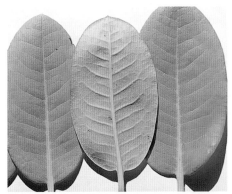
석남엽(石南葉) 생것

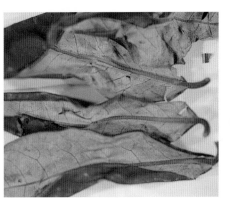
석남엽(石南葉) 말린 것

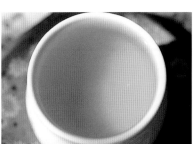
석남엽(石南葉) 달인 액

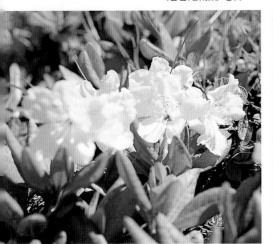
1994.7.8 백두산 　　　　　　노랑만병초

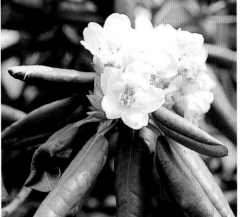
1994.6.15 울릉도 　　　　　　만병초

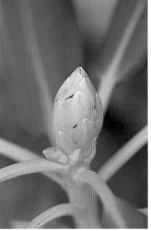
만병초(새순)

143

132. 만삼

초롱꽃과

Codonopsis pilosula (Fr.) Nannf.

Campanulaceae

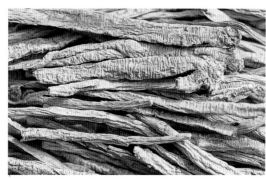

◆ 별명 : 고려당삼, 남산삼
◆ 약용 부위 : 뿌리
◆ 생약명 : 만삼(蔓蔘), 당삼(黨蔘)
◆ 약효 : 소화불량, 허약 체질 개선
◆ 사용법 : 내복, 약주

▶**생태** → 지리산, 강원도 이북의 산과 들에서 자라고, 중국, 아무르, 우수리에 분포하는 덩굴성 여러해살이풀. 뿌리는 굵고 길며, 길이는 30cm에 이르고, 줄기는 다른 물체를 감아올라가며, 잎은 어긋난다. 꽃은 7~8월에 피고, 가지 끝에 1개씩 달리며, 꽃받침은 5개로 갈라지고 꽃통은 종 모양이다.

▶**약용 부위, 약효** → 뿌리를 만삼(蔓蔘) 또는 당삼(黨蔘)이라고 하는데, 비위의 기능을 도와 기운이 나게 하고 생체액 분비를 촉진하는 효능이 있다. 비위가 허약하여 소화를 잘 시키지 못하고 항상 나른하며, 식욕이 없고 입이 마르며, 정신불안, 답답한 증상을 치료한다.

▶**사용법** → 뿌리 10g을 물 3컵(600mL)에 달여서 복용하거나 술에 담가서 복용한다.

▶**참고** → 덩굴성〔蔓〕이고, 약효는 인삼〔蔘〕과 닮았다 하여 붙여진 이름이다. 더덕에 비하여 뿌리가 곤봉 모양이고, 잎에 털이 있으며, 잎자루가 길다. 또, 꽃통에 반점이 없으며, 꽃잎의 끝은 자색을 띠지 않고 종자에 날개가 없다.

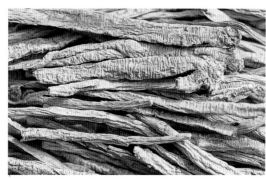

만삼(蔓蔘)

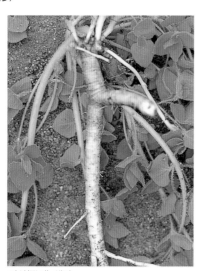

만삼(뿌리) 생것

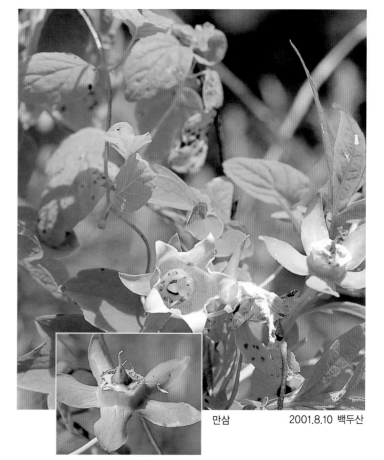

열매

만삼　　　2001.8.10 백두산

133. 말매미 | 매미과

Cryptotympana dubia Haupt   Cicadidae

◆ 별명 : 없음
◆ 약용 부위 : 허물
◆ 생약명 : 선태(蟬蛻), 선퇴(蟬退)
◆ 약효 : 경련, 홍역, 목쉰 데, 두드러기
◆ 사용법 : 내복, 외용

▶**생태** → 산과 들에서 흔하게 볼 수 있고, 일본, 중국, 타이완 등에 분포하는 곤충. 수컷은 길이 6.5cm 정도로 길고 크며, 암컷은 약간 작다. 검은색이고 광택이 난다. 머리 부분은 옆으로 넓고, 머리의 촉각은 1쌍, 이마는 돌출되어 있다. 날개는 투명하고 배 부분은 9마디이며, 다리가 3쌍이 있고, 꼬리 끝은 뾰족하다.

▶**약용 부위, 약효** → 애벌레가 성충으로 될 때 벗는 허물을 선태(蟬蛻) 또는 선퇴(蟬退)라고 하는데, 풍열(風熱)을 제거하고 발진을 순조롭게 하며 경련을 풀어 주는 효능이 있다. 감기, 홍역, 시력이 희미한 증상, 목이 쉬는 증상, 두드러기와 가려움증을 치료한다.

▶**사용법** → 매미의 허물 1.5g을 물 1컵(200mL)에 달여서 복용하고, 알약이나 가루약으로 복용한다. 외용으로 사용할 때에는 달인 액을 바르거나 가루로 만들어 참기름에 개어서 붙인다.

▶**참고** → 선태(蟬蛻)는 신농본초경(神農本草經)의 중품에 수재되어 있을 정도로 오랫동안 사용되어 온 약재이다.

▶**한약 처방명** → 선퇴산(蟬退散), 선화산(蟬花散), 국화산(菊花散)

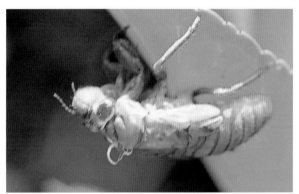
말매미(허물)

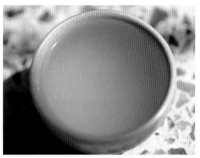
선태(蟬蛻) 달인 액

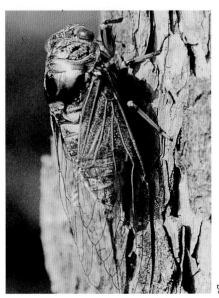
말매미

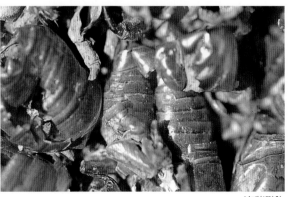
선태(蟬蛻)

134. 말뱅이나물 | 패랭이꽃과

Vaccaria pyramidata Medicus
[*V. segetalis* (Neck.) Garcke,
Saponaria vaccaria L.]

Caryophyllaceae

◆ 별명 : 개장구채, 들장구채, 쇠나물
◆ 약용 부위 : 종자
◆ 생약명 : 왕불류행(王不留行)
◆ 약효 : 무월경, 젖 분비 촉진, 습진
◆ 사용법 : 내복, 외용

▶ **생태** → 우리 나라에서 재배하며, 유럽 원산인 한해·두해살이풀. 높이 50~60cm. 꽃은 6~7월에 피며, 꽃받침은 원통형, 꽃잎은 끝에 톱니가 있다. 삭과는 날개 같은 5개의 능선이 있는 꽃받침으로 싸여 있으며, 종자는 갈색으로 많고 둥글며, 앞면에 잔 돌기가 있다.

▶ **약용 부위, 약효** → 종자를 왕불류행(王不留行)이라고 하는데, 혈액 순환을 돕고 월경을 순조롭게 하며, 젖이 잘 나오게 하고 염증을 없애는 효능이 있다. 무월경, 젖이 잘 나오지 않는 증상, 부스럼과 습진을 치료한다.

▶ **사용법** → 종자 5g을 물 2컵(400mL)에 달여서 복용하거나 알약이나 가루약으로 만들어 복용하고, 외용에는 가루로 만들어 바른다.

▶ **참고** → 왕불류행은 신농본초경(神農本草經)의 상품에 수재되어 있으며, 젖이 잘 나오게 하는 효능은 왕도 감히 막지 못할 정도로 강하기 때문에 붙여진 이름이라고 본초강목(本草綱目)에서 말하고 있다. 우리 나라에서는 장구채 *Melandrium firmum*의 전초를 왕불류행이라고 하여 사용한다. 말뱅이나물에 비하여 꽃이 자주색이고 털이 많은 비누풀 *Saponaria officinalis* 도 약효가 같다.

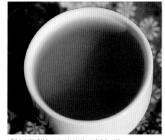
왕불류행(王不留行) 달인 액

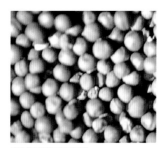
왕불류행(王不留行)

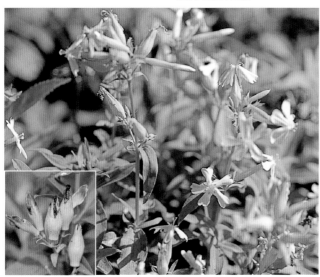
비누풀(열매)   비누풀   2002.4.30 전남 소록도(식약청 약용식물원)

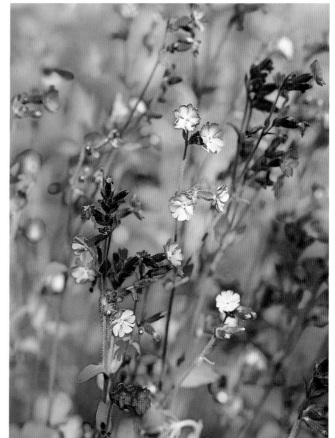
말뱅이나물   2000.5.18 한택 식물원

135. 말벌

말벌과

Polystes mandarinus Saussure　　Vespidae

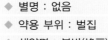

◆ 별명 : 없음
◆ 약용 부위 : 벌집
◆ 생약명 : 봉방(蜂房), 노봉방(露蜂房)
◆ 약효 : 피부병, 소아 경기, 치주염
◆ 사용법 : 내복, 약주, 외용

▶**생태** → 우리 나라에서 흔하게 볼 수 있고, 일본, 중국, 시베리아, 유럽에 분포하며, 산이나 들에서 사는 곤충. 몸 길이는 암컷이 25mm, 수컷이 20mm 정도. 암컷의 몸 빛깔은 흑갈색 무늬가 있다. 머리는 황갈색이고 정수리에는 마름모꼴의 무늬가 있으며, 더듬이는 적갈색, 몸에는 갈색 털이 있는데, 특히 가슴에 많다.

▶**약용 부위, 약효** → 벌집을 봉방(蜂房) 또는 노봉방(露蜂房)이라고 하는데, 종기와 염증을 없애고 독을 푸는 효능이 있다. 나력, 치질, 옴을 치료하고, 경련 억제 효과가 있으므로 아기들의 경기, 치주염을 치료한다.

▶**사용법** → 벌집 2g을 물 1컵(200mL)에 달이거나 술에 담가서 복용하고, 알약이나 가루약으로 만들어 복용한다. 외용으로 사용할 때에는 달인 물로 씻거나 가루를 내서 참기름에 개어 바른다.

▶**참고** → 신농본초경(神農本草經)의 중품에 노봉방으로 수재되어 있다. 꿀벌 *Apis mellifera*의 벌집에서 얻어지는 꿀을 봉밀(蜂蜜)이라고 하는데, 입 안의 상처, 변비, 부자의 독을 푸는 데 사용한다.

▶**한약 처방명** → 봉방고(蜂房膏), 별갑전환(鱉甲煎丸), 사태산(蛇蛻散)

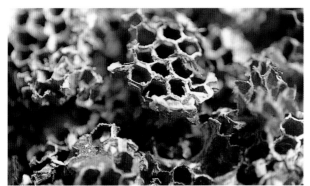

봉방(蜂房)

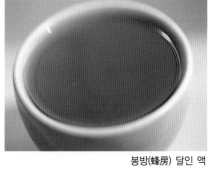

봉방(蜂房) 달인 액

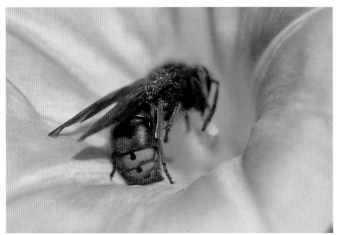

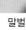

2002.5.7 충남대약초원　　　　　　　　　　　　　말벌

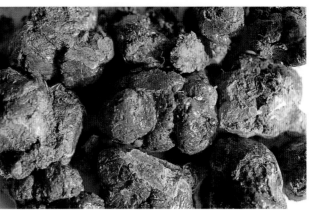

밀랍(蜜蠟)

136. 말초리풀 | 마편초과

Verbena officinalis L.　　　　Verbenaceae

◆ 별명 : 말채찍풀
◆ 약용 부위 : 전초
◆ 생약명 : 마편초(馬鞭草)
◆ 약효 : 해열, 월경통, 관절염, 이뇨
◆ 사용법 : 내복, 약주, 외용

▶**생태**→ 제주도, 전남북, 경남 및 남쪽 해안의 들에서 자라고, 일본, 중국, 타이완, 아시아, 유럽, 아프리카에 분포하는 여러해살이풀. 높이 30~60cm. 잎은 마주난다. 꽃은 7~8월에 연한 자색으로 피고, 꽃통은 위에서 한쪽으로 굽으며, 수술은 4개가 꽃통 속에 붙는다. 열매는 분과로 4개이다.

▶**약용 부위, 약효** → 전초를 마편초(馬鞭草)라고 하는데, 열을 내리고 독을 풀어 주며 부종을 제거하는 효능이 있다. 월경통이나 월경이 없는 증상, 관절염이나 인후염, 혈액 순환을 원활하게 하고, 소변이 잘 나오지 않고 얼굴이 붓는 증상, 치주염 및 피부병을 치료한다.

▶**사용법**→ 전초 7g을 물 2컵(400mL)에 달여서 복용하거나 술에 담가서 복용하고, 외용에는 짓찧어서 바르거나 즙액으로 씻는다.

▶**참고** → 명의별록(名醫別錄)에 수재되어 있으며, 식물체가 가지가 많이 갈라지지 않고 길게 자라므로 말초리풀 또는 말채찍풀이라고 하는데, 중국의 마편초(馬鞭草)와 같은 의미로 우리말로 풀어 쓴 것이다.

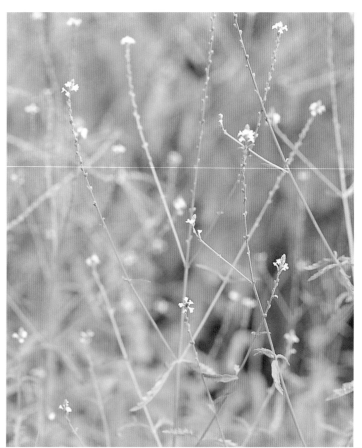

말초리풀　　　　　　　1997.7.22 대전 인삼연초연구소

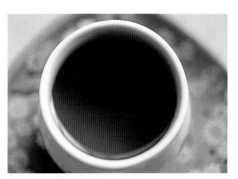

마편초(馬鞭草) 달인 액

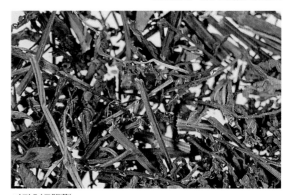

마편초(馬鞭草)

137. 매발톱나무 | 매자나무과

Berberis amurensis Rupr.　　　　　Berberidaceae

- ◆ 별명 : 없음
- ◆ 약용 부위 : 뿌리, 줄기, 잎
- ◆ 생약명 : 소벽(小蘗), 소벽엽(小蘗葉)
- ◆ 약효 : 급성 장염, 이질, 폐렴, 인후염, 결막염
- ◆ 사용법 : 내복, 외용

▶**생태** → 중부 이북에서 볼 수 있고, 중국, 아무르, 우수리에 분포하는 갈잎작은키나무. 높이 2m. 잎은 새 가지에서는 어긋나고, 짧은 가지에서는 모여 난 것처럼 보이며, 타원형에 바늘 같은 톱니가 있다. 꽃은 지름 1cm이고, 총상화서는 길이 10cm로서 반쯤 처진다. 10~20개의 꽃이 달리며, 작은꽃대는 길이 5~10mm, 꽃잎은 6개로 끝이 약간 들어가 있다. 열매는 타원상 구형, 길이 1cm로서 붉은색으로 익는다.

▶**약용 부위, 약효** → 뿌리 및 줄기를 소벽(小蘗)이라고 하는데, 해열, 조습, 소염, 해독의 효능이 있고, 급성 장염, 이질, 황달, 나력(瘰癧), 폐렴, 인후염, 결막염을 치료한다. 잎을 소벽엽(小蘗葉)이라고 하며, 약효는 같다.

▶**사용법** → 뿌리와 줄기 10g을 물 700mL에 달인 액을 반으로 나누어 아침 저녁으로 복용하거나 돼지고기와 함께 삶아서 먹는다. 외용에는 달인 액을 상처에 바른다.

▶**참고** → 잎이 달걀 모양인 것을 왕매발톱나무 for. *latifolia*, 가지가 많이 갈라지고 잎이 바늘 모양이며, 작고 털 같은 톱니가 있고, 화서가 짧아 매발톱나무와 매자나무의 중간형인 것을 섬매자나무 var. *quelpaertensis*, 잎의 톱니가 불규칙하고 뒷면은 주름이 없으며, 열매는 둥글고, 2년 된 가지에 붉은빛이 도는 것을 매자나무 *B. koreana*라고 하는데, 우리 나라 특산종으로 지리산 이북에 분포하며, 약효는 같다.

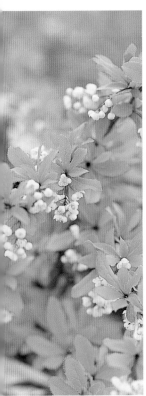

섬매자나무

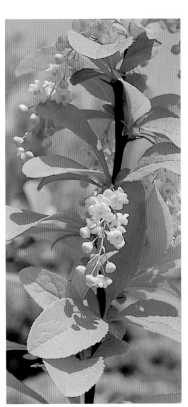

매발톱나무

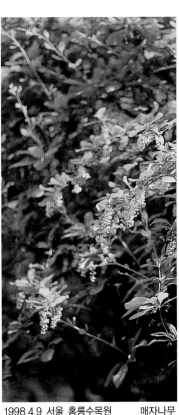

1998.4.9 서울 홍릉수목원　　매자나무

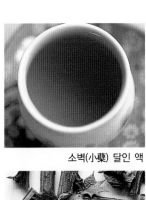

소벽(小蘗) 달인 액

소벽(小蘗)

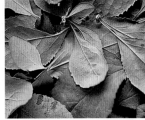

소벽엽(小蘗葉)

149

138. 매실나무 | 장미과

Prunus mume S. et Z.　　　　　Rosaceae

◆ 별명 : 매화나무
◆ 약용 부위 : 열매
◆ 생약명 : 오매(烏梅)
◆ 약효 : 기침, 가래, 신경과민
◆ 사용법 : 내복, 약주, 약차

▶**생태** → 마을 근처에서 자라며 중국이 원산지인 갈잎중간키나무. 높이 5~7m. 꽃은 연한 붉은색으로 잎보다 먼저 피는데, 1~2개씩 한 군데에 달리고 꽃자루가 거의 없다. 핵과는 둥글고, 지름 2~3cm, 융모로 덮여 있는데, 녹색이던 것이 7월에 노란색으로 익으며 신맛이 강하다.

▶**약용 부위, 약효** → 익지 않은 열매를 항아리에 넣고 뚜껑을 덮은 다음, 진흙으로 봉합하여 검게 될 때까지 가열한 것을 오매(烏梅)라고 한다. 오매는 오래 된 기침과 가래를 멈추게 하고, 갈증 해소에 좋으며, 신경과민으로 가슴이 답답하고 소화가 잘 안 될 때 사용하면 좋다.

▶**사용법** → 오매 3g을 물 1컵(200mL)에 달여서 복용하거나 술에 담가서 복용한다.

▶**참고** → 신농본초경(神農本草經)의 중품에 매실(梅實)로 수재되어 있으며, 버짐이나 옴에는 종자를 제거한 과육을 물에 넣고 오랫동안 달여서 농축된 것을 피부에 바르면 효과가 있다. 최근에는 매실을 원료로 한 음료나 건강 식품이 제품화되어 널리 이용되고 있다.

▶**한약 처방명** → 오매환(烏梅丸), 인삼양위탕(人蔘養胃湯)

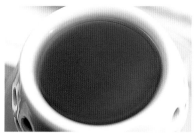

오매(烏梅) 달인 액

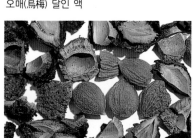

오매(烏梅) 썬 것

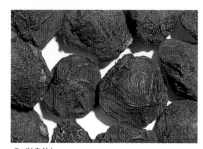

오매(烏梅)

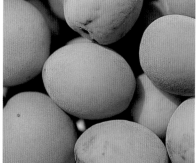

매실나무(열매)

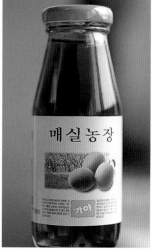

매실을 이용한 건강 음료

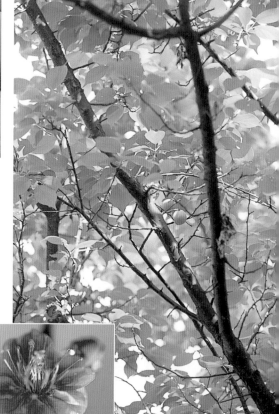

꽃　　　　　매실나무　　　1999.5.15 대전

139. 맥문동 │ 백합과

Liriope platyphylla Wang et Tang

Liliaceae

◆ 별명 : 알꽃맥문동
◆ 약용 부위 : 덩이뿌리
◆ 생약명 : 맥문동(麥門冬)
◆ 약효 : 마른기침, 소갈증, 변비
◆ 사용법 : 내복, 약주, 약차

▶**생태** → 경북 울릉도, 강원 금강산, 전북 정주 이남의 숲 속에서 자라고, 일본, 중국, 타이완에 분포하는 여러해살이 풀. 뿌리줄기는 굵고 딱딱하며, 뿌리는 가늘지만 강하고, 수염뿌리 끝이 땅콩처럼 굵어지는 것이 있다. 꽃은 5~6월에 피며, 꽃덮이는 6개, 연한 자줏빛이다. 열매는 얇은 껍질이 벗겨지면서 검은색 종자가 노출된다.

▶**약용 부위, 약효** → 땅 속의 덩이뿌리를 맥문동(麥門冬)이라고 하는데, 폐의 기능을 돕고 마음을 안정시키며 위장 기능을 튼튼하게 하는 효능이 있다. 폐의 기능 저하로 나오는 마른기침, 토혈, 속이 답답하면서 열이 나고, 갈증을 느끼며 입이 마르고, 변비가 있는 증상을 치료한다.

▶**사용법** → 덩이뿌리 5g을 물 2컵(400mL)에 달여서, 또는 술에 담가서 복용한다.

▶**참고** → 신농본초경(神農本草經)의 상품에 수재되어 있으며, 이 식물의 뿌리가 보리[麥]의 뿌리와 닮았을 뿐만 아니라, 겨울에도 얼어 죽지 않는다 하여 맥동(麥冬) 또는 맥문동(麥門冬)이라고 한다. 잎이 좁고 꽃이 드문드문 피는 것을 개맥문동 *L. spicata*라고 하며, 중국에서는 맥동(麥冬) *Ophiopogon japonicus*의 덩이줄기를 주로 사용한다.

▶**한약 처방명** → 맥문동탕(麥門冬湯), 자감초탕(炙甘草湯)

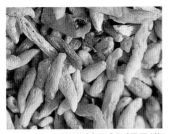
맥문동(麥門冬) (중국산)

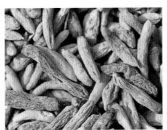
맥문동(麥門冬)

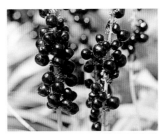
맥문동(열매)

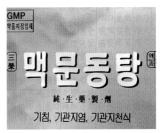
기침, 가래 치료제

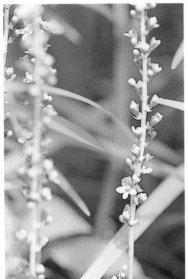
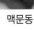
1997.6.1 충남대약초원　맥문동

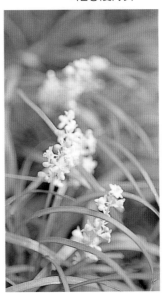
개맥문동

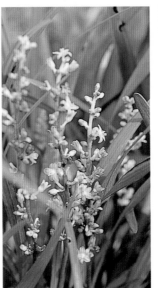
2002.7.9 중국 난징(南京)　맥문동

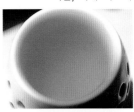
맥문동(麥門冬) 달인 액

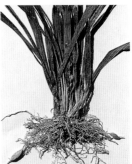
맥문동(麥門冬) 표본

151

140. 맨드라미 │ 비름과

Celosia cristata L.   Amaranthaceae

◆ 별명 : 맨드래미, 닭벼슬꽃
◆ 약용 부위 : 꽃, 종자
◆ 생약명 : 계관화(鷄冠花), 계관자(鷄冠子)
◆ 약효 : 지혈, 대하증, 피부습진
◆ 사용법 : 내복, 약차, 외용

▶**생태** → 집 주변에서 관상용으로 심고 있으며, 동인도가 원산지인 한해살이풀. 높이 90cm. 줄기는 곧게 서고 굵고 튼튼하며, 흔히 붉은빛이 돈다. 잎은 어긋난다. 꽃은 7~8월에 붉은색, 노란색 및 흰색으로 피고, 화축이 편평하며, 대가 없는 잔꽃이 밀생한다. 열매에는 검은색 종자가 3~5개 들어 있다.

▶**약용 부위, 약효** → 꽃을 계관화(鷄冠花)라고 하며, 피를 맑게 하고 지혈의 효능이 있다. 치질에 의하여 나오는 출혈, 대·소변출혈, 기침을 할 때 피가 섞여 나오는 것, 아랫배가 아프고 설사를 하는 증상, 대하증, 피부습진, 옴을 치료한다. 종자를 계관자(鷄冠子)라고 하며, 피를 맑게 하고 지혈의 효능이 있으므로 변혈(便血), 설사, 시력 감퇴를 치료한다.

▶**사용법** → 꽃 5g을 물 2컵(400mL)에 달여서 복용하고, 외용에는 짓찧어서 바른다.

▶**참고** → 화서의 모양과 색깔이 닭벼슬[鷄冠]과 비슷하기 때문에 붙여진 이름이다.

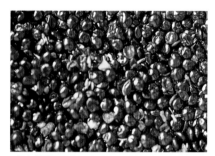

계관자(鷄冠子)

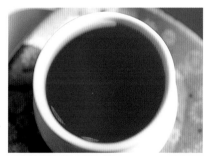

계관화(鷄冠花) 달인 액

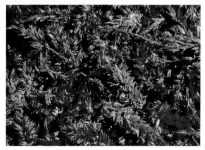

계관화(鷄冠花)

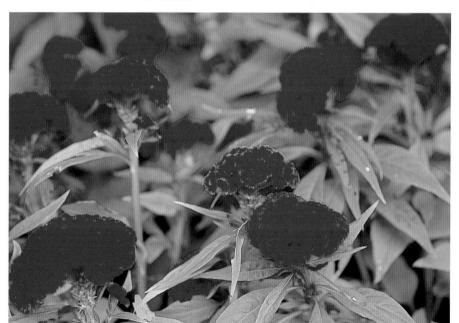

맨드라미   2002.7.14 충남대약초원

141. 머위

국화과

Petasites japonicus (S. et Z.) Max.

Compositae

- ◆ 별명 : 머구, 머우
- ◆ 약용 부위 : 뿌리줄기
- ◆ 생약명 : 봉두채(蜂斗菜)
- ◆ 약효 : 편도선염, 부스럼
- ◆ 사용법 : 내복, 약주, 약차, 외용

▶**생태** → 우리 나라의 산이나 들의 습지에서 자라고, 일본, 중국에 분포하는 여러해살이풀. 꽃은 암수 딴그루이며, 3월에 뿌리줄기로부터 잎이 나오기 전에 커다란 비늘줄기에 싸인 꽃봉오리가 나와 황백색의 꽃이 피고, 꽃이 질 때쯤 잎자루가 긴 잎이 나온다. 수과는 원통형이다.

▶**약용 부위, 약효** → 뿌리줄기를 봉두채(蜂斗菜)라고 하며, 혈액 순환을 돕는 효능이 있다. 편도선염, 피부에 난 종기, 부스럼을 치료한다. 민간에서는 꽃봉오리나 잎을 따서 말려 두었다가 기침이나 가래가 심할 때 사용한다.

▶**사용법** → 뿌리줄기 15g을 물 3컵(600mL)에 달여서 달인 액을 반으로 나누어 아침 저녁으로 복용하거나 술에 담가 복용한다. 피부에 난 종기, 버짐, 부스럼에는 짓찧어서 붙이거나 즙액을 바른다.

▶**참고** → 북반구 온대 지방에 20종이 분포하고 있으며, 북아메리카 인디언은 이 식물을 태워서 나오는 재를 소금 대용으로 사용하였으며, 동·서양에서 식용 또는 건강 식품으로 널리 사용하고 있다. 꽃대가 길고 잎은 둥근 심장형이 아니며 톱니가 규칙적인 개머위 *P. saxatilis*도 약효가 같다.

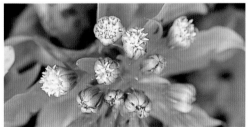
2002.3.25 충남대약초원 　　　　머위(꽃)

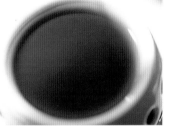
봉두채(蜂斗菜) 달인 액

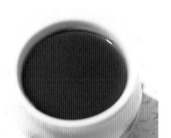
머위 잎 달인 액

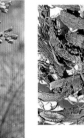
봉두채(蜂斗菜)

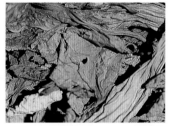
머위(잎)

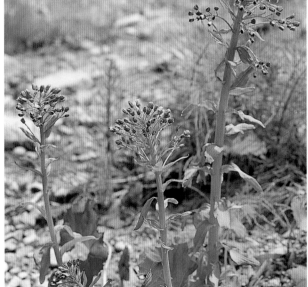
1997.4.26 경기 광릉 　　　　머위

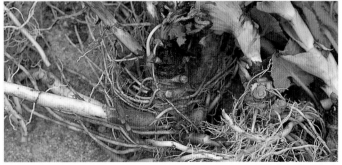
머위(뿌리와 뿌리줄기)

153

142. 멀구슬나무 | 멀구슬나무과

Melia azedarach L.　　　　　　　Meliaceae

◆ 별명 : 말구슬나무, 구주나무
◆ 약용 부위 : 열매, 줄기(뿌리) 껍질
◆ 생약명 : 고련자(苦楝子), 고련피(苦楝皮)
◆ 약효 : 복통, 고환염, 피부병(옴, 종기)
◆ 사용법 : 내복, 외용

▶ **생태** → 제주, 전남북의 마을 근처에서 자라며, 일본, 중국, 타이완, 히말라야에 분포하는 갈잎큰키나무. 높이 15m. 잎은 어긋나고, 2~3회 홀수 깃꼴겹잎. 꽃은 5월에 피고, 잎겨드랑이에 원추화서로 달리며, 연한 자줏빛이다. 5개씩의 꽃받침잎과 꽃잎이 있다. 열매는 달걀 모양 원형, 지름 1.5cm, 9월에 노란색으로 익는다.

▶ **약용 부위, 약효** → 열매를 고련자(苦楝子)라고 하며, 복통과 고환염을 치료하고, 줄기 껍질 또는 뿌리 껍질을 고련피(苦楝皮)라고 하며, 옴과 종기 등 피부병을 치료한다. 옛날에는 회충, 요충, 촌충 등 구충제로도 사용하였다.

▶ **사용법** → 열매 또는 줄기(뿌리) 껍질 5g을 물 2컵(400mL)에 달여서 복용하거나 알약 또는 가루약으로 만들어 복용하고, 외용에는 달인 액으로 씻는다.

▶ **참고** → 열매가 머루와 같이 구슬 모양이어서 멀구슬나무라고 한다. 신농본초경(神農本草經)의 하품에 연실(楝實)로 수재되어 있다. 참중나무에 비하여 잎이 2~3회 홀수 깃꼴겹잎이고, 수술의 밑은 통으로 되고 종자에 날개가 없다.

▶ **한약 처방명** → 고련환(苦楝丸), 호로파환(胡蘆巴丸)

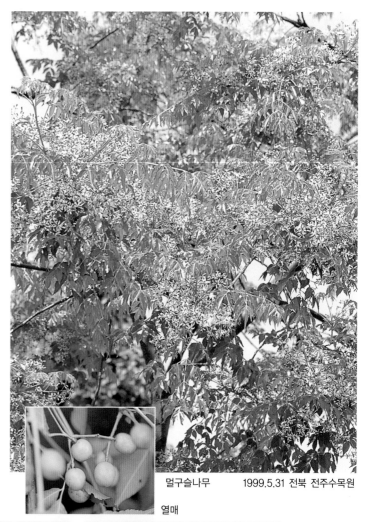

멀구슬나무　　　1999.5.31 전북 전주수목원

열매

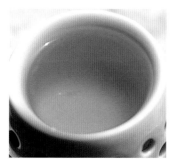

고련피(苦楝皮) 달인 액

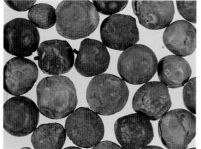

고련자(苦楝子)

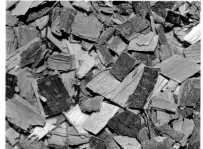

고련피(苦楝皮)

143. 메밀

마디풀과

Fagopyrum esculentum Moench   Polygonaceae

◆ 별명 : 모밀, 뫼밀, 매물
◆ 약용 부위 : 종자, 줄기, 잎
◆ 생약명 : 교맥(蕎麥), 교맥갈(蕎麥秸)
◆ 약효 : 만성 소화불량, 습진, 고혈압, 망막증
◆ 사용법 : 내복, 약차, 외용

▶**생태** → 밭에서 재배하거나 간혹 산기슭에서 볼 수 있으며, 일본, 중국에 분포하는 한해살이풀. 줄기는 곧게 서고, 꽃은 7~10월에 피며, 총상화서는 줄기 끝 또는 잎겨드랑이에 달린다. 꽃덮이는 흰색이거나 붉은빛이 돌며 깊게 5개로 갈라지고, 암술대는 3개이다. 수과는 흑갈색으로 익는다.

▶**약용 부위, 약효** → 종자를 교맥(蕎麥)이라고 하는데, 위장의 기능을 돕고 소화를 촉진시키는 효능이 있다. 만성적인 소화불량, 피부가 가렵고 벌겋게 부어오르는 증상, 습진, 종기, 고혈압을 치료한다. 줄기와 잎을 교맥갈(蕎麥秸)이라고 하는데, 음식에 의하여 목이 막히는 것과 옹종을 치료하며, 모세 혈관이 약하여 생기는 고혈압증에 쓰면 뇌출혈을 예방할 수 있고, 당뇨병에 의한 망막증을 치료한다.

▶**사용법** → 잎과 줄기 10g을 물 3컵(600mL)에 달여서 복용하고, 종자는 알약이나 가루약으로 하여 복용한다. 외용에는 가루를 내어 물에 개어서 상처에 붙인다.

▶**참고** → 모세 혈관 강화 작용이 있는 rutin이 많이 함유되어 있으므로, 오래 복용하면 고혈압 예방에 좋다.

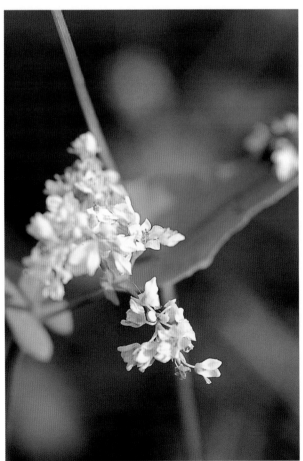

2000.10.1 충남대약초원   메밀

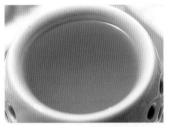

교맥(蕎麥) 달인 액

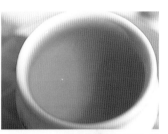

교맥갈(蕎麥秸) 달인 액

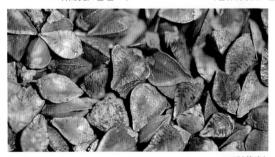

교맥(蕎麥)

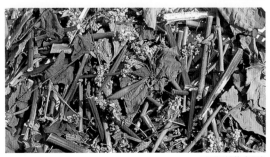

교맥갈(蕎麥秸)

144. 명아주

명아주과

Chenopodium album L. var.
centrorubrum Makino

Chenopodiaceae

◆ 별명 : 는쟁이, 능쟁이(북한)
◆ 약용 부위 : 전초
◆ 생약명 : 여(藜)
◆ 약효 : 청열, 이습, 살충
◆ 사용법 : 내복, 외용

▶**생태** → 우리 나라에서 흔하게 볼 수 있고, 일본, 중국에 분포하며, 산의 낮은 곳이나 들에서 자라는 한해살이풀. 높이 1m. 꽃은 황록색으로 6~7월에 가지 끝에서 피며, 꽃받침이 5개로 깊게 갈라지고, 꽃잎은 없으며, 5개의 수술과 자방에 2개의 암술대가 달려 있다. 포과는 꽃받침으로 싸여 있고, 편원형이며, 종자는 검은색 윤채가 있다.

▶**약용 부위, 약효** → 전초를 여(藜)라고 하는데, 청열(淸熱), 이습(利濕), 살충의 효능이 있고, 이질, 복사(腹瀉), 습창양진(濕瘡痒疹), 독충교상(毒蟲咬傷)을 치료한다.

▶**사용법** → 전초 5g에 물 2컵(400mL)을 넣고 달인 액을 반으로 나누어 아침 저녁으로 복용하고, 외용에는 짓찧어서 바른다. 소량으로 지렁이를 흥분시키고, 시간이 가면 마비시키는 작용이 있다. 명아주를 먹고 난 뒤에 햇볕을 쐬면 피부염을 일으킨다.

▶**참고** → 잎이 3개로 갈라지고, 가장자리에 거치가 있는 좀명아주 *C. ficifolium*, 좀명아주에 비하여 키가 크고 잎에 불규칙한 톱니가 있으며, 종자에 윤채가 있고, 어린잎이 붉은색이 되지 않는 흰명아주 *C. album*도 약효가 같다.

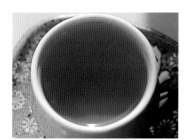

여(藜) 달인 액

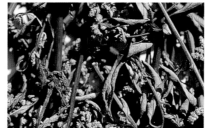

여(藜)

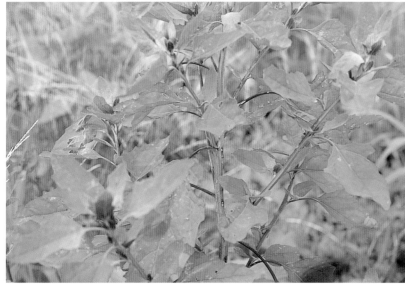

명아주

1994.6.1 충남대약초원

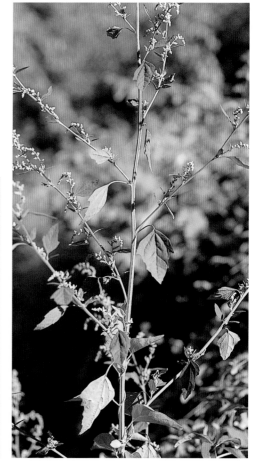

흰명아주

145. 모과나무 | 장미과

Chaenomeles sinensis Koehne　　Rosaceae

◆ 별명 : 모개, 모개나무
◆ 약용 부위 : 열매
◆ 생약명 : 목이(木李), 명사(榠樝)
◆ 약효 : 가래, 관절염, 목이 뻣뻣한 증상
◆ 사용법 : 내복, 약주, 약차

▶**생태** → 중부 이남에서 재식하고, 중국이 원산지인 갈잎 큰키나무. 높이 7~10m. 잎은 어긋나고, 턱잎은 바늘 모양. 꽃은 연한 붉은색으로 5월에 핀다. 열매는 지름 8~15cm의 원형으로 딱딱하고, 9월에 노란색으로 익으며 향기가 좋다.

▶**약용 부위, 약효** → 열매를 목이(木李) 또는 명사(榠樝)라고 한다. 가래가 많고, 관절염, 목이 뻣뻣한 증상, 토하며 설사를 하는 증상(吐瀉)에 좋다.

▶**사용법** → 열매 5g을 물 2컵(400mL)에 달인 액을 복용

한다. 모과를 썰어 설탕에 절여 두었다가 차로 마시면 좋다. 또, 소화불량에는 산사자와 같은 양으로 배합하여 물에 달여 마신다.

▶**참고** → 모과나무는 중국에서 모과(木瓜)라고 부르므로 우리말로 옮긴 것이다. 중국에서는 풀명자나무(산당화)의 열매를 모과(木瓜)라 하여 사용하고 있으나, 우리 나라에서는 모과나무의 열매를 사용하고 있다.

▶**한약 처방명** → 모과탕(木瓜湯), 속단단(續斷丹)

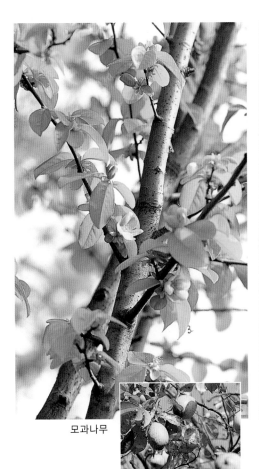

모과나무

1999.5.31 전북
전주수목원

열매

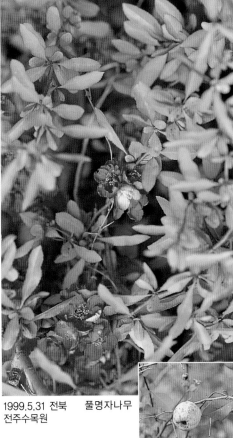

풀명자나무

열매

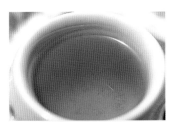

목이(木李) 달인 액

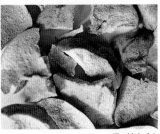

목이(木李)

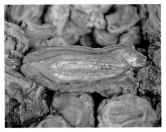

모과(木瓜) (중국산)

157

146. 모란

작약과

Paeonia suffruticosa Andr.
[*P. moutan* Sims.]

Paeoniaceae

◆ 별명 : 목단
◆ 약용 부위 : 뿌리 껍질
◆ 생약명 : 목단피(牧丹皮)
◆ 약효 : 해열, 월경불순, 맹장염
◆ 사용법 : 내복, 약주

▶ **생태** → 우리 나라에서 재배하고, 중국이 원산지인 갈잎 작은키나무. 높이 1~1.5m. 꽃은 양성으로 5월에 붉은색으로 피며, 지름 15cm. 꽃받침잎은 5개이고, 꽃잎은 8개 이상으로 크기와 모양이 같지 않고 가장자리에 결각이 있으며, 수술은 많고 암술은 2~6개로서 털이 있다. 열매는 골돌로 털이 많고 9월에 익으며, 종자는 둥글며 검다.

▶ **약용 부위, 약효** → 뿌리 껍질을 목단피(牧丹皮)라고 하는데, 열을 내리고 혈액 순환을 돕는 효능이 있다. 그러므로 코피가 자주 터지거나 대·소변에 피가 섞이는 증상, 가슴이 답답하면서 열이 많이 나는 증상, 월경 기간이 지나도 월경이 없고, 월경이 있어도 고르지 못하고 통증이 심한 증상

을 치료하며, 맹장염 초기에 효과가 있다.

▶ **사용법** → 뿌리 껍질 10g을 물 4컵(800mL)에 달인 액을 반으로 나누어 아침 저녁으로 복용하거나 알약 또는 가루약으로 만들어 복용한다.

▶ **참고** → 신농본초경(神農本草經)의 중품에 수재되어 있으며, 본초강목(本草綱目)에 목단(牧丹)은 새순이 밑에서 돋아나고(수컷을 뜻하는 牧을 쓰고), 색이 붉은 것을 상품(上品)으로 친다고 하는 말에서 목단(牧丹)이라고 하였다.

▶ **한약 처방명** → 대황목단피탕(大黃牧丹皮湯), 팔미지황환(八味地黃丸)

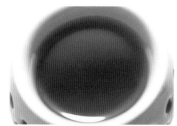

목단피(牧丹皮) 달인 액

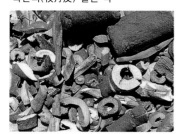

목단피(牧丹皮) 썬 것

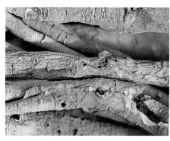

목단피(牧丹皮)

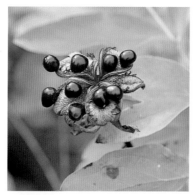

모란(종자)

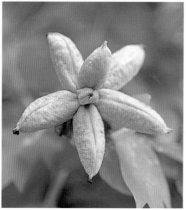

모란(열매)

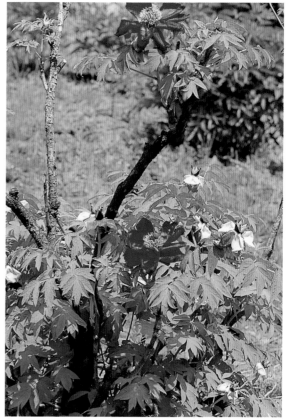

모란

2001.5.4 원광대약초원

147. 모싯대 | 초롱꽃과

Adenophora remotiflora (S. et Z.) Miq.　　Campanulaceae

◆ 별명 : 모시때
◆ 약용 부위 : 뿌리
◆ 생약명 : 제니(薺苨)
◆ 약효 : 기관지염, 옹종, 독사 교상
◆ 사용법 : 내복, 외용

▶**생태** → 산 숲 속에서 자라며, 일본, 중국 둥베이(東北), 우수리에 분포하는 여러해살이풀. 높이 40~100cm. 줄기는 곧게 서며, 털이 없으나 드물게 돌기 모양의 긴 털이 있고, 뿌리가 굵다. 잎은 어긋나고, 달걀 모양이며, 길이 7~20cm, 너비 4~8cm 가량이다. 끝은 뾰족한 데다 밑이 약간 들어가고, 가장자리에 예리한 톱니가 있으며, 잎자루는 위로 갈수록 짧다. 꽃은 자줏빛으로 8~9월에 피고, 원줄기 끝에서 밑을 향해 달려 엉성한 원추화서로 된다. 꽃받침은 5개로 갈라지고, 가장자리가 밋밋하다. 꽃통은 길이 2~3cm로서 끝이 5개로 갈라지고, 수술은 5개, 암술은 1개, 자방은 하위이고 암술머리가 3개로 갈라진다.

▶**약용 부위, 약효** → 뿌리를 제니(薺苨)라고 하는데, 청열, 해독, 소담의 효능이 있고, 기관지염, 옹종, 독사 교상을 치료한다.

▶**사용법** → 뿌리 10g을 물 700mL에 달인 액을 반씩 나누어 아침 저녁으로 복용하고, 외용에는 짓찧어서 낸 즙을 바른다. 뿌리를 가을에서 겨울까지 채취하여 말린다.

▶**참고** → 뿌리에 β-sitosterol, daucosterol 등이 함유되어 있다. 꽃이 크고 총상화서로 달리는 도라지모싯대 *A. grandiflora*도 약효가 같다.

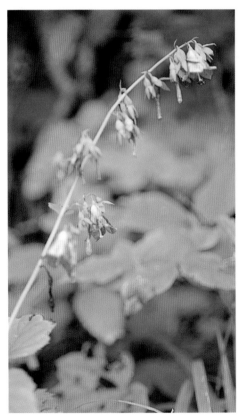

1999.8.25 지리산　　　　　　도라지모싯대

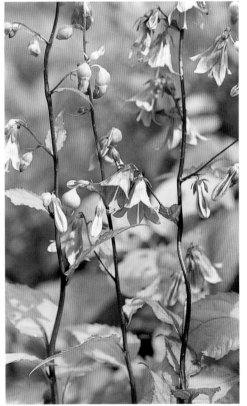

1998.7.29 지리산　　　　　　모싯대

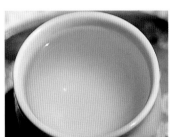

제니(薺苨) 달인 액

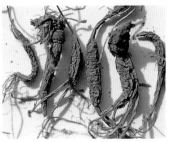

제니(薺苨)

159

148. 모자반

모자반과

Sargassum fulvellum C. Ag.   Sargassaceae

🌿   ● ●

◆ 별명 : 모쟁이
◆ 약용 부위 : 전초
◆ 생약명 : 해조(海藻)
◆ 약효 : 림프선염, 부종, 고환염
◆ 사용법 : 내복, 약주

▶**생태** → 서해안의 낮은 조수가 지나는 바위에서 자라며, 일본, 중국, 타이완 등에 분포하는 여러해살이 갈조(褐藻). 높이 30~60cm. 나뭇가지 모양으로 암갈색, 고착기(固着器)는 뿌리 같거나 원주형이고, 주축은 원주형으로 밑에서 가지가 갈라지며, 다시 1~2차로 갈라진다. 잎과 같은 돌기는 바늘 모양, 돌기 사이에서 둥근 기낭(氣囊)이 나온다.

▶**약용 부위, 약효** → 전초를 말린 것을 해조(海藻)라고 하는데, 딱딱한 것을 풀어 주고 가래를 삭이며, 수분 대사를 잘하게 하고 열을 내리는 효능이 있다. 림프선염, 몸이 붓는 증상, 고환염을 치료한다.

▶**사용법** → 전초 3g을 물 1컵(200mL)에 달여서 복용하거나 알약 또는 가루약으로 만들어 복용한다.

▶**참고** → 해조(海藻)는 신농본초경(神農本草經)의 중품에 수재되어 있다. 모자반과에 속하는 톳 *Hizikia fusiforme*, 구슬모자반 *S. piluliferum*, 괭생이모자반 *S. horneri*, 삼나무말 *Coccophora langsdorfii*도 약효는 같다.

▶**한약 처방명** → 해조환(海藻丸), 파결산(破結散), 모려택사산(牡蠣澤瀉散)

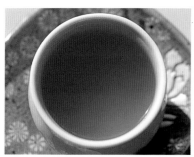

해조(海藻) 달인 액

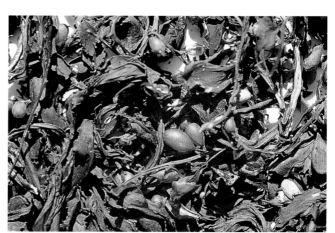

해조(海藻)

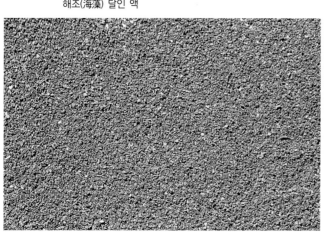

해조(海藻) 가루

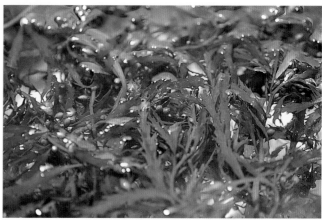

모자반   2002.10.18 부산 기장

149. 목련

목련과

Magnolia kobus DC.

Magnoliaceae

◆ 별명 : 목란
◆ 약용 부위 : 꽃봉오리, 꽃
◆ 생약명 : 신이(辛夷), 옥란화(玉蘭花)
◆ 약효 : 코막힘, 축농증, 기관지천식
◆ 사용법 : 내복, 약주, 약차

▶**생태** → 우리 나라에서 재식하고, 중국이 원산지인 갈잎 큰키나무. 겨울눈에 털이 많고, 잎은 어긋난다. 꽃은 4~5월 잎이 피기 전에 흰색으로 피고, 꽃잎은 6개, 꽃받침 조각은 3개이며 바늘 모양이다. 열매는 원통형으로 적갈색이며, 익으면 흰 실같이 생긴 자루에 달린 붉은 종자가 나온다.

▶**약용 부위, 약효** → 꽃봉오리를 신이(辛夷)라고 하는데, 감기 때문에 오는 코막힘, 콧물, 축농증, 두통, 그리고 열은 있으나 땀이 없는 증상에 사용한다. 또, 꽃을 옥란화(玉蘭花)라고 하는데, 폐의 기능을 좋게 하여 기침과 가래를 삭이는 작용이 있다.

▶**사용법** → 꽃봉오리 5g을 물 2컵(400mL)에 달여서 복용하거나 술에 담가서 복용하고, 알약이나 가루약으로 만들어 복용한다. 꽃 20~25개를 매일 아침 물 3컵(600mL)에 달

여서 복용한다. 축농증으로 머리가 자주 아픈 증상에는 칡 뿌리와 같은 양으로 배합하여 물에 달여 복용하면 좋다.

▶**참고** → 신이는 신농본초경(神農本草經)의 상품에 수재되어 있으며, 본초강목(本草綱目)에 의하면 이 식물은 나무이나 꽃 모양이 연꽃과 비슷하다 하여 목련(木蓮)이라고 한다. 백목련 *M. denudata*과 자목련 *M. liliflora*의 꽃봉오리도 약효가 같다.

▶**한약 처방명** → 신이산(辛夷散), 신이청폐탕(辛夷淸肺湯)

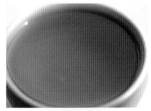

신이(辛夷) 달인 액(목련)

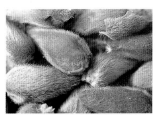

신이(辛夷, 목련)

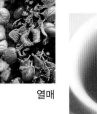

열매

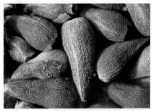

신이(辛夷) 달인 액(자목련)

신이(辛夷, 자목련)

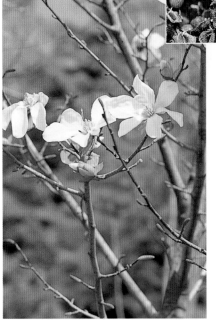

1997.4.10 충남대약초원   백목련

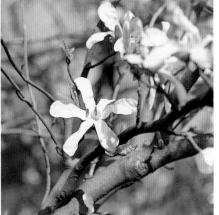

1997.4.15 대전   목련

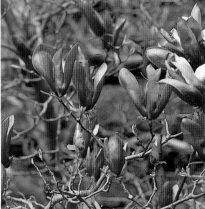

1997.4.10 충남대약초원   자목련

161

150. 목질진흙버섯 | 구멍장이버섯과

Phellenius linteus (Berk. et Curt.) Teng   Polyporaceae

◆ 별명 : 상황, 매기생(梅寄生)
◆ 약용 부위 : 자실체
◆ 생약명 : 상황(桑黃)
◆ 약효 : 소화기계 암, 간암
◆ 사용법 : 내복

▶**생태** → 우리 나라의 산과 들에서 자라는 뽕나무, 산벚나무 등의 살아 있거나 죽은 나무에 기생하는 버섯으로 일본과 중국에 분포한다. 갓은 목질로 너비 6~15cm, 두께 2~5cm로 반원형, 편평하거나 말굽 모양이다. 표면은 초기에는 암갈색의 짧은 털이 있으나 차차 없어지며 흑갈색이 된다. 갓 둘레는 생육 때는 선명한 노란색이고, 대는 없으며, 자실층인 하면의 관공은 선황색~황갈색이며, 다층으로 층의 차이가 명료하다.

▶**약용 부위, 약효** → 자실체를 상황(桑黃)이라고 하며, 항종양(쥐에게 이식한 Sarcoma 180에 대한 실험), 면역 증강, 보체 활성의 효능이 있다. 소화기계 암, 간암 치료에 널리 이용하고 있다.

▶**사용법** → 자실체 5g을 물 3컵(600mL)에 달여서 1일 3회 식후에 차게 복용한다.

▶**참고** → 복용량을 초과하면 현기증이 생기므로 반드시 1일의 사용량을 엄수하여야 한다. 자실체를 배양한 균사체를 제품화하여 항암 치료제로 보급하고 있다. 최근에는 원목 재배에 성공하여 민간에서 암 치료에 널리 이용되고 있다. 상황(桑黃)이라는 이름은 이시진 선생이 신농본초경(神農本草經)에 수재된 상근백피(桑根白皮)의 항에 있는 상이(桑耳)의 별명으로 상황(桑黃), 상상기생(桑上寄生)을 열거한 것에서 비롯되었다.

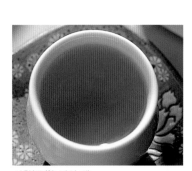
상황(桑黃) 달인 액

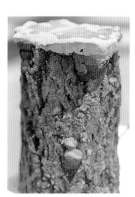
목질진흙버섯의 재배

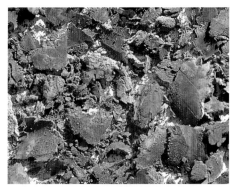
상황(桑黃) 자른 것

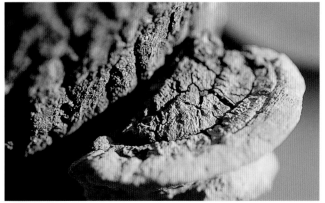
목질진흙버섯   2002.10.20 충남대 사진/정경수

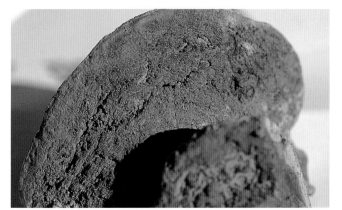
목질진흙버섯(뒷면)

151. 목향
국화과

Inula helenium L.   Compositae

◆ 별명 : 운목향, 천목향
◆ 약용 부위 : 뿌리
◆ 생약명 : 목향(木香)
◆ 약효 : 가슴과 배의 통증, 소화불량, 구토
◆ 사용법 : 내복, 약주

▶ **생태** → 우리 나라에는 없고, 중국의 윈난성(雲南省), 쓰촨성(四川省), 후베이성(湖北省), 베이징(北京) 등에서 자라는 여러해살이풀. 높이 1.5~2m. 줄기는 굵고 곧게 서며, 뿌리는 굵고, 뿌리잎은 크다.잎자루는 길고, 줄기잎은 어긋나며 비교적 작다. 꽃은 7~8월에 피며, 두상화서는 줄기 끝이나 잎겨드랑이에서 1개씩 달린다. 수술은 5개, 수과는 타원상 원형이며, 관모는 2층이고 깃털 모양이다.

▶ **약용 부위, 약효** → 뿌리를 목향(木香)이라 하며, 소화 기능을 돕고 간기능을 튼튼하게 하여 뭉친 것을 풀어 주고, 기(氣)의 순환을 도와 통증을 그치게 하는 효능이 있다. 가슴과 배가 뻣뻣하고 아픈 증상, 소화 기능이 허약하여 구토나 설사가 나는 증상, 음식을 보아도 식욕이 없는 상태, 장염

등을 치료한다.

▶ **사용법** → 뿌리 5g을 물 2 컵 (400mL)에 달여서 복용하거나 술에 담가서 복용하고, 알약으로 만들어 복용하면 편리하다.

▶ **참고** → 이 식물은 풀이지만 나무처럼 높게 자라고 향기가 강하므로 목향(木香)이라고 한다. 중국에서 주로 수입되는 것은 윈난성에서 생산되는 운목향(雲木香)과 쓰촨성에서 생산되는 천목향(川木香)이 있으며, 운목향(雲木香)은 국화과의 운목향 *Aucklandia lappa*의 뿌리이고, 천목향(川木香)은 국화과의 천목향 *Vladimiria souliei*의 뿌리이다.

▶ **한약 처방명** → 가미귀비탕(加味歸脾湯), 속수자환(續隨子丸), 견우산(牽牛散), 익모환(益母丸)

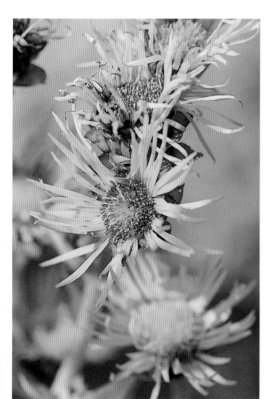

1997.7.22 대전 인삼연초연구소   목향

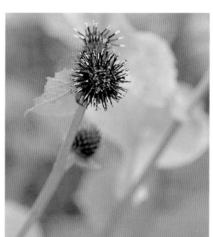

2000.7.10 중국 시솽반나(西雙版納) 운목향

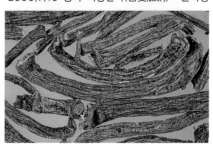

토목향(土木香) (한국산)

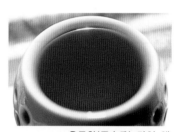

운목향(雲木香) 달인 액

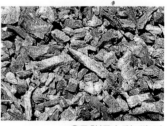

운목향(雲木香) 썬 것

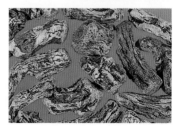

운목향(雲木香) 겉껍질 벗긴 것

152. 몰약나무 | 감람나무과

Commiphora molmol Engler   Burseraceae

◆ 별명 : 없음
◆ 약용 부위 : 줄기 껍질의 삼출액
◆ 생약명 : 몰약(沒藥)
◆ 약효 : 혈액 순환, 어혈, 타박상
◆ 사용법 : 내복, 외용

▶ **생태** → 우리 나라에는 없고, 아프리카, 아라비아 남부, 소말리아, 인도 지방에 분포하는 늘푸른작은키나무. 높이 3m. 줄기 껍질은 얇고, 광택이 있고 매끄러우며, 줄기에 가시 같은 가지가 있다. 꽃은 작은 짧은 가지에 모여 나고, 꽃부리는 흰색이며 꽃잎은 4개이다. 열매는 핵과로서 달걀 모양이다.

▶ **약용 부위, 약효** → 줄기 껍질에 상처를 주어 흘러나오는 삼출액을 모아 말린 것을 몰약(沒藥)이라고 하는데, 혈액 순환을 돕고, 어혈을 없애며, 부은 것을 내리고 아픔을 멈추게 하며, 새살이 돋아나게 하는 효능이 있다. 어혈로 배가 아픈 증상, 타박상, 치질, 악성 부스럼, 점막에 생긴 염증을 치료한다.

▶ **사용법** → 줄기 껍질의 삼출액 2g을 물 1컵(200mL)에 달여서 복용하거나 알약 또는 가루약으로 만들어 복용한다. 외용으로 사용할 때에는 가루를 내서 참기름에 개어 바른다.

▶ **참고** → 개보본초(開寶本草)에 수재되어 있고, 중국 사람들은 아라비아 어 myrrha를 mu[沒]라고 발음하며, 약(藥)을 붙여 몰약(沒藥)이라고 한다. 예부터 몰약은 죽은 사람의 사체를 오랫동안 보존하기 위하여 미라로 만들 때 방부제로 사용하여 왔다.

▶ **한약 처방명** → 몰약산(沒藥散), 팔보단(八寶丹)

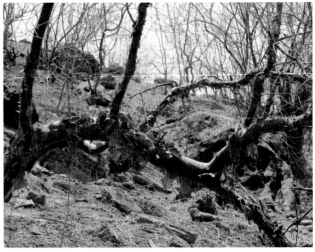

몰약나무

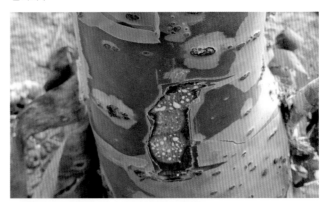

몰약나무 줄기 껍질에서 흘러나오는 삼출액

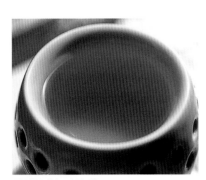

몰약(沒藥) 달인 액

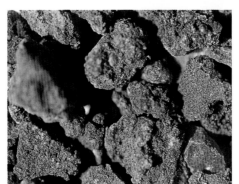

몰약(沒藥)

몰약(沒藥) 가루

153. 묏대추나무 | 갈매나무과

Zizyphus jujuba Miller　　　　　　　Rhamnaceae

◆ 별명 : 산대추나무, 살매나무
◆ 약용 부위 : 종자
◆ 생약명 : 산조인(酸棗仁)
◆ 약효 : 신경과민, 불면증
◆ 사용법 : 내복, 약주

▶ **생태** → 산기슭이나 마을 근처에서 자라고, 중국에 분포하는 갈잎작은키나무. 잎은 어긋난다. 꽃은 양성으로서 5~6월에 잎겨드랑이에서 2~3개씩 핀다. 핵과는 구형으로 9~10월에 적갈색 또는 암갈색으로 익는다.

▶ **약용 부위, 약효** → 종자를 산조인(酸棗仁)이라고 하는데, 심신을 안정시키고 식은땀을 멈추게 하는 효능이 있다. 신경과민으로 가슴이 뛰고 꿈을 자주 꾸며 머리와 눈이 어지러운 증상, 잘 놀라고 건망증이 심한 증상, 몸이 허약하여 땀을 많이 흘리는 증상에 좋다.

▶ **사용법** → 종자 5g을 물 2컵(400mL)에 달여서 복용하거나 술에 담가서 복용하고, 알약이나 가루약으로 만들어 복용하기도 한다.

▶ **참고** → 산조인(酸棗仁)은 신농본초경(神農本草經)의 상품에 산조(酸棗)로 수재되어 있으며, 명의별록(名醫別錄)에 근심과 걱정으로 잠 못 이루는 증상을 치료한다고 기재된 것으로 보아, 불면증 치료제로 오랫동안 사용되어 왔음을 알 수 있다.

▶ **한약 처방명** → 산조인탕(酸棗仁湯), 귀비탕(歸脾湯), 가미귀비탕(加味歸脾湯), 천왕보심단(天王補心丹)

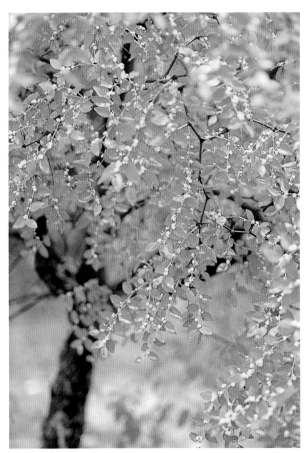

1997.6.27 중국 베이징(北京)약초원　　　　　　묏대추나무

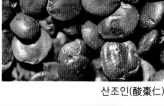

산조인(酸棗仁)

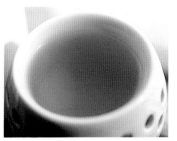

산조인(酸棗仁) 달인 액

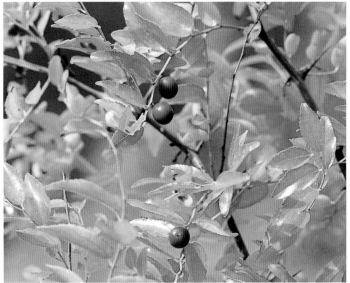

1997.10.3 충남 태안　　　　　　묏대추나무(열매)

154. 무

십자화과

Raphanus sativus L. var.
acanthiformis Makino

Cruciferae

◆ 별명 : 무우, 무시
◆ 약용 부위 : 종자
◆ 생약명 : 내복자(萊菔子)
◆ 약효 : 소화불량, 이질, 편두통
◆ 사용법 : 내복, 약주

▶**생태** → 카프카스에서부터 팔레스타인이 원산지인 한해·두해살이풀. 높이 1m. 큰 원주형 뿌리의 윗부분은 줄기이지만 그 경계가 뚜렷하지 않다. 줄기는 어느 정도 자란 다음 가지를 치며, 세로로 홈이 나 있다. 뿌리잎은 모여 난다. 꽃은 4~5월에 피며, 꽃잎은 연한 자주색으로 수술은 6개, 암술은 1개이다. 각과는 길이 4~6cm이다.

▶**약용 부위, 약효** → 종자를 내복자(萊菔子)라고 하는데, 뱃속에 쌓여 있는 것을 없애고 열과 가래를 제거하며, 기(氣)를 내리고 소화가 잘 되게 하며, 해독의 효능이 있다. 소화가 되지 않아 배가 더부룩한 증상, 가래와 기침으로 목소리가 쉬는 증상, 코피나 대·소변에 피가 섞여 나오는 증상, 갈증, 이질, 편두통을 치료한다.

▶**사용법** → 종자 5g을 물 2컵(400mL)에 달여서 복용하거나 술에 담가서 복용한다.

▶**참고** → 당나라 때 나온 신수본초(新修本草)에는 내복근(萊菔根)으로 수재되어 있다. 원산지 및 형태에 따라 여섯 가지로 구분한다. 서유럽에 많고, 우리 나라에서는 래디시로 알려진 것을 이십일무, 우리 나라, 일본 및 중국에서 많이 재배하는 것을 북지작은무, 남유럽에서 많이 재배하고, 잎에 털이 없으며, 뿌리가 긴 것을 서양작은무, 포르투갈, 이탈리아 등지에서 많이 키우고 육질이 단단하고 매운맛이 강한 것을 검정무, 중국 북부에서 많이 재배하고 잎의 수가 적고 뿌리는 타원상 구형인 것을 북지무, 아시아의 습기가 많은 지방에서 재배하고 뿌리가 둥글고 붉은색인 것을 남지무라고 한다.

▶**한약 처방명** → 삼자양친탕(三子養親湯), 청금환(清金丸)

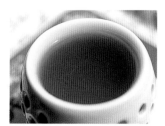
내복자(萊菔子) 달인 액

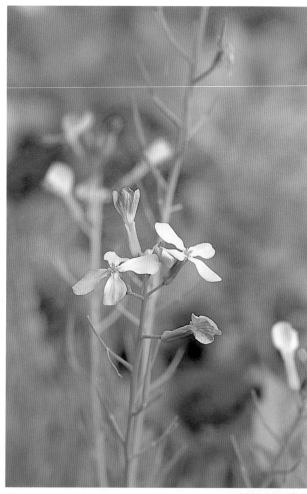
무   2001.4.25 대전

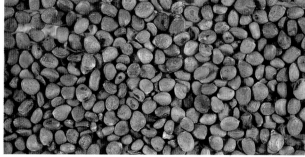
내복자(萊菔子)

155. 무궁화 | 아욱과

Hibiscus syriacus L.　　　　Malvaceae

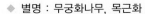

◆ 별명 : 무궁화나무, 목근화
◆ 약용 부위 : 줄기 껍질, 뿌리 껍질, 꽃, 잎
◆ 생약명 : 목근피(木槿皮), 목근화(木槿花), 목근엽(木槿葉)
◆ 약효 : 피부병, 설사, 대하
◆ 사용법 : 내복, 약주, 약차, 외용

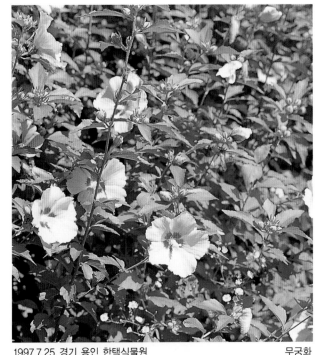

1997.7.25 경기 용인 한택식물원　　　　무궁화

▶**생태** → 평남 및 강원도 이남에서 재식하며, 중국이 원산지인 갈잎작은키나무. 꽃은 8~9월에 피고 1개씩 달리는데, 보통 분홍색이고, 내부에 짙은 붉은색이 돈다. 열매는 삭과로서 타원상 구형, 5실, 5개로 갈라지며, 종자는 편평하고 긴 털이 있다.

▶**약용 부위, 약효** → 줄기 껍질 또는 뿌리 껍질을 목근피(木槿皮)라고 하는데, 옴이나 버짐이 심하여 가려울 때, 치질에 의한 염증, 여성 생식기의 가려움증을 치료한다. 또, 꽃을 목근화(木槿花)라고 하는데, 속이 쓰리고 소화가 잘 안 될 경우, 또는 설사를 할 때 효과가 있다. 잎을 목근엽(木槿葉)이라고 하며, 대하를 치료한다.

▶**사용법** → 줄기 껍질 또는 꽃과 잎 각각 5g을 물 2컵(400mL)에 달여서 복용한다. 외용에는 물에 달인 액이나 생즙으로 씻는다.

▶**참고** → 목근이라는 이름은 진(晉)나라 때의 이아(爾雅)에 처음으로 수재되어 있다. 뿌리 껍질의 에탄올 추출액과 벤조산을 혼합한 무좀 치료약이 제품화되어 널리 사용하고 있다.

▶**한약 처방명** → 일호선약수(一號癬藥水)

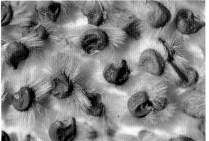

무궁화(종자)

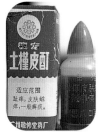

무좀 치료용 제품

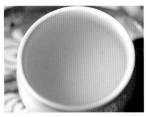

목근피(木槿皮) 달인 액

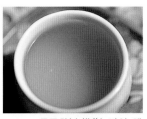

목근화(木槿花) 달인 액

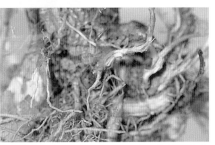

목근화(木槿花)　　　　무궁화(뿌리)

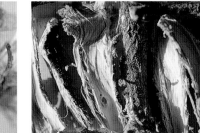

목근피(木槿皮)

167

156. 무릇 | 백합과

Scilla sinensis (Lour.) Merril
[*S. scilloides* (Lind.) Druce]

Liliaceae

● ● ● ●

◆ 별명 : 물구, 물굿, 물구지
◆ 약용 부위 : 전초
◆ 생약명 : 면조아(綿棗兒)
◆ 약효 : 유종, 타박상, 요통, 옹저
◆ 사용법 : 내복, 약주, 약차, 외용

▶**생태** → 산과 들에서 흔하게 볼 수 있고, 일본, 중국, 타이완, 우수리에 분포하는 여러해살이풀. 꽃은 연한 홍자색으로 7~9월에 핀다. 열매는 삭과로서 길이 5mm이다.

▶**약용 부위, 약효** → 전초를 면조아(綿棗兒)라고 하는데, 활혈, 해독, 소종(消腫)의 효능이 있다. 유종(乳腫), 장옹(腸癰), 타박상, 요통, 근골통, 옹저(癰疽)를 치료한다.

▶**사용법** → 전초 5g에 물 2컵(400mL)을 넣고 달여서 복용하고, 외용에는 짓찧어서 바른다.

▶**성분** → amylopectin, innulin, proscillaridin A 및 유독성 glucoside가 함유되어 있고, 심혈관에 대하여 디기탈리스와 같은 강심 작용이 있다.

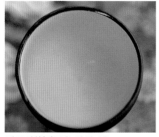

면조아(綿棗兒) 달인 액

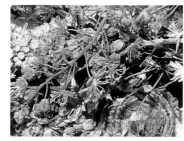

면조아(綿棗兒)

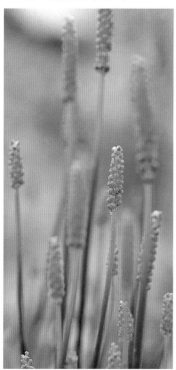

무릇(꽃 피기 전)

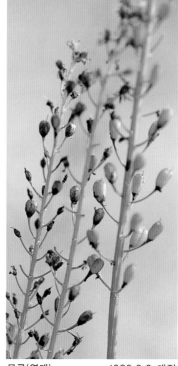

무릇(열매)　　　1989.9.9 대전

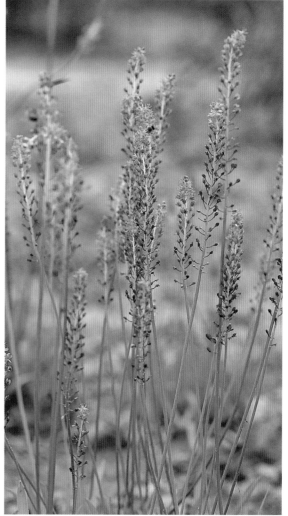

무릇　　　1989.8.1 대전

157. 무화과나무 | 뽕나무과

Ficus carica L.   Moraceae

◆ 별명 : 무화과
◆ 약용 부위 : 열매, 잎, 뿌리
◆ 생약명 : 무화과(無花果), 무화과엽(無花果葉), 무화과근
  (無花果根)
◆ 약효 : 변비, 치질
◆ 사용법 : 내복, 약주, 외용

▶**생태** → 제주, 경남, 전남에서 식재하며, 아시아 서부, 지중해가 원산지인 갈잎작은키나무. 높이 4m. 줄기 껍질은 회백색이고, 잎은 어긋난다. 봄부터 여름에 걸쳐 잎겨드랑이에서 주머니 같은 화서가 발달하며, 그 속에 많은 꽃이 들어 있다. 암꽃은 갈라진 조각이 3개이고, 자방과 암술대는 각각 1개이다. 열매는 달걀 모양이며, 길이 5~8cm로 8~10월에 흑자색으로 익는다.

▶**약용 부위, 약효** → 열매를 무화과(無花果)라고 하는데, 아랫배가 아프고 변비가 심한 증상, 치질과 피부의 버짐, 종기를 치료한다. 잎을 무화과엽(無花果葉)이라고 하며, 치질과 종기를 치료한다. 뿌리를 무화과근(無花果根)이라고 하는데, 온몸이 쑤시고, 치질로 피가 나오며, 산모의 젖이 잘 나오지 않는 증상을 치료한다.

▶**사용법** → 열매 10g을 물 2컵(400mL)에 달여서 복용하고, 외용에는 달인 액으로 씻는다. 뿌리와 잎 각각 5g을 물 2컵(400mL)에 달인 액을 반으로 나누어 아침 저녁으로 복용한다.

▶**참고** → 흔하게 꽃이 피지 않고 열매가 맺는다고 하여 무화과(無花果)라고 하나, 잎겨드랑이의 주머니 같은 화서에 작은 꽃이 많이 핀다.

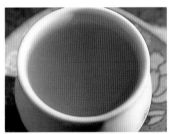
무화과엽(無花果葉) 달인 액

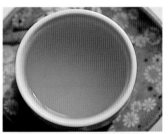
무화과(無花果) 달인 액

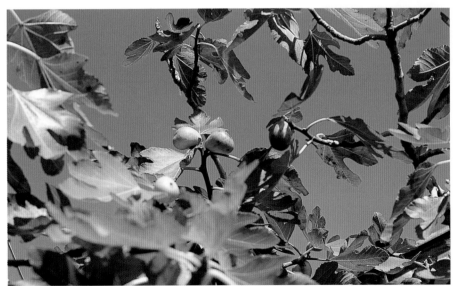
2001.9.25 전남 비금도

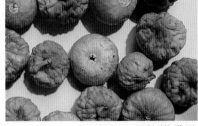
무화과(無花果)

무화과나무

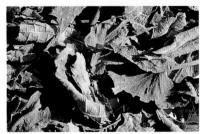
무화과엽(無花果葉)

158. 물개

물개과

Callorhinus ursinus L.
[*Otaria ursunum* Gray]

Otariidae

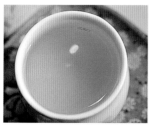

◆ 별명 : 없음
◆ 약용 부위 : 음경(陰莖), 고환(睾丸)
◆ 생약명 : 해구신(海狗腎)
◆ 약효 : 정력 감퇴
◆ 사용법 : 내복, 약주

▶ **생태** → 한대 및 온대의 난류가 돌아서 흐르는 곳에 서식하고, 우리 나라의 동해안과 중국의 발해만에 분포하는 포유류 동물. 몸통은 비만하고 둥글면서 길쭉한데, 뒷부분은 여위어 있다. 수컷의 길이는 2.5m이고 암컷의 길이는 그 반 정도이다. 전신은 흑갈색 털로 덮여 있고, 복부와 복부 옆의 털은 담황갈색으로 부드럽다. 머리는 약간 둥글고, 안면은 짧은데 이마 뼈가 높고, 눈은 크며, 주둥이는 짧고 턱 밑에는 흰색의 긴 수염이 있다. 4개의 다리에는 5개의 발가락이 있고, 발가락 사이에는 물갈퀴가 있는데, 지느러미발을 하고 있고 꼬리는 짧다.

▶ **약용 부위, 약효** → 음경(陰莖)과 고환(睾丸)을 해구신(海狗腎)이라고 하는데, 허약한 몸을 튼튼하게 하고, 정력을 강화시켜 주는 효능이 있다. 몸이 허약한 증상, 정력이 약하거나 감퇴된 증상, 무릎과 허리가 시리고 아픈 증상을 치료한다.

▶ **사용법** → 음경이나 고환 3g을 물 2컵(400mL)에 달여서 복용하거나 알약이나 가루약으로 만들어서 복용한다. 술에 담가 두었다가 조금씩 복용하면 편리하다.

▶ **참고** → 해구신은 도경본초(圖經本草)에 처음으로 수재되었다. 약성론에는 올눌제(膃肭臍)라는 이름으로 기재되어, 남자의 기(氣)가 오그라들고, 정력을 소모하여 몸이 쇠약해진 사람을 치료한다고 하였다. 현재 중국 약재 시장에는 물개, 바다표범, 바다사자, 사슴, 개 등의 음경을 해구신이라 하여 판매하고 있다.

▶ **한약 처방명** → 온눌제환(溫肭臍丸), 온눌제산(溫肭臍散)

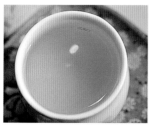

해구신(海狗腎) 달인 액

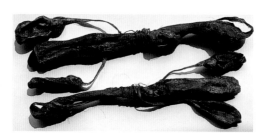

해구신(海狗腎)

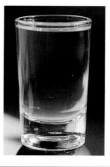

해구신(海狗腎)을 술에 담근 것

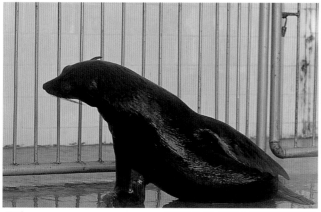

물개   2002.8.10 중국 난닝(南寧)동물원

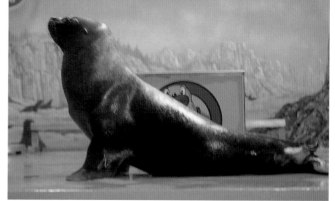

바다사자   2002.10.12 서울 63빌딩

159. 물푸레나무 | 물푸레나무과

Fraxinus rhynchophylla Hance　　　　Oleaceae

◆ 별명 : 쉬청나무, 떡물푸레나무
◆ 약용 부위 : 줄기 껍질
◆ 생약명 : 진피(秦皮)
◆ 약효 : 장염, 백대하, 기관지염, 목적종통(目赤腫痛)
◆ 사용법 : 내복, 약주, 외용

▶**생태** → 산에서 흔하게 자라며, 일본, 중국에 분포하는 늘푸른큰키나무. 높이 10m. 잎은 마주나고, 홀수 1회깃꼴겹잎이다. 꽃은 암수 딴그루이지만 양성화도 섞여 있고 5월에 피며, 새 가지 끝이나 잎겨드랑이에 달린다. 수꽃은 2개의 수술과 꽃받침잎이 있으며, 암꽃은 2~4개의 꽃잎과 수술 및 암술이 있고, 꽃잎은 바늘 모양이다. 열매는 시과로서 길이 2~4cm이다.

▶**약용 부위, 약효** → 줄기 껍질을 진피(秦皮)라고 하는데, 열을 내리고 습(濕)을 제거하며, 호흡을 고르게 하고 기침을 멎게 하며, 눈을 밝게 하는 효능이 있어서 세균성 이질, 장염, 백대하, 만성 기관지염, 목적종통(目赤腫痛)을 치료한다.

▶**사용법** → 줄기 껍질 5g을 물 2컵(400mL)에 달여 복용하거나 술에 담가서 복용하고, 알약이나 가루약으로 만들어 복용하기도 한다. 외용에는 짓찧어서 바른다.

▶**참고** → 줄기 껍질에는 aesculin(esculin), aesculetin (esculetin) 등이 함유되어 있으며, 약리 작용으로 lignan 화합물과 coumarin 화합물은 *c*-AMP phosphodi-esterase에 대한 억제 작용이 있다. 작은잎이 9~11개로 물푸레나무보다 많고, 작은 잎자루 밑에 갈색 털이 있는 들메나무 *F. mandshurica*, 물푸레나무에 비해 전체적으로 작은 쇠물푸레나무 *F. sieboldiana*도 약효가 같다.

▶**한약 처방명** → 백두옹탕(白頭翁湯)

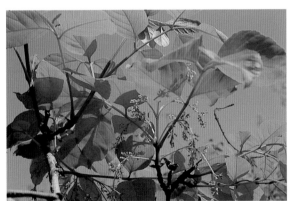

1988.5.2 계룡산　　　　　　　물푸레나무

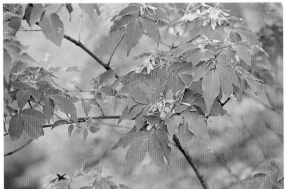

1988.6.6 계룡산　　　　　　　들메나무

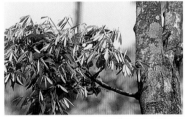

물푸레나무(열매)

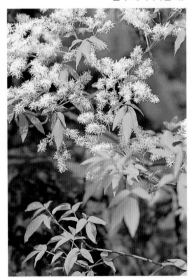

1997.5.10 이화여대　　　쇠물푸레나무

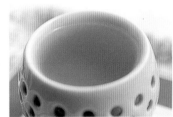

진피(秦皮) 달인 액

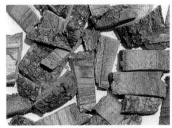

진피(秦皮) 썬 것

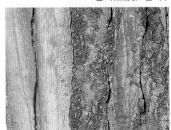

진피(秦皮)

160. 미나리아재비 | 미나리아재비과

Ranunculus japonicus Thunb.　　　　Ranunculaceae

◆ 별명 : 놋동이, 자래초, 바구니(북한)
◆ 약용 부위 : 전초, 뿌리
◆ 생약명 : 모간(毛茛)
◆ 약효 : 말라리아, 황달, 관절염, 치통, 기관지염
◆ 사용법 : 내복, 외용

▶**생태** → 양지바른 산과 들, 산골짜기의 습기가 있는 곳에서 자라며 일본, 중국, 우수리에 분포하는 여러해살이풀. 높이 40~50cm. 꽃은 6월에 노란색으로 피며, 수과는 달걀 모양이다.

▶**약용 부위, 약효** → 전초와 뿌리를 모간(毛茛)이라고 하는데, 말라리아, 황달, 편두통, 류머티스성 관절염, 관절결핵, 기관지염, 악창(惡瘡), 치통, 결막염 등을 치료한다.

▶**사용법** → 전초와 뿌리 5g을 물 2컵(400mL)에 달여서 복용하고, 외용에는 짓찧어서 환부에 붙이거나 삶은 물로 씻는다.

▶**참고** → ranunculin, protoanemonin, anemonin이 함유되어 있고, protoanemonin은 유독하여 피부염 또는 수포를 일으키나, 오래 두면 anemonin으로 변하여 유독성이 줄어든다. 우리 나라에는 미나리아재비속에 15종이 분포하고 있다. 이 가운데 한라산, 지리산, 설악산 등에 분포하는 개구리갓 *R. ternata*의 뿌리줄기를 묘조초(貓爪草)라 하여 약으로 사용한다. 세균에 의하여 목 주변에 생기는 나력(癩癧), 폐결핵, 학질을 치료한다. 사용법은 모간(毛茛)과 같다.

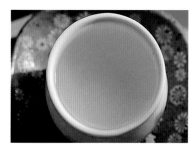
모간(毛茛) 달인 액

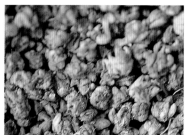
묘조초(貓爪草)

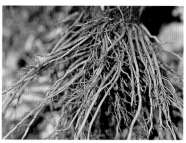
미나리아재비(뿌리)

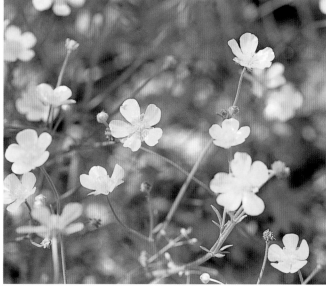
개구리갓　　　　2000.5.18 경기 용인 한택식물원

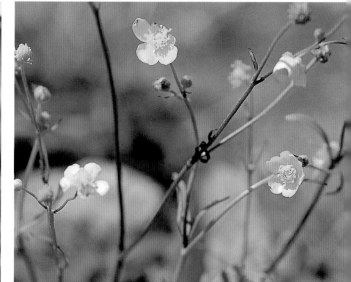
미나리아재비　　　　2002.6.25 덕유산

161. 미치광이풀 | 가지과

Scopolia japonica Max.　　　　　　Solanaceae

◆ 별명 : 독풀뿌리
◆ 약용 부위 : 뿌리줄기
◆ 생약명 : 낭탕근(莨菪根)
◆ 약효 : 신경통, 위염, 담낭염, 옴
◆ 사용법 : 내복, 외용

▶**생태** → 설악산, 오대산, 가평, 포천, 덕유산, 묘향산, 함남의 깊은 산 속에서 자라고, 일본에 분포하는 여러해살이풀. 높이 30~60cm. 줄기는 차상(叉狀)으로 갈라지고, 뿌리줄기는 옆으로 벋으며 굵다. 잎은 어긋나지만 가지가 갈라지는 곳에 모여 난다. 꽃은 4월에 피고, 잎겨드랑이에 1개씩 달린다. 열매는 원형이다.

▶**약용 부위, 약효** → 뿌리줄기를 낭탕근(莨菪根)이라고 하는데, 경련을 풀어 주고, 통증과 식은땀을 멎게 하며, 위장을 튼튼하게 하는 효능이 있다. 위경련, 신경통, 만성 위염, 기관지천식, 담낭염, 알코올 중독에 의한 손떨림, 옴과 버짐, 종기를 치료한다.

▶**사용법** → 뿌리줄기를 가루로 만들어 0.05g씩 하루에 두 번 복용한다. 외용에는 짓찧어서 바르거나 붙인다.

▶**참고** → 1회의 극량이 0.1g이므로 복용에 주의하여야 한다. 과량을 복용하면 자율신경실조증에 의해 미친 사람처럼 뒹굴게 되므로 미치광이풀이라고 한다. 벨라도나 *Atropa belladonna*, 사리풀 *Hyoscyamus niger*도 약효가 같다.

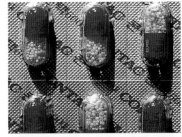
알칼로이드 성분이 함유된 콧물 기침약

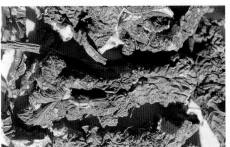
낭탕근(莨菪根)

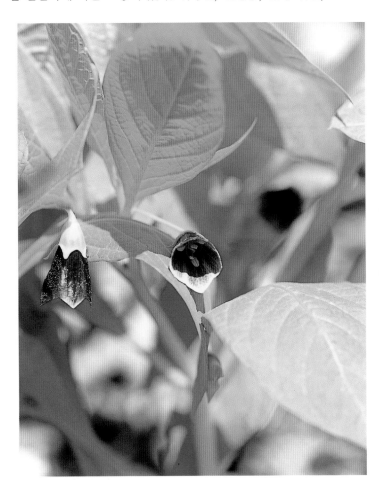
1999.5.1 경북 주왕산　　　　　　미치광이풀

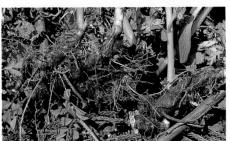
미치광이풀(뿌리줄기와 뿌리)

173

162. 민들레 | 국화과

Taraxacum platycarpum Dahlst.
[*T. mongolicum* H. Mazz.]

Compositae

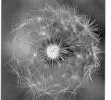

- ◆ 별명 : 안질방이
- ◆ 약용 부위 : 뿌리가 달린 전초
- ◆ 생약명 : 포공영(蒲公英)
- ◆ 약효 : 유방염, 인후염, 눈의 충혈
- ◆ 사용법 : 내복, 약주, 약차, 외용

▶ **생태** → 산과 들에서 자라고, 일본에 분포하는 여러해살이풀. 꽃은 4~5월에 피고, 잎보다 다소 짧은 꽃자루가 나와서 1개의 꽃이 달린다. 총포(總苞)의 외포편은 긴 타원형으로 곧게 서며, 뿔 같은 작은 돌기가 있다. 꽃통은 노란색, 수과는 갈색이 돌고 긴 타원형이다.

▶ **약용 부위, 약효** → 뿌리가 달린 전초를 포공영(蒲公英)이라고 하는데, 유방염, 인후염, 눈의 충혈, 황달을 치료한다. 피부에 생긴 사마귀에 생즙을 바르면 좋고, 화상에도 사용한다.

▶ **사용법** → 전초 5g을 물 2컵(400mL)에 달여서 복용하거나 술에 담가서 복용하고, 외용에는 짓찧어서 바른다. 꽃을 차로 이용하기도 한다. 눈병에는 국화와 하고초(夏枯草)를 같은 양으로 배합하여 물에 달여서 복용한다.

▶ **참고** → 당나라 때의 신수본초(新修本草)에 포공초(蒲公草)로 수재되어 있다. 총포의 외포편(外苞片)이 바늘 모양으로 꽃이 필 때 밑으로 굽으며, 우리 나라에서 흔하게 볼 수 있는 귀화 식물인 것을 서양민들레 *T. officinale*라고 한다. 꽃이 흰 흰민들레 *T. coreanum*, 총포의 외포편에 뿔 같은 작은 돌기가 없는 산민들레 *T. ohwianum*도 약효가 같다.

▶ **한약 처방명** → 포공영탕(蒲公英湯)

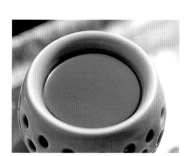

포공영(蒲公英) 달인 액

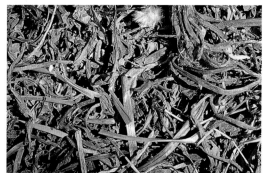

포공영(蒲公英)

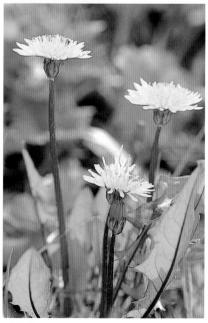

민들레(열매)

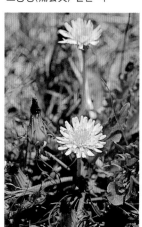

흰민들레   2001.6.1 백두산

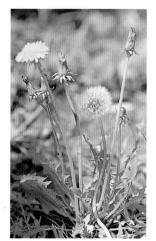

서양민들레

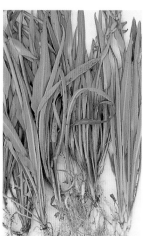

민들레(어린 싹)

민들레   2001.7.1 덕유산

163. 밀

벼과

Triticum aestivum L.

Gramineae

◆ 별명 : 소맥
◆ 약용 부위 : 종자, 어린 싹
◆ 생약명 : 맥아(麥芽), 신국(神麴), 소맥묘(小麥苗), 부소맥 (浮小麥)
◆ 약효 : 소화불량, 가슴이 답답한 증상, 해열
◆ 사용법 : 내복

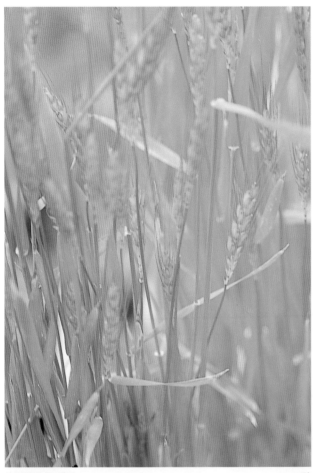

2002.5.8 대구

밀

▶**생태** → 우리 나라에서 재배하고, 아프가니스탄에서 카프카스에 이르는 지역이 원산지인 한해살이풀. 높이 0.7~1m. 줄기는 곧게 서고 6~9개의 마디가 있다. 잎은 편평하고 바늘 모양. 꽃은 5월에 피는데, 수상화서는 길이 6~10cm, 소수는 대가 없고 넓은 달걀 모양이며, 길이 1cm, 4~5개의 작은 꽃으로 이루어져 있다.

▶**약용 부위, 약효** → 종자를 발아시켜 건조시킨 것을 맥아(麥芽)라고 하는데, 건위의 효능이 있고 소화불량을 치료한다. 또, 밀가루에 다른 약재를 섞어서 발효시켜 말린 것을 신국(神麴)이라 하고, 어린 싹을 소맥묘(小麥苗)라고 하는데, 가슴이 답답하고 몸에 열이 나는 증상, 술을 많이 마셔서 오는 피로의 회복에 효능이 있으며, 음주로 인한 황달, 알코올 중독에 의한 돌연한 발열을 치료한다. 종자 중에서 물에 담갔을 때 뜨는 것을 부소맥(浮小麥)이라고 하는데, 몸을 보하고 열을 내리며 몸이 약하여 땀을 많이 흘리는 증상을 치료한다.

▶**사용법** → 종자 5g을 물 2컵(400mL)에 달여 복용한다.

▶**참고** → 신국은 주원료인 밀에 몇 가지 약재를 섞어서 만든다. 밀을 빻아서 행인, 삶은 팥, 신선한 제비쑥, 여뀌 잎 등을 짓찧어 짠 즙을 고루 섞어 반죽하여 빚어 놓고 약쑥을 덮어서 1주일 동안 띄운다. 이것을 햇볕에 말려 약용으로 한다.

▶**한약 처방명** → 반하백출천마탕(半夏白朮天麻湯), 국출환(麴朮丸)

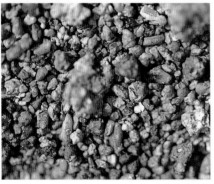

신국(神麴)

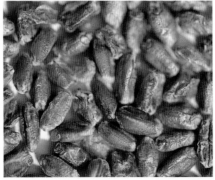

맥아(麥芽)

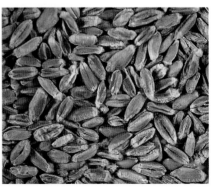

부소맥(浮小麥)

164. 밀몽화 | 마전과

Buddleja officinalis Maxim.　　　Loganiaceae

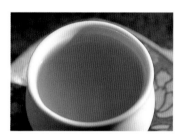

◆ 별명 : 소금화(小錦花), 몽화(蒙花)
◆ 약용 부위 : 꽃
◆ 생약명 : 밀몽화(密蒙花)
◆ 약효 : 청혈, 간기능 활성화, 눈병
◆ 사용법 : 내복

▶**생태** → 우리 나라에는 자라지 않고 중국의 남부에서 자라는 갈잎작은키나무. 작은가지가 약간 네모지고, 가지와 잎자루, 잎 뒷면, 화서에 부드러운 털이 빽빽하게 나 있다. 잎은 마주나며 긴 달걀 모양, 꽃은 취산형 원추화서가 가지 끝과 잎겨드랑이에 모여 나고, 꽃은 통 모양이며 선단부가 약간 갈라지고 수술은 4개이다. 열매는 삭과로서 달걀 모양이고, 종자가 많이 들어 있다.

▶**약용 부위, 약효** → 꽃을 밀몽화(密蒙花)라고 하는데, 풍(風)을 제거하고 피를 맑게 하며, 간장의 기능을 활성화시키는 효능이 있다. 눈이 붉고 붓는 증상, 눈물이 저절로 흐르는 증상, 눈 언저리가 시리고 아픈 증상을 치료한다.

▶**사용법** → 꽃 3g을 물 1컵(200mL)에 달여서 복용하고, 알약이나 가루약으로 만들어서 복용한다.

▶**참고** → 밀몽화(密蒙花)는 개보본초(開寶本草)에 수재되어 있으며, 꽃줄기에 꽃이 다닥다닥 붙어 있는 모양에서 중국 사람들이 붙인 이름이다. 중국 남부, 말레이시아, 타이 등에서 흔하게 자라는 취어초(醉魚草) *B. lindleyana*도 밀몽화로 사용되며, 약효가 같다.

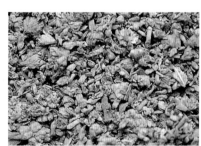

밀몽화(密蒙花) 달인 액

밀몽화(密蒙花)

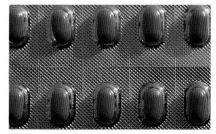

밀몽화(密蒙花)가 함유된 알약

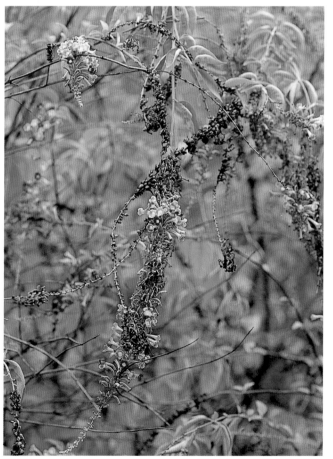

밀몽화　　　　　　　　　2001.8.10 중국 쿤밍(昆明)

165. 밀화두

콩과

Spatholobus suberectus Dunn.　Leguminosae

◆ 별명 : 혈등(血藤)
◆ 약용 부위 : 덩굴줄기
◆ 생약명 : 계혈등(鷄血藤)
◆ 약효 : 혈액 순환, 빈혈, 허리와 등의 통증, 근육마비
◆ 사용법 : 내복

▶**생태 →** 우리 나라에는 자라지 않고, 중국 남부에서 자라는 덩굴성 나무. 오래 된 줄기는 편구형이고, 절단을 하면 붉은 즙이 흐른다. 잎은 어긋나며 달걀 모양이다. 꽃은 원추화서에 모여 나고, 꽃의 길이는 약 1cm. 꽃받침은 통모양이고 5개로 갈라지며, 윗부분의 2개는 거의 붙어 있다. 꽃잎은 나비 모양, 흰색이다. 열매는 협과로서 선모가 밀생하고, 그물 맥이 있으며, 끝 부분에 1개의 종자가 들어 있다.

▶**약용 부위, 약효 →** 덩굴줄기를 계혈등(鷄血藤)이라고 하는데, 혈액 순환을 돕고 근육을 풀어 주며 통증을 멎게 하고 월경을 순조롭게 하는 효능이 있다. 빈혈 증상, 허리와 등이 시리고 아픈 증상, 손발이 차고 잘 움직여지지 않는 증상, 반신불수, 백혈병을 치료한다.

▶**사용법 →** 덩굴줄기 3g을 물 1컵(200mL)에 달여서 복용하고, 알약이나 가루약으로 만들어서 복용한다.

▶**참고 →** 계혈등(鷄血藤)은 본초강목습유(本草綱目拾遺)에 수재되어 있으며, 줄기를 자른 횡단면은 닭의 피와 같은 빛깔이므로 붙인 이름이다. 콩과의 향화암두등(香花暗豆藤) *Millettia dielsiana*의 덩굴줄기도 계혈등으로 사용한다.

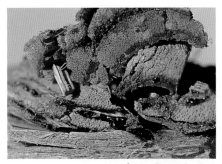

줄기에서 흘러나온 즙액

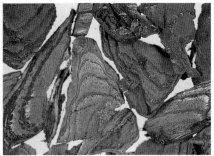

계혈등(鷄血藤)

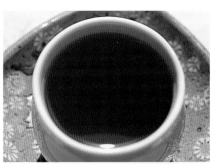

계혈등(鷄血藤) 달인 액

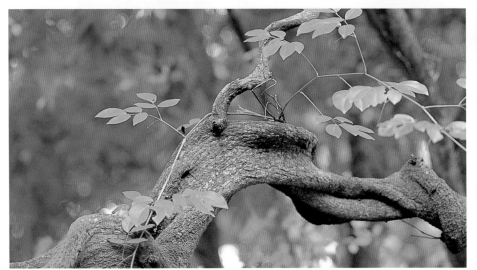

2002.8.10 중국 광시(廣西)약용식물원

밀화두

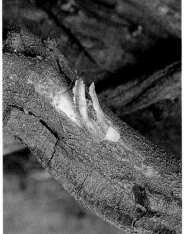

밀화두(줄기 껍질)

166. 바다거북 | 바다거북과

Eretmochelys imbricata L.　　　Chelomidae

◆ 별명 : 문갑
◆ 약용 부위 : 등판
◆ 생약명 : 대모(玳瑁)
◆ 약효 : 경기, 해열, 해독
◆ 사용법 : 내복, 약주, 약차

▶ **생태** → 바다에서 자라며, 중국의 푸젠성(福建省), 광둥성(廣東省)이 주산지이고, 타이완, 타이, 필리핀 등에 분포하는 바다거북과 거북이다. 등판의 길이는 보통 1m 정도이나 큰 것은 2m인 것도 있다. 몸무게는 100~150kg 정도이고, 등판은 푸른색 바탕에 회갈색 또는 진한 갈색을 띠고, 해가 갈수록 등판에 불규칙한 방사상의 갈색 무늬가 나타난다. 주둥이는 짧은 편이고, 주둥이 끝은 둔하며 이마판은 작다. 앞다리의 앞 가장자리와 뒷다리에는 각각 큰 비늘이 줄지어 있고, 네 다리의 밑면에는 흑갈색의 무늬를 띤 것도 있다. 잡식성이나, 주로 해조류를 먹고 살며, 산란기는 5월 하순부터 8월 사이이다. 이 시기에 암컷은 알을 낳는데, 1회에 보통 120~150개의 알을 낳으며, 산란 횟수는 매년 1~5회에 달한다.

▶ **약용 부위, 약효** → 바다거북의 등판을 대모(玳瑁)라고 하는데, 독을 풀어 주고 두려워하는 증상이나 깜짝깜짝 놀라는 증상을 없애 주는 효능이 있다. 소아 경기, 어른들의 해열, 해독약으로 사용한다.

▶ **사용법** → 대모 4g을 물 2컵(400mL)에 달여서 따뜻할 때 복용하거나 알약으로 만들어서 복용한다.

▶ **참고** → 개보본초(開寶本草)에 수재되어 있다. 이시진 선생은 독을 풀어 주는 효력이 있으므로 독모(毒瑁)라고도 하는데, 이것은 독물(毒物)에서 얻은 병을 치료하기 때문이라고 하였다. 대모가 주약으로 사용되는 처방은 대모환(玳瑁丸), 지보환(至寶丸)이 있다. 대모에 서각(犀角), 사향(麝香)을 배합하여, 열병으로 인하여 정신이 혼미하고 경련을 일으키는 증상에 사용하고, 대모에 우슬(牛膝)과 지룡(地龍)을 배합하여 중풍 치료에 사용한다.

▶ **한약 처방명** → 지보단(至寶丹)

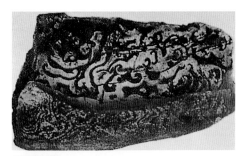

대모(玳瑁)

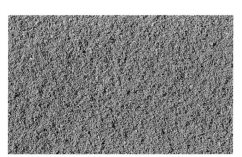

대모(玳瑁) 가루

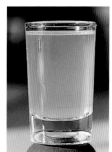

대모(玳瑁)를 술에 담근 것

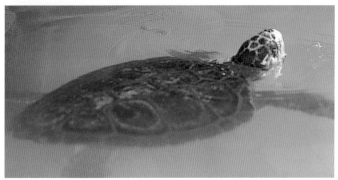

바다거북　　　2002.8.15 중국 난닝(南寧)동물원

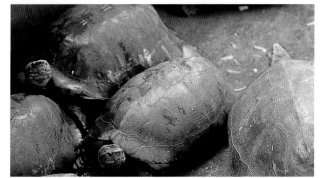

바다거북　　　2002.8.15 중국 난닝(南寧)동물원

167. 바디나물 | 미나리과

Angelica decursiva (Miq.) Fr. et Sav. 　Umbelliferae
〔=*Peucedanum decursiva*〕

◆ 별명 : 사약채
◆ 약용 부위 : 뿌리줄기
◆ 생약명 : 전호(前胡)
◆ 약효 : 가래, 숨찬 데, 가슴과 옆구리 통증
◆ 사용법 : 내복, 약주

▶ **생태** → 산과 들에서 자라고, 일본, 중국, 타이완, 인도차이나에 분포하는 여러해살이풀. 높이 80~150cm. 뿌리줄기는 짧고 뿌리가 굵으며, 줄기는 곧게 선다. 잎은 어긋나고 깃 모양으로 갈라진다. 꽃은 8~9월에 긴 꽃줄기 끝겹산형화서에 20~30개의 짙은 자주색으로 달린다. 열매는 타원형이다.

▶ **약용 부위, 약효** → 뿌리줄기를 전호(前胡)라고 하는데, 열을 내리고 독을 풀며, 풍(風)을 쫓아 내고, 가래를 삭히며, 얼굴 주변에 있는 기(氣)를 밑으로 내리는 효능이 있다. 풍열(風熱)에 의한 두통, 가래가 많고 숨찬 증상, 구역질이 자주 나고 가슴과 옆구리가 뻣뻣한 증상을 치료한다.

▶ **사용법** → 뿌리줄기 5g을 물 2컵(400mL)에 달여서 복용하거나 술에 담가서 복용한다. 가루약이나 알약으로 만들어 복용하면 편리하다.

▶ **참고** → 전호는 명의별록(名醫別錄)의 중품에 수재되어 있으며, 중국은 흰꽃바디나물 *Peucedanum praeruptorum*의 뿌리도 약재로 많이 이용한다. 반하(半夏)와는 상사(相使) 작용이, 조협(皂莢)과는 상오(相惡) 작용이, 여로(藜蘆)와는 상외(相畏) 작용이 있다.

▶ **한약 처방명** → 전호탕(前胡湯), 전호산(前胡散)

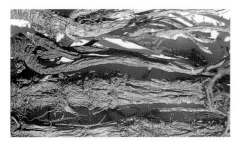

전호(前胡)

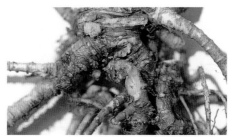

바디나물(뿌리) 생것

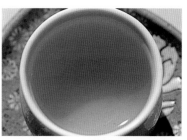

전호(前胡) 달인 액

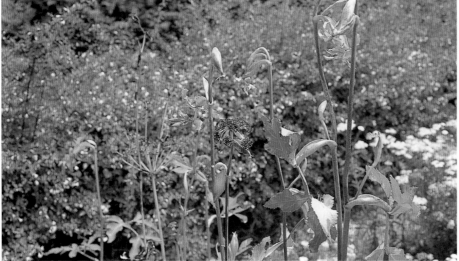

1997.8.1 충남대약초원 　　　　　바디나물

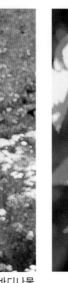

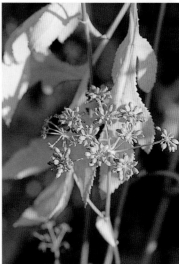

바디나물(열매)

179

168. 바위솔 | 돌나물과

Orostachys japonica (Max.)
A. Berger

Crassulaceae

◆ 별명 : 지붕지기
◆ 약용 부위 : 전초
◆ 생약명 : 와송(瓦松)
◆ 약효 : 코피, 치질, 피부병
◆ 사용법 : 내복, 약주, 약차, 외용

▶**생태** → 제주, 경남북, 강원, 함북의 산이나 바닷가의 바위, 지붕 위에서 자라고, 일본, 중국, 몽골, 시베리아에 분포하는 여러해살이풀. 육질이고, 잎은 다닥다닥 달리며, 잎자루가 없다. 꽃은 9월에 흰색으로 피고, 꽃받침은 5개로 연한 녹색이다. 꽃잎은 5개, 수술은 10개, 자방은 5개이며, 꽃밥은 적자색이다.

▶**약용 부위, 약효** → 전초를 와송(瓦松)이라고 하는데, 열과 독을 풀고 출혈을 막아 주며 염증을 제거하는 효능이 있다. 따라서, 코피를 자주 흘리거나 이질 또는 치질에 의한 출혈, 자궁출혈에 좋고, 피부가 헐고 붓는 증상, 습진과 화상을 치료한다. 민간에서 항암 치료에 널리 사용되고 있다.

▶**사용법** → 전초 5g을 물 2컵(400mL)에 달여서 복용하거나 생즙을 내어 복용한다. 피부병이나 치질에는 달여서 먹으며, 짓찧어 낸 즙액을 바르거나 붙인다.

▶**참고** → 우리 나라에서는 지붕에서 자주 보게 되므로 지붕지기라고 하고, 중국 사람들은 기와(瓦)로 된 지붕에서 자라기도 하고, 멀리서 보면 소나무(松)의 모양과 비슷하므로 와송(瓦松)이라고 한다. 잎이 타원형 또는 주걱형인 둥근바위솔 *O. malacophyllus*, 잎이 아주 가늘고 끝이 가시 모양이며 꽃은 취산화서인 난쟁이바위솔 *O. sikokianus*도 약효가 같다.

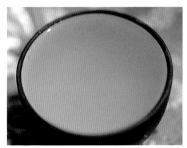
와송(瓦松) 달인 액

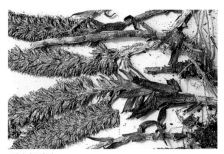
와송(瓦松)

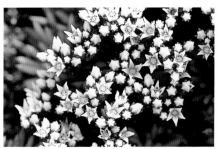
난쟁이바위솔

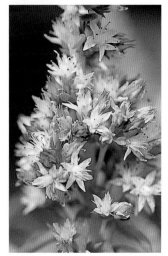
바위솔 2000.10.20 충북 옥천

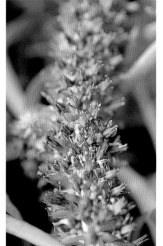
바위솔(열매)

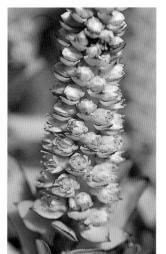
둥근바위솔

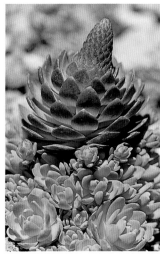
둥근바위솔(꽃이 2002.8.1 백두산
피기 전 모습)

169. 바위취 | 범의귀과

Saxifraga stolonifera Meerb.   Saxifragaceae

◆ 별명 : 겨우살이범의귀
◆ 약용 부위 : 전초
◆ 생약명 : 호이초(虎耳草)
◆ 약효 : 해열, 습진, 중이염, 치질
◆ 사용법 : 내복, 외용

▶ **생태** → 산의 바위 표면이나 습지에서 자라고, 일본, 중국에 분포하는 여러해살이풀. 높이 40cm. 짧은 뿌리줄기에서 잎이 모여 난다. 꽃은 5월에 흰색으로 피며, 꽃받침은 5개로 갈라져 있다. 꽃잎도 5개인데, 위쪽의 3개는 연한 붉은색 바탕에 짙은 붉은색 반점이 있으며, 아래쪽의 2개는 흰색이다. 열매는 삭과로 달걀 모양이며, 종자에는 사마귀 같은 돌기가 있다.

▶ **약용 부위, 약효** → 전초를 호이초(虎耳草)라고 하는데, 풍을 없애고 열을 내리며, 피를 맑게 하고 독을 풀어 주는 효능이 있다. 풍진과 습진, 중이염, 단독, 기침, 가래, 기침을 할 때 피가 섞여 나오는 증상, 폐렴, 치질을 치료한다.

▶ **사용법** → 전초 5g을 물 2컵(400mL)에 달여서 복용하고, 외용에는 짓찧어서 바른다.

▶ **참고** → 산골짜기의 물기가 많은 바위에 붙어서 자라므로 바위취라고 한다. 호이초는 본초강목(本草綱目)에 수재되어 있으며, 뿌리줄기가 다소 비후하고 잎에 거친 톱니가 있는 톱바위취 *S. punctata*, 잎 뒷면은 녹색이고 기는 줄기가 없는 바위떡풀 *S. fortunei*도 약효가 같다.

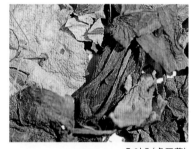
호이초(虎耳草)

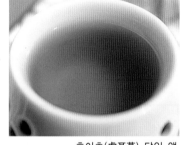
호이초(虎耳草) 달인 액

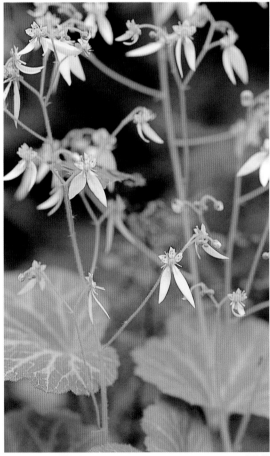
2002.5.5 계룡산   바위취

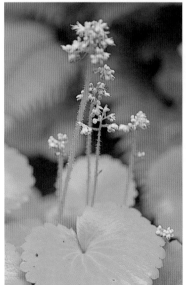
1984.8.8 백두산   톱바위취

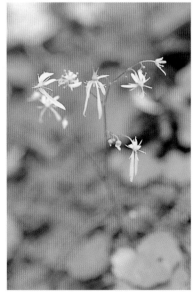
1994.6.6 계룡산   바위떡풀

170. 박새　백합과

Veratrum oxysepalum Turcz.　Liliaceae

● ● ● ● ●

◆ 별명 : 묏박새, 꽃박새
◆ 약용 부위 : 뿌리줄기, 뿌리
◆ 생약명 : 첨피여로(尖被藜蘆)
◆ 약효 : 가래, 피부병
◆ 사용법 : 내복, 약주, 약차, 외용

▶**생태** → 백두산을 비롯하여 산에서 흔하게 자라고, 일본, 우수리, 사할린, 캄차카 반도에 분포하는 여러해살이풀. 뿌리줄기는 굵고 짧으며, 수염뿌리가 사방으로 퍼지고, 줄기는 1~1.5m, 잎은 어긋난다. 꽃은 7~8월에 연한 황백색으로 피며, 지름은 25mm이고 고깔 모양이다.

▶**약용 부위, 약효** → 뿌리줄기 및 뿌리를 첨피여로(尖被藜蘆)라고 하는데, 토하게 하고, 기생충을 구제하는 효능이 있다. 중풍이나 인후마비 증상으로 호흡이 곤란할 때 가래를 뱉어 내게 하고, 옴, 버짐, 종기, 대머리를 치료한다.

▶**사용법** → 주로 옴, 버짐, 종기 등의 피부병 치료를 위하여 외용으로 사용하며, 짓찧어서 바르거나 참기름에 개어서 환부에 붙인다. 가루를 내어 복용하거나 알약으로 만들어 복용할 때의 1회 용량은 0.3g이다.

▶**참고** → 최근에는 비듬 제거제로 이용된다. 독성이 있으므로 몸이 약한 사람이나 임산부는 복용하지 말아야 한다. 여로 *V. maacki* var. *japonica*, 파란여로 *V. maacki* var. *parviflorum*, 흰여로 *V. verscolor*도 약효가 같다.

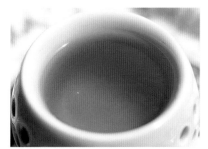
첨피여로(尖被藜蘆) 달인 액

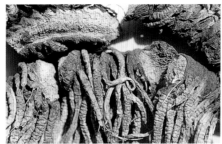
첨피여로(尖被藜蘆)

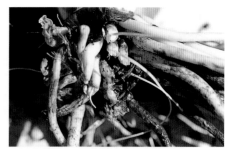
박새(지하부)

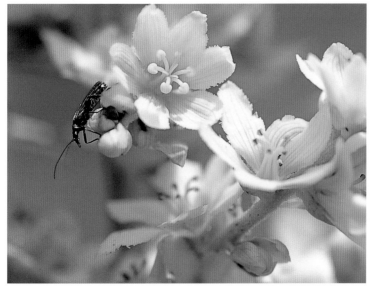
박새　　　　　　　　　　　　　2001.7.10 덕유산

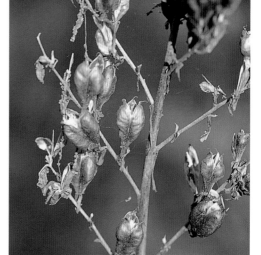
박새(열매)　　　　　　　　　1997.10.3 설악산

171. 박주가리 | 박주가리과

Metaplexis japonica (Thunb.) Makino　　Asclepiadaceae

◆ 별명 : 환란, 작표
◆ 약용 부위 : 전초, 뿌리, 열매
◆ 생약명 : 나마(蘿藦), 나마자(蘿藦子)
◆ 약효 : 보기(補氣), 젖 분비 촉진, 해독
◆ 사용법 : 내복, 약주, 약차, 외용

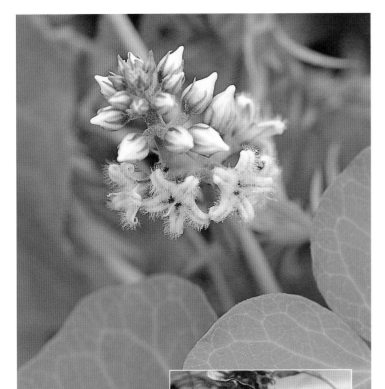

2001.7.27 전남 흑산도　박주가리

▶**생태** → 들에서 흔하게 볼 수 있고, 일본, 중국에 분포하는 덩굴성 여러해살이풀. 꽃은 7~8월에 연한 자줏빛으로 피며, 종자는 편평한 달걀 모양으로 명주실 같은 것이 달려 있다.

▶**약용 부위, 약효** → 전초 또는 뿌리를 말린 것을 나마(蘿藦)라고 하는데, 보기(補氣), 생유(生乳), 해독의 효능이 있고, 허손노상(虛損勞傷), 양위(陽痿), 대하, 젖이 잘 나오지 않는 증상, 부스럼을 치료한다. 또, 열매를 나마자(蘿藦子)라고 하는데, 정기를 보하고, 허약 체질을 좋게 하며, 피부를 좋게 하고 지혈의 효능이 있어서 피로, 양위(陽痿), 칼이나 창 따위에 다친 상처를 치료한다.

▶**사용법** → 나마 5g을 물 2컵(400mL)에, 나마자 5g을 물 2컵(400mL)에 각각 달여서 복용한다. 피부병에는 짓찧어서 바르거나 즙액을 바른다.

▶**참고** → 나마(蘿藦)는 신농본초경(神農本草經) 집주에 처음으로 수재되었으며, 나마자(蘿藦子)는 당본초(唐本草)에 연합자(研合子)라는 이름으로 수재되어 있다.

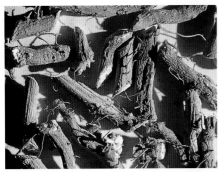

나마(蘿藦)

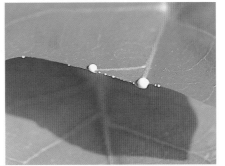

잎을 자르면 흘러나오는 즙액

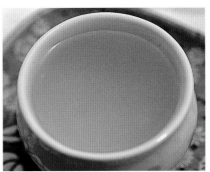

나마(蘿藦) 달인 액

172. 박태기나무 | 콩과

Cercis chinensis Bunge   Leguminosae

◆ 별명 : 밥태기꽃나무, 구슬꽃나무
◆ 약용 부위 : 줄기 껍질, 목부, 꽃
◆ 생약명 : 자형피(紫荊皮), 자형목(紫荊木), 자형화(紫荊花)
◆ 약효 : 월경폐지, 인후통, 천식
◆ 사용법 : 내복, 약주, 약차

▶**생태** → 마을 근처에서 재식하며, 중국이 원산지인 갈잎 작은키나무. 높이 5m. 꽃은 자홍색으로 4월 하순에 잎보다 먼저 피며, 꼬투리는 길이 7~12cm로서 8~9월에 익는다. 종자는 편평하고 타원형이며, 길이 7~8mm로 황록색이다.

▶**약용 부위, 약효** → 줄기 껍질을 자형피(紫荊皮)라고 하는데, 활혈(活血), 소종(消腫), 통경(通經), 해독의 효능이 있고, 풍한습비(風寒濕痺), 무월경(월경불순), 월경통, 인후통을 치료한다. 목부를 자형목(紫荊木)이라고 하는데, 행혈(行血), 파어(破瘀), 소종, 지통의 효능이 있고, 부인의 혈기에 의한 심복통, 산후 어혈에 의한 천식, 월경폐지를 치료한다. 꽃을 자형화(紫荊花)라 하며, 염증 치료에 이용한다.

▶**사용법** → 줄기 껍질 5g에 물 2컵(400mL)을 넣고 달여서 복용한다. 꽃은 약주나 약차로 이용한다.

▶**참고** → 줄기 껍질에는 tannin, lysine, asparagine이 함유되어 있는데, echovirus에 대하여 항바이러스 작용이 있고, 포도상구균에 대하여 항균 작용이 있다.

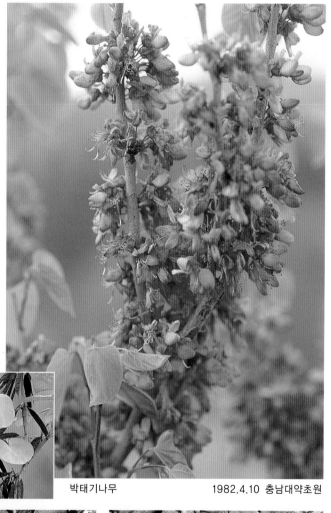

박태기나무   1982.4.10 충남대약초원

열매

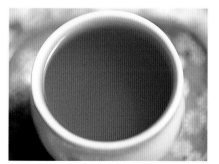

자형화(紫荊花) 달인 액

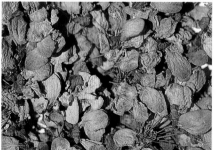

자형화(紫荊花)

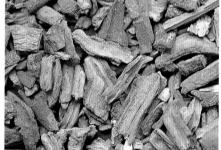

자형피(紫荊皮)

173. 박하

꿀풀과

Mentha arvensis L. var. *piperascens* Malinv.

Labiatae

◆ 별명 : 털박하
◆ 약용 부위 : 전초
◆ 생약명 : 박하(薄荷)
◆ 약효 : 감기, 여름철 배앓이, 피부병
◆ 사용법 : 내복, 약주, 약차, 외용

▶ **생태** → 습지나 냇가에서 자라고, 일본, 중국, 아무르, 사할린, 몽골, 시베리아에 분포하는 여러해살이풀. 높이 50cm. 꽃은 7~9월에 연한 자줏빛으로 피며, 윗부분과 가지의 잎겨드랑이에 달려 층을 이룬다. 수술은 4개, 분과는 타원형이다.

▶ **약용 부위, 약효** → 전초를 박하(薄荷)라고 하는데, 열이 나고 눈이 충혈되며, 머리는 아프지만 땀이 나지 않는 감기 증상에 효능이 있다. 또, 편도선염과 인후염을 치료하고, 간장 질환으로 가슴이 답답하고 옆구리가 결리는 증상, 여름철 배앓이, 설사, 구토에 효과가 있으며, 피부 가려움증에도 쓰인다.

▶ **사용법** → 전초 5g을 물 2컵(400mL)에 달여서 복용하고, 외용에는 짓찧어서 바른다. 간장 질환에는 시호, 작약과 같은 양으로 배합해서 물에 달여서 복용하고, 여름철 배앓이에는 곽향과 같은 양으로 배합해서 물에 달여 복용하면 효과가 좋다.

▶ **참고** → 박하(薄荷)는 신수본초(新修本草)에 처음으로 수재되었으며, 잎이 좁은 서양박하와 식물체가 짙은 푸른색인 녹박하 *M. viridis*도 약효는 같다. 박하에 들어 있는 멘톨과 녹나무에 들어 있는 캠퍼를 주성분으로 파스 제품을 만든다.

▶ **한약 처방명** → 청열여성산(淸熱如聖散)

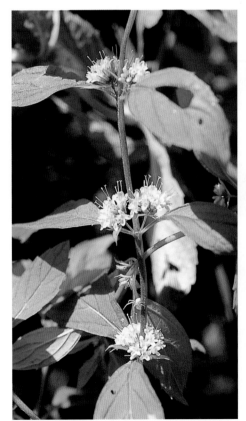
2001.9.1 울릉도   박하

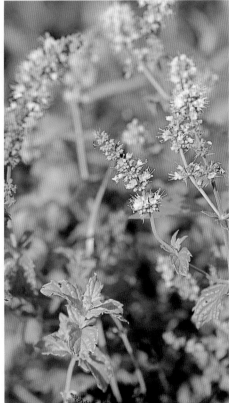
2002.7.1 충남대약초원   녹박하

박하(薄荷) 달인 액

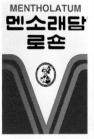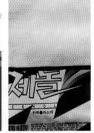
멘톨과 캠퍼가 함유된 근육통 치료제

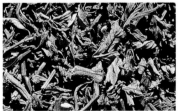
박하(薄荷)

185

174. 방기

방기과

Sinomenium acutum (Thunb.)
Rehder et Wilson

Menispermaceae

◆ 별명 : 청등
◆ 약용 부위 : 줄기, 뿌리
◆ 생약명 : 한방기(漢防己), 청풍등(靑風藤)
◆ 약효 : 관절염, 각기병
◆ 사용법 : 내복, 약주, 약차, 외용

▶**생태**→ 남쪽 섬의 산기슭 양지에서 자라고, 일본, 중국에 분포하는 갈잎덩굴나무. 길이 7m. 잎은 어긋난다. 꽃은 암수 딴그루로 6월에 피는데, 잎겨드랑이에서 나오는 총상화서에 달린다. 열매는 핵과로 둥글며, 10월에 검은색으로 익는다.

▶**약용 부위, 약효**→ 줄기와 뿌리를 한방기(漢防己) 또는 청풍등(靑風藤)이라고 하는데, 통증을 멎게 하고 염증을 제거하며, 이뇨 및 풍습(風濕)을 몰아 내는 효능이 있다. 관절염, 몸이 붓고 아픈 증상, 각기, 방광수종, 얼굴이 실룩거리는 증상을 치료한다.

▶**사용법**→ 줄기 또는 뿌리 10g을 물 3컵(600mL)에 달여서 복용하거나 술에 담가서 복용한다. 외용에는 고약으로 만들어 붙이거나 달인 액으로 씻는다.

▶**참고** → 방기(防己)는 풍질(風疾)을 막는 약으로 신농본초경(神農本草經)의 중품에 수재되어 있다. 이동환(李東桓) 선생은 질병을 치료하고 화를 면하게 하며, 교묘하게 이용하면 적을 막는 데도 이용할 수 있으므로 방기(防己)라 한다고 하였다. 또, 짙은 푸른색〔靑〕의 덩굴성 줄기〔藤〕 때문에 청등(靑藤)이라고 한다. 댕댕이덩굴에 비하여 털이 거의 없고, 줄기에 선이 있으며, 수술은 9~12개이고 암술머리는 갈라져 있다. 중국에서는 분방기(粉防己) *Stephania tetrandra*의 뿌리와 광방기(廣防己) *Aristolochia fanchi*의 뿌리를 약재로 많이 사용하고 있다.

▶**한약 처방명** → 방기황기탕(防己黃耆湯)

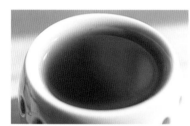
한방기(漢防己) 달인 액

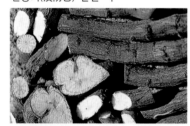
한방기(漢防己)

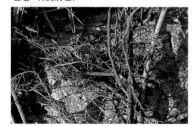
방기(지하부)

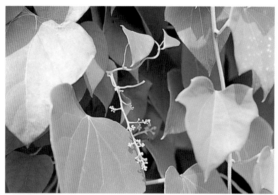
방기　　　　　　　　　　2001.9.22 홍도

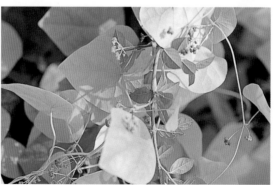
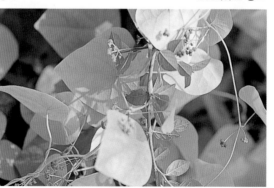
분방기(粉防己)　　　2002.8.15 중국 창사(長沙)

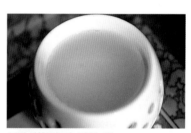
분방기(粉防己) 달인 액

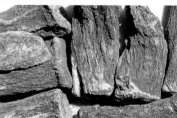
분방기(粉防己)

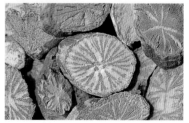
광방기(廣防己)

175. 방풍 | 미나리과

Saposhinikovia seseloides (Hoffm.) Kitagawa　　Umbelliferae

◆ 별명 : 개방풍, 신방풍
◆ 약용 부위 : 뿌리
◆ 생약명 : 방풍(防風)
◆ 약효 : 감기몸살, 두통, 관절염
◆ 사용법 : 내복, 약주, 외용

▶**생태** → 경북, 평북, 함북의 건조한 초원이나 산기슭에서 자라고, 중국, 몽골, 시베리아에 분포하는 여러해살이풀. 높이 1m. 줄기는 곧게 서고, 가지가 많이 갈라져서 둥근 모양을 하고 있다. 잎은 어긋난다. 꽃은 7~8월에 흰색으로 피며, 분과는 편평한 넓은 타원형이다.

▶**약용 부위, 약효** → 뿌리를 방풍(防風)이라고 하는데, 풍습(風濕)을 없애고 통증을 멎게 하는 효능이 있다. 감기몸살로 오슬오슬 춥고 아픈 증상, 목과 어깨가 뻣뻣한 증상, 관절이 시리고 쑤시는 증상을 치료한다.

▶**사용법** → 뿌리 5g을 물 2컵(400mL)에 달여서 복용하거나 술에 담가서 복용하고, 외용에는 가루를 내어 바른다.

▶**참고** → 방풍(防風)은 신농본초경(神農本草經)의 상품에 수재되어 있으며, 본초강목(本草綱目)에는 이 약재가 풍(風)을 막아 주는 약효가 있으므로 방풍이라 한다고 하였다.

▶**한약 처방명** → 방풍통성산(防風通聖散), 강활승습탕(羌活勝濕湯), 형방패독산(荊防敗毒散)

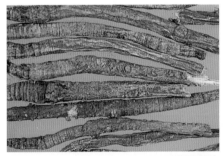
방풍(防風)

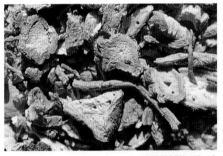
방풍(防風) 썬 것

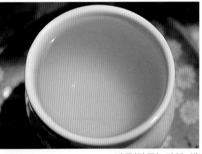
방풍(防風) 달인 액

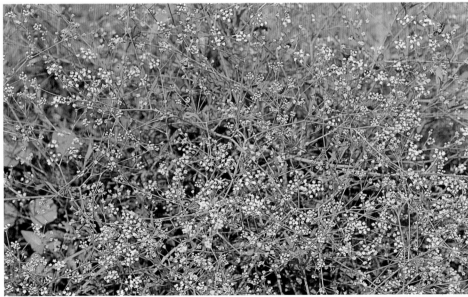
2001.7.9 백두산　　　　　　　　　　　　　방풍

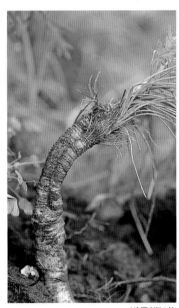
방풍(뿌리)

187

176. 배롱나무 | 부처꽃과

Lagerstroemia indica L.   Lythraceae

- ◆ 별명 : 백일홍
- ◆ 약용 부위 : 꽃, 뿌리, 잎
- ◆ 생약명 : 자미화(紫薇花), 자미근(紫薇根), 자미엽(紫薇葉)
- ◆ 약효 : 혈붕(血崩), 태독, 치통, 이질
- ◆ 사용법 : 내복, 약주, 약차

▶ **생태** → 중부 지방 이남에서 재식하는 귀화 식물로, 원산지가 중국인 갈잎중간키나무. 높이 5m. 줄기는 연한 홍자색으로 미끄러우며, 껍질을 벗기면 흰색이다. 잎은 마주난다. 꽃은 양성으로서 7~9월에 붉은색으로 피는데, 가지 끝에 원추화서로 달리며, 꽃받침이 많고 꽃잎은 6개로 거의 원형이다. 수술은 30~40개로 가장자리의 6개가 길며, 암술은 1개이고 암술대가 수술 밖으로 나온다. 열매는 넓은 타원상 구형이다.

▶ **약용 부위, 약효** → 꽃을 자미화(紫薇花)라고 하는데, 산후에 출혈이 멎지 않는 병, 개라선창(疥癩癬瘡), 태독을 치료한다. 뿌리를 자미근(紫薇根)이라고 하며, 치통, 이질을 치료한다. 잎을 자미엽(紫薇葉)이라고 하며, 이질, 습진, 창상(創傷) 출혈을 치료한다.

▶ **사용법** → 꽃, 뿌리 또는 잎 10g에 물 700mL를 넣고 달인 액을 반씩 나누어 아침 저녁으로 복용한다. 약주나 약차로도 이용한다.

▶ **참고** → 자방의 배좌(胚座)는 암술대와 접속하고, 수술이 많으며, 종자 끝에 날개가 있는 것이 특징이다.

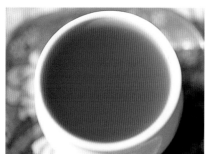
자미화(紫薇花) 달인 액

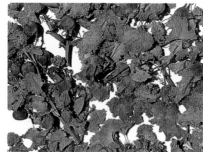
자미화(紫薇花)

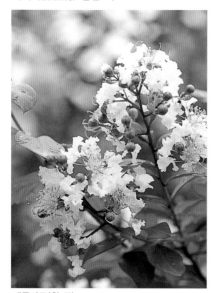
배롱나무(흰 꽃)

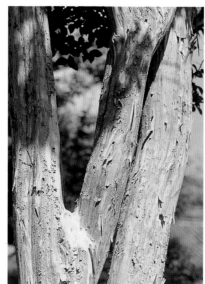
배롱나무(미끄러운 줄기)

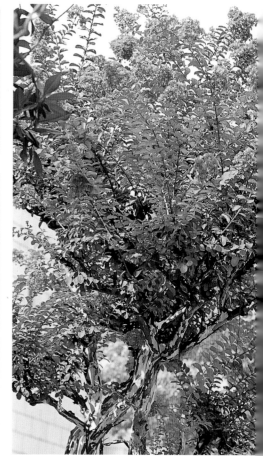
배롱나무   2002.7.15 충남대약초원

177. 배초향 | 꿀풀과

Agastache rugosa (Fisch. et
Meyer) O. Kuntze

Labiatae

◆ 별명 : 방앳잎, 방아잎, 방아풀(북)
◆ 약용 부위 : 전초
◆ 생약명 : 곽향(藿香)
◆ 약효 : 열감기, 구토, 설사, 구취
◆ 사용법 : 내복, 약주, 약차, 외용

▶**생태** → 산과 들에서 흔하게 자라고, 일본, 중국, 타이완, 아무르에 분포하는 여러해살이풀. 높이 1~1.5m. 꽃은 7~9월에 윤산화서로 자줏빛으로 핀다. 꽃받침은 5개로 갈라지고 15맥이 있으며, 꽃잎도 5개로 갈라지고 아랫입술이 크다. 수술은 2개가 길게 밖으로 나온다. 열매는 분과로 달걀 모양이다.

▶**약용 부위, 약효** → 전초를 곽향(藿香)이라고 하는데, 기분을 좋게 하고 속을 편안하게 하며, 구토를 멎게 하고 습(濕)을 없애 주는 효능이 있다. 감기에 의한 두통, 열, 구토, 설사, 구취를 치료한다. 줄기나 잎을 증류해서 얻은 방향수를 곽향로(藿香露)라고 하는데, 더위로 몸이 나른한 데 효능이 있다. 여름철 더위로 나른하고 가슴이 답답하며 속에서 넘어올 것 같은 증상을 치료한다.

▶**사용법** → 전초 5g을 물 2컵(400mL)에 달여서 복용하거나 알약이나 가루약으로 만들어 사용한다. 외용에는 달인 액을 입에 물고 양치질을 해서 씻거나 약간 구워 바른다. 곽향로는 60mL를 따뜻하게 하여 복용한다.

▶**참고** → 곽향은 명의별록(名醫別錄) 상품의 침향(沈香)에 별명으로 수재되어 있다. 중국에서는 광곽향 *Pogostemon cablin*의 전초를 곽향(藿香) 또는 광곽향(廣藿香)이라 하여 사용하며, 우리 나라에 수입되는 곽향은 대부분 이것이다.

▶**한약 처방명** → 곽향정기산(藿香正氣散), 모과탕〔木瓜湯〕, 백두구탕(白荳蔲湯)

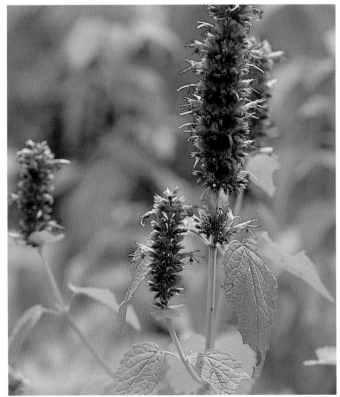

1998.7.29 지리산   배초향

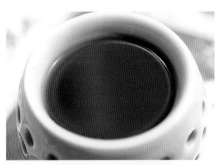

곽향(藿香) 달인 액

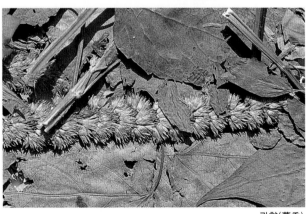

곽향(藿香)

189

178. 배풍등 | 가지과

Solanum lyratum Thunb.　　　　Solanaceae

◆ 별명 : 배풍등나무
◆ 약용 부위 : 전초, 뿌리
◆ 생약명 : 배풍등(排風藤), 백모등근(白毛藤根)
◆ 약효 : 이습, 거풍, 황달, 류머티즘, 치통
◆ 사용법 : 내복, 외용

▶**생태 →** 우리 나라 황해도 이남과 일본, 중국, 타이완, 인도에 분포하며, 산에서 자라는 여러해살이풀. 길이 3m. 끝이 덩굴 같다. 줄기는 밑부분만이 겨울을 나고 선모(腺毛)가 많다. 잎은 어긋나고 달걀 모양인데, 길이 5~8cm, 너비 2~4cm로 끝은 뾰족하고 밑은 들어가며, 가장자리는 밋밋하거나 밑에 1~2쌍의 갈라진 조각이 있다. 화서는 잎과 마주나고, 가지가 갈라져 흰색 꽃이 핀다. 꽃받침에 뭉툭한 톱니가 있고, 꽃통은 수레바퀴 모양이며 5개로 깊게 갈라졌는데, 갈라진 조각은 바늘 모양이다. 열매는 둥글고, 지름이 8mm 정도이며, 붉은색으로 익는다.

▶**약용 부위, 약효 →** 전초를 배풍등(排風藤)이라고 하는데, 청열, 이습, 거풍, 해독의 효능이 있고, 황달, 수종, 류머티즘, 단독을 치료한다. 또, 뿌리를 백모등근(白毛藤根)이라고 하는데, 치통, 두통, 나력, 옹종을 치료한다.

▶**사용법 →** 배풍등(排風藤) 또는 백모등근 20g에 물 600mL를 넣고 달인 액을 반씩 나누어 아침 저녁으로 복용하고, 외용에는 짓찧어서 바른다. 전초와 뿌리는 가을에 채취하여 말린다.

▶**참고 →** 줄기에는 tomatidenol, soladodine, soladulcidine, 잎에는 α-solamarine, β-solamarine, α-solasonine, solamargine 등이 함유되어 있으며, β-solamarine 은 쥐의 Ehrlich 복수암에 대한 성장 억제 작용이 있다. 줄기에 털이 없는 반면에 잎에 털이 있으며, 전혀 갈라지지 않은 것을 왕배풍등 *S. megacarpum*이라고 한다.

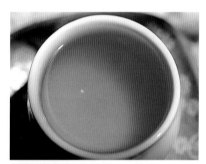

배풍등(排風藤) 달인 액

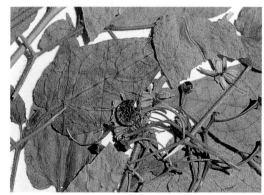

배풍등(排風藤)

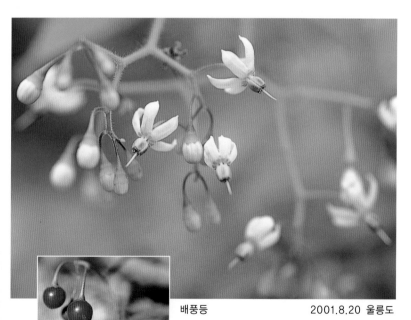

배풍등　　　　　　　　　　2001.8.20 울릉도

열매

179. 백리향 | 꿀풀과

Thymus quinquecostatus Celak.   Labiatae

◆ 별명 : 산백리향
◆ 약용 부위 : 전초
◆ 생약명 : 지초(地椒)
◆ 약효 : 설사, 복통, 기침, 가래
◆ 사용법 : 내복, 약차

▶**생태** → 산이나 바닷가의 바위에서 자라고, 일본, 중국, 몽골, 인도에 분포하는 갈잎작은키나무. 높이 5~15cm. 가지가 많이 갈라지고, 땅 위를 기며, 끝이 비스듬히 서 있다. 잎은 마주나고, 타원형. 꽃은 6월에 피며, 잎겨드랑이에 2~4개씩 달리지만 가지 끝 부분에서는 모여 난다. 꽃받침은 길이 5mm, 10개의 능맥이 있다. 꽃통은 홍자색이고 길이 7~9mm, 겉에 잔털과 선점이 있다. 수술은 4개이고 수술대와 꽃받침은 모두 연한 자줏빛이다. 분과는 둥글고 지름 1mm 정도로서, 9월에 암갈색으로 익는다.

▶**약용 부위, 약효** → 전초를 지초(地椒)라고 하는데, 위나 아랫배가 차서 소화가 잘 안 되고, 설사, 복통이 일어날 때, 감기로 인한 해수와 인후염을 치료한다.

▶**사용법** → 전초 10g에 물 3컵(600mL)을 넣어 달인 액을 반씩 나누어 아침 저녁으로 복용한다.

▶**참고** → 백리(百里)까지 향(香)이 날아갈 정도로 냄새가 강하다고 하여 붙여진 이름이다. 백리향보다 줄기가 굵고, 잎이 약간 둥글고 크며, 꽃이 큰 섬백리향 *T. magnus*도 약효가 같다.

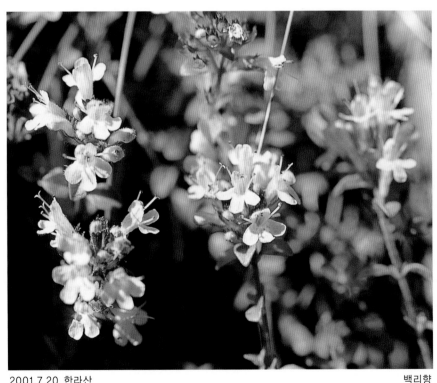

2001.7.20 한라산

백리향

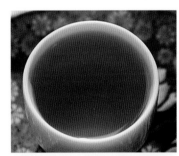

지초(地椒) 달인 액

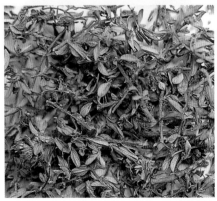

지초(地椒)

180. 백미꽃 | 박주가리과

Cynanchum atratum Bunge   Asclepiadaceae

◆ 별명 : 백미, 털백미
◆ 약용 부위 : 뿌리
◆ 생약명 : 백미(白薇)
◆ 약효 : 해열, 청혈, 류머티즘, 나력
◆ 사용법 : 내복, 약주, 약차

▶**생태** → 산과 들에서 자라고, 일본, 중국, 몽골에 분포하는 여러해살이풀. 높이 30~60cm. 줄기는 곧게 서고, 잎은 길이 10~15cm, 너비 5~10cm 정도의 타원형으로 마주난다. 꽃은 5~7월에 흑자색으로 피는데, 줄기 윗부분의 잎겨드랑이에서 모여 난다. 열매는 골돌로 넓은 바늘 모양이다.

▶**약용 부위, 약효** → 뿌리를 백미(白薇)라고 하는데, 열을 내리고 피를 맑게 하는 효능이 있으며, 류머티즘과 나력을 치료한다.

▶**사용법** → 뿌리 5g을 물 2컵(400mL)에 달여서 복용하거나 술에 담가서 복용하고, 짓찧어서 즙을 복용하기도 한다.

▶**참고** → 백미는 신농본초경(神農本草經)의 중품에 수재되어 있으며, 뿌리가 희고 가는 풀이라는 뜻에서 붙여진 이름이다. 선백미꽃 *C. inamoenum*, 민백미꽃 *C. ascyrifolium*도 약효가 같다.

▶**한약 처방명** → 죽피대환(竹皮大丸)

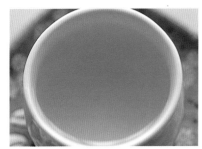

백미(白薇) 달인 액

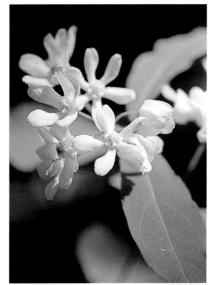

민백미꽃   2002.6.10 경북 일월산

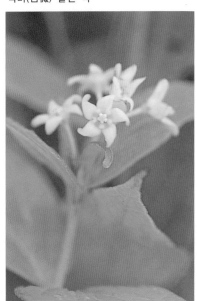

선백미꽃   2001.7.1 덕유산

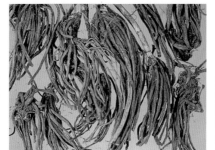

백미(白薇)

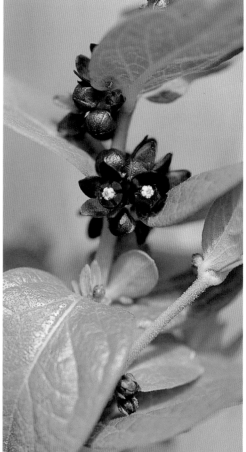

백미꽃   2001.7.20 한라산

181. 백부

백부과

Stemona sessilifolia (Miq.)
Franch. et Sav.

Stemonaceae

◆ 별명 : 백조(百條), 해약(咳藥)
◆ 약용 부위 : 뿌리
◆ 생약명 : 백부근(百部根), 백부(百部)
◆ 약효 : 오래 된 기침, 가래, 피부 습진
◆ 사용법 : 내복, 약주, 외용

▶ **생태** → 농가나 약초원에서 재배하고, 중국이 원산지인 여러해살이풀. 높이 60~90cm. 뿌리는 굵고 방추형으로 수십 개가 모여 난다. 줄기의 윗부분은 덩굴성이고, 잎은 보통 4개가 돌려 난다. 꽃은 7월에 피며, 꽃덮이는 담록색으로 4개, 수술도 4개이다. 열매는 삭과로 9월에 익는다.

▶ **약용 부위, 약효** → 뿌리를 백부근(百部根) 또는 백부(百部)라고 하는데, 폐의 기능을 돕는다. 오래 된 기침과 가래를 멎게 하고, 백일해에 효과가 뛰어나며, 폐결핵, 노인성 천식, 담마진, 옴, 피부 습진을 치료한다.

▶ **사용법** → 뿌리 5g을 물 2컵(400mL)에 달여서 복용하거나 술에 담가서 복용하고, 외용에는 짓찧어서 바른다.

▶ **참고** → 백부(百部)는 명의별록(名醫別錄)의 중품에 처음으로 수재되었으며, 본초강목(本草綱目)에는 한 포기에 뿌리가 수없이 달려 있어서, 마치 백명의 부하가 모여 있는 것 같다고 하여 백부(百部)라 한다고 하였다. 알백부, 덩굴백부 *S. japonica*도 약효가 같다.

▶ **한약 처방명** → 백부탕(百部湯), 천왕보심단(天王補心丹)

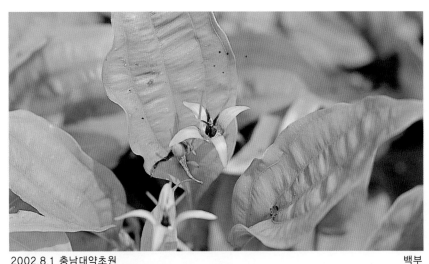
2002.8.1 충남대약초원

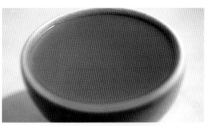
백부근(百部根) 달인 액

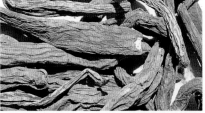
백부근(百部根)

백부

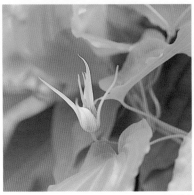
알백부

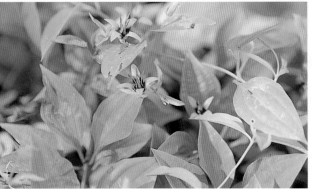
덩굴백부

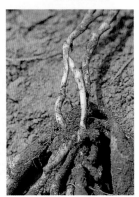
백부(지하부)

193

182. 백선

운향과

Dictamnus dasycarpus Turcz.   Rutaceae

◆ 별명 : 자래초, 검화
◆ 약용 부위 : 뿌리 껍질
◆ 생약명 : 백선피(白鮮皮)
◆ 약효 : 피부 습진, 황달
◆ 사용법 : 내복, 약주, 외용

▶**생태** → 제주를 제외한 우리 나라의 산기슭에서 자라고, 중국 둥베이(東北), 몽골, 아무르, 우수리에 분포하는 여러해살이풀. 높이 90cm. 줄기는 곧게 서고 굵은 뿌리가 있으며, 잎은 어긋난다. 꽃은 5~6월에 피는데, 지름 2.5cm, 꽃잎은 5개, 연한 붉은색으로 원줄기 끝에 총상화서로 달린다. 삭과는 5개로 갈라지며 털이 있다.

▶**약용 부위, 약효** → 뿌리 껍질을 백선피(白鮮皮)라고 하는데, 열을 내리고 풍과 습을 제거하며, 해독의 효능이 있다. 옴, 피부 습진을 치료하고, 류머티즘에 의한 통증을 없애 주며, 간염으로 인한 황달에 사용한다.

▶**사용법** → 뿌리 10g을 물 3컵(600mL)에 달여서 복용하고, 피부병에는 달여서 먹는 동시에 달인 액으로 환부를 세척한다.

▶**참고** → 백선피는 신농본초경(神農本草經)의 중품에 수재되어 있으며, 뿌리가 희고 백양(白羊)에서 나오는 냄새[鮮]와 비슷하므로 백선(白鮮)이라고 한다. 이 식물의 뿌리를 봉황삼(鳳凰蔘)이라고 하여 시판하고 있으나, 이것은 인삼의 약효와는 관계가 없다.

▶**한약 처방명** → 백선피탕(白鮮皮湯), 수풍해독탕(搜風解毒湯)

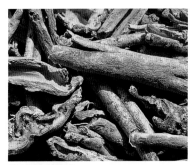
백선피(白鮮皮)

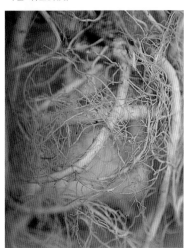
술에 담근 백선피(白鮮皮)

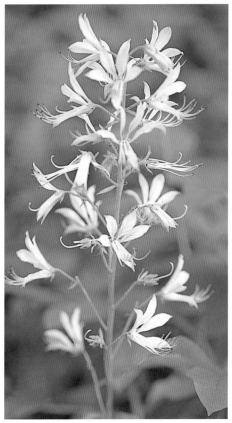
백선(흰 꽃)

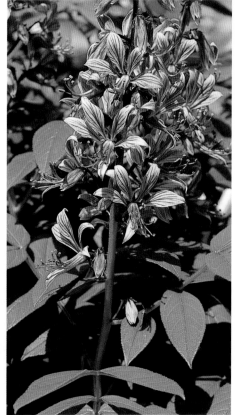
백선   2001.6.7 백두산

183. 백합

백합과

Lilium tigrinum Ker-Gawl.   Liliaceae

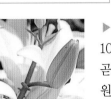

◆ 별명 : 왕나리, 나팔나리
◆ 약용 부위 : 비늘줄기
◆ 생약명 : 백합(百合)
◆ 약효 : 오래 된 기침, 가래
◆ 사용법 : 내복, 약주, 약차, 외용

ㅂ

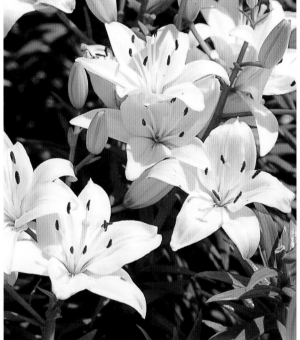

1999.6.1 경기 용인 한택식물원   백합

▶**생태** → 우리 나라에서 재배하는 여러해살이풀. 높이 30∼100cm. 비늘줄기는 편구형이고 다육질이다. 줄기는 원주형이고 곧게 서며, 잎은 바늘 모양으로 어긋난다. 꽃은 5∼6월에 피는데, 원줄기 끝에 2∼3개가 옆을 향해 벌어지고, 통부는 길며 나팔처럼 벌어진다. 삭과는 길이 6∼9cm로서 긴 타원형이다.

▶**약용 부위, 약효** → 비늘줄기를 백합(百合)이라고 하며, 폐 기능을 좋게 하여 오래 된 기침과 가래, 부종, 외상 출혈을 치료한다. 꽃을 백합화(百合花)라 하며, 비늘줄기와 같은 목적으로 사용한다.

▶**사용법** → 비늘줄기 5g을 물 2컵(400mL)에 달여서 복용하거나 죽을 쑤어 먹는다. 지혈을 목적으로 외용할 경우에는 백합가루 15g에 증류수를 가하여 15% 액으로 만들고, 이것을 60℃로 끓여 죽처럼 만들어 바른다.

▶**참고** → 백합(百合)은 신농본초경(神農本草經)의 중품에 수재되어 있으며, 본초강목(本草綱目)에는 땅 속에 여러 개의 비늘줄기가 빽빽히 모여 있어서 백합(百合)이라 한다고 하였다. 참나리 *L. lanciflorum*의 땅속 비늘줄기도 약효가 같다.

▶**한약 처방명** → 백부탕(百部湯), 백합지모탕(百合知母湯), 활석대자석탕(滑石代赭石湯)

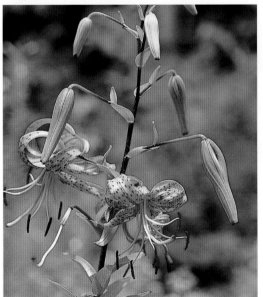
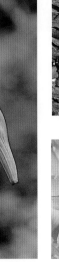

2001.6.1 충남대약초원   참나리

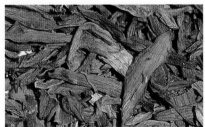

백합화(百合花)

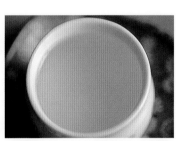

백합(百合) 달인 액

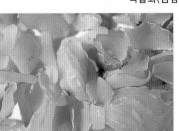

백합(百合)

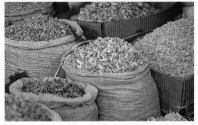

백합(중국 시장품)

184. 백화사 | 살모사과

Agkistrodon acutus Gunther　　　Crotaridae

◆ 별명 : 건비사
◆ 약용 부위 : 내장을 제거한 몸체
◆ 생약명 : 백화사(白花蛇)
◆ 약효 : 진통, 만성 류머티스성 관절염, 소아 경기
◆ 사용법 : 내복, 약주

▶**생태** → 우리 나라에는 없고, 중국의 안후이성(安徽省), 저장성(淅江省), 장시성(江西省), 후베이성(湖北省), 타이완에 분포하며, 물과 뭍에서 서식하는 파충류. 몸통은 굵고 꼬리는 가늘며, 몸 전체의 길이가 1.5m에 이른다. 머리는 크고 편평한 삼각형이며, 코는 뾰족하다. 등의 비늘 조각에는 능이 있고 무늬가 나 있으며, 배는 황백색이고 좌우에는 검은색의 둥근 비늘 조각이 있다.

▶**약용 부위, 약효** → 내장을 제거한 몸체를 백화사(白花蛇)라고 하는데, 풍습(風濕)을 없애고 통증과 경련을 멈추게 하는 효능이 있다. 풍습으로 다리를 쓰지 못하는 증상, 만성 류머티스성 관절염, 근육통, 소아 경기, 연주창, 악창을 치료한다.

▶**사용법** → 몸체 1g을 물 1컵(200mL)에 달여서 복용하거나 알약 또는 가루약으로 만들어 복용하고, 술에 담가서 복용하기도 한다.

▶**참고** → 백화사(白花蛇)는 송나라 때의 개보본초(開寶本草)에 처음으로 수재되었으며, 몸 전체에 화려한 무늬가 있는 뱀이므로 백화사라 한다고 하였다. 백화사를 건조시킨 것은 독이 없다. 안경사과(Elapidae)의 은환사(銀環蛇)도 백화사(白花蛇)라는 상품명으로 거래되고 같은 용도로 사용된다. 소백화사(小白花蛇)도 약효가 같다.

▶**한약 처방명** → 백화사환(白花蛇丸), 백화사주(白花蛇酒)

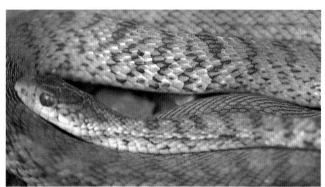

백화사　　　　　　　　　　　2000.7.15 중국 베이징(北京)동물원

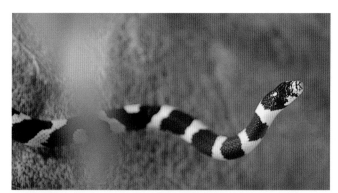

은환사(銀環蛇)　　　　　　　2002.8.15 중국 난닝(南寧)동물원

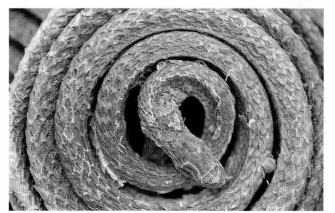

백화사(白花蛇)

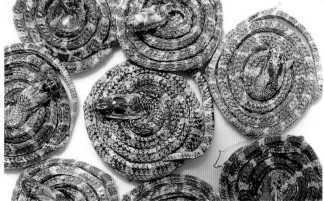

소백화사(小白花蛇)

185. 뱀딸기 | 장미과

Duchesnea chrysantha (Zoll. et Morr.) Miq.

Rosaceae

◆ 별명 : 배암딸기
◆ 약용 부위 : 전초
◆ 생약명 : 사매(蛇莓)
◆ 약효 : 황달형 간염, 월경 분량 조절
◆ 사용법 : 내복, 약주, 약차, 외용

▶**생태** → 산과 들에서 흔하게 볼 수 있고, 일본, 중국, 말레이시아, 인도에 분포하는 여러해살이풀. 잎은 어긋나고 3출엽이며, 꽃은 4~5월에 노란색으로 핀다. 열매는 지름 10mm 정도로, 연한 홍백색 바탕에 붉은빛이 도는 수과가 점처럼 흩어져 있다.

▶**약용 부위, 약효** → 전초를 사매(蛇莓)라고 하는데, 황달형 간염, 월경 분량이 적을 때나 자궁출혈에 사용하며, 피부병에도 효능이 있다.

▶**사용법** → 전초 5g을 물 2컵(400mL)에 달여서 복용하거나 생즙을 내어 복용하고, 외용에는 짓찧어서 환부에 붙이거나 즙액을 내어 바른다. 황달형 간염에는 뱀딸기 100g을 콩 반 되와 함께 달여서 수시로 복용하면 좋다.

▶**참고** → 뱀에 물렸을 때 해독제로 사용하므로 뱀딸기라고 한다.

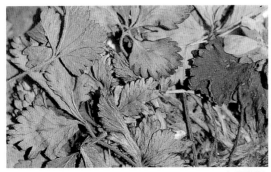

사매(蛇莓)

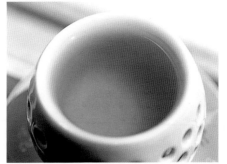

사매(蛇莓) 달인 액

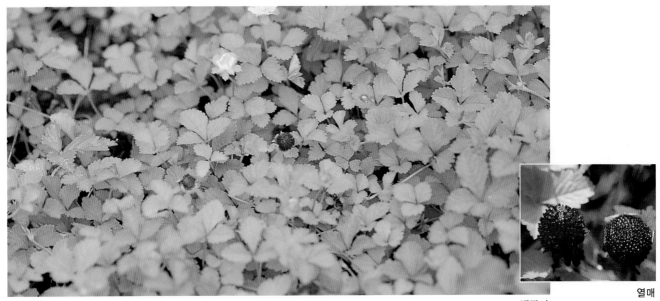

1995.7.1 충남대약초원

뱀딸기

열매

186. 버들백전 | 박주가리과

Cynachum stautonii (Dechne.)
Schlter. ex Level.

Asclepiadaceae

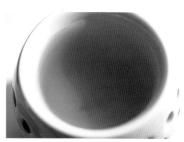

◆ 별명 : 없음
◆ 약용 부위 : 뿌리, 뿌리줄기
◆ 생약명 : 백전(白前)
◆ 약효 : 가래, 기침, 숨찬 데
◆ 사용법 : 내복, 약주

▶ **생태** → 우리 나라에서는 자라지 않으며, 중국의 양쯔강 (揚子江) 유역과 화난성(華南省) 주변에 분포하는 여러해살이풀. 높이 80cm. 뿌리줄기는 옆으로 기고, 마디에서 수염뿌리가 모여 난다. 잎은 마주난다. 꽃은 6~7월에 잎겨드랑이에서 피고, 꽃받침과 꽃잎은 5개로 깊게 갈라진다. 열매는 골돌이고 종자의 끝에는 털이 있다.

▶ **약용 부위, 약효** → 뿌리 및 뿌리줄기를 백전(白前)이라고 하는데, 가래와 기침을 멈추게 하고 숨차는 것을 멎게 하는 효능이 있다. 감기로 인한 가래와 기침, 숨이 가쁘고 가래가 많은 증상을 치료한다.

▶ **사용법** → 뿌리와 뿌리줄기 2g을 물 1컵(200mL)에 달여

서 복용하거나 술에 담가서 복용한다.

▶ **참고** → 백전은 명의별록(名醫別錄)의 중품에 수재되어 있으며, 잎이 버드나무의 잎 모양과 비슷하다고 하여 유엽백전 (柳葉白前)이라고 한다. 원화(芫花) 잎과 닮은 원화백전(芫花百前) *C. glaucescens* 도 약효가 같다.

▶ **한약 처방명** → 백전탕(白前湯), 택칠탕(澤漆湯)

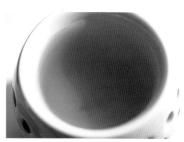
백전(白前) 달인 액

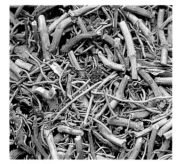
백전(白前)

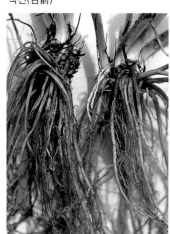
버들백전(뿌리와 뿌리줄기)

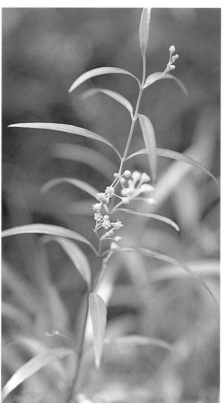
원화백전   2002.7.10 중국 난징(南京)약초원

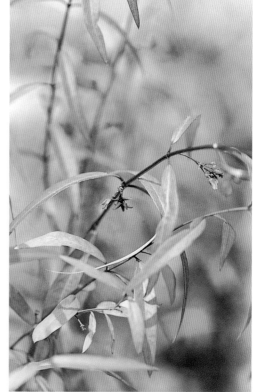
버들백전   2002.7.10 중국 난징(南京)약초원

187. 버들옺 | 대극과

Euphorbia pekinensis Rupr.   Euphorbiaceae

◆ 별명 : 우독초, 버들옺
◆ 약용 부위 : 뿌리
◆ 생약명 : 대극(大戟)
◆ 약효 : 부종, 가래, 화농성 종기
◆ 사용법 : 내복, 외용

▶**생태** → 산과 들에서 드물게 자라고, 일본, 중국에 분포하는 여러해살이풀. 높이 80cm. 줄기는 곧게 자라고, 밑에서 가지가 갈라지며, 자르면 유액이 나온다. 잎은 어긋난다. 꽃은 6월에 원줄기 끝에 달린다. 삭과는 사마귀 같은 돌기가 있고, 종자는 넓은 타원형이다.

▶**약용 부위, 약효** → 뿌리를 대극(大戟)이라고 하는데, 노폐물을 배출시켜 부종을 없애고 염증을 제거하는 효능이 있다. 온몸이 붓고 가슴과 옆구리가 뻣뻣한 증상, 끈끈한 가래가 목에 붙어 있는 듯한 증상, 피부가 헐어서 생긴 종기, 간염으로 복부가 부어 있는 증상을 치료한다.

▶**사용법** → 뿌리를 적당히 썰어서 볶거나 물에 찐 것 1g을 물 1컵(200mL)에 달여서 복용하거나 알약으로 만들어 복용한다. 외용에는 짓찧어서 즙액을 내어 바르거나 붙인다.

▶**참고** → 잎이 버드나무의 잎과 비슷하고, 잎이나 줄기를 꺾으면 옻나무처럼 누런 즙액이 나오므로 버들옺이라고 한다. 대극(大戟)은 신농본초경(神農本草經)의 하품에 수재되어 있으며, 본초강목(本草綱目)에는 설사를 시키는 것이 매우 극렬하므로 대극이라 한다고 하였다. 따라서, 몸이 허약한 사람, 임신부, 신장염 환자는 사용하지 말아야 한다. 설악산, 오대산, 지리산 및 바닷가에서 자라는 흰대극 *E. esula*도 약효가 같다.

▶**한약 처방명** → 십조탕(十棗湯), 택칠탕(澤漆湯)

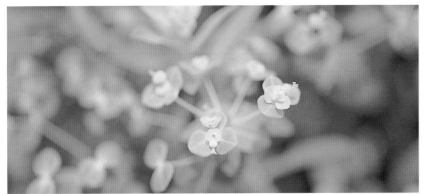

2001.5.20 충남대약초원   버들옺

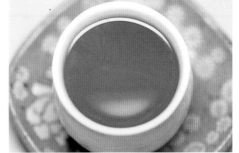

대극(大戟) 달인 액

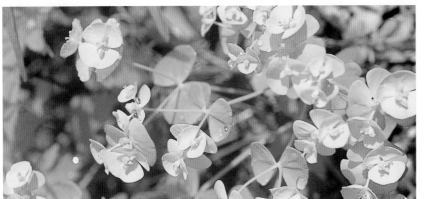

2001.5.20 충남대약초원   흰대극

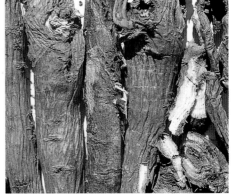

대극(大戟)

188. 벌등골나물 국화과

Eupatorium fortunei Turcz.　　　　　　Compositae

- ◆ 별명 : 새등골나물
- ◆ 약용 부위 : 전초
- ◆ 생약명 : 패란(佩蘭), 난초(蘭草)
- ◆ 약효 : 감기몸살, 월경불순
- ◆ 사용법 : 내복, 약주

▶**생태** → 중부 이남의 냇가나 들에서 자라고, 일본, 중국에 분포하는 여러해살이풀. 높이 1.5m. 줄기는 곧게 서고 많이 모여 난다. 잎은 마주나고 긴 타원형이다. 꽃은 8~9월에 연한 홍자색으로 피며, 원줄기 끝의 산방화서로 달린다. 수과는 길이 3mm 정도로 흰색이다.

▶**약용 부위, 약효** → 전초를 패란(佩蘭) 또는 난초(蘭草)라고 하는데, 더위를 견뎌 낼 수 있도록 하고 습(濕)을 제거하며 월경을 순조롭게 하는 효능이 있다. 감기로 몸에 한기가 들었다가 뜨거워지며 두통이 있는 증상, 월경불순을 치료한다.

▶**사용법** → 전초 5g을 물 2컵(400mL)에 달여서 복용하거나 술에 담가 두었다가 조금씩 복용한다.

▶**참고** → 패란은 신농본초경(神農本草經)에 수재되어 있다. 뿌리줄기가 짧고 잎 뒤에 선점(腺點)이 있으며, 줄기에 꼬부라진 털이 있어 깔깔한 등골나물 *E. japonicum*, 잎에는 잎자루가 없고 맥이 3개 있으며, 끝이 뭉툭하고 때로는 3개로 깊게 갈라지는 골등골나물 *E. lindleyanum*도 약효가 같다.

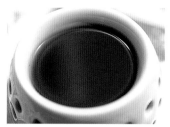

패란(佩蘭) 달인 액

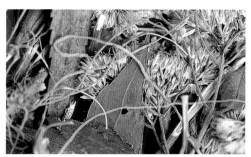

패란(佩蘭)

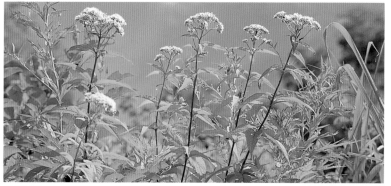

등골나물　　　　　　　　　　　　　　　　1995.9.25 계룡산

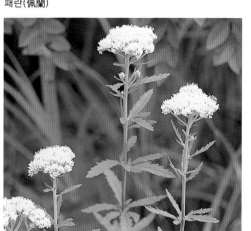

골등골나물

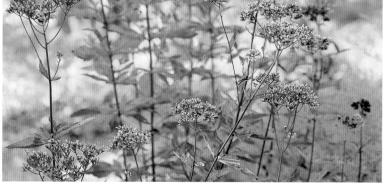

벌등골나물　　　　　　　　　　　　　　　1994.10.25 덕유산

189. 벌사상자 | 미나리과

Cnidium monnieri (L.) Cusson | Umbelliferae

◆ 별명 : 사속, 사미, 승독, 조극
◆ 약용 부위 : 열매
◆ 생약명 : 사상자(蛇床子)
◆ 약효 : 혈액 순환, 젖 분비 촉진, 피부병
◆ 사용법 : 내복, 약주, 약차

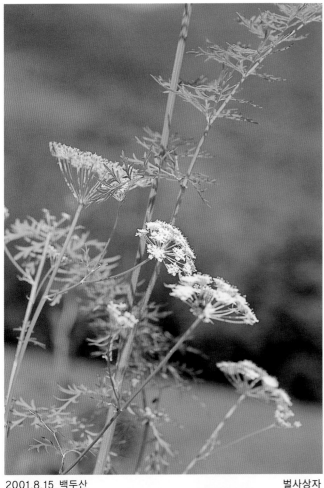

2001.8.15 백두산   벌사상자

▶**생태** → 밭이나 길가에서 흔하게 볼 수 있고, 일본, 중국 등 전세계에 분포하는 두해살이풀. 높이 10∼20cm. 꽃은 5∼6월에 흰색으로 피고, 수술은 1∼7개, 자방 끝에 3개의 암술대가 있다. 삭과는 꽃받침보다 길고 6개로 갈라지며, 종자는 둥글고 돌기가 있다.

▶**약용 부위, 약효** → 열매를 사상자(蛇床子)라고 하는데, 혈액 순환을 좋게 하고 어혈을 풀어 주며 젖을 잘 나오게 하는 효능이 있다. 출산 후에 배가 아픈 증상, 젖이 잘 나오지 않는 증상, 종기나 습진, 타박상을 치료한다.

▶**사용법** → 열매 5g을 물 2컵(400mL)에 달여서 복용하거나 술에 담가 두었다가 조금씩 복용한다.

▶**참고** → 신농본초경(神農本草經)의 상품에 사상자로 수재되어 있으며, 본초강목(本草綱目)에는 이 식물이 자라는 곳의 주변에서 뱀들이 먹이를 잡는 일이 많으므로 사상자(蛇床子)라 한다고 하였다. 우리 나라에서는 사상자 *Torilis japonica*의 열매를 사상자(蛇床子)라 하여 사용하고 있다.

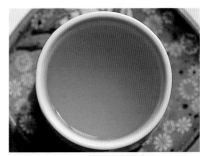

사상자((蛇床子) 달인 액

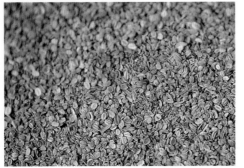

벌사상자(열매)   사상자(蛇床子) (중국산)

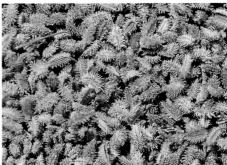

사상자(蛇床子) (한국산)

190. 범고비

면마과

Dryopteris crassirhizoma
Nakai

Aspidiaceae

◆ 별명 : 희초미
◆ 약용 부위 : 뿌리줄기
◆ 생약명 : 면마(綿馬)
◆ 약효 : 기생충 구제, 대변출혈, 습진
◆ 사용법 : 내복, 약주, 외용

▶**생태** → 산 속의 나무 그늘이나 그늘진 습한 곳에서 잘 자라고, 일본, 중국, 러시아에 분포하는 여러해살이풀. 높이 50~90cm. 뿌리줄기는 굵고 단단하며 비스듬히 서고, 수염뿌리가 많으며, 윤채가 나는 암갈색의 비늘 조각으로 덮여 있다. 뿌리줄기 끝에서 잎이 모여 나고, 잎은 길이 1m 내외이다. 포자낭군은 위쪽 깃 조각에 달리고, 맥 가까이에 2줄로 붙으며, 포막은 둥근 심장형이다.

▶**약용 부위, 약효** → 뿌리줄기를 면마(綿馬)라고 하는데, 장내 기생충을 구제하고 피를 멈추게 하는 효능이 있다. 촌충이나 십이지장충을 구제하고, 코피, 대·소변에 섞여 나오는 피, 대하증, 이하선염, 악창이나 습진을 치료한다.

▶**사용법** → 뿌리줄기 3g을 물 1컵(200mL)에 달여서 복용하거나 알약 또는 가루약으로 만들어 복용하고, 외용에는 가루를 내어 상처에 뿌린다.

▶**참고** → 면마는 신농본초경(神農本草經)의 하품에 수재되어 있고, 본초강목(本草綱目)에는 이 식물의 잎과 줄기가 봉황의 꼬리와 같고 뿌리줄기 하나에 여러 잔뿌리가 모여 있다고 하여 관중(貫衆)이라고도 한다고 하였다.

물 추출물은 촌충의 근육을 마비시키는 근육독으로 신경계를 침범하는 작용이 있고, 유행성 감기 바이러스에 대한 항바이러스 작용이 있으며, 토끼의 적출 자궁에 대하여 흥분 작용이 있다. 이 약재의 과량 복용에 의한 중독 증상은 시력 장애, 혈뇨, 혼수, 실명 등이고, 이 때에는 염류성 하제를 투여해야 한다.

▶**한약 처방명** → 쾌반산(快斑散)

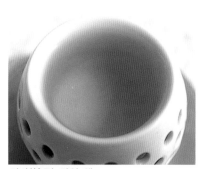

면마(綿馬) 달인 액

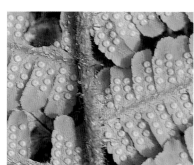

범고비(뒷면 포자낭군)

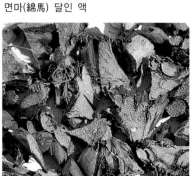

면마(綿馬) 잘게 썬 것

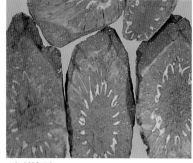

면마(綿馬)

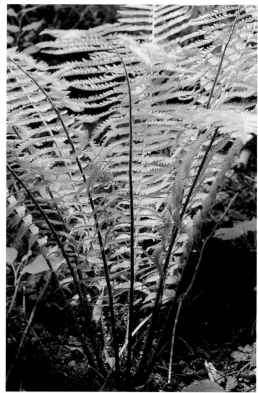

범고비

2001.6.10 설악산

191. 범꼬리

마디풀과

Bistorta manshuriensis
(V. Petrov) Komar.

Polygonaceae

◆ 별명 : 범꼬리풀
◆ 약용 부위 : 뿌리줄기
◆ 생약명 : 권삼(拳蔘)
◆ 약효 : 대변출혈, 수족경련
◆ 사용법 : 내복, 약주, 외용

ㅂ

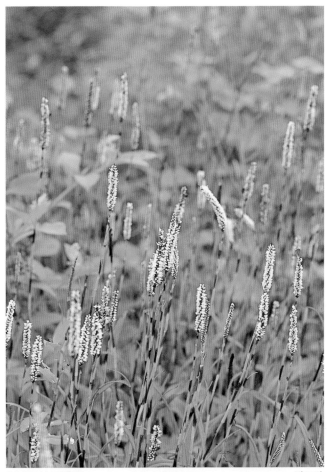

2001.7.1 덕유산   범꼬리

▶**생태** → 깊은 산 기슭이나 높은 평원에서 자라고, 일본, 중국 둥베이(東北), 아무르, 우수리에 분포하는 여러해살이풀. 뿌리줄기는 짧고 굵으며, 많은 잔뿌리가 달린다. 꽃은 6～7월에 피며, 꽃대는 50～80cm이고 그 끝에 5～8cm의 화수(花穗)가 있다. 수과는 달걀 모양, 길이 3mm로서 꽃받침으로 싸여 있고, 3개의 능선이 있다.

▶**약용 부위, 약효** → 뿌리줄기를 권삼(拳蔘)이라고 하는데, 열을 내리고 독을 풀어 주며 염증을 제거하는 효능이 있다. 이질, 대변에 피가 섞여 나오고, 손발이 저리며 목이 부은 것을 치료한다.

▶**사용법** → 뿌리줄기 10g을 물 3컵(600mL)에 달여서 달인 액을 반으로 나누어 아침 저녁으로 복용하고, 외용에는 짓찧어서 바르거나 달인 물로 양치질을 하거나 또는 환부를 씻는다. 권삼의 즙액을 수건에 묻혀 환부를 감싸도 좋다.

▶**참고** → 화서의 모양이 범의 꼬리와 비슷하다 하여 붙인 이름이다. 전체가 작고, 잎이 현저히 좁은 가는범꼬리 *B. alopecuroides*도 약효가 같다.

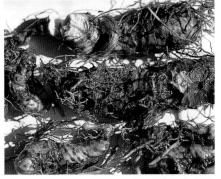

범꼬리(뿌리) 생것

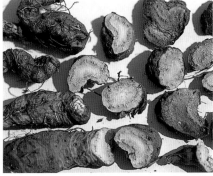

권삼(拳蔘)

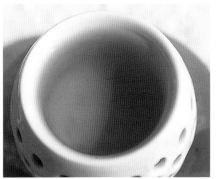

권삼(拳蔘) 달인 액

203

192. 범부채 | 붓꽃과

Belamcanda chinensis (L.) DC.   Iridaceae

◆ 별명 : 오선, 오포, 오취, 오삽, 초강
◆ 약용 부위 : 뿌리줄기
◆ 생약명 : 사간(射干)
◆ 약효 : 인후염, 편도선염, 기침, 천식, 거친 피부
◆ 사용법 : 내복, 약주, 약차, 외용

▶**생태** → 산 속 초원에서 자라나 흔하게 재배하며, 일본, 중국에 분포하는 여러해살이풀. 높이 50~100cm. 꽃은 7~8월에 피며, 황적색 바탕에 짙은 반점이 있다. 삭과는 달걀 모양, 종자는 검은색으로 윤채가 있다.

▶**약용 부위, 약효** → 뿌리줄기를 사간(射干)이라고 하는데, 화를 내리고 독을 풀어 주며 혈액 순환을 돕는 효능이 있다. 인후염이나 편도선염을 치료하며, 폐의 기능이 약하여 생기는 기침과 천식에 좋고, 결핵균에 의한 이하선염, 무월경 등에 사용한다. 피부가 갈라지고 딱딱해지며 거칠어진 것에 이용한다.

▶**사용법** → 뿌리줄기 5g을 물 2컵(400mL)에 달여서 복용하거나 술에 담가 두었다가 복용한다. 피부가 거칠어진 때에는 물에 달인 액에 씻거나 담그면 좋다.

▶**참고** → 꽃의 무늬가 범의 털무늬와 비슷하고, 꽃의 모양이 부채를 펼친 것과 같다 하여 범부채라고 한다. 사간은 신농본초경(神農本草經)의 하품에 수재되어 있고, 줄기가 곧고 길기 때문에 마치 쏘는[射] 활[矢]의 장간(長竿)과 같다 하여 사간(射干)이라고 한다.

▶**한약 처방명** → 사간마황탕(射干麻黃湯), 사간소독음(射干消毒飮)

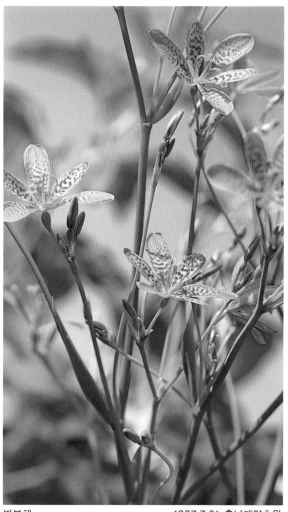
범부채   1997.7.21 충남대약초원

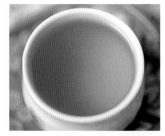
사간(射干) 달인 액

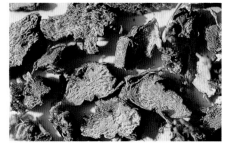
사간(射干)

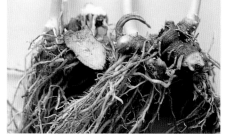
범부채(뿌리줄기와 뿌리)

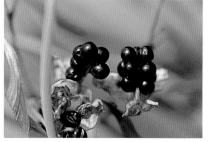
범부채(열매)

193. 범싱아 | 마디풀과

Reynoutria japonica Houtt.
[*R. elliptica* (Koidz.) Migo]

Polygonaceae

◆ 별명 : 감제풀
◆ 약용 부위 : 뿌리줄기, 잎
◆ 생약명 : 호장(虎杖), 호장엽(虎杖葉)
◆ 약효 : 월경불순, 팔다리가 저리고 아픈 데, 피부병
◆ 사용법 : 내복, 약주, 외용

▶**생태** → 산골짜기에서 자라고, 일본, 중국, 타이완에 분포하는 여러해살이풀. 뿌리줄기는 굵으며, 줄기는 높이 1.5m이고 잎은 어긋난다. 꽃은 암수 딴그루로 6∼8월에 피고, 꽃덮이 조각은 5개인데, 암꽃의 꽃덮이 조각은 자라서 길이 6∼10mm로 되고 꽃잎이 없다. 수과는 세모진 달걀 모양이다.

▶**약용 부위, 약효** → 뿌리줄기를 호장(虎杖)이라고 하며, 혈액 순환을 개선시키므로 월경불순, 팔다리가 저리고 아플 때, 종기가 자주 나고 피부가 짓무를 때 좋다. 또, 잎을 호장

엽(虎杖葉)이라고 하는데, 옴, 습진, 버짐을 치료한다.

▶**사용법** → 뿌리줄기나 잎 5g을 물 2컵(400mL)에 달여서 복용하거나 술에 담가서 복용하고, 외용에는 가루를 내어 환부에 뿌리거나 짓찧어서 붙인다. 외상이나 피부병에는 잎을 짓찧어서 붙인다.

▶**참고** → 호랑이〔虎〕를 때려눕힐 수 있는 막대〔杖〕처럼 줄기나 뿌리줄기가 굵고 튼튼하기 때문에 호장(虎杖)이라고 한다. 높이가 2∼3m이고, 잎 뒷면에 흰 털이 많이 있는데, 울릉도에서 자라는 큰범싱아 *R. sachalinensis*도 약효가 같다.

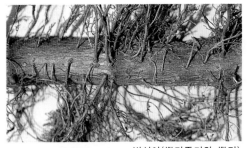

범싱아(뿌리줄기와 뿌리)

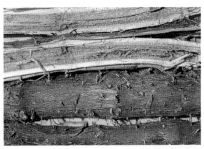

호장(虎杖)

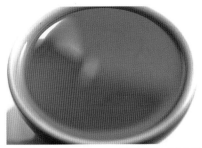

호장(虎杖) 달인 액

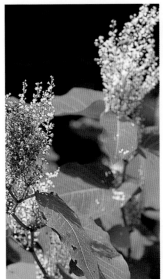

2001.7.15 한라산   범싱아

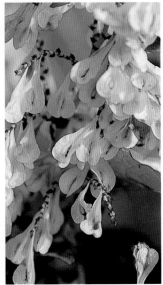

범싱아(열매)

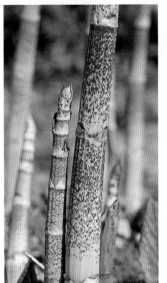

범싱아(새순)

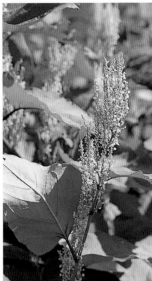

1994.9.10 울릉도   큰범싱아

205

194. 벽오동 | 벽오동과

Firmiana simplex (L.) W. F. Wight   Sterculiaceae

◆ 별명 : 벽오동나무, 청오동나무(북한)
◆ 약용 부위 : 종자, 잎
◆ 생약명 : 오동자(梧桐子), 오동엽(梧桐葉)
◆ 약효 : 소화불량, 복통, 류머티즘, 고혈압
◆ 사용법 : 내복

▶**생태** → 중부 지방 이남에서 재식하는 귀화 식물이고, 중국이 원산지인 갈잎큰키나무. 높이 15m. 줄기 껍질은 푸른색, 잎은 어긋나지만 가지 끝에서는 모여 난다. 꽃은 6∼7월에 피며, 수꽃과 암꽃이 함께 달린다. 열매는 5개의 분과로 되어, 익기 전에 벌어져 완두콩 같은 종자가 보인다.

▶**약용 부위, 약효** → 종자를 오동자(梧桐子)라고 하는데, 기(氣)의 순환을 돕고 위장을 튼튼하게 하며 소화를 촉진시키는 효능이 있다. 음식을 먹고 체했거나 배가 쓰리고 아픈 증상을 치료한다. 또, 잎을 오동엽(梧桐葉)이라고 하는데, 풍습(風濕)을 없애고 열을 내리며 해독의 효능이 있다. 류머티즘에 의한 통증, 고혈압을 치료한다.

▶**사용법** → 종자 5g을 물 2컵(400mL)에, 잎 10g을 물 3컵(600mL)에 달여서 복용한다.

▶**참고** → 오동나무와 형태가 비슷하나 줄기나 가지가 푸른색이므로 벽오동이라고 한다. 오동자는 본초강목(本草綱目)에 수재되어 있다.

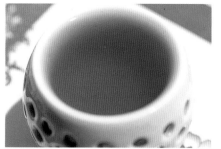
오동엽(梧桐葉) 달인 액

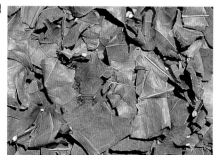
오동엽(梧桐葉)

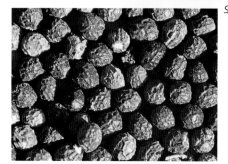
오동자(梧桐子)

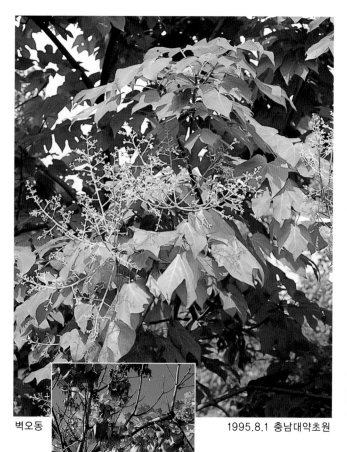
벽오동   1995.8.1 충남대약초원

열매

195. 별꽃

패랭이꽃과

Stellaria media (L.) Villars   Caryophyllaceae

- ◆ 별명 : 없음
- ◆ 약용 부위 : 전초
- ◆ 생약명 : 번루(繁縷)
- ◆ 약효 : 젖 분비 촉진, 피부병(종기, 습진)
- ◆ 사용법 : 내복

▶**생태** → 들에서 흔하게 자라고, 일본, 중국 등 전세계에 분포하는 두해살이풀. 높이 10~20cm. 꽃은 5~6월에 흰색으로 피고, 수술은 1~7개, 자방 끝에 3개의 암술대가 있다. 삭과는 꽃받침보다 길고 6개로 갈라진다. 종자는 둥글고 돌기가 있다.

▶**약용 부위, 약효** → 전초를 번루(繁縷)라고 하는데, 혈액 순환을 좋게 하고 어혈을 풀어 주며 젖을 잘 나오게 하는 효능이 있다. 산후 어혈에 의한 복통, 젖 분비가 적은 것, 뿌리 깊은 종기나 습진, 타박상을 치료한다.

▶**사용법** → 전초 5g을 물 2컵(400mL)에 달여서 복용하거나 짓찧어서 즙액을 복용해도 좋다.

▶**참고** → 꽃의 모양이 별처럼 생겼다 하여 별꽃이라고 한다. 번루는 명의별록(名醫別錄)의 하품에 수재되어 있으며, 본초강목(本草綱目)에는 이 식물의 줄기가 왕성하게 번으므로 번루(繁縷)라고 한다고 하였다. 화주(花柱)가 5개인 쇠별꽃 S. *aquatica*, 꽃잎이 꽃받침보다 훨씬 긴 큰별꽃 S. *bungeana*, 꽃이 크고 꽃잎이 여러 갈래로 갈라지며 잎과 줄기에 누운 털이 있는 왕별꽃 S. *radicans*도 약효가 같다.

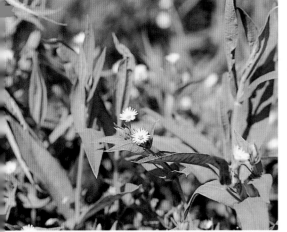
1996.7.7 백두산   왕별꽃

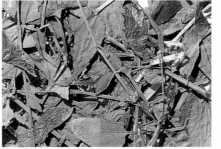
번루(繁縷)

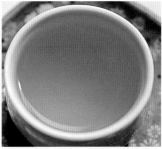
번루(繁縷) 달인 액

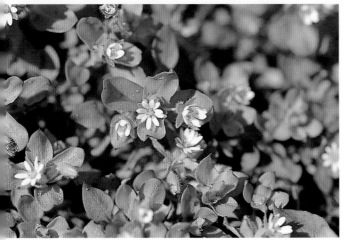
1994.5.10 내장산   별꽃

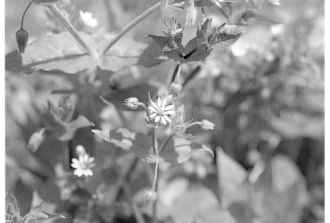
1995.5.1 계룡산   쇠별꽃

207

196. 병 풀　｜ 미나리과

Centella asiatica (L.) Urban　　　Umbelliferae

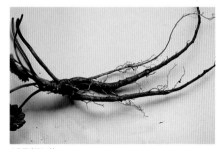

◆ 별명 : 말굽풀
◆ 약용 부위 : 전초
◆ 생약명 : 적설초(積雪草)
◆ 약효 : 복통, 이질, 소염 작용
◆ 사용법 : 내복, 약주, 약차

▶**생태** → 제주도 및 남쪽 섬의 길가나 들에서 자라고, 일본, 중국, 타이완, 인도 등에 분포하는 덩굴성 여러해살이풀. 줄기는 옆으로 벋고 마디에서 뿌리를 내리며, 잎은 마디에서 2~3개씩 모여 나고 둥근 심장형이다. 꽃은 7~8월에 홍자색으로 피며, 꽃잎과 수술은 각각 5개이다. 열매는 분과로서 납작한 원형이고 길이는 3mm이다.

▶**약용 부위, 약효** → 전초를 적설초(積雪草)라고 하는데, 열을 내리고 습(濕)을 몰아내며 염증을 없애고 해독의 효능이 있다. 복통, 이질, 기침, 가래를 뱉을 때 피가 나오는 증상, 옴과 습진, 눈이 붉게 충혈되는 증상, 목이 붓고 아픈 증상을 치료한다.

▶**사용법** → 전초 5g을 물 2컵(400mL)에 달여서 복용하거나 술에 담가서 복용하고, 알약이나 가루약으로 만들어 복용한다. 말린 것에 뜨거운 물을 부어서 차로 마셔도 좋다.

▶**참고** → 병풀의 saponin 성분들은 소염제로 제품화되어 병원이나 약국에서 사용되고 있다. asiaticoside, madasiatic acid 등이 함유되어 있으며, 쥐에 대한 진정 작용이 있고, 손상된 피부 조직의 재생력과 항균 작용도 있다.

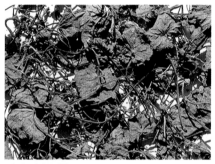

적설초(積雪草)

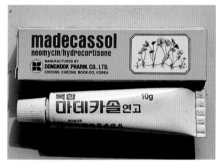

병풀을 원료로 하여 만든 연고

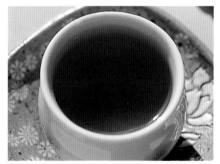

적설초(積雪草) 달인 액

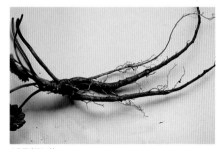

병풀(뿌리)

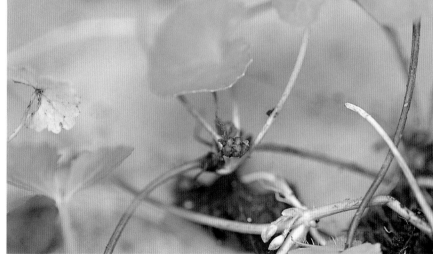

병풀　　　　　　　　　　　　　2000.6.10 제주

197. 보골지 │ 콩과

Psoralea corylifolia L.　　　Leguminosae

- ◆ 별명 : 파고지
- ◆ 약용 부위 : 종자
- ◆ 생약명 : 보골지(補骨脂), 파고지(破古紙)
- ◆ 약효 : 성기능 강화, 요통
- ◆ 사용법 : 내복, 약주, 약차

▶**생태** → 우리 나라에서 재배하는 귀화 식물로, 중국이 원산지인 한해살이풀. 높이 1~1.5m. 잎은 어긋난다. 꽃은 7~8월에 피는데, 두상(頭狀)에 가까운 총상화서가 잎겨드랑이에 밀집하여 있고, 꽃잎은 나비 모양으로 연한 자주색이다. 꼬투리는 달걀 모양으로 벌어지지 않고 검은색 열매 껍질과 붙어 있다. 종자는 1개이다.

▶**약용 부위, 약효** → 종자를 보골지(補骨脂) 또는 파고지(破古紙)라고 하는데, 신장의 기능을 도와서 성기능을 높이고, 설사를 멎게 하는 효능이 있다. 남성의 성기능이 감퇴하여 정액이 저절로 흘러나오고, 소변을 보아도 시원치 않으며, 허리와 무릎이 시리고 아프고, 숨이 가쁜 증상을 치료한다.

▶**사용법** → 종자 2g을 물 1컵(200mL)에 달여서 복용하거나 술에 담가서, 또는 알약이나 가루약으로 만들어 복용한다.

▶**참고** → 송나라 때의 개보본초(開寶本草)에 수재되어 있으며, 이 약재를 수시로 복용하면 남성의 성기능이 향상되어, 오래 된 창문의 문종이도 뚫을 수 있다는 뜻으로 파고지라고 한다.

▶**한약 처방명** → 호로파환(胡蘆巴丸), 방맥정종방(方脈正宗方)

ㅂ

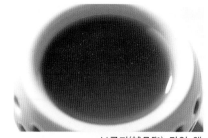
보골지(補骨脂) 달인 액

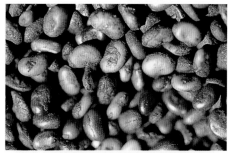
보골지(補骨脂)

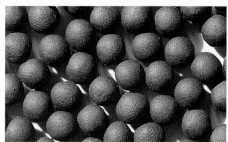
보골지(補骨脂)를 원료로 하여 만든 간장약

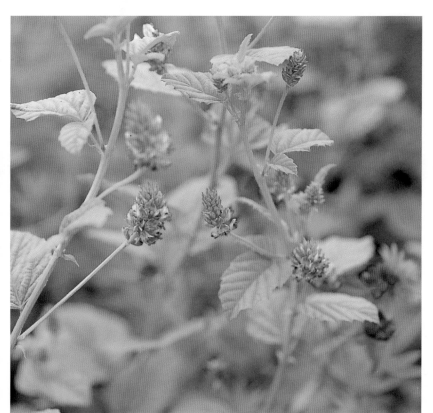
1994.7.15 대전 인삼연초연구소　　　　　　　　　　　　　　　　보골지

198. 보리 | 벼과

Hordeum vulgare L. var. *hexastichon* Aschers.

Gramineae

◆ 별명 : 겉보리
◆ 약용 부위 : 종자
◆ 생약명 : 맥아(麥芽)
◆ 약효 : 소화불량, 복부 팽만감
◆ 사용법 : 내복

▶**생태** → 우리 나라의 식량 자원 식물로 두해살이풀. 높이는 1m 정도 자란다. 줄기는 모여 나는데, 속이 비고 원주형이며 매끄럽고 마디 사이가 길다. 잎은 어긋나고, 이삭화서는 길이 5~10cm로 몇 개의 마디로 갈라졌는데, 각 마디마다 발달한 작은 이삭이 붙고, 이삭마다 1개의 꽃이 있다. 수술은 3개, 암술은 1개, 암술대는 2개로 갈라진다.

▶**약용 부위, 약효** → 종자를 물에 담갔다가 꺼내어 대바구니에 담아 물을 뿌려서 싹이 3~4mm 정도 자란 것을 맥아(麥芽)라고 하는데, 소화 촉진, 기(氣)를 밑으로 내리고 몸을 튼튼하게 하는 효능이 있다. 소화가 잘 안 되고 복부가 더부룩하며 가스가 차 있는 증상, 식욕이 없어서 야윈 증상, 먹은 것을 자주 토하고 간혹 설사를 하는 증상을 치료한다.

▶**사용법** → 종자 5g을 물 2컵(400mL)에 달여서 복용하거나 알약 또는 가루약으로 만들어 복용한다.

▶**참고** → 명의별록(名醫別錄)에 대맥(大麥)으로 수재되어 있다. 맥아는 여러 가지 소화 효소와 비타민 B가 함유되어 있어서 소화를 잘 되게 하지만, 오랫동안 복용하면 신장을 손상시키므로 주의하여야 한다.

▶**한약 처방명** → 반하백출천마탕(半夏白朮天麻湯)

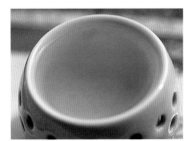
맥아(麥芽) 달인 액

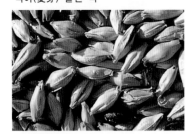
맥아(麥芽)

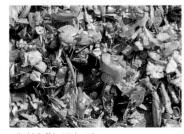
맥아(麥芽) 부순 것

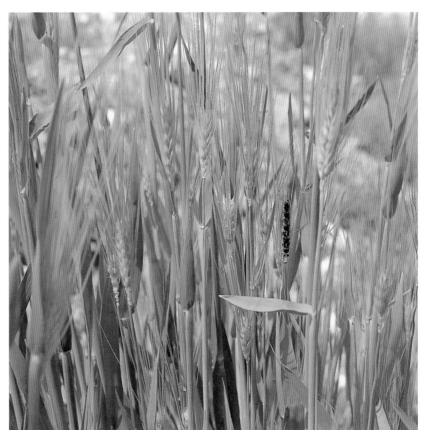
보리

1990.7.1 대전

199. 복령

구멍장이버섯과

Poria cocos (Schw.) Wolf.　　Polyporaceae

◆ 별명 : 솔풍령(북한)
◆ 약용 부위 : 균핵
◆ 생약명 : 복령(茯苓)
◆ 약효 : 부종, 불면증, 건망증
◆ 사용법 : 내복, 약주

▶**생태** → 복령균은 소나무의 썩은 뿌리에 균사가 집결하여 균핵을 형성한다. 지름은 10~30cm이고, 바깥 껍질은 얇고 주름 무늬가 있으며 흑갈색을 띤다. 자실체는 균핵 표면에서 생기고, 두께는 3~8cm인데, 초기에는 흰색이지만 마르면 담갈색이 된다.

▶**약용 부위, 약효** → 소나무 뿌리에 만들어진 균핵을 복령(茯苓)이라고 하는데, 수분 대사를 돕고 위장의 기능을 튼튼하게 하며 마음을 안정시키는 효능이 있다. 소변을 잘 보지 못하거나, 온몸이 붓고 식욕이 없으며 소화가 잘 안 되는 증상, 기억력이 감퇴되는 증상, 불안에 싸여 잠을 잘 자지 못하는 증상을 치료한다.

▶**사용법** → 복령 5g을 물 2컵(400mL)에 달여서 복용한다.

▶**참고** → 복령(茯苓)은 신농본초경(神農本草經)의 상품에 수재되어 있다. 복령균은 지하 20~30cm 깊이의 뿌리에서 기생하며, 뿌리가 균핵을 관통한 것을 복신(茯神)이라고 하는데, 심신불안, 건망증을 치료한다. 복령의 속이 흰 것을 백복령(白茯苓), 붉은 것을 적복령(赤茯苓)이라 한다. 적복령은 소변을 자주 보고, 소변의 양이 적거나 색깔이 붉은 증상을 치료하는 데 주로 사용한다.

▶**한약 처방명** → 영계출감탕(苓桂朮甘湯), 가미귀비탕(加味歸脾湯), 계지복령환(桂枝茯苓丸), 시호가용골모려탕(柴胡加龍骨牡蠣湯)

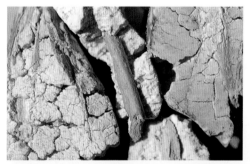
복신(茯神)

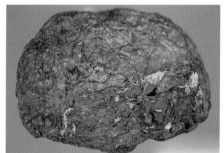
복령(茯苓)

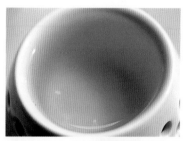
복령(茯苓) 달인 액

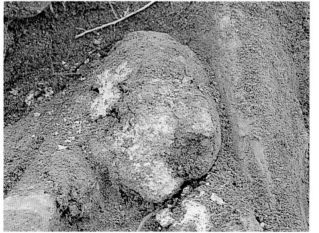
복령(茯苓) 균핵을 캐낸 장면

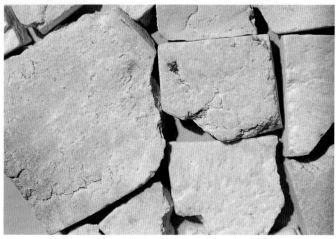
백복령(白茯苓)

200. 복분자딸기 | 장미과

Rubus coreanus Miq.　　　　　　　Rosaceae

◆ 별명 : 복분자딸, 곰딸, 곰의딸
◆ 약용 부위 : 열매
◆ 생약명 : 복분자(覆盆子)
◆ 약효 : 정력 감퇴, 시력 감퇴
◆ 사용법 : 내복, 약주, 약차

▶**생태** → 황해도 이남에서 흔하게 볼 수 있고, 산기슭의 양지에서 자라는 갈잎작은키나무로 중국이 원산지이다. 높이 2~3m. 끝이 휘어져 땅에 닿으면 뿌리를 내리고, 줄기는 자줏빛이 돌고 갈고리 같은 가시가 있다. 꽃은 5~6월에 연한 붉은색으로 피며, 잎은 깃꼴겹잎이다. 열매는 둥글고, 7~8월에 붉은색으로 익지만 나중에는 검은색으로 된다.

▶**약용 부위, 약효** → 덜익은 열매를 복분자(覆盆子)라고 하는데, 신장의 기능을 보강하고 정력을 도우며, 소변을 잘 보게 하는 효능이 있다. 노인이나 몸이 허약한 사람의 정력 감퇴, 기운이 없어서 현기증이 나고 시력이 밝지 못한 증상, 소변을 보아도 시원하지 않고 자주 화장실에 가는 증상을 치료한다.

▶**사용법** → 열매 5g을 각각 물 2컵(400mL)에 달여서 복용하거나 술에 담가서 복용한다. 알약으로 만들어 복용하면 편리하다.

▶**참고** → 복분자는 명의별록(名醫別錄)의 상품에 수재되어 있다. 옛날에 어떤 할아버지가 산에 나무하러 갔다가 배가 고파서 이 열매를 따먹었는데, 그 날 밤 요강에 소변을 보니 소변 줄기가 너무나 강해서 요강(盆)을 뒤엎은(覆) 일이 있었다 하여 붙여진 이름이다.

▶**한약 처방명** → 오자연종환(五子衍宗丸), 양기환(陽起丸)

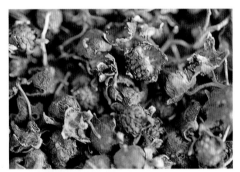
복분자(覆盆子)

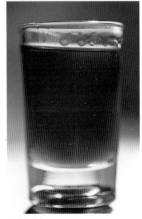
복분자술

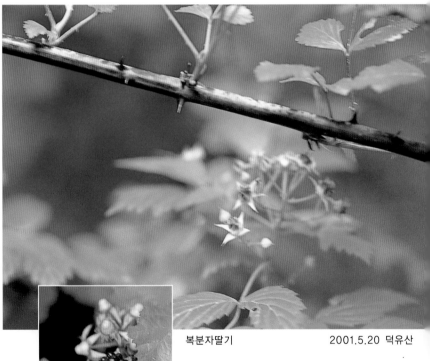
복분자딸기　　　　　　　2001.5.20 덕유산

열매

201. 복숭아나무 | 장미과

Prunus persica (L.) Batsch　　　　Rosaceae

◆ 별명 : 복사나무
◆ 약용 부위 : 속씨, 가지
◆ 생약명 : 도인(桃仁), 도지(桃枝)
◆ 약효 : 월경불순, 류머티스성 관절염, 해수, 변비, 피부염
◆ 사용법 : 내복, 약주, 약차, 외용

▶**생태** → 마을 근처에서 자라고, 중국이 원산지인 갈잎중간키나무. 높이 6m. 꽃은 4~5월에 연한 붉은색으로 잎보다 먼저 피고, 1~2개씩 달리며, 꽃자루가 짧다. 꽃받침잎은 털이 많고, 꽃잎은 5개로 수평으로 퍼지며, 수술은 많고 자방은 털이 밀생한다. 핵과는 털이 많고 지름 5cm로서 8~9월에 익으며, 심장형의 종자가 1개 들어 있다.

▶**약용 부위, 약효** → 종자의 껍질을 벗긴 속씨〔種仁〕를 도인(桃仁)이라고 하는데, 어혈을 없애고 혈액 순환을 원활하게 하는 효능이 있고, 무월경, 류머티스성 관절염, 해수, 변비를 치료한다. 또, 가지를 도지(桃枝)라고 하는데, 피부의 염증을 치료하고 갑자기 일어나는 위경련에 좋다.

▶**사용법** → 속씨 10g을 물 3컵(600mL)에 달여서 달인 액을 반으로 나누어 아침 저녁으로 복용하고, 외용에는 짓찧어서 바른다.

▶**참고** → 중국에서는 이 나무를 도(桃)라고 쓰는데, 이것은 시집 간 색시가 복숭아를 먹고 싶어하면 임신의 징조라고 하여 붙였다고 한다. 신농본초경(神農本草經)의 하품에 도핵인(桃核仁)이라는 이름으로 수재되어 있고, 종자에 함유된 amygdalin은 암 치료에 이용되고 있다.

▶**한약 처방명** → 오인환(五仁丸), 도핵승기탕(桃核承氣湯)

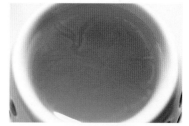

도인(桃仁) 달인 액

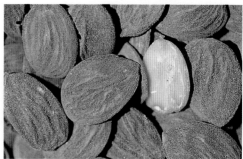

도인(桃仁)

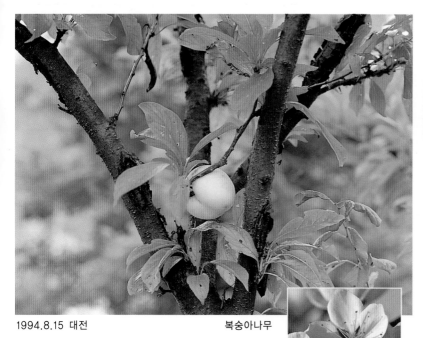

1994.8.15 대전　　　　복숭아나무

꽃

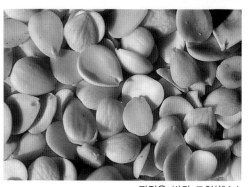

껍질을 벗긴 도인(桃仁)

202. 봉선화 | 봉선화과

Impatiens balsamina L.   Balsaminaceae

◆ 별명 : 봉숭아
◆ 약용 부위 : 전초, 종자, 꽃
◆ 생약명 : 봉선(鳳仙), 급성자(急性子), 봉선화(鳳仙花)
◆ 약효 : 류머티스성 관절염, 산후복통, 월경폐지
◆ 사용법 : 내복, 약차, 외용

▶**생태** → 우리 나라에서 재배하는 귀화 식물이며, 인도, 말레이시아, 중국이 원산지인 한해살이풀. 높이 60cm. 꽃은 7~8월에 피는데, 좌우 상칭으로 넓은 꽃잎이 퍼져 있으며, 밑의 꽃잎은 꽃뿔로 되고, 수술은 5개, 꽃밥이 서로 연결되어 있다. 삭과는 타원형으로, 익으면 탄력적으로 터지면서 황갈색 종자가 튀어나온다.

▶**약용 부위, 약효** → 전초를 봉선(鳳仙)이라고 하는데, 풍을 없애고 혈액 순환을 원활하게 하며 염증을 제거하고 통증을 멈추게 하는 효능이 있다. 류머티스성 관절염, 타박상, 종기나 습진을 치료한다. 종자를 급성자(急性子)라고 하는데, 혈액 순환을 원활하게 하고 소화를 잘 시키며 간장을 보호하는 효능이 있고, 산후복통, 월경폐지, 간염, 생선이나 게를 먹고 배앓이를 할 때 효과가 있다.

▶**사용법** → 전초 10g을 물 3컵(600mL)에, 종자 5g을 물 2컵(400mL)에 달여서 복용하고, 외용에는 짓찧어서 바른다.

▶**참고** → 열매는 성숙하면 5개로 갈라지며, 종자가 튀어나가므로 급성자라고 한다. 봉선화 꽃도 봉선(鳳仙)과 같은 용도로 사용한다.

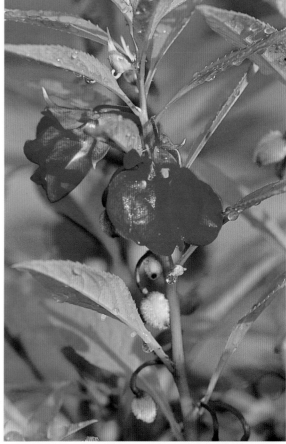

봉선화   2001.7.9 충남대약초원

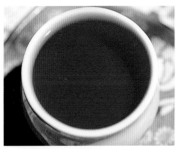

봉선화(鳳仙花) 달인 액

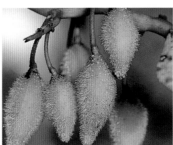
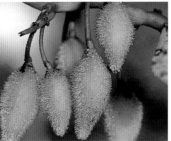

봉선화(열매)

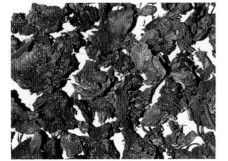

봉선화(鳳仙花)

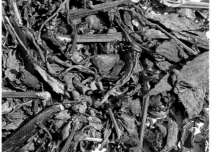

봉선(鳳仙)

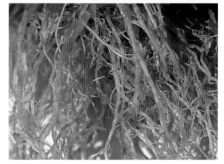

봉선화(뿌리)

203. 부들

부들과

Typha orientalis Presl

Typhaceae

◆ 별명 : 없음
◆ 약용 부위 : 꽃가루
◆ 생약명 : 포황(蒲黃)
◆ 약효 : 혈액 순환, 지혈
◆ 사용법 : 내복, 약주, 외용

✿ ● ● ●

▶**생태** → 연못이나 늪 지대에서 자라고, 일본, 중국, 타이완, 필리핀에 분포하는 여러해살이풀. 높이 1.5m. 잎은 바늘 모양이다. 꽃은 6~7월에 줄기 끝에 달려 피는데, 수꽃 이삭은 위에 달리고 암꽃 이삭은 아래에 달린다. 수꽃은 노란색으로 꽃가루가 서로 붙지 않고, 과수(果穗)는 적갈색, 원주형이다.

▶**약용 부위, 약효** → 꽃가루를 포황(蒲黃)이라고 하는데, 염증을 치료하고 출혈을 멎게 하며 혈액 순환을 좋게 한다. 또, 이뇨의 효능이 있다. 자주 코피를 흘리거나 소변 또는 대변에 피가 섞여 나오는 증상, 월경통, 타박상, 토혈을 치료한다.

▶**사용법** → 꽃가루 5g을 물 2컵(400mL)에 달여서 복용하거나 술에 담가서 복용하고, 외용에는 가루를 내어 참기름에 개어서 붙인다.

▶**참고** → 포황은 신농본초경(神農本草經)의 상품에 향포(香蒲)와 함께 수재되어 있다. 잎이 좁고 수꽃 이삭과 암꽃 이삭이 떨어져 있는 애기부들 *T. angustifolia*, 잎이 넓고 꽃이삭이 길며, 꽃가루는 4개씩 붙는 참부들 *T. latifolia*도 약효가 같다.

▶**한약 처방명** → 우황청심환(牛黃淸心丸), 흑신산(黑神散)

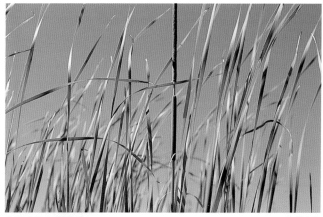

2000.7.1 백두산 　　　　　　　　　　애기부들

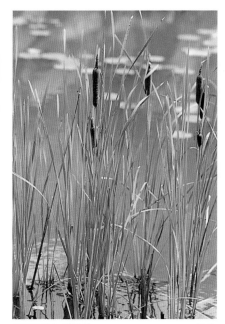

2000.7.1 백두산 　　　　　부들

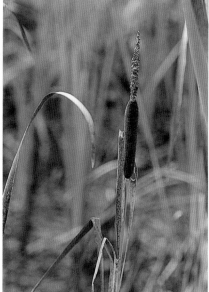

2001.8.25 사진/김영호 　　　　참부들

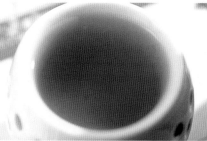

포황(蒲黃) 달인 액

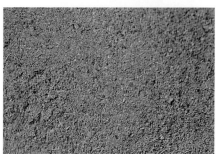

포황(蒲黃)

204. 부용 | 아욱과

Hibiscus mutabilis L.   Malvaceae

◆ 별명 : 칠성화(七星花), 상강화(霜降花)
◆ 약용 부위 : 꽃, 뿌리, 잎, 가지
◆ 생약명 : 목부용화(木芙蓉花), 목부용근(木芙蓉根)
◆ 약효 : 옹종, 화상, 토혈, 백대하
◆ 사용법 : 내복, 약주, 약차, 외용

▶**생태** → 우리 나라에서 재배하는 귀화 식물이며, 중국이 원산지인 여러해살이풀. 높이 2~3m. 꽃은 8~10월에 피고, 지름 10~13cm로서 연한 붉은색이다. 삭과는 구형, 종자는 많고 신장형이다.

▶**약용 부위, 약효** → 꽃을 목부용화(木芙蓉花)라고 하는데, 열을 내리고, 혈액을 맑게 하며 염증을 제거하고 독을 풀어 주는 효능이 있다. 심한 종기, 화상과 폐렴에 의한 기침, 피를 토하는 증상 및 백대하를 치료한다. 또, 뿌리를 목부용근 (木芙蓉根)이라고 하는데, 심한 종기, 기침을 하고 가래가 있으며 숨이 찬 증상, 백대하를 치료한다. 잎이나 가지도 같은 효능이 있다.

▶**사용법** → 꽃과 뿌리 5g을 물 2컵(400mL)에 달여서 복용한다. 술에 담가 복용하거나 약차를 이용해도 좋다. 꽃을 짓찧어서 외상이나 종기에 바르면 상처가 빨리 아문다.

▶**참고** → 꽃에는 isoquercitrin, hyperin, rutin, spiraeoside, quercimetrin 등이 함유되어 있다.

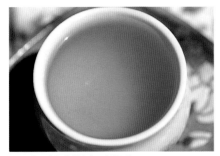
목부용근(木芙蓉根) 달인 액

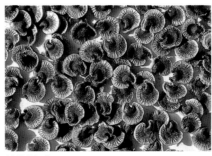
부용(종자)

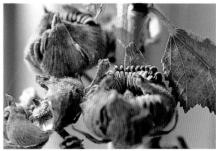
부용(열매)

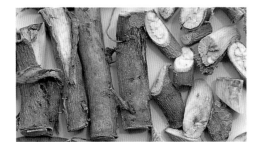
목부용근(木芙蓉根)

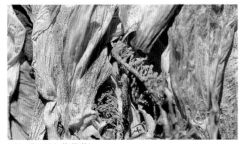
목부용화(木芙蓉花)

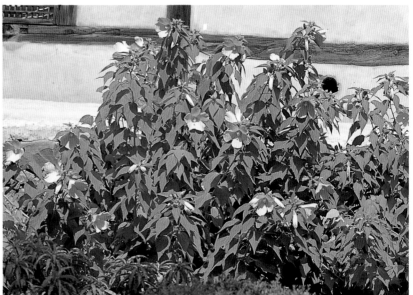
부용   2002.7.31 경북 안동 하회마을

205. 부처꽃

부처꽃과

Lythrum anceps (Koehne) Makino

Lythraceae

- ◆ 별명 : 두렁꽃
- ◆ 약용 부위 : 전초
- ◆ 생약명 : 천굴채(千屈菜)
- ◆ 약효 : 대·소변출혈, 치질, 피부궤양
- ◆ 사용법 : 내복, 약주, 약차, 외용

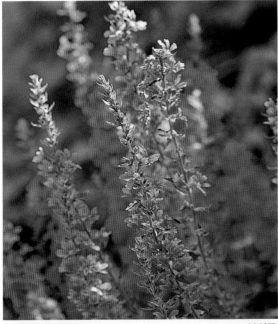

2001.8.15 대전　　　　　　　　부처꽃

▶ **생태** → 습지 및 냇가에서 흔하게 자라고, 일본에 분포하는 여러해살이풀. 높이 1m. 많은 가지가 갈라지며 전체에 털이 거의 없다. 잎은 마주나고 바늘 모양이다. 꽃은 7~8월에 홍자색으로 피고, 잎 겨드랑이에 3~5개가 취산상으로 달린다. 꽃잎은 6개로 꽃받침통 끝에 달리며, 삭과가 꽃받침통 안에 들어 있다.

▶ **약용 부위, 약효** → 전초를 천굴채(千屈菜)라고 하는데, 혈액 순환을 좋게 하므로 코피가 자주 터지고 대·소변과 함께 나오는 출혈이나 치질에 의한 출혈을 멎게 하고, 버짐, 부스럼 등을 치료한다.

▶ **사용법** → 지상부 5g을 물 2컵(400mL)에 달여서 복용하며, 외용에는 가루로 만들어 환부에 바른다.

▶ **참고** → 논두렁에 흔하게 자라므로 두렁꽃이라고 한다. 전체에 털이 많고 잎자루가 있으며 줄기를 감싸는 털부처꽃 *L. salicaria* 도 약효가 같다.

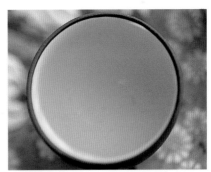

천굴채(千屈菜) 달인 액

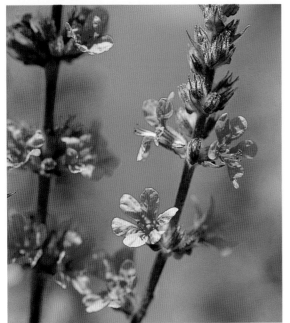

2001.7.1 경기 용인　　　　　　　털부처꽃

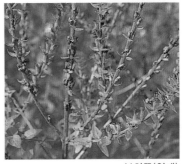

부처꽃(열매)

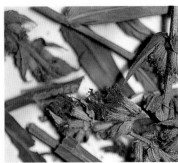

천굴채(千屈菜)

206. 부처손 | 부처손과

Selaginella tamariscina
(Beauv.) Spring

Sellaginellaceae

◆ 별명 : 바위손
◆ 약용 부위 : 전초
◆ 생약명 : 권백(卷柏)
◆ 약효 : 지혈, 혈액 순환, 월경통
◆ 사용법 : 내복, 약주, 외용

▶**생태** → 제주, 전남, 경북, 충북, 강원, 평북, 함북 등의 깊은 산 음지에서 자라고, 일본, 중국, 타이완에 분포하는 늘푸른여러해살이풀. 높이 20cm. 수많은 뿌리가 얽혀서 생긴 거짓줄기 끝에서 많은 가지가 사방으로 붙으며, 깃 모양으로 갈라진다. 잎은 4줄로 밀생하고, 포자낭 이삭은 작은 가지 끝에 1개씩 달리며, 길이 5~15mm로 네모지고, 포자엽은 달걀 같은 삼각형으로 가장자리에 톱니가 있다.

▶**약용 부위, 약효** → 전초를 권백(卷柏)이라고 하는데, 출혈을 멈추게 하고, 혈액 순환을 원활하게 하는 효능이 있다.

코피가 자주 터지거나 대·소변에 피가 섞이는 증상, 자궁출혈, 월경통을 치료한다. 피부염이나 타박상에도 좋다.

▶**사용법** → 전초 7g을 물 3컵(600mL)에 달여서 복용하거나 술에 담가서 복용한다. 알약이나 가루약으로 만들어 복용해도 좋다. 외용에는 짓찧어서 바르거나 가루로 뿌린다.

▶**참고** → 식물 전체의 모양이 마치 부처의 손처럼 포근하고 넓게 펴고 있기 때문에 붙인 이름이다. 권백은 신농본초경(神農本草經)의 상품에 수재되어 있으며, 바위손 *S. involvens* 도 약효가 같다.

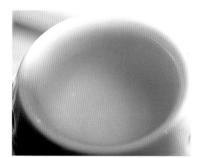

권백(卷柏) 달인 액

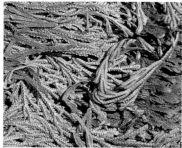

권백(卷柏)

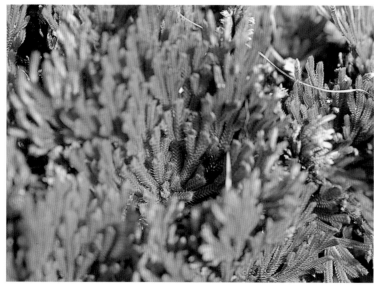

부처손   2000.8.25 백두산 사진/김영호

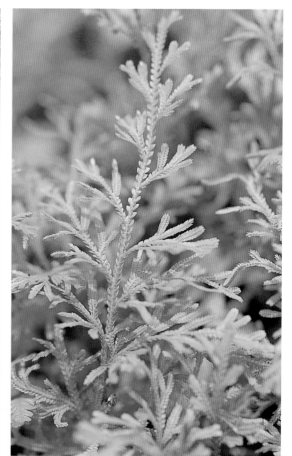

바위손

207. 불가사리 | 불가사리과

Craspidaster hesperus (Muller et Troschel)

Asteroidae

◆ 별명 : 없음
◆ 약용 부위 : 전체
◆ 생약명 : 해성(海星)
◆ 약효 : 갑상선염, 위산염, 설사, 중이염
◆ 사용법 : 내복, 외용

▶**생태** → 바닷가에서부터 수심 약 100m 정도의 모랫바닥에서 서식하고, 세계적으로 분포하는 불가사리과의 한 종이다. 몸은 별 모양 또는 오각형이다. 몸의 중앙에 반(盤)이 있고, 이것을 중심으로 5개의 팔이 방사상으로 나 있는데, 많은 것은 22~39개까지 나 있다. 반의 배 쪽 중앙에 입이 있고 등 쪽에는 항문과 천공판(穿孔板)이 있다. 몸 전체는 섬모가 난 외피로 덮여 있고, 내부에는 석회질의 골판이 약간 틈을 두고 배열되어 있으며, 그 틈에서 피부 아가미가 나와 있는데, 이것으로 호흡을 한다. 팔로 바닥을 기어다니기도 하고, 체내에 기체를 가득 채우고 관족을 수축시켜 휴지(休止) 상태가 되어 조류를 타고 이동한다. 이동하는 동안 장애물이 생기면 관족을 움직여 정상 생활로 환원하고, 조개류, 어류 등을 먹이로 한다.

▶**약용 부위, 약효** → 전체를 말린 것을 해성(海星)이라 하며, 해독, 위를 보호하고 통증을 멎게 하는 효능이 있다. 갑상선이 붓거나 아픈 증상, 나력, 위산과다로 인한 통증, 심한 설사, 중이염을 치료한다.

▶**사용법** → 해성 10g을 물 3컵(600mL)에 달여서 복용하고, 가루로 만들어 1g을 물로 복용한다. 갑상선염 치료에는 불가사리 생것 15g을 물에 달여서 복용하고, 위나 십이지장 궤양에는 가루를 내어 1회 1g씩 하루 3회 복용한다. 중이염에는 가루를 내어 참기름과 혼합하여 귀 안의 상처에 바르거나 넣는다.

▶**참고** → 불가사리류는 그 종류가 다양하여, 중국의 약재 시장에는 여러 종류가 출하되고 있다. 불가사리는 재생력이 강하여 1개의 팔이라도 반만 붙어 있으면 전부 재생하여 완전한 몸이 될 수 있다.

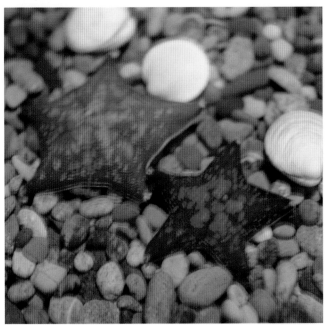

2002.10.12 서울 63빌딩 수족관
별불가사리

해성(海星) 가루

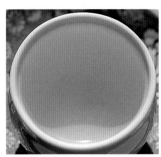

해성(海星) 달인 액

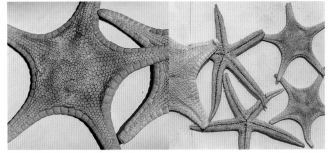

중국 광저우(廣州) 약재 시장
해성(海星)

219

208. 붉나무 | 옻나무과

Rhus javanica L. [*R. chinensis* Mill.]   Anacardiaceae

◆ 별명 : 오배자나무
◆ 약용 부위 : 열매, 잎, 줄기껍질
◆ 생약명 : 염부자(鹽麩子), 염부엽(鹽麩葉), 염부수백피(鹽麩樹白皮)
◆ 약효 : 이질, 설사, 뱀에 물린 데
◆ 사용법 : 내복, 약주

▶**생태** → 산에서 흔하게 볼 수 있고, 일본, 중국, 타이완, 히말라야, 인도차이나에 분포하는 갈잎중간키나무. 높이 7m. 꽃은 암수 딴그루로서 8~9월에 황백색으로 핀다. 꽃받침잎, 꽃잎 및 수술은 각각 5개이며, 암꽃은 퇴화된 5개의 수술과 3개의 암술대가 달린 1실의 자방이 있다. 핵과는 10월에 익고 편구형이며, 황적색, 황갈색의 잔털로 덮여 있다. 지름 4mm, 흰색 껍질로 덮여 있다.

▶**약용 부위, 약효** → 열매를 염부자(鹽麩子)라고 하는데, 황달, 식은땀, 이질을 치료한다. 잎을 염부엽(鹽麩葉)이라고 하는데, 뱀에 물렸을 때 해독용으로 사용한다. 줄기 껍질을 염부수백피(鹽麩樹白皮)라고 하는데, 피가 섞이는 설사, 피부 가려움증을 치료한다.

▶**사용법** → 열매, 잎, 줄기 껍질 5g을 물 2컵(400mL)에 달여서 복용하거나 가루로 만들어 복용한다. 때로는 술에 담가서 복용하기도 한다.

▶**참고** → 가을에 아주 붉게 단풍이 물들기 때문에 붉나무라고 한다. 열매를 따서 땅 속에 묻어 두면 소금이 생기는데, 사찰이나 민간에서 사용하고 있다. 이 나무에 오배자진딧물 *Melaphis chinensis*이 알을 까서 생긴 벌레집을 오배자(五倍子)라고 하며, 수렴 지사제로 널리 사용하고 있다. 공업적으로는 잉크, 물감, 색소 제조의 원료로 이용된다(붉나무벌레집 참조).

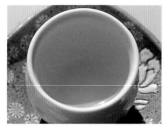
염부자(鹽麩子) 달인 액

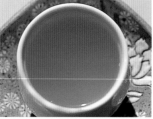
염부수백피(鹽麩樹白皮) 달인 액

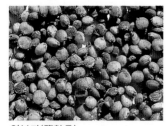
염부자(鹽麩子)

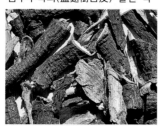
염부수백피(鹽麩樹白皮)

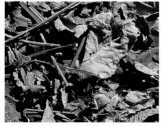
염부엽(鹽麩葉)

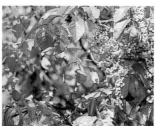
붉나무(열매)

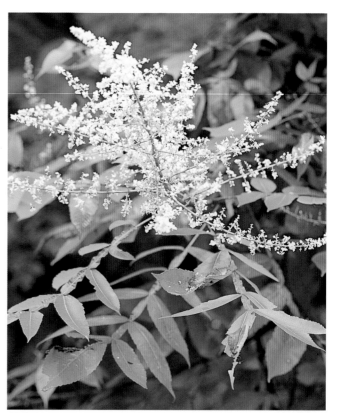
붉나무   1997.9.1 계룡산

209. 붉나무벌레집 | 솜진딧물과

Galla Rhois   Apididae

- 별명 : 오배자
- 약용 부위 : 벌레집
- 생약명 : 오배자(五倍子)
- 약효 : 만성적인 설사, 기침
- 사용법 : 내복, 약주, 외용

▶**생태** → 우리 나라의 산에 재식하는 붉나무의 잎에 오배자진딧물 *Melaphis chinensis*이 산란하여 생긴 벌레집. 벌레집은 부정형의 주머니 모양을 하고 있으며, 신선품은 녹색이나 빨간색이지만 약품으로 처리한 것은 회색 빛깔을 띠고, 바깥면은 짧은 털이 많으며, 껍질의 두께는 1~2mm 이고 부숴지기 쉽다.

▶**약용 부위, 약효** → 붉나무의 잎에 오배자진딧물이 산란하여 생긴 벌레집을 오배자(五倍子)라고 하는데, 염증을 없애고 설사를 멈추게 하며, 기침을 멎게 하고 출혈을 그치게 하며, 땀이 흐르지 않도록 하는 효능이 있다. 만성적인 설사, 폐의 기능이 약화되어 오는 기침, 갈증, 식은땀, 하혈, 탈항 등을 치료한다.

▶**사용법** → 오배자 3g을 물 1컵(200mL)에 달여서 복용하고, 외용에는 가루로 만들어 문지르거나 달인 액으로 씻는다. 술에 담가서 복용하기도 한다.

▶**참고** → 오배자는 송나라 때의 개보본초(開寶本草)에 수재되어 있다. 민간 요법으로 구내염(口內炎)이나 벌레에 물렸을 때 가루를 내어 뿌리거나 바른다.

▶**한약 처방명** → 옥쇄단(玉鎖丹), 방맥정종방(方脈正宗方)

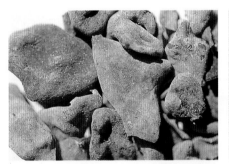

오배자(五倍子)

오배자(五倍子) 가루

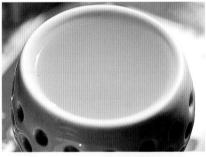

오배자(五倍子) 달인 액

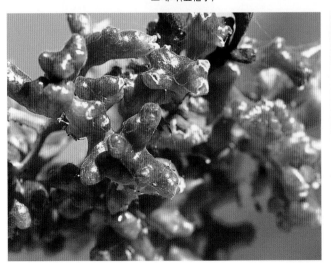

오배자(신선품)   1998.7.20 계룡산

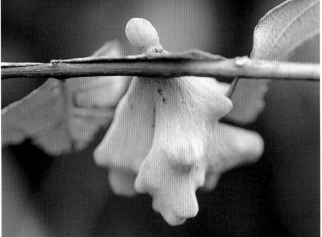

붉나무에 달린 오배자(五倍子)

210. 비자나무 | 주목과

Torreya nucifera Nakai   Taxaceae

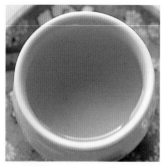

◆ 별명 : 옥비, 적과
◆ 약용 부위 : 종자, 가지, 잎
◆ 생약명 : 비자(榧子), 비지(榧枝), 비엽(榧葉)
◆ 약효 : 기생충에 의한 복통, 류머티즘, 치질
◆ 사용법 : 내복, 약주, 약차, 외용, 욕탕제

▶**생태** → 한라산, 전남 백양산의 산기슭이나 골짜기에서 자라고, 일본, 중국에 분포하는 늘푸른큰키나무. 높이 25m. 줄기 껍질은 회갈색이고, 오래 된 나무는 얇게 갈라져 떨어진다. 어린 가지는 푸른색이나 3년이 되면 적갈색이 된다. 잎은 넓은 바늘 모양으로 길이 2.5cm, 너비 3mm, 깃 모양으로 배열하고, 앞면은 녹색으로 주맥이 불분명하며, 뒷면 주맥 양쪽에 황백색의 기공선이 있다. 꽃은 암수 딴그루로 4월에 피고, 수꽃은 잎겨드랑이에 모여 피며, 암꽃은 가지 끝에 핀다. 열매는 핵과로서 적갈색으로 성숙하며, 종자는 원추형이고 딱딱하다.

▶**약용 부위, 약효** → 종자를 비자(榧子)라고 하며, 해충을 죽이고 몸 속에 쌓인 것을 제거하는 효능이 있다. 기생충에 의한 복통, 마른기침, 변비, 치질을 치료한다. 가지를 비지

(榧枝)라고 하며, 류머티즘에 의한 종통을 치료한다. 잎을 비엽(榧葉)이라고 하며, 피부병, 부종과 치질을 치료한다.

▶**사용법** → 종자, 가지, 또는 잎 5g을 물 2컵(400mL)에 달여서 복용하거나 알약으로 만들어 복용한다. 치질에는 가지나 잎을 달여서 복용하면서 달인 액으로 씻는다. 잎을 가루를 내어 삼베에 싸서 목욕물에 넣고 사용하면 피곤함을 풀어 주고, 근육통, 치질 치료에 도움이 된다.

▶**참고** → 종자는 가을에, 뿌리 껍질은 수시로, 꽃은 꽃이 필 때 채취하여 말린다. 비자(榧子)의 껍질은 녹두와 상반(相反) 작용이 있으며, 비자를 많이 먹으면 화(火)를 돋우므로 열이 나는 기침에는 좋지 않다. 물 추출물은 돼지의 회충에 대한 살충 작용은 없지만 고양이의 촌충을 죽이고 쥐의 자궁에 대한 수축 작용이 있다.

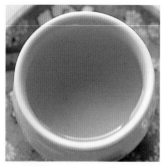

비지(榧枝) 달인 액

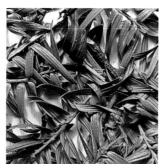

비엽(榧葉)

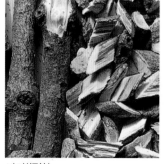

비지(榧枝)

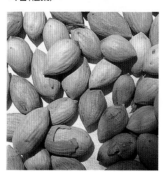

비자(榧子)

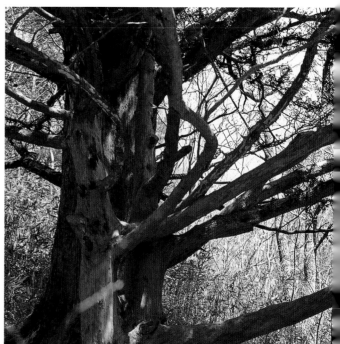

비자나무   1995.7.1 내장산

211. 비파나무 | 장미과

Eriobotrya japonica Lindl.   Rosaceae

◆ 별명 : 없음
◆ 약용 부위 : 열매, 잎
◆ 생약명 : 비파(枇杷), 비파엽(枇杷葉)
◆ 약효 : 폐결핵에 의한 기침, 가래, 습진, 버짐
◆ 사용법 : 내복, 약주, 약차, 외용

▶**생태** → 남부 지방에서 재식하며, 일본이 원산지인 늘푸른중간키나무. 높이 6~8m. 잎은 어긋난다. 꽃은 10~11월에 가지 끝에 흰색 원추화서로 달리며, 지름 1cm, 꽃받침과 꽃잎은 5개씩이고, 수술은 20개, 암술대는 5개이다. 열매는 지름 3~4cm로 다음 해 6월에 노란색으로 익는다.

▶**약용 부위, 약효** → 열매를 비파(枇杷), 잎을 비파엽(枇杷葉)이라고 하는데, 폐의 기능을 튼튼하게 하는 효능이 있으므로 폐결핵에 의한 기침과 가래를 치료하는 데 좋으며, 습진이나 버짐에도 효능이 있다.

▶**사용법** → 열매 또는 잎 5g을 물 2컵(400mL)에 달여서 복용하거나 술에 담가 두었다가 복용한다. 습진이나 버짐에는 짓찧어 낸 즙액을 상처에 바르거나 싸맨다.

▶**참고** → 비파(枇杷)는 명의별록(名醫別錄)의 중품에 수재되어 있으며, 잎의 형태가 악기의 하나인 비파(琵琶)와 닮은 나무이므로 비파(枇杷)라 한다고 하였다.

▶**한약 처방명** → 비파엽탕(枇杷葉湯), 비파청폐음(枇杷淸肺飮)

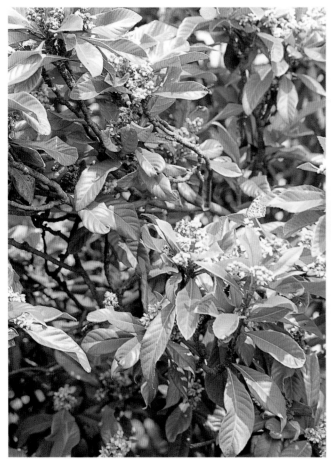

1997.8.20 경남 고성 동화리   비파나무

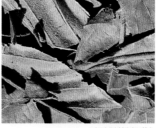

비파엽(枇杷葉)

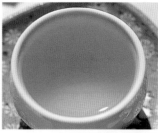

비파엽(枇杷葉) 달인 액

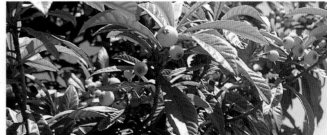

비파나무(열매)

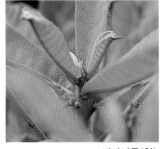

비파나무(잎)

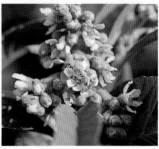

비파나무(꽃)

212. 빈랑나무 | 종려나무과

Areca catechu L.   Palmae

◆ 별명 : 산빈랑, 빈랑손
◆ 약용 부위 : 종자, 열매 껍질
◆ 생약명 : 빈랑(檳榔), 빈랑자(檳榔子), 대복피(大腹皮)
◆ 약효 : 소화불량, 부종, 변비
◆ 사용법 : 내복, 약주, 약차

▶ **생태** → 중국의 남부, 베트남, 인도, 인도네시아, 타이 등 열대 지방에서 자라는 늘푸른큰키나무. 높이 15m. 가지를 치지 않고 잎은 깃꼴겹잎이며, 길이 2~3m, 작은잎은 길이 50~70cm, 화서는 제일 밑에 있는 잎의 기부에 달리며, 열매는 달걀 모양이다.

▶ **약용 부위, 약효** → 종자를 빈랑(檳榔) 또는 빈랑자(檳榔子)라고 하는데, 소화 기능을 돕고 수분 대사를 잘 하게 하는 효능이 있다. 소화가 잘 안 되고 속이 늘 거북한 증상에 좋으며, 가벼운 사하 작용이 있으므로 변비를 치료하고, 이뇨 작용이 있어서 부종을 치료한다. 또, 열매 껍질을 대복피

(大腹皮)라고 하는데, 가슴과 복부가 답답한 증상을 치료하고 소화를 촉진하며, 대·소변을 잘 보게 하는 작용이 있다.

▶ **사용법** → 종자 또는 열매 껍질 5g을 물 2컵(400mL)에 달여서 복용한다.

▶ **참고** → 옛날 중국에서는 귀한 손님〔賓〕이나 벼슬아치〔郞〕에게 대접하는 데 사용하는 열매였기 때문에 빈랑(檳榔)이라고 하였다. 대복피는 답답한 배를 시원하게 하는 껍질이라는 뜻이다.

▶ **한약 처방명** → 오피음(五皮飮), 목향빈랑환(木香檳榔丸), 시호후박탕(柴胡厚朴湯), 속수자환(續隨子丸)

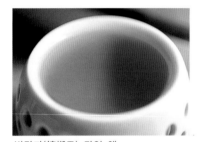
빈랑자(檳榔子) 달인 액

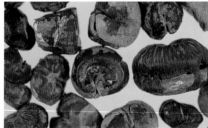
빈랑자(檳榔子)

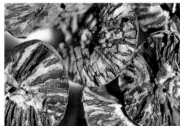
빈랑자(檳榔子) 썬 것

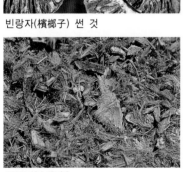
대복피(大腹皮)

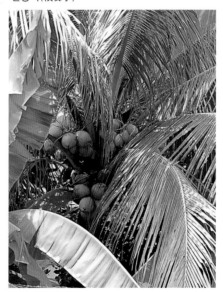
빈랑나무(열매)

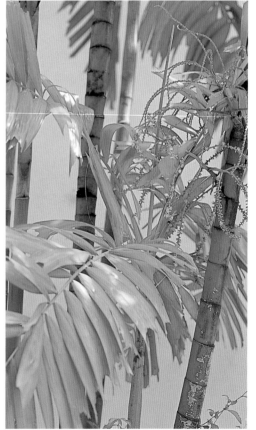
빈랑나무   2001.10.1 인도네시아 파당

213. 뻐꾹채

국화과

Rhaponticum uniflora DC.　　　Compositae

◆ 별명 : 뻑국채
◆ 약용 부위 : 뿌리
◆ 생약명 : 누로(漏蘆)
◆ 약효 : 젖 분비 촉진, 근육통
◆ 사용법 : 내복, 약주

▶ **생태** → 우리 나라의 산에서 자라고, 일본, 중국, 타이완, 필리핀에 분포하는 여러해살이풀. 높이 30~70cm. 줄기는 곧게 서고 흰 털로 덮여 있다. 밑부분의 잎은 타원형이다. 꽃은 6~8월에 피며, 지름 6~9cm로서 원줄기 끝에 1개씩 달리고, 총포(總苞)는 반구형이다. 수과는 긴 타원형으로 길이 5mm, 지름 2mm이고, 관모는 여러 줄이다.

▶ **약용 부위, 약효** → 뿌리를 누로(漏蘆)라고 하는데, 열을 내리고 독을 풀어 주며 염증을 제거하고 젖 분비를 촉진하는 효능이 있다. 젖가슴이 심하게 아픈 증상, 젖이 잘 나오지 않는 증상, 근육과 뼈가 아픈 증상, 치질에 의한 출혈을 치료한다.

▶ **사용법** → 뿌리 5g을 물 2컵(400mL)에 달여서 복용하거나 술에 담가서 복용한다.

▶ **참고** → 누로는 신농본초경(神農本草經)의 상품에 수재되어 있다.

▶ **한약 처방명** → 누로탕(漏蘆湯), 누로산(漏蘆散)

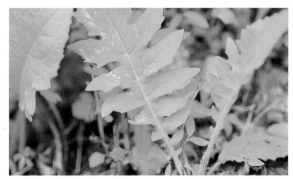

뻐꾹채(새순)

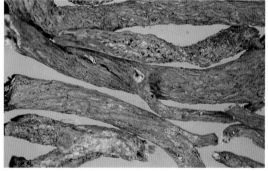

누로(漏蘆)

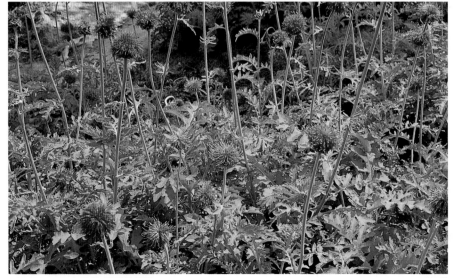

1993.6.1 경기 용인 한택식물원　　　뻐꾹채

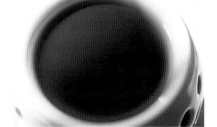

누로(漏蘆) 달인 액

225

214. 뽕나무 | 뽕나무과

Morus alba L.　　　　　　　　Moraceae

◆ 별명 : 뽕
◆ 약용 부위 : 뿌리 껍질, 잎, 열매
◆ 생약명 : 상백피(桑白皮), 상엽(桑葉), 상심자(桑椹子)
◆ 약효 : 기침, 가래, 혈액 순환, 당뇨병, 시력 감퇴
◆ 사용법 : 내복, 약주, 약차, 외용

▶**생태** → 우리 나라에서 재식하며, 일본, 중국, 몽골 등 동아시아에 널리 분포하는 갈잎큰키나무. 높이 6~10m. 꽃은 암수 딴그루로서 6월에 핀다. 수꽃 이삭은 새 가지 밑부분의 잎겨드랑이에 달리고, 밑으로 처지며, 암꽃 이삭은 길이 5~10mm, 암술머리는 2개, 자방에 털이 없다. 열매는 집합과, 열매 이삭은 긴 구형으로 검은색으로 익는다.

▶**약용 부위, 약효** → 뿌리 껍질을 상백피(桑白皮)라고 하는데, 폐의 기능을 좋게 함으로써 기침과 가래를 멎게 하고, 이뇨 작용과 소염 작용이 있으므로 얼굴과 손발이 부었을 때 쓰고, 혈액 순환을 개선하므로 고혈압에 좋다. 또, 잎을 상엽(桑葉)이라고 하는데, 눈을 맑게 하고 두통을 멎게 하며 갈증을 없애는 데 사용한다. 민간에서는 당뇨병을 치료하는 데 이용하고 있다. 열매를 상심자(桑椹子)라고 하며, 현기증, 시력 감퇴, 불면증 치료에 이용하고 있다. 뽕나무 가지를 상지(桑枝)라 하며, 기침과 가래 치료에 사용한다.

▶**사용법** → 뿌리껍질, 잎, 열매 각 5g을 물 2컵(400mL)에 달이거나 술에 담가서 복용하고, 외용에는 짓찧어 바른다.

▶**참고** → 상백피는 신농본초경(神農本草經)의 상품에 상근백피(桑根白皮)로 수재되어 있으며, 뽕나무에 비하여 암술대가 자방보다 길고, 잎의 톱니가 날카로운 산뽕나무 *M. bombysis*도 약효가 같다.

▶**한약 처방명** → 상국음(桑菊飮), 오호탕(五虎湯), 사삼맥문동탕(沙蔘麥門冬湯)

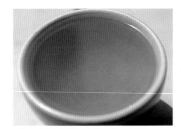

상백피(桑白皮) 달인 액

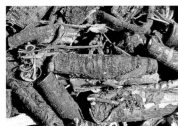

상백피(桑白皮)

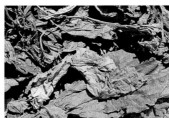

상엽(桑葉)

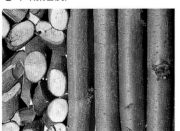

상지(桑枝)

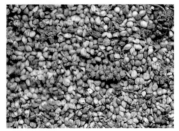

상심자(桑椹子)

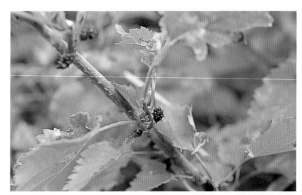

뽕나무　　　　　　　　1994.6.1 충남대약초원

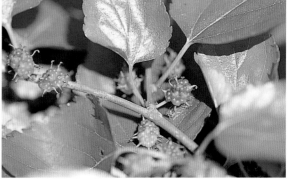

산뽕나무(열매)　　　　　1990.5.25 계룡산

215. 뽕나무겨우살이 | 겨우살이과

Taxillus chinensis (DC.) Danser   Loranthaceae

◆ 별명 : 우목, 완동, 기설
◆ 약용 부위 : 줄기, 가지
◆ 생약명 : 상기생(桑寄生)
◆ 약효 : 신경통, 안태, 고혈압
◆ 사용법 : 내복

▶**생태** → 우리 나라에서는 자라지 않고 중국에 분포하며, 주로 뽕나무에 기생하는 작은키나무. 묵은 가지는 털이 없으나 새 가지는 털이 있다. 잎은 어긋나며 가죽질이다. 꽃은 자홍색으로 4~6월에 피고, 잎겨드랑이에 달리며, 꽃잎은 긴 관 모양이고 약간 휘어진다. 열매는 장과로 귤홍색을 띠고, 겉에는 돌기가 있다.

▶**약용 부위, 약효** → 줄기와 가지를 상기생(桑寄生)이라고 하는데, 간장과 신장을 튼튼하게 하고 뼈와 근육을 단단하게 하며, 풍습(風濕)을 몰아 내고 관절의 기능을 돕고, 안태 (安胎)의 효능이 있다. 허리와 등이 시리고 아픈 증상, 손발이 차고 잘 움직여지지 않는 증상, 임신 중의 백대하증, 고혈압을 치료한다.

▶**사용법** → 줄기와 가지 5g을 물 2컵(400mL)에 달여서 복용하고, 알약이나 가루약으로 만들어서 복용한다.

▶**참고** → 뽕나무에 기생하여 자라므로 뽕나무겨우살이라고 한다. 상기생(桑寄生)은 신농본초경(神農本草經)의 상품에 수재되어 있으며, 중국 약전에 등재되어 있다. 명나라 이시진 선생은 이 식물은 다른 나무에 기생하여 새가 나무에 날아와 있는 것 같다고 하여 기생(寄生), 우목(寓木), 조목(蔦木)이라 한다고 하였다.

ㅂ

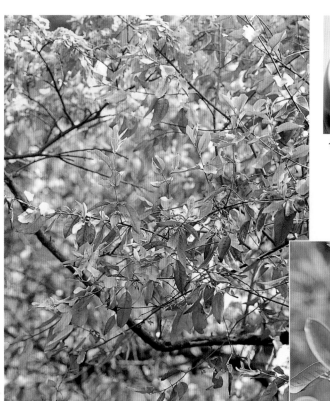

1997.6.15 중국 베이징(北京)   뽕나무겨우살이

꽃과 열매

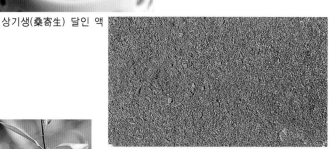

상기생(桑寄生) 달인 액

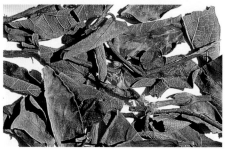

상기생(桑寄生) 가루

상기생(桑寄生)

227

216. 사마귀

사마귀과

Hierodula patellifera Serville　　Mantidae

◆ 별명 : 식우
◆ 약용 부위 : 알집
◆ 생약명 : 상표초(桑螵蛸)
◆ 약효 : 유정(遺精), 정력 감퇴
◆ 사용법 : 내복

▶ **생태** → 산과 들의 나뭇가지나 풀줄기에 붙어 살고, 일본, 중국 둥베이(東北), 아무르, 우수리에 분포하는 곤충. 암컷은 길이 5~7.5cm, 수컷은 길이 4.5~5.5cm. 전체가 녹색이다. 머리는 비교적 크고, 앞이마와 뒤쪽의 양쪽 측면은 어두운 색이며, 가슴과 등은 굵고 짧으면서 마름모꼴이다. 앞쪽 양쪽 측면은 팽대하며, 날개의 무늬가 있는 부위 한쪽 뒤에는 타원형의 흰색 눈 같은 반점이 1개씩 있다.

▶ **약용 부위, 약효** → 알집을 채취하여 말린 것을 상표초(桑螵蛸)라고 하는데, 신장을 보하고 수렴의 효능이 있다. 정액이 저절로 흘러나오는 증상, 소변을 시원하게 보지 못하고 색깔이 흐린 증상, 성기능 감퇴증을 치료한다.

▶ **사용법** → 알집 2g을 물 1컵(200mL)에 달여서 복용하거나 알약이나 가루약으로 만들어 복용한다.

▶ **참고** → 상표초는 신농본초경(神農本草經)의 상품에 수재되어 있으며, 명의별록(名醫別錄)에는 사마귀알(螵蛸)은 뽕나무(桑) 가지 위에 낳아져서 자라므로 상표초(桑螵蛸)라한다고 하였다. 큰사마귀, 넓적배사마귀도 약효가 같다.

▶ **한약 처방명** → 상표초산(桑螵蛸散)

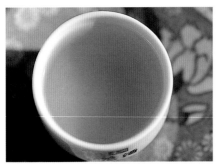
상표초(桑螵蛸) 달인 액

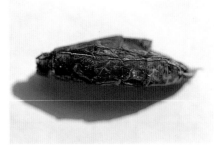
상표초(桑螵蛸)

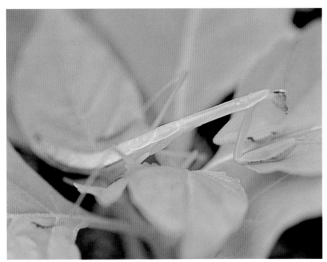
사마귀　　　　　　2002.8.10 충남대약초원

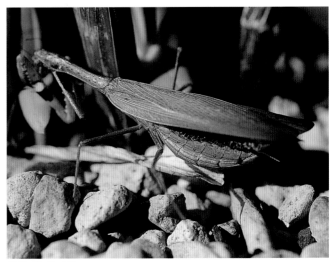
알을 밴 사마귀

217. 사상자 | 미나리과

Torilis japonica (Houtt.) DC.   Umbelliferae

◆ 별명 : 진들개미나리, 뱀도랏
◆ 약용 부위 : 열매
◆ 생약명 : 사상자(蛇床子)
◆ 약효 : 생식기 가려움증, 자궁냉증
◆ 사용법 : 내복, 외용

▶**생태** → 산과 들에서 흔하게 자라고, 일본, 중국, 타이완, 인도, 미얀마에 분포하는 두해살이풀. 높이 30~70cm. 줄기는 곧게 서며, 전체에 짧은 털이 있다. 잎은 어긋나고, 꽃은 6~8월에 흰색으로 핀다. 열매는 달걀 모양, 길이 3mm, 4~10개씩 달리며, 가시 같은 털이 있어 다른 물체에 붙는다.

▶**약용 부위, 약효** → 열매를 사상자(蛇床子)라고 하는데, 신장의 기능을 돕고 허약 체질을 개선하는 효능이 있다. 남성의 생식기 가려움증, 여성의 생식기가 붓고 아픈 증상, 자궁냉증, 피부 습진과 가려움증을 치료한다.

▶**사용법** → 열매 5g을 물 2컵(400mL)에 달여서 복용하고, 외용에는 달인 액으로 씻는다.

▶**참고** → 이 식물이 자라는 곳 주변에서 뱀들이 먹이를 잡는 일이 많으므로 중국 사람들이 사상자(蛇床子)라고 하였다. 우리 나라와 일본은 이 식물을 사상자로 사용하고, 중국은 벌사상자 *Cnidium monnieri*와 어수리속에 속하는 운남우방풍(雲南牛防風) *Heracleum scabridum*의 열매를 사용한다. 열매가 자줏빛을 띠고 갈고리 모양의 가시가 있는 개사상자 *Caucalis scabra*도 약효가 같다.

▶**한약 처방명** → 사상자산(蛇床子散), 삼자환(三子丸), 왕불류행탕(王不留行湯)

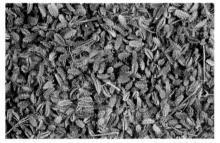

사상자(蛇床子)

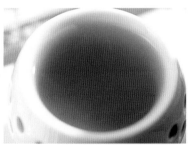

사상자(蛇床子) 달인 액

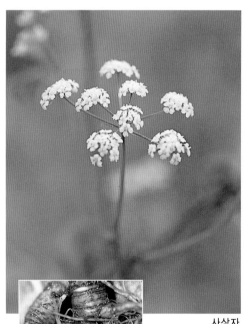

사상자
1998.6.5 설악산

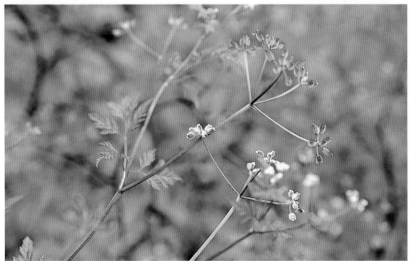

개사상자

뿌리

229

218. 사슴

사슴과

Cervus nipponica Temminck
또는 *C. elaphus* L. (큰사슴)

Cervidae

- ◆ 별명 : 누렁이
- ◆ 약용 부위 : 골화되지 않은 어린 뿔
- ◆ 생약명 : 녹용(鹿茸)
- ◆ 약효 : 보혈, 강장, 피로 회복, 성장 촉진
- ◆ 사용법 : 내복, 약주, 약차

▶**생태 →** 우리 나라의 사슴 목장에서 기르고 있는 사슴과의 짐승. 어깨 높이 약 80~90cm. 몸 빛깔은 갈색이며, 흰색 반문이 있다. 문헌에 의하면, 북부와 중부의 산에 살았다고 하나 현재 야생에 남아 있지 않다. 사슴 목장에서는 주로 매화록(梅花鹿)과 큰사슴인 마록(馬鹿)을 키우고 있다.

▶**약용 부위, 약효 →** 뿔갈이를 한 다음 2개월에서 2개월 반 정도 된 어린 뿔을 잘라 뜨거운 물에 데쳐 내어 건조실에서 말린 것을 녹용(鹿茸)이라고 하는데, 주로 간장과 신장에 작용하며, 보혈과 강장의 효능이 있어 피로 회복을 촉진하고, 강심 작용이 있고 성기능을 강화한다. 몸이 허약하고, 허리와 무릎이 시리고 아픈 증상을 개선하고, 소변이 자주 마려

운 증상을 치료하며, 어린이의 발육을 돕는다. 신경 쇠약과 불면증에 좋으며, 저혈압에 효과가 있다.

▶**사용법 →** 뿔 3g을 물 2컵(400mL)에 달여서 복용하거나 술에 담가 복용한다. 알약이나 가루약으로 복용하기도 한다.

▶**참고 →** 녹용은 신농본초경(神農本草經)의 중품에 수재되어 있다. 또, 가을부터 겨울 사이에 골질화된 뿔을 자른 녹각(鹿角)은 약효가 떨어진다. 녹각을 쪄서 가공한 것을 녹각상(鹿角霜) 또는 녹각교(鹿角膠)라고 하며, 녹용과 같은 목적으로 사용한다.

▶**한약 처방명 →** 녹용산(鹿茸散), 녹용대보환(鹿茸大補丸)

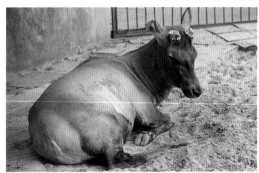

마록(馬鹿)
(뿔을 자른 모습)

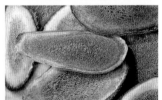

녹용(鹿茸) 썬 것

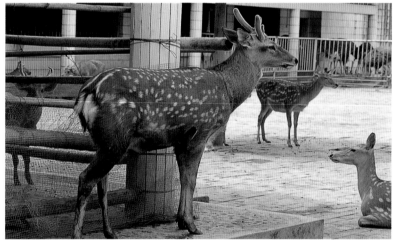

사슴

2002.8.15 중국 난닝(南寧)동물원

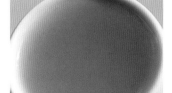

녹용(鹿茸) 달인 액

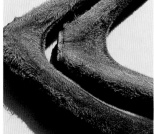

녹용(鹿茸)

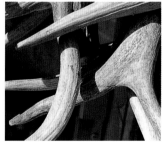

녹각(鹿角)

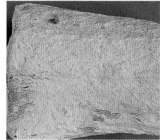

녹각상(鹿角霜)

219. 사위질빵 | 미나리아재비과

Clematis apiifolia A.P. DC.   Ranunculaceae

◆ 별명 : 질빵풀
◆ 약용 부위 : 줄기, 뿌리
◆ 생약명 : 여위(女萎)
◆ 약효 : 설사, 탈항, 류머티즘, 근육통
◆ 사용법 : 내복, 외용

▶**생태** → 우리 나라의 산과 들에서 흔하게 볼 수 있고, 일본, 중국에 분포하는 덩굴성 식물. 길이 3m. 줄기에 모가 나고 짧은 털이 있다. 잎은 마주나고 잎자루가 길며, 1회 3출겹잎이고, 작은잎은 짧은 자루가 있고 길이 4~7cm이며 끝이 뾰족하고 결각상 톱니가 있다. 꽃은 7~9월에 피는데, 취산화서 또는 원추화서로 달리며 지름 13~25mm이다. 꽃받침잎은 달걀 모양, 흰색, 앞면에 잔털이 있으며, 수술은 꽃받침과 길이가 거의 같다. 수과는 5~10개씩 모여 달리고 털이 있으며, 흰색 또는 연한 갈색 털이 있는 긴 암술대가 달려 있다.

▶**약용 부위, 약효** → 줄기를 여위(女萎)라고 하는데, 설사를 멎게 하고 탈항을 막아 주며, 간질을 제거하는 효능이 있다. 말라리아 열병, 임산부 부종, 곽란, 설사, 근골동통을 치료한다. 민간에서 뿌리를 캐어 말려서 류머티즘이나 근육통에 사용하기도 한다.

▶**사용법** → 줄기 또는 뿌리 5을 물 2컵(400mL)에 달여서 복용하거나 알약으로 만들어 복용하고, 외용에는 태워서 연기를 쐰다.

▶**참고** → 잎은 작으며 2회 3출하고, 수과는 털이 거의 없는 좀사위질빵 *C. brevicaudata*도 약효가 같다.

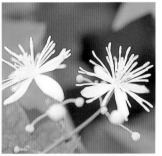
사위질빵(꽃)

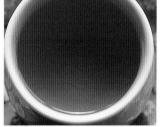
여위(女萎) 달인 액

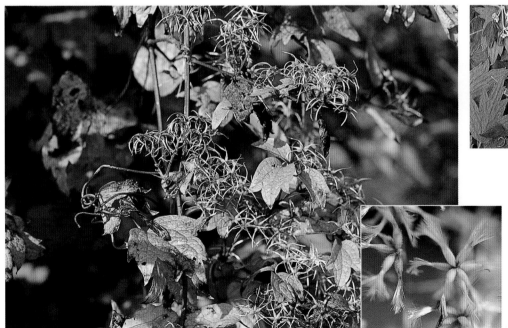
2002.10.25 계룡산   사위질빵

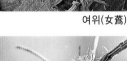
여위(女萎)

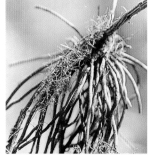
열매   사위질빵(뿌리)

人

220. 사철쑥 | 국화과

Artemisia capillaris Thunb.　　Compositae

◆ 별명 : 애땅쑥
◆ 약용 부위 : 전초
◆ 생약명 : 인진호(茵蔯蒿)
◆ 약효 : 간염, 황달, 습진
◆ 사용법 : 내복, 외용, 욕탕제

▶**생태** → 우리 나라의 냇가나 바닷가 모래땅에서 자라고, 일본, 중국, 우수리, 필리핀에 분포하는 여러해살이풀. 높이 30~100cm. 꽃이 피는 가지에서는 잎이 어긋난다. 꽃은 8~9월에 피는데, 길이와 지름이 각각 1.5~2mm, 구형, 윗부분에 큰 원추화서로 달린다. 열매는 수과로 길이 0.8mm 정도이다.

▶**약용 부위, 약효** → 전초를 인진호(茵蔯蒿)라고 하는데, 간이 나빠 얼굴이 누렇고 소변이 잘 나오지 않으며, 때로는 피부가 가렵고 습진이 자주 나는 증상에 좋다.

▶**사용법** → 전초 15g을 물 3 컵(600mL)을 넣고 달인 액을 반으로 나누어 아침 저녁으로 복용하고, 외용에는 달인 액으로 씻는다.

▶**참고** → 인진호는 신농본초경(神農本草經)에 수재되어 있을 정도로 예부터 황달 치료제로 사용되어 왔다. 우리 나라에서는 더위지기 *A. iwayomogi*를 간염 또는 황달 치료에 사용하고 있다.

▶**한약 처방명** → 인진호탕(茵蔯蒿湯), 인진오령산(茵蔯五苓散)

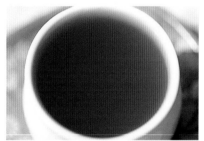
인진호(茵蔯蒿) 달인 액

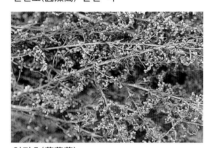
인진호(茵蔯蒿)

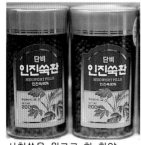
사철쑥을 원료로 한 환약

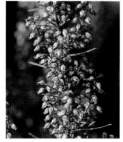
사철쑥(열매)

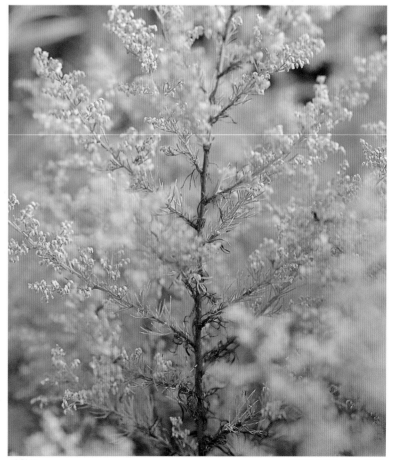
사철쑥　　　　　　　　　　　　1997.9.13 경북 영덕

232

221. 사프란

붓꽃과

Crocus sativus L.

Iridaceae

● ● ●

◆ 별명 : 사푸란
◆ 약용 부위 : 암술대, 암술머리
◆ 생약명 : 장홍화(藏紅花)
◆ 약효 : 혈액 순환, 우울증, 무월경
◆ 사용법 : 내복, 약주, 약차

▶**생태** → 관상용 또는 약용으로 재배하고, 유럽 및 소아시아가 원산지인 여러해살이풀. 높이 15cm. 꽃줄기는 곧게 서고, 꽃은 10~11월에 새 잎 사이에서 연한 자줏빛으로 핀다. 통부의 윗부분이 6개로 갈라져서 비스듬히 퍼지며, 수술은 6개, 암술대는 3개로 갈라지며 황적색이다.

▶**약용 부위, 약효** → 암술대와 암술머리를 장홍화(藏紅花)라고 하는데, 혈액 순환을 돕고 어혈을 풀어 주는 효능이 있

다. 일에 싫증이 나고 우울한 증상, 피를 토하는 증상, 무월경, 출산 후 계속 배가 아픈 증상을 치료한다.

▶**사용법** → 장홍화 3g을 물 1컵(200mL)에 달여서 복용하거나 술에 담가 복용한다.

▶**참고** → 장홍화는 본초강목(本草綱目)에 번홍화(番紅花)라는 이름으로 수재되어 있다. 월경통이나 월경이 없는 여성을 위한 치료용 제품이 시중에 판매되고 있다.

人

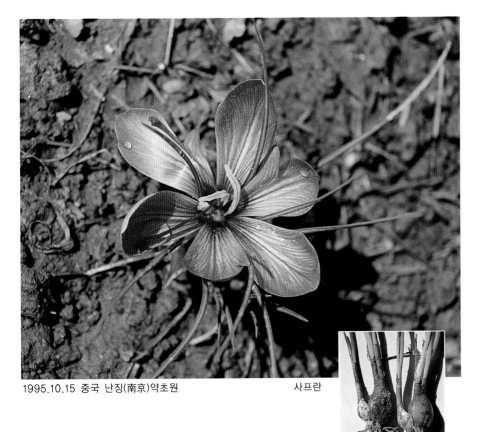
1995.10.15 중국 난징(南京)약초원

사프란

지하부

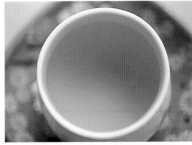
장홍화(藏紅花) 달인 액

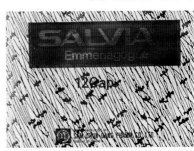
사프란을 원료로 만든 월경통 치료약

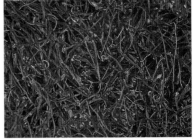
장홍화(藏紅花)

233

222. 사향노루 | 사슴과

Moschus moshiferus L.　　　　Cervidae

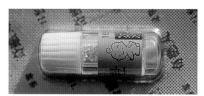

◆ 별명 : 사미취, 제향
◆ 약용 부위 : 수컷 사향 주머니의 분비물
◆ 생약명 : 사향(麝香)
◆ 약효 : 의식이 몽롱한 증상, 쇼크
◆ 사용법 : 내복, 약주, 약차, 외용

▶**생태** → 옛날에는 중부 이북의 산에서 살았다고 하나 요즘은 거의 사라졌으며, 중국, 히말라야 산악 지대(부탄, 네팔), 티베트 등에 서식하는 짐승. 수컷의 배꼽과 생식기 사이에 암컷을 유인할 때 사용하기 위한, 전복만한 크기의 분비물 주머니가 있다. 겉에는 딱딱한 털이 빽빽하게 달려 있다.

▶**약용 부위, 약효** → 수컷 사향 주머니의 분비물을 사향(麝香)이라고 하는데, 정신을 맑게 하고 혈액 순환을 도우며, 해독의 효능이 있다. 의식이 몽롱한 증상, 쇼크, 배가 아픈 증상, 타박상, 류머티스성 관절염, 뇌출혈 후유증을 치료한다.

▶**사용법** → 가루로 만들어 1회에 0.05g을 복용하고, 외용에는 물이나 소주에 개어서 바른다.

▶**참고** → 사향은 신농본초경(神農本草經)의 상품에 수재되어 있으며, 본초강목(本草綱目)에서 이시진(李時珍) 선생은 사향노루의 향(香)이 멀리 날아갈〔射〕 정도의 강한 분비물이므로 사향(麝香)이라 한다고 하였다. 임신부에게는 사용하지 않는다.

▶**한약 처방명** → 육신환(六神丸), 사향탕(麝香湯), 우황청심환(牛黃淸心丸), 우황산(牛黃散)

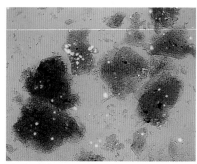

사향(麝香)이 함유된 기응환

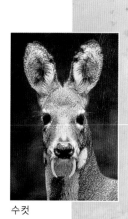

수컷 사향 주머니에 든 분비물

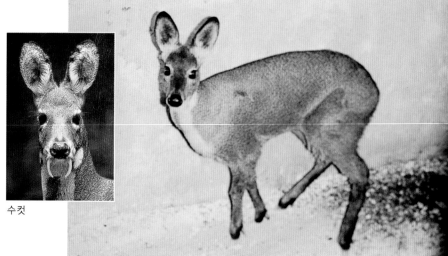

수컷

사향노루(암컷)

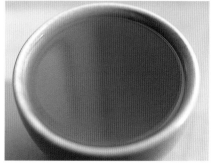

사향(麝香) 달인 액

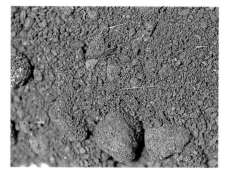

사향(麝香) 가루

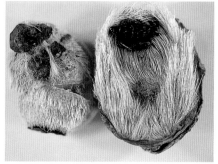

사향(麝香)

234

223. 산국

국화과

Chrysanthemum boreale
(Makino) Makino

Compositae

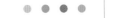

◆ 별명 : 들국, 개국화
◆ 약용 부위 : 꽃
◆ 생약명 : 야국(野菊)
◆ 약효 : 해열, 오래 된 종기
◆ 사용법 : 내복, 약주, 약차, 외용

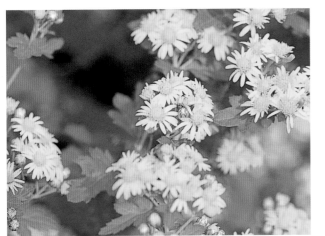

1997.10.9 설악산   산국

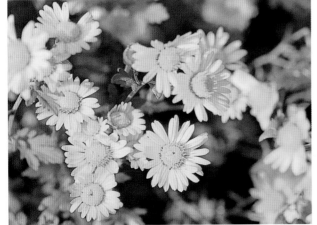

2001.10.1 충남 대천   감국

▶**생태** → 산과 들에서 흔히 자라고, 일본, 중국에 분포하는 여러해살이풀. 높이 1~1.5m. 줄기는 곧게 서고 모여 나며 줄기 잎은 어긋난다. 꽃은 9~10월에 노란색으로 피며, 두화(頭花)의 지름은 1.5cm이다. 열매는 수과로 길이 1mm이다.

▶**약용 부위, 약효** → 꽃을 야국(野菊)이라고 하는데, 열을 내리고 해독의 효능이 있다. 오래 된 종기나 뿌리 깊은 염증인 정창(疔瘡), 진물과 고름이 많은 농가진(膿痂疹), 습진, 인후염이나 눈이 붉게 충혈된 증상을 치료한다. 민간에서는 고혈압 치료에 이용하고 있다.

▶**사용법** → 꽃 3g을 물 1컵(200mL)에 달여서 복용하거나 술에 담가서 복용하고, 외용에는 짓찧어서 바른다.

▶**참고** → 줄기의 밑부분이 땅에 닿으며, 두화(頭花)가 산국보다 크고 총포의 길이가 긴 감국 *C. indicum*도 약효가 같다.

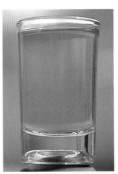

산국 술

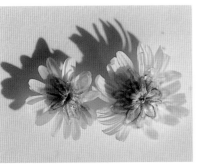

산국(왼쪽)과 감국(오른쪽)

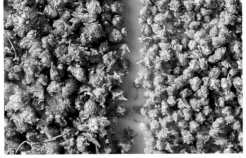

야국(野菊)

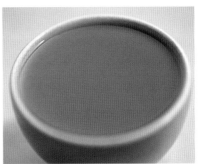

야국(野菊) 달인 액

235

224. 산달래 | 백합과

Allium macrostemon Bunge　　　Liliaceae

◆ 별명 : 돌달래, 큰달래, 달룽게
◆ 약용 부위 : 비늘줄기
◆ 생약명 : 해백(薤白)
◆ 약효 : 소화불량, 가슴의 통증, 피부 가려움증
◆ 사용법 : 내복, 약주, 약차, 외용

▶ **생태** → 산이나 들에서 흔하게 자라고, 일본, 중국, 몽골, 우수리에 분포하는 여러해살이풀. 비늘줄기는 둥글고, 지름 1.2~1.5cm, 흰색 막질로 덮여 있다. 꽃대는 곧고 60~80cm, 잎은 2~9개, 꽃은 5~6월에 흰색 또는 연한 붉은색으로 피고, 수술과 암술대는 꽃덮이보다 훨씬 길다.

▶ **약용 부위, 약효** → 비늘줄기를 해백(薤白)이라고 하는데, 소화 기능을 돕고 기(氣)를 잘 통하게 하며, 독을 풀어 주는 효능이 있다. 가슴이 답답하고 소화가 잘 안 되며 아픈 증상, 숨이 차고 가슴이 아파서 바로 누울 수 없는 증상, 오래된 이질을 치료하며, 피부 가려움증, 습진을 치료한다.

▶ **사용법** → 비늘줄기 5g을 물 2컵(400mL)에 달여서 복용하고, 외용으로 사용할 때에는 생것을 짓찧어서 붙이거나 즙을 짜서 바른다.

▶ **참고** → 명의별록(名醫別錄)의 중품에 수재되어 있으며, 지하부의 비늘줄기가 흰색인 달래(薤)이므로 해백(薤白)이라고 한다. 산달래에 비하여 전체가 작고, 잎이 꽃대보다 긴 달래 *A. monanthum*도 약효가 같다.

▶ **한약 처방명** → 괄루해백반하탕(括蔞薤白半夏湯), 괄루해백백주탕(括蔞薤白白酒湯), 지실해백계지탕(枳實薤白桂枝湯)

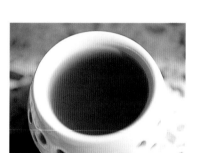
해백(薤白) 달인 액

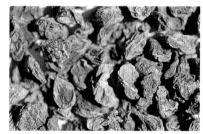
해백(薤白)

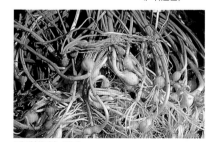
해백(薤白) 생것

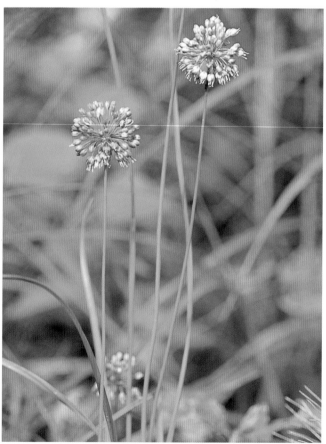
산달래　　　　　　　　　　　　　　1997.8.1 설악산

225. 산사나무 | 장미과

Crataegus pinnatifida Bunge   Rosaceae

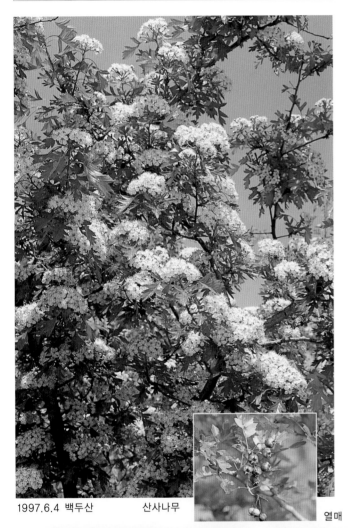

◆ 별명 : 아가위나무, 찔광나무
◆ 약용 부위 : 열매
◆ 생약명 : 산사자(山楂子)
◆ 약효 : 소화불량, 혈액 순환
◆ 사용법 : 내복, 약주, 외용

▶**생태** → 산기슭이나 마을 근처에서 자라고, 일본, 중국, 아무르에 분포하는 갈잎작은키나무. 높이 5m. 줄기 껍질은 회색이며 가시가 있다. 잎은 어긋나고, 꽃은 5월에 흰색으로 피며, 지름 1.8cm. 열매는 둥글고 지름은 1.5cm로서 9~10월에 붉게 익으며, 흰색의 반점이 있다.

▶**약용 부위, 약효** → 열매를 산사자(山楂子)라고 하는데, 소화를 촉진하고 혈액 순환을 잘 시키는 효능이 있다. 위를 튼튼하게 하고 소화를 도우며, 배앓이 증상에 좋다. 혈액 순환 개선으로 월경불순이나 월경통을 치료하고, 고혈압에도 이용되고 있다. 민간에서는 옻나무로 인한 알레르기가 생겼을 때도 이용하고 있다.

▶**사용법** → 열매 5g을 물 2컵(400mL)에 달여서 복용하거나 술에 담가 복용한다. 옻나무 알레르기에는 열매 5g을 물에 달여서 복용하고, 달인 액을 얼굴이나 피부에 바른다.

▶**참고** → 산사자는 당나라 때의 신수본초(新修本草)에 처음으로 수재되어 있으며, 본초강목(本草綱目)에는 열매의 맛이 풀명자나무〔樝〕의 열매와 비슷하고, 산에서 자라는 나무이므로 산사(山樝)라고 한다고 하였으며, 뒤에 산사(山樝)가 산사(山楂)로 바뀌었다.

▶**한약 처방명** → 산기방(疝氣方)

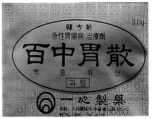

산사자(山楂子)가 함유된 소화제

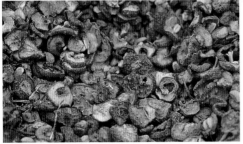

1997.6.4 백두산   산사나무

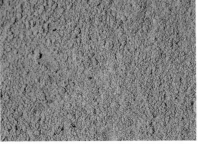

열매

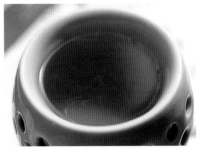

산사자(山楂子)

산사자(山楂子) 가루

산사자(山楂子) 달인 액

237

226. 산수유나무 | 층층나무과

Cornus officinalis S. et Z.　　　　　Cornaceae

◆ 별명 : 산시유나무, 산수유
◆ 약용 부위 : 열매
◆ 생약명 : 산수유(山茱萸)
◆ 약효 : 요통, 현기증, 소변불리, 성인병
◆ 사용법 : 내복, 약주, 약차

▶**생태 →** 중부 이남에서 재식하는 귀화 식물이며, 원산지가 중국인 갈잎중간키나무. 높이 5~7m. 꽃은 양성으로서 3~4월에 잎보다 먼저 노란색으로 핀다. 열매는 긴 타원형으로 8월에 익는다.

▶**약용 부위, 약효 →** 열매를 산수유(山茱萸)라고 하는데, 간장과 신장을 도와주는 효능이 있어서 요통, 현기증, 귀에서 소리가 나는 증상, 자주 소변을 보는 증상, 오래된 설사를 치료한다. 최근에는 민간에서 고혈압이나 당뇨병 치료에 응용하기도 한다. 불면증이나 저혈압 치료에도 사용된다.

▶**사용법 →** 열매 10g에 물 3컵(600mL)을 넣고 달인 액을 반씩 나누어 아침저녁으로 복용한다. 고혈압, 당뇨병, 불면증, 저혈압에는 술에 담가 두었다가 자기 전에 소주잔 크기의 잔으로 한 잔씩 마시는 것도 좋다.

▶**참고 →** 산수유는 신농본초경(神農本草經)의 중품에 수재되어 있으며, 이 식물을 수유(茱萸)라고 하였는데, 뒤에 산에서 자라는 나무라고 하여 산수유(山茱萸)라고 하였다. 또, 오수유(吳茱萸)와 구분하기 위해서이기도 하다.

▶**한약 처방명 →** 팔미지황환(八味地黃丸)

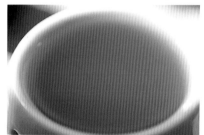

산수유(山茱萸) 달인 액

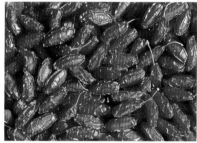

산수유(山茱萸) 종자를 빼지 않은 것

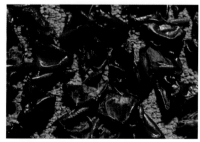

산수유(山茱萸) 종자를 뺀 것

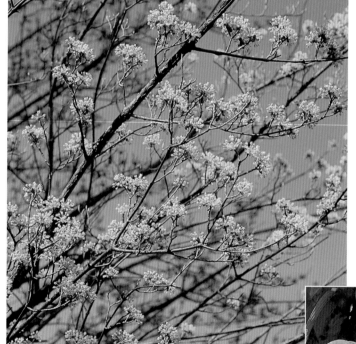

산수유나무(이른봄 싹)

산수유나무　　　　1999.4.20 계룡산 갑사　열매

227. 산초나무 | 운향과

Zanthoxylum schinifolium S. et Z.

Rutaceae

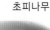

◆ 별명 : 산추나무, 상초나무
◆ 약용 부위 : 열매 껍질
◆ 생약명 : 산초(山椒)
◆ 약효 : 배가 차고 아플 때, 허리가 아프고 팔다리가 찰 때
◆ 사용법 : 내복, 약주, 약차, 외용

▶ **생태** → 산기슭의 양지에서 자라고, 일본, 중국, 타이완에 분포하는 갈잎작은키나무. 높이 2.5~3m. 잎은 어긋나고 홀수 1회 깃꼴겹잎이다. 꽃은 9월에 연한 황록색으로 피며, 암수 딴그루. 꽃받침은 가늘고 작으며, 꽃잎은 길이 2mm. 열매는 녹갈색으로 길이는 4mm이며, 검은색 종자가 들어 있다.

▶ **약용 부위, 약효** → 열매 껍질을 산초(山椒)라고 하는데, 배가 차고 아프면서 구토를 하는 증상, 허리가 아프고 팔다리가 찬 증상, 남녀의 생식기에 생긴 습진을 치료한다.

▶ **사용법** → 열매 껍질 5g을 물 2컵(400mL)에 달여서 복용하거나 알약 또는 가루약으로 만들어 복용한다. 외용에는 가루를 내어 붙이거나 달인 액으로 씻는다.

▶ **참고** → 산초나무는 산(山)에서 자라고, 맛이 매운 나무〔椒〕라는 뜻이다. 산초는 신농본초경(神農本草經)의 하품에 촉초(蜀椒)라는 이름으로 수재되어 있으며, 촉(蜀)나라에서 재배한 산초라는 뜻이다. 한약방에서는 화초(花椒)라 하여 중국에서 수입하여 사용하고 있으며, 화초나무 *Z. bungeanum*는 중국의 대부분 지방에서 자란다. 우리 나라 산에서 흔하게 자라는 초피나무 *Z. piperitum*도 약효가 같다.

▶ **한약 처방명** → 초매탕(椒梅湯), 대건중탕(大健中湯), 오매환(烏梅丸)

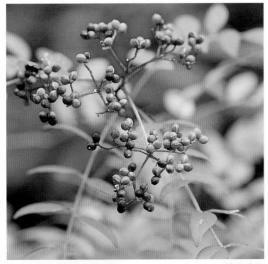
1997.10.1 충남대약초원　　　　　　산초나무

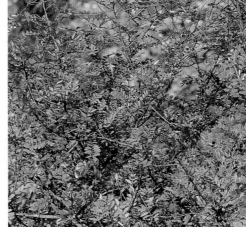
2002.10.1 충남대약초원　　　　　　초피나무

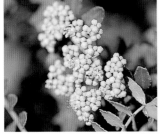
초피나무(꽃)

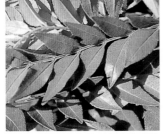
산초나무(잎)

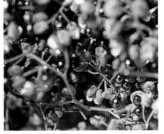
산초(山椒)

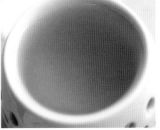
산초(山椒) 달인 액

239

228. 산해박 | 박주가리과

Cynanchum paniculatum
Kitagawa

Asclepiadaceae

◆ 별명 : 산새박, 신해박
◆ 약용 부위 : 뿌리, 전초
◆ 생약명 : 서장경(徐長卿)
◆ 약효 : 속쓰림, 류머티스성 관절염, 습진
◆ 사용법 : 내복, 약주, 외용

▶**생태** → 산과 들의 풀밭에서 자라고, 일본, 중국, 러시아의 다후리아에 분포하는 여러해살이풀. 높이 60cm. 줄기는 가늘고 단단하며 곧게 서고, 굵은 수염뿌리가 있다. 잎은 마주나고, 바늘 모양. 꽃은 8~9월에 연한 황록색으로 핀다. 열매는 골돌로 뿔 같다.

▶**약용 부위, 약효** → 뿌리 또는 전초를 서장경(徐長卿)이라고 하는데, 통증과 기침을 멎게 하고 수분 대사를 잘 하게 하며, 염증을 없애고 혈액 순환을 좋게 하며, 독을 풀어 주는 효능이 있다. 위가 쓰리고 아픈 증상, 치통, 류머티스성 관절염, 월경통, 옴이나 습진을 치료한다.

▶**사용법** → 뿌리 또는 전초 5g을 물 2컵(400mL)에 달여서 복용하거나 술에 담가서 복용하고, 외용에는 짓찧어서 바른다.

▶**참고** → 서장경은 신농본초경(神農本草經)에 수재되어 있으며, 줄기는 가늘지만 단단하고 마디 사이가 길며, 수염뿌리가 길고 빽빽하게 모여 있어서 붙여진 이름이다.

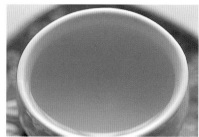

서장경(徐長卿) 달인 액

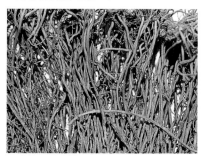

서장경(徐長卿)

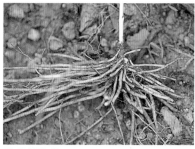

산해박(뿌리)

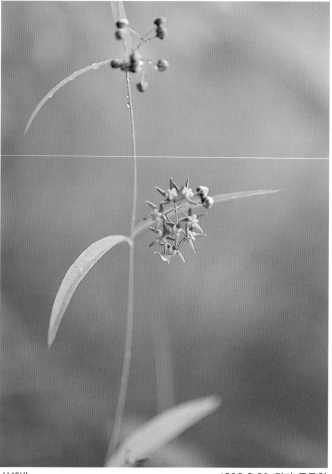

산해박

1996.8.20 경기 동두천

229. 살구나무 | 장미과

Prunus armeniaca L. var. *ansu* Max.

Rosaceae

◆ 별명 : 살구, 개살구나무
◆ 약용 부위 : 종자
◆ 생약명 : 행인(杏仁)
◆ 약효 : 가래, 기침, 노인성 변비
◆ 사용법 : 내복, 약주

▶ **생태** → 마을 근처에서 자라고, 중국이 원산지인 갈잎작은키나무. 높이 5~10m. 잎은 어긋나고 넓은 타원형이다. 꽃은 4월에 연한 붉은색으로 잎보다 먼저 피며, 꽃받침잎은 5개, 꽃잎은 둥글고, 수술은 많고 암술은 1개이다. 열매는 7월에 황적색으로 익으며 지름 3cm, 둥글고 털이 많다. 핵은 거칠고 예두로서 측면에 날개 같은 돌기가 없다.

▶ **약용 부위, 약효** → 종자의 껍질을 벗긴 것을 행인(杏仁)이라고 하는데, 감기로 코가 막히고 목이 가라앉으며, 가래가 많고 기침이 끊이지 않을 때 효능이 있고, 몸이 약한 사람이나 노인의 변비를 치료한다.

▶ **사용법** → 종자 5g을 물 2컵(400mL)에 달여서 복용하거나 술에 담가서 복용하고, 때로는 알약이나 가루약으로 만들어 복용한다.

▶ **참고** → 행인은 신농본초경(神農本草經)의 하품에 행핵인(杏核仁)의 이름으로 수재되어 있으며, 행인에는 첨행(甛杏)과 고행(苦杏)이라는 것이 있으며, 약효는 같다.

▶ **한약 처방명** → 마행감석탕(麻杏甘石湯), 계지가후박행인탕(桂枝加厚朴杏仁湯), 마황탕(麻黃湯), 오인환(五仁丸), 부평황금탕(浮萍黃芩湯)

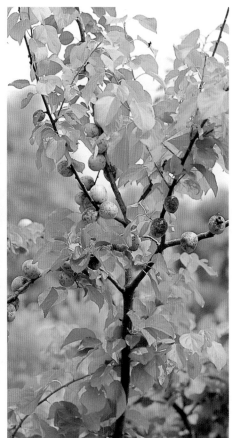

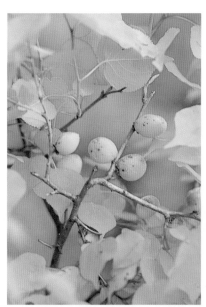
시베리아 살구나무

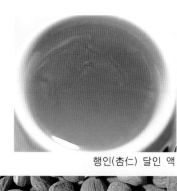
행인(杏仁) 달인 액

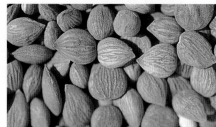
행인(杏仁)

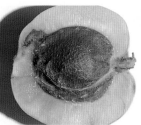
살구나무(열매 속)

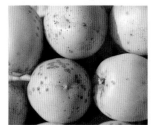
살구나무(열매)

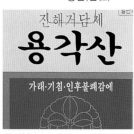
행인(杏仁)이 함유된 기침가래약

2002.7.1 충남대약초원   살구나무

230. 삼

뽕나무과

Cannabis sativa L.

Rosaceae

◆ 별명 : 없음
◆ 약용 부위 : 속씨, 뿌리, 잎, 꽃, 줄기, 꽃이삭
◆ 생약명 : 마자인(麻子仁), 마근(麻根), 마엽(麻葉), 마화 (麻花), 마분(麻蕡)
◆ 약효 : 소갈, 월경불순, 대하, 말라리아, 류머티즘
◆ 사용법 : 내복, 약주, 약차

▶**생태** → 우리 나라에서 섬유 자원으로 재배하며, 중앙 및 서아시아가 원산지인 한해살이풀. 높이 2~3m. 곧게 자란 다. 꽃은 7~8월에 연한 녹색으로 피고, 수꽃은 원추화서로 달린다. 5개씩의 꽃받침잎과 수술이 있으며, 꽃밥은 노란색, 암꽃은 1개의 소포로 싸이며, 2개의 암술대와 1개의 자방이 있다. 열매는 수과로 약간 편평한 달걀 모양이다.

▶**약용 부위, 약효** → 속씨를 마자인(麻子仁)이라고 하는데, 윤조(潤燥), 골장(滑腸), 통림(通淋), 활혈의 효능이 있고, 장 조변비(腸燥便秘), 소갈, 열림(熱淋), 풍비(風痺), 월경불순, 개창(疥瘡)을 치료한다. 뿌리를 마근(麻根)이라고 하는데, 임질, 혈붕, 대하, 난산을 치료하기 위해 복용한다. 잎을 마 엽(麻葉)이라고 하며, 말라리아, 기침이 나고 숨이 찬 증상, 회충증을 치료한다. 암꽃 그루의 꽃과 줄기를 마화(麻花)라 고 하는데, 거풍, 활혈의 효능이 있고 류머티즘에 의한 지체 마비, 편신고양(遍身苦痒), 월경폐지를 치료한다. 덜 익은 꽃이삭을 마분(麻蕡)이라고 하며, 거풍, 지통, 진경의 효능 이 있고, 류머티즘, 불면, 천식을 치료한다.

▶**사용법** → 속씨 5g을 물 2컵(400mL)에, 뿌리 5g을 물 2 컵(400mL)에, 덜 익은 꽃 부분 0.5g을 물 2컵(400mL)에 달여서 복용한다. 잎은 즙을 내어 복용하며, 회충증을 치료 한다. 담배에 잎을 섞어서 피우면 천식이 치료된다.

▶**참고** → 암꽃의 열매나 작은잎은 중추 신경을 마비시켜 환각 증상을 일으키므로 주의하여야 한다.

▶**한약 처방명** → 마자인환(麻子仁丸), 자감초탕(炙甘草湯), 왕불류행탕(王不留行湯)

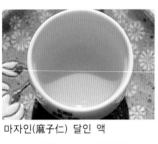
마자인(麻子仁) 달인 액

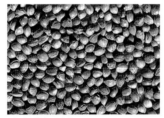
마자인(麻子仁)

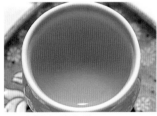
마근(麻根) 달인 액

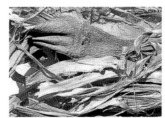
마근(麻根)

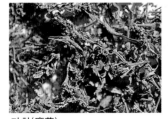
마화(麻花)

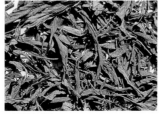
마엽(麻葉)

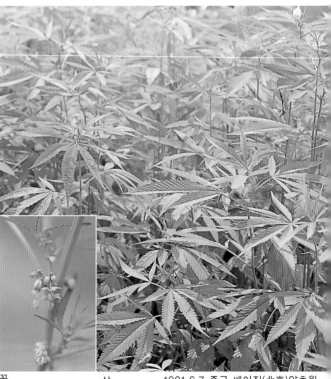
꽃   삼   1991.6.7 중국 베이징(北京)약초원

231. 삼백초 | 삼백초과

Saururus chinensis (Lour.) Baill.　　Saururaceae

　　　　　　● ● ● ● ●

◆ 별명 : 집약초, 십자풀, 즙채
◆ 약용 부위 : 전초
◆ 생약명 : 삼백초(三白草)
◆ 약효 : 부종, 각기, 황달, 피부병
◆ 사용법 : 내복, 약주, 약차, 외용

▶**생태** → 제주도 협재에서 자라고, 일본, 중국, 필리핀에 분포하는 여러해살이풀. 높이 100cm. 뿌리줄기는 흰색이며 옆으로 벋는다. 잎은 어긋난다. 꽃은 양성화로 6~8월에 흰색 총상화서로 핀다. 화서는 처음에는 처져 있으나 꽃이 피면 곧게 서고, 꽃잎이 없으며, 수술은 6~7개이다. 열매는 둥글다.

▶**약용 부위, 약효** → 지상부를 삼백초(三白草)라고 하는데, 온몸이 붓고, 소변이 잘 나오지 않을 때 효과가 있고, 각기, 간염에 의한 황달, 피부 가려움증, 습진, 부스럼, 옴을 치료한다.

▶**사용법** → 전초 10g을 물 3컵(600mL)에 달여서 복용하거나 짓찧어서 즙을 내어 마시고, 외용에는 짓찧어서 바르거나 붙인다.

▶**참고** → 잎, 꽃 및 뿌리가 흰색이기 때문에 삼백초(三白草)라고 한다. 최근에는 당뇨병, 고혈압, 근육통 등 성인병 치료에 이용되고 있으며, 이것을 원료로 한 기능성 식품이 많이 출하되고 있다.

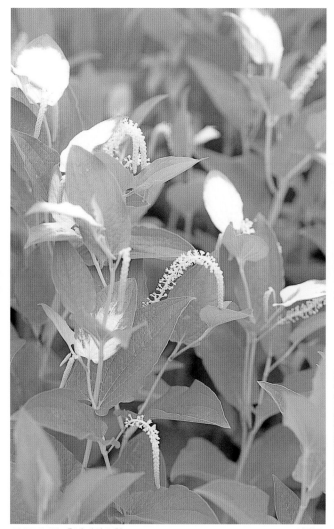

1997.6.30 충남대약초원　　　　　　　삼백초

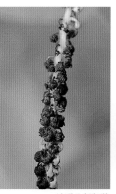

삼백초(열매)

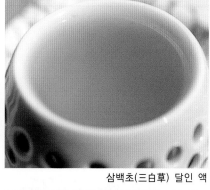

삼백초(三白草) 달인 액

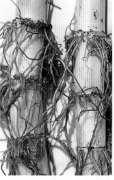

삼백초(지하부)

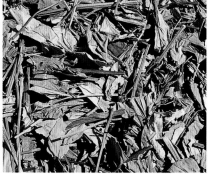

삼백초(三白草)

人

232. 삼지구엽초 | 매자나무과

Epimedium koreanum Nakai   Berberidaceae

◆ 별명 : 방장초, 선령비, 강전
◆ 약용 부위 : 전초, 뿌리줄기
◆ 생약명 : 음양곽(淫羊藿), 음양곽근(淫羊藿根)
◆ 약효 : 정력 감퇴, 월경불순
◆ 사용법 : 내복, 약주, 약차

▶ **생태** → 경기 이북의 산 속에서 자라고, 중국 둥베이(東北), 우수리에 분포하는 여러해살이풀. 높이 30cm. 꽃은 5월에 황백색으로 피고 밑을 향해 달린다. 꽃받침잎은 8개인데, 바깥의 4개는 작고 안쪽의 4개는 크며, 꽃잎은 4개, 긴 뿔이 있고, 암술 1개, 수술 4개. 열매는 삭과로 방추형이며, 2개로 갈라진다.

▶ **약용 부위, 약효** → 지상부를 음양곽(淫羊藿)이라고 하는데, 불임, 음위(陰痿), 발기불능, 권태감, 반신불수를 치료한다. 또, 뿌리줄기를 음양곽근(淫羊藿根)이라고 하는데, 대하증, 월경불순, 소아야맹증, 천식 발작을 치료한다.

▶ **사용법** → 전초 10g에 물 3컵(600mL)을 넣고 달인 액을 반으로 나누어 아침 저녁으로 복용하거나 술에 담가서 복용한다.

▶ **참고** → 이시진 선생의 본초강목(本草綱目)에, 서천(西川)에 발정(淫)한 양(羊)이 꽃봉오리인 화뇌(花蕾), 즉 곽(藿)을 뜯어 먹고 백일 동안 교접한다고 적어 둔 것에서 음양곽(淫羊藿)이라는 이름이 붙게 되었다. 삼지구엽초(三枝九葉草)는 가지가 3개로 갈라지고, 1개의 가지에 3개의 잎이 달리므로 붙여진 이름이다.

▶ **한약 처방명** → 찬육단(贊育丹)

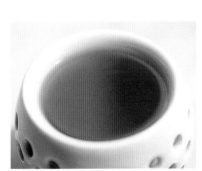
음양곽(淫羊藿) 달인 액

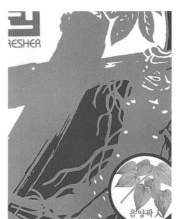
음양곽(淫羊藿)이 함유된 은단 제품

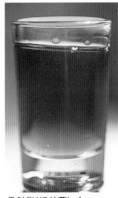
음양곽(淫羊藿) 술

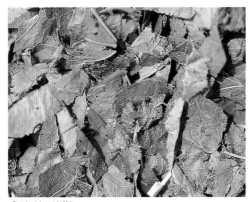
음양곽(淫羊藿)

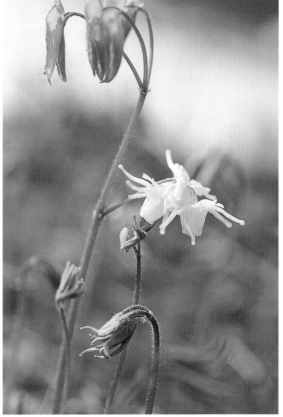
삼지구엽초   2000.4.20 충남대약초원

233. 삼칠인삼 | 오갈피과

Panax notoginseng (Burk.) F. H. Chen   Araliaceae

◆ 별명 : 전칠(田七), 금불환(金不換), 혈삼(血蔘)
◆ 약용 부위 : 뿌리, 꽃
◆ 생약명 : 삼칠인삼(三七人蔘), 삼칠(三七), 삼칠화(三七花)
◆ 약효 : 지혈, 타박상, 골절상
◆ 사용법 : 내복, 약주, 약차

▶ **생태** → 우리 나라에는 없고, 산기슭의 나무 숲에서 자라며, 중국의 장시성(江西省), 후베이성(湖北省), 광시성(廣西省), 쓰촨성(四川省), 윈난성(雲南省) 등에 분포하는 여러해살이풀. 주근은 육질의 원추형 또는 짧은 방추형이고, 혹 같은 돌기의 가지가 있으며, 뿌리줄기는 짧다. 줄기는 1개, 손바닥 같은 겹잎 3~6개가 줄기 끝에서 돌려난다. 꽃은 담황록색으로 작으며, 산형화서로 달린다. 열매는 장과, 둥근 신장형으로 붉은색으로 익는다.

▶ **약용 부위, 약효** → 뿌리를 삼칠인삼(三七人蔘) 또는 삼칠(三七)이라고 하는데, 각종 출혈을 멈추게 하고 어혈을 풀어 주며, 부은 것을 내리고 아픔을 멎게 하는 효능이 있다. 피를 토하거나 산후에 피를 많이 흘리는 증상, 질병으로 피가 모자라는 증상, 대·소변을 볼 때 피가 섞여 나오는 증상, 타박상과 골절상으로 붓고 아픈 증상, 부스럼이나 종기 등을 치료한다. 꽃을 삼칠화(三七花)라고 하며, 효능은 뿌리와 같다.

▶ **사용법** → 뿌리 3g을 물 1컵(200mL)에 달여서 복용하거나 술에 담가서 복용하고, 알약 또는 가루약으로 복용한다.

▶ **참고** → 본초강목(本草綱目)에 처음으로 수재되었으며, 파종하여 3년(三年)에서 7년(七年) 사이에 채취할 수 있고, 인삼의 형태와 유사하므로 삼칠인삼(三七人蔘)이라고 한다.

▶ **한약 처방명** → 편자황(片仔黃), 웅담질타환(熊膽跌打丸)

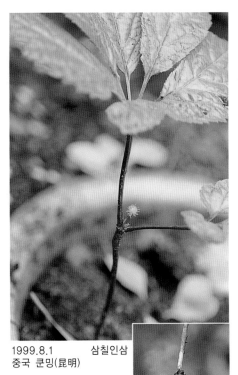

1999.8.1   삼칠인삼
중국 쿤밍(昆明)

뿌리줄기

삼칠인삼(三七人蔘) 가루

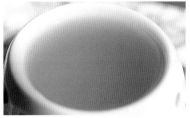

삼칠인삼(三七人蔘) 달인 액

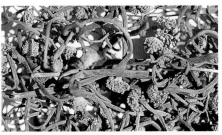

삼칠화(三七花)

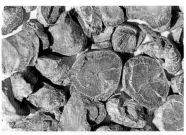

삼칠인삼(三七人蔘) 썬 것

삼칠인삼(三七人蔘)이 함유된 골절 치료제

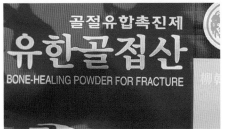

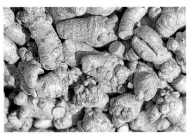

삼칠인삼(三七人蔘)

245

234. 삽주

국화과

Atractylodes japonica (Koidz.) Kitagawa

Compositae

◆ 별명 : 선출(仙朮), 적출(赤朮), 산정(山精)
◆ 약용 부위 : 뿌리줄기
◆ 생약명 : 창출(蒼朮)
◆ 약효 : 권태감, 부종, 가래, 감기, 두통, 야맹증
◆ 사용법 : 내복, 약주

▶**생태** → 산에서 흔하게 자라고, 일본, 중국 둥베이(東北), 아무르, 우수리에 분포하는 여러해살이풀. 높이 30～100cm. 뿌리줄기가 굵고 마디가 있다. 줄기잎은 긴 타원형, 가장자리에 짧은 바늘 같은 가시가 있다. 꽃은 암수 딴그루로서 7～10월에 피며, 지름은 15～20mm로서 원줄기 끝에 달린다. 수과는 길고 털이 있으며, 관모의 길이는 8～9mm로 갈색이 돈다.

▶**약용 부위, 약효** → 뿌리줄기를 창출(蒼朮)이라고 하는데, 비위를 튼튼하게 하고 풍습(風濕)을 없애며, 땀을 내게 하고 우울증을 풀어 주는 효능이 있다. 권태감, 부종, 가래, 감기, 두통, 야맹증을 치료한다.

▶**사용법** → 뿌리줄기 5g을 물 2컵(400mL)에 달여서 복용하거나 술에 담가서 복용한다.

▶**참고** → 신농본초경(神農本草經)의 상품에 출(朮)이라는 이름으로 수재되어 있다. 우리 나라에서는 삽주의 뿌리줄기 그대로를 창출(蒼朮)로, 코르크층을 벗겨서 백출(白朮)로 같이 사용하고 있으나 이는 잘못이다. 수독(水毒)을 없애고 비위(脾胃)를 돕는 작용은 같지만, 창출은 발한(發汗) 작용이 있고, 백출은 지한(止汗) 작용이 있다.

▶**한약 처방명** → 월비가출탕(越婢加朮湯), 구미강활탕(九味羌活湯), 영계출감탕(笭桂朮甘湯), 당귀작약산(當歸芍藥散)

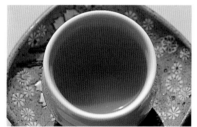
창출(蒼朮) 달인 액

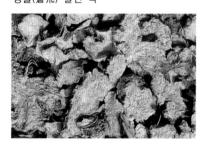
창출(蒼朮) 썬 것

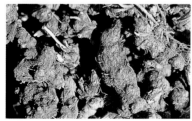
창출(蒼朮)

뿌리줄기

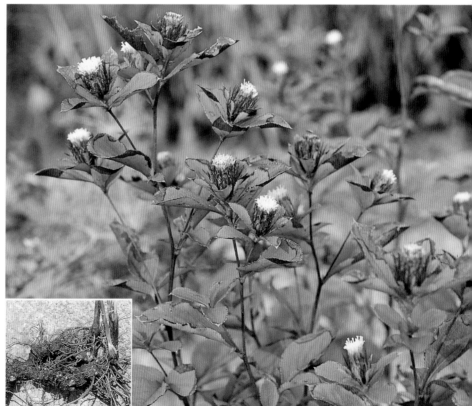
삽주   1994.9.15 설악산

235. 상산나무 범의귀과

Dichroa febrifuga Lour. Saxifragaceae

- ◆ 별명 : 계골상산, 황상산
- ◆ 약용 부위 : 뿌리
- ◆ 생약명 : 상산(常山)
- ◆ 약효 : 가래, 요통
- ◆ 사용법 : 내복, 약주

▶ **생태** → 우리 나라에는 자라지 않고, 중국의 화베이성(華北省), 화난성(華南省) 등에 분포하는 갈잎작은키나무. 높이 2m. 뿌리의 안쪽은 노란색이다. 줄기는 둥글고 녹색이며 마디가 있고, 잎은 마주난다. 산방화서는 가지 끝이나 위쪽 잎겨드랑이 안쪽에 달리고, 꽃잎은 남색이다. 열매는 둥글고 암색으로 익으며, 지름은 5mm, 꽃받침과 암술대가 남아 있다.

▶ **약용 부위, 약효** → 뿌리를 상산(常山)이라고 하는데, 가래를 없애고 열을 내리는 효능이 있다. 가래가 심하고, 가슴과 옆구리가 아프며 뻣뻣한 증상을 치료한다.

▶ **사용법** → 뿌리 5g을 물 2컵(400mL)에 달여서 복용하거나 술에 담가서 복용한다.

▶ **참고** → 상산은 신농본초경(神農本草經)의 상품에 수재되어 지금까지 사용하고 있으며, 중국의 상산(常山)이라는 지방에서 많이 생산되므로 붙여진 이름이다.

▶ **한약 처방명** → 상산음(常山飮), 지모별갑탕(知母鱉甲湯)

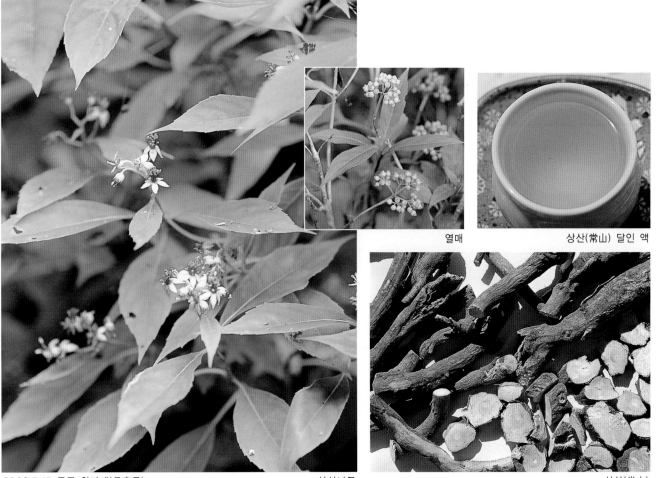

2002.7.15 중국 창자제(長家界) 상산나무

열매 상산(常山) 달인 액

상산(常山)

236. 상수리나무 | 참나무과

Quercus acutissima Carr.　　　　　　　Fagaceae

◆ 별명 : 참나무
◆ 약용 부위 : 줄기 껍질, 잎, 깍정이, 가지
◆ 생약명 : 상목피(橡木皮), 상엽(橡葉), 상실각(橡實殼), 상지(橡枝)
◆ 약효 : 설사, 피부병, 치질, 지혈
◆ 사용법 : 내복, 외용

▶**생태** → 전국의 낮은 산 양지에서 자라고, 일본, 중국에 분포하는 갈잎큰키나무. 높이 20m. 줄기 껍질은 회갈색이며 갈라진다. 잎은 어긋나고, 긴 타원형, 길이 10~20cm, 측맥은 12~16쌍, 양 끝이 뾰족하고 가장자리에 예리한 톱니가 있으며, 앞면은 녹색으로 윤채가 난다. 꽃은 암수 한그루, 5월에 피며, 수꽃 이삭은 잎겨드랑이에서 처지고, 암꽃 이삭은 윗부분의 잎겨드랑이에서 나와 1~3개의 암꽃이 달린다. 수꽃은 5개로 갈라진 조각과 8개 정도의 수술로 되며, 암꽃은 총포로 싸이고 3개의 암술대가 있다. 견과는 둥글고 지름은 2cm이다.

▶**약용 부위, 약효** → 줄기 껍질을 상목피(橡木皮)라고 하는데, 오래 된 설사, 나력(瘰癧), 종기와 부스럼 등 피부병을 치료한다. 잎을 상엽(橡葉)이라고 하는데 장을 튼튼하게 하는 효능이 있다. 설사, 탈항, 치질을 치료한다. 깍정이〔殼斗〕를 상실각(橡實殼)이라고 하는데, 염증을 없애고 출혈을 멎게 하는 효능이 있다. 설사를 하면서 항문이 밖으로 빠져 나오는 증상〔脫肛〕, 대변에 피가 섞여 나오는 증상을 치료한다. 가지를 상지(橡枝)라 하며 약효는 줄기 껍질과 같다.

▶**사용법** → 줄기 껍질 5g을 물 2컵(400mL)에 달여서 복용하고, 외용에는 짓찧어서 바른다. 잎과 깍정이, 가지도 줄기 껍질과 사용법이 같다.

▶**참고** → 상수리나무에 비하여 잎 뒤에 털이 많고 줄기 껍질에 코르크층이 발달한 굴참나무 *Q. variabilis*도 약효가 같다.

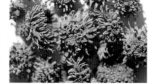
상실각(橡實殼)

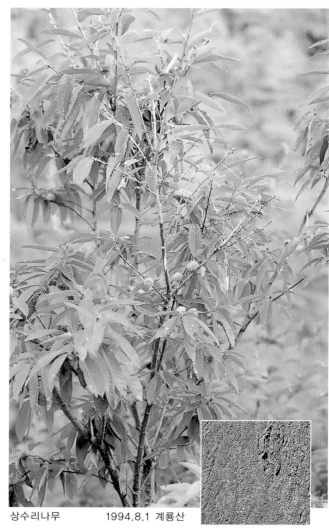
상수리나무　　　1994.8.1 계룡산

줄기 껍질

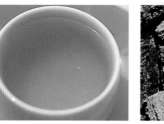
상엽(橡葉) 달인 액

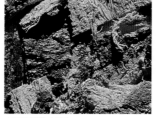
상목피(橡木皮)

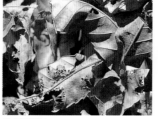
상엽(橡葉)

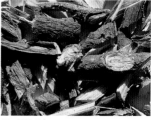
상지(橡枝)

237. 새모래덩굴
새모래덩굴과

Menispermum dauricum DC.　　　Menispermaceae

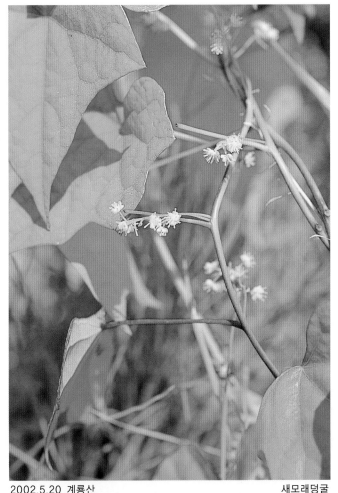

2002.5.20 계룡산　　　　　　　　　　　새모래덩굴

◆ 별명 : 없음
◆ 약용 부위 : 뿌리줄기, 줄기
◆ 생약명 : 편복갈근(蝙蝠葛根), 북두근(北豆根), 편복갈(蝙蝠葛)
◆ 약효 : 편도선염, 후두염, 류머티즘, 요통
◆ 사용법 : 내복, 약주

▶**생태** → 우리 나라의 산기슭에 자라고, 일본, 중국, 아무르에 분포하는 덩굴성 나무. 길이 2~3m. 나무나 다른 물체를 감는다. 잎은 어긋나고, 심원형으로 삼 내지 칠각형, 앞면은 녹색, 뒷면은 흰빛이 돌며, 잎자루는 방패처럼 달리고, 길이 5~15cm이다. 꽃은 암수 한그루로 6월에 피는데, 잎겨드랑이에서 나오는 원추화서에 달리며, 연한 노란색이다. 수꽃은 꽃받침 조각이 4~6개, 꽃잎이 6~10개, 수술이 12~24개, 암꽃은 심피가 3개이고 머리는 2개로 갈라진다. 열매는 핵과로서 둥글며, 9월에 흑색으로 익고, 지름 1cm, 씨는 편평한 신장형으로 깊은 홈이 있다.

▶**약용 부위, 약효** → 뿌리줄기를 편복갈근(蝙蝠葛根) 또는 북두근(北豆根)이라고 하는데, 풍(風)을 제거하고 열을 내리며 기(氣)의 순환을 돕는 효능이 있어서, 편도선염, 후두염, 류머티즘을 치료한다. 줄기를 편복갈(蝙蝠葛)이라고 하는데, 요통과 나력을 치료한다.

▶**사용법** → 뿌리줄기 5g을 물 2컵(400mL)에 달여서 복용하거나 술에 담가서 복용한다. 줄기도 뿌리줄기와 사용법이 같다.

▶**참고** → 북두근(北豆根)은 중국 약전에 수재되어 있다. 이 식물은 방기에 비하여 잎이 방패 모양이고, 화서는 나선상으로 배열되어 있으며, 수술은 12~24개이므로 쉽게 구분할 수 있다.

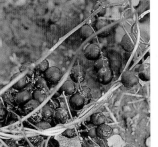

새모래덩굴(열매)

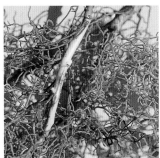

새모래덩굴(뿌리)

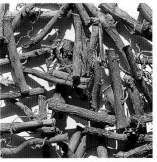

편복갈근(蝙蝠葛根)

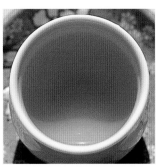

편복갈근(蝙蝠葛根) 달인 액

249

238. 새삼

메꽃과

Cuscuta japonica Choisy　　　Convolbulaceae

◆ 별명 : 토로, 적강, 토루, 옥녀, 당몽
◆ 약용 부위 : 종자
◆ 생약명 : 토사자(菟絲子)
◆ 약효 : 성기능 개선, 요통
◆ 사용법 : 내복, 약주, 약차

▶**생태** → 들에서 흔하게 자라고, 일본, 중국, 타이완, 몽골, 아무르에 분포하는 한해살이 덩굴 식물. 종자는 땅에서 발아하지만 기주(寄主) 식물에 붙게 되면 뿌리가 없어진다. 줄기는 황적색이 돌고 반점이 있으며, 잎은 비늘 같다. 꽃은 8~9월에 연한 황백색으로 피고, 삭과는 달걀 모양, 지름은 2.5~3mm이다.

▶**약용 부위, 약효** → 종자를 토사자(菟絲子)라고 하는데, 성기능을 도와 주고 몸을 튼튼하게 하며, 간장과 신장의 기능을 돕는 효능이 있다. 남성의 경우, 몸이 허약하고 의욕이 없으며 성기능이 감퇴한 증상, 여성의 경우도 몸이 허약하고 대하증이 있는 증상, 허리가 아프고 무릎이 시린 증상,

소화가 잘 안 되고 설사를 가끔 하는 증상 및 갈증을 치료한다.

▶**사용법** → 종자 5g을 물 2컵(400mL)에 달여서 복용하거나 술에 담가서 복용한다.

▶**참고** → 신농본초경(神農本草經)의 상품에 수재되어 있으며, 줄기가 실(絲)처럼 가늘고 토끼(菟)가 즐겨 뜯어 먹는 열매이므로 토사자라고 한다. 새삼에 비하여 줄기는 가늘고, 꽃줄기가 없이 몇 개의 꽃이 모여 달리며, 암술대는 1개, 열매는 편구형인 실새삼 *C. australis*도 약효가 같다.

▶**한약 처방명** → 복토환(茯菟丸), 삼자환(三子丸), 십보환(十補丸)

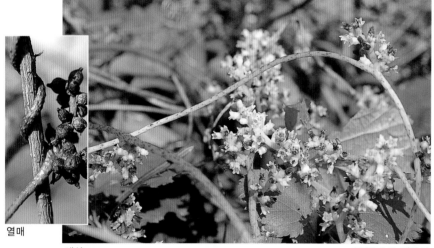

열매

새삼

1989.7.5 계룡산

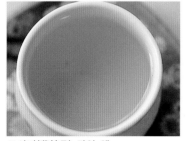

토사자(菟絲子) 달인 액

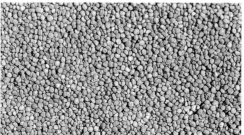

토사자(菟絲子)

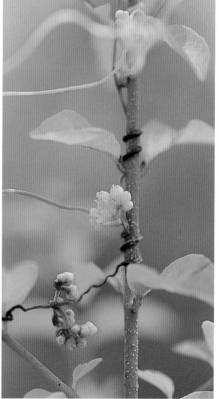

실새삼

239. 생강

생강과

Zingiber officinale Rosc.　　　　Zingiberaceae

◆ 별명 : 새양
◆ 약용 부위 : 뿌리줄기
◆ 생약명 : 생강(生薑)
◆ 약효 : 소화불량, 구토, 아랫배 통증
◆ 사용법 : 내복, 약차

▶**생태** → 남부 지방에서 재배하고, 열대 아시아가 원산지인 여러해살이풀. 높이 30~50cm. 뿌리줄기는 굵고 옆으로 벋으며 육질이고, 연한 노란색으로 매운맛이 난다. 마디에서 가짜줄기가 곧게 자라며, 잎은 바늘 모양, 우리 나라에서는 꽃이 피지 않으나 원산지에서는 꽃대가 나오며, 길이가 20~25cm이다. 꽃은 8~9월에 노란색으로 핀다.

▶**약용 부위, 약효** → 뿌리줄기를 생강(生薑)이라고 하는데, 배가 차고 소화가 안 되며 구토와 설사를 할 때, 팔다리가 차고 아랫배가 아플 때, 생선이나 게를 먹고 난 뒤에 구토 및 복통 설사가 일어날 때 사용하면 좋다.

▶**사용법** → 생강 5g을 물 2컵(400mL)에 달여서 복용하거나 잘게 썰어서 뜨거운 물을 부어 차로 마신다. 생선이나 게를 먹고 배탈이 났을 때에는 소엽(蘇葉)과 같은 양으로 배합하여 물에 달여서 복용한다. 감기 초기, 편도선이 붓고 기침이 있을 때에 생강과 파를 같은 양으로 배합하여 물에 달여서 복용하면 효과가 있다.

▶**참고** → 생강(生薑)은 신농본초경(神農本草經)의 중품에 건강(乾薑)으로 수재되어 있다. 한(漢)나라 때의 설문해자(說文解字)에는 薑(강)은 彊(강)과 같은 글자로서, 생강은 모든 질병을 강어(彊禦, 물리친다는 뜻)할 수 있으므로 붙인 이름이라고 하였다. 건강(乾薑)을 불에 볶은 것을 건강탄(乾薑炭)이라고 하며, 대변출혈, 치질출혈 등에 효과가 있다.

▶**한약 처방명** → 향사평위산(香砂平胃散), 오피음(五皮飮), 귤피죽여탕(橘皮竹茹湯), 부자이중탕(附子理中湯)

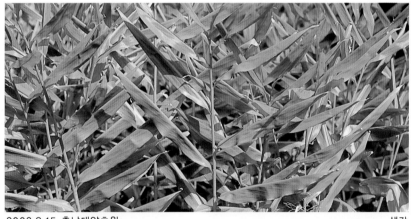

2002.8.15 충남대약초원　　　　　　　　　　생강

생강(生薑) 달인 액

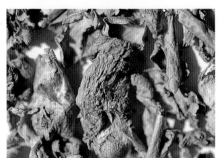

생강피

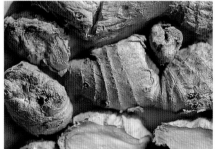

생강(生薑)

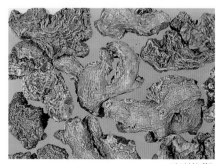

건강(乾薑)

240. 석곡

난초과

Dendrobium moniliforme (L.) Sw.

Orchidaceae

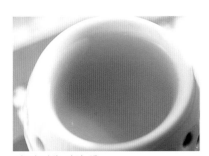

◆ 별명 : 임란(林蘭), 두란(杜蘭), 금차화(金釵花)
◆ 약용 부위 : 전초
◆ 생약명 : 석곡(石斛)
◆ 약효 : 소갈증, 성기능 감퇴
◆ 사용법 : 내복, 약주

▶ **생태** → 제주, 전남, 경북의 산지 바위 겉이나 고목에 붙어서 자라고, 일본, 중국, 타이완에 분포하는 늘푸른여러해살이풀. 잎은 2~3년생으로 어긋난다. 꽃은 5~6월에 흰색 또는 연한 붉은색으로 피며, 지름 3cm로서 원줄기 끝에 1~2개가 달린다. 열매는 긴 달걀 모양으로 길이 2cm 정도이고 자루가 있다.

▶ **약용 부위, 약효** → 전초를 석곡(石斛)이라고 하는데, 위의 기능을 돕고 생체액 분비를 촉진하며 강장의 효능이 있다. 심한 열병으로 인한 생체액 분비 이상, 입이 마르고 식욕부진과 성기능 감퇴를 치료한다.

▶ **사용법** → 전초 5g을 물 2컵(400mL)에 달여서 복용하거나 술에 담가 복용한다. 달인 액을 농축하여 알약으로 복용하기도 한다.

▶ **참고** → 신농본초경(神農本草經)의 상품에 수재되어 있으며, 바위[石] 겉에 붙어서 흔하게 자라므로[斛] 석곡(石斛)이라고 한다. 중국에서는 금채석곡(金釵石斛) *D. nobile*, 환초석곡(環草石斛) *D. loddigesii*, 황초석곡(黃草石斛) *D. chrysanthum* 등의 줄기를 사용하며 약효는 같다.

▶ **한약 처방명** → 석곡탕(石斛湯), 석곡청위탕(石斛淸胃湯), 녹용대보환(鹿茸大補丸)

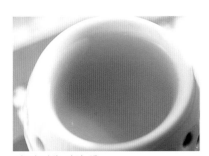
석곡(石斛) 달인 액

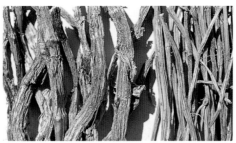
석곡(왼쪽)과 황초석곡(오른쪽)

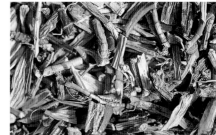
석곡(石斛)

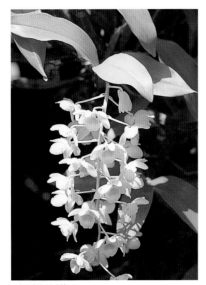
석곡(중국산)

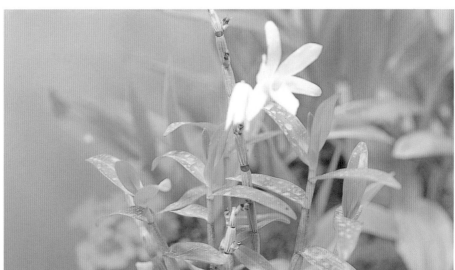
석곡

1995.6.1 경기 용인 한택식물원

241. 석류나무 | 석류나무과

Punica granatum L.　　　　　　Punicaceae

◆ 별명 : 석누나무
◆ 약용 부위 : 열매 껍질, 뿌리 껍질
◆ 생약명 : 석류피(石榴皮), 석류근피(石榴根皮)
◆ 약효 : 설사, 이질, 기생충 구제
◆ 사용법 : 내복, 약주, 약차, 외용

▶ **생태** → 마을이나 집 근처에서 자라고, 유럽 동남부에서 히말라야에 걸쳐 분포하는 갈잎중간키나무. 잎은 마주나고 타원형이다. 꽃은 5∼6월에 붉은색으로 피고, 꽃받침은 통 모양으로 육질이며, 6개로 갈라지고 붉은빛이 돌며, 꽃잎도 6개로서 붉은색이다. 수술은 많고, 자방은 꽃받침통 기부에 붙어 있으며, 암술은 1개이다. 열매는 9∼10월에 익는다.

▶ **약용 부위, 약효** → 열매 껍질을 석류피(石榴皮)라고 하는데, 위장을 튼튼하게 하고 기생충을 없애는 효능이 있다. 오래 된 설사 또는 이질을 치료하고, 무좀과 버짐이나 옴 치료에 좋다. 뿌리 껍질을 석류근피(石榴根皮)라고 하는데, 장내의 촌충을 구제한다.

▶ **사용법** → 열매 껍질이나 뿌리 껍질 5g을 물 500mL에 달여서 복용하고, 무좀, 버짐, 옴에는 열매의 즙액을 바른다.

▶ **참고** → 명의별록(名醫別錄)의 하품에 안석류(安石榴)라는 이름으로 수재되어 있으며, 종자가 딱딱하고 알집처럼 생겼으므로 석류(石瘤)라고 했다가 뒤에 석류(石榴)로 바뀌었다.

▶ **한약 처방명** → 석류근탕(石榴根湯), 황련탕(黃連湯)

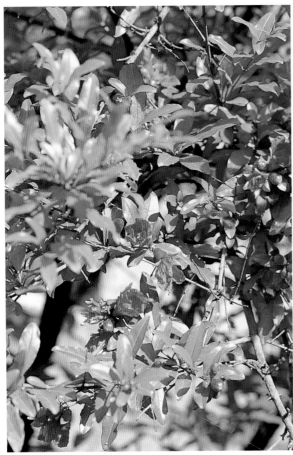

1997.7.1 전남 남평　　　　　　　　석류나무

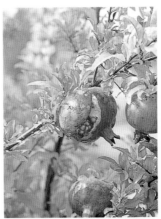

석류나무(열매)

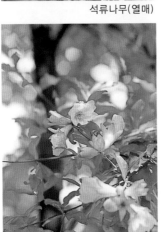

석류나무(흰 꽃)

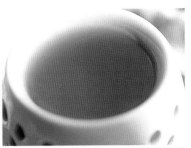

석류피(石榴皮) 달인 액

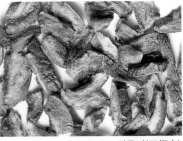

석류피(石榴皮)

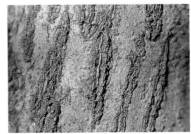

석류나무(줄기 껍질)

253

242. 석위

고란초과

Pyrrosia lingua (Thunb.) Farwell

Polypodiaceae

◆ 별명 : 석피, 석사
◆ 약용 부위 : 지상부
◆ 생약명 : 석위(石韋)
◆ 약효 : 혈뇨, 가래, 기침, 신장염
◆ 사용법 : 내복, 약주

▶ **생태** → 제주, 흑산도, 강진의 산 속 양지바른 바위나 오래 된 나무에 붙어 자라며, 일본, 중국, 타이완, 인도차이나에 분포하는 늘푸른여러해살이풀. 뿌리줄기는 옆으로 길게 벋으며, 비늘 조각이 많이 달리고, 잎은 드문드문 난다. 포자낭군(胞子囊群)은 잎 뒷면 전체에 흩어져 있다.

▶ **약용 부위, 약효** → 지상부를 석위(石韋)라고 하는데, 소변을 잘 보게 하고 가래와 기침을 그치게 하며 출혈을 멈추게 하는 효능이 있다. 임질로 인한 통증, 소변에 피가 섞여 나오는 증상, 요로결석증, 신장염, 자궁출혈, 세균에 의한 설사, 만성 기관지염을 치료한다.

▶ **사용법** → 지상부 3g을 가루를 내어 물 1컵(200mL)에 달여서, 또는 알약으로 만들어서 복용하고, 술에 담가서 복용하기도 한다.

▶ **참고** → 신농본초경(神農本草經)의 중품에 수재되어 있으며, 바위〔石〕 위에 붙어서 자라고, 또 멀리서 보면 바위에 가죽〔韋〕을 입혀 놓은 것 같다고 하여 석위(石韋)라고 한다. 포자낭군이 중륵 양쪽에 일렬로 배열하고, 잎이 바늘 모양이며 너비가 5mm 이하이고, 우단 같은 털이 많이 있는 우단일엽 *P. linearifolia*, 뿌리줄기가 2mm로 가늘고 잎자루가 잎몸보다 길고, 포자낭군이 융합한 애기석위 *P. petiolosa*, 잎몸이 창살 모양으로 3~5개로 갈라진 세뿔석위 *P. tricuspis*도 약효가 같다.

▶ **한약 처방명** → 석위산(石韋散), 별갑전환(鱉甲煎丸), 삼금탕(三金湯)

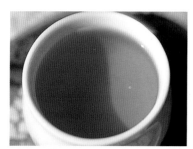
석위(石韋) 달인 액

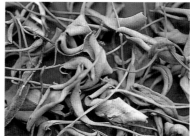
석위(石韋)

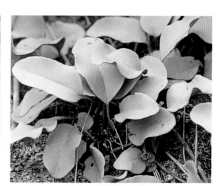
애기석위   1997.6.5 중국 룽징(龍井)

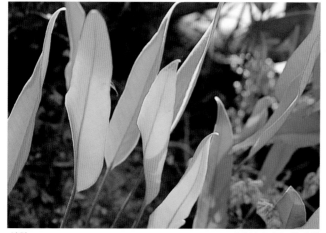
석위   2001.7.20 한라산

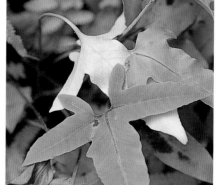
세뿔석위   1995.8.25 제주

243. 석창포 | 천남성과

Acorus gramineus Solander   Araceae

◆ 별명 : 석장포, 석향포, 애기석창포
◆ 약용 부위 : 뿌리줄기
◆ 생약명 : 석창포(石菖蒲)
◆ 약효 : 정신 혼란, 불면증, 인후염
◆ 사용법 : 내복, 약주, 외용, 욕탕제

▶ **생태** → 중부 이남의 산골짜기에 자라고, 일본, 중국, 타이완, 인도에 분포하는 여러해살이풀. 뿌리줄기는 옆으로 벋으며, 마디가 많고 밑부분에서 수염뿌리가 돋는다. 잎은 뿌리줄기 끝에서 모여 난다. 꽃은 6~7월에 연한 노란색으로 피고, 꽃대 높이는 10~30cm이며, 육수화서로 빽빽하게 달리고, 불염포는 잎 같고 화서를 싸지 않는다. 삭과는 달걀 모양이다.

▶ **약용 부위, 약효** → 뿌리줄기를 석창포(石菖蒲)라고 하는데, 정신이 몽롱하여 맑지 못하고 불면증에 시달리며, 때로는 귀에서 소리가 나고 가슴이 답답하며, 인후염이 있고, 목소리가 제대로 나오지 않을 때 효능이 있다. 옴, 화농성 종양, 타박상 등을 치료한다.

▶ **사용법** → 뿌리줄기 6g을 물 2컵(400mL)에 달여서 복용하고, 피부병에는 짓찧어서 바른다. 요통이나 피부병이 있을 때에는 욕탕에 넣어 이용하면 혈액 순환이 좋아져 치료에 도움이 된다.

▶ **참고** → 석창포(石菖蒲)는 신농본초경(神農本草經)의 상품에 수재되어 있을 정도로 오랫동안 사용하여 온 약재이다. 본초강목(本草綱目)에는 석창포는 포(蒲)와 같은 식물이나 창성(昌盛, 잘 번진다는 뜻)하므로 창포(菖蒲)라고 하며, 식물의 형태가 창포와 비슷하나 창포는 연못에서 자라고 이 식물은 산골짜기 바위 주변에서 자라므로 붙인 이름이라 하였다.

▶ **한약 처방명** → 천왕보심단(天王補心丹)

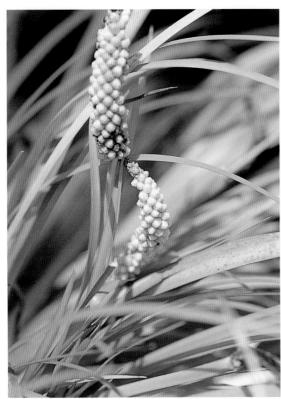

1997.5.20 전북 정읍   석창포

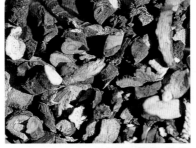

석창포(石菖蒲) 썬 것

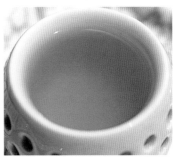

석창포(石菖蒲) 달인 액

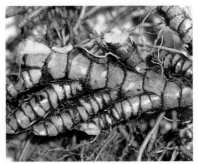

석창포(뿌리줄기)

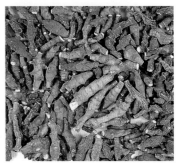

석창포(石菖蒲)

255

244. 선모 | 수선화과

Curculigo orchioides Gaertgen   Amaryllidaceae

◆ 별명 : 바라문삼(婆羅門蔘)
◆ 약용 부위 : 뿌리줄기
◆ 생약명 : 선모(仙茅)
◆ 약효 : 허약 체질, 손발이 찬 증상, 성기능 감퇴
◆ 사용법 : 내복

▶**생태** → 우리 나라에는 자라지 않고, 중국의 저장성(浙江省), 푸젠성(福建省), 장시성(江西省), 후난성(湖南省) 등에 분포하는 여러해살이풀. 뿌리줄기는 원주상이고 육질이며, 잎은 바늘 모양이며 가죽질이고, 길이 10~25cm이다. 꽃은 노란색으로 잎겨드랑이에 달리는데, 수술은 6개이고 자방은 하위로 가늘고 길며 긴 털이 있다. 화주도 가늘고 길며, 주두는 방망이 모양이다. 열매는 삭과로 타원상 구형이고, 약간 육질이고 털이 있으며, 끝에는 화피통이 남아 있다. 종자는 구형으로 검은색이다.

▶**약용 부위, 약효** → 뿌리줄기를 선모(仙茅)라고 하는데, 허약 체질을 개선하고, 한습(寒濕)을 몰아내며, 뼈와 근육을 단단하게 하는 효능이 있다. 허리와 등이 시리고 아픈 증상, 손발이 차고 잘 움직여지지 않는 증상, 성기능이 감퇴되는 증상, 아랫배가 아프고 찬 증상을 치료한다.

▶**사용법** → 뿌리줄기 5g을 물 2컵(400mL)에 달여서 복용하고, 알약이나 가루약으로 만들어서 복용한다.

▶**참고** → 선모(仙茅)는 개보본초(開寶本草)에 처음으로 수재되었으며, 중국 약전품이기도 하다. 해약본초(海藥本草)에 잎이 띠[茅]의 잎과 닮았고, 오랫동안 복용하면 몸이 튼튼해지므로 선모(仙茅)라 한다고 하였다.

▶**한약 처방명** → 선모환(仙茅丸), 이선탕(二仙湯)

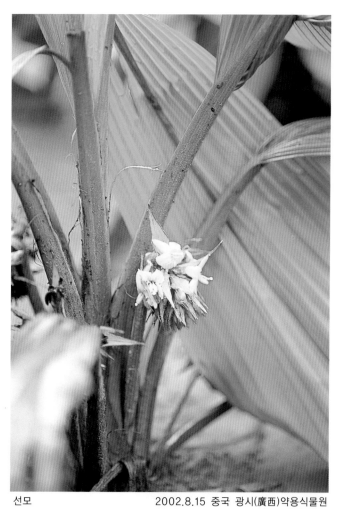

선모   2002.8.15 중국 광시(廣西)약용식물원

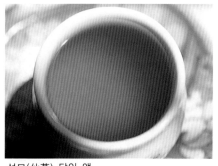

선모(仙茅) 달인 액

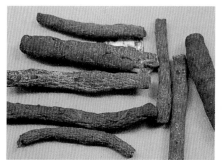

선모(仙茅)

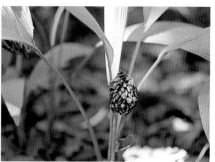

선모(열매)

245. 선인장

선인장과

Opuntia fiscus-indica (L.) Mill.　Opuntiaceae

◆ 별명 : 없음
◆ 약용 부위 : 줄기, 열매
◆ 생약명 : 선인장(仙人掌), 선장자(仙掌子)
◆ 약효 : 배앓이, 치질, 해수, 기관지염, 만성 설사
◆ 사용법 : 내복, 약주, 외용

人

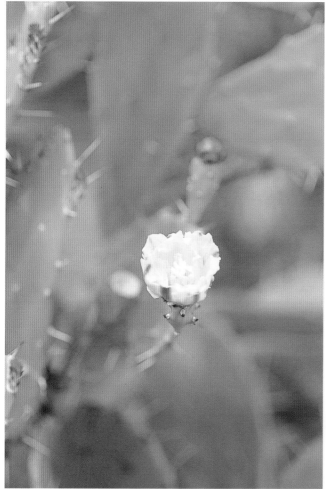

1997.8.8 제주　　　　　　　　　　　　　　선인장

▶**생태** → 제주 및 남부 지방에서 재배하는, 열대 지방이 원산지인 여러해살이풀. 높이 1~2m. 편평한 가지가 많이 갈라지며, 가시가 2~5개씩 모여 달린다. 여름철에 줄기 끝부분에서 노란색 꽃이 피며, 암술은 1개이고 달걀만한 열매가 붉게 익는다.

▶**약용 부위, 약효** → 줄기를 선인장(仙人掌)이라고 하는데, 혈액 순환을 좋게 하고 열을 내리며 독을 풀어 주는 효능이 있다. 오래 된 배앓이를 치료하고, 치질이나 치질로 인한 출혈, 대변출혈에도 자주 이용한다. 몸에 열이 많아서 생기는 종기, 옴 등에 좋고, 때로는 오래 된 해수, 기관지염을 치료한다. 열매를 선장자(仙掌子)라 하며, 소화 기능을 높여 주고 만성 설사를 치료한다.

▶**사용법** → 줄기 5g을 물 2컵(400mL)에 달여서 복용하거나 술에 담가서 복용한다. 피부병에는 짓찧어서 낸 즙액을 바른다. 열매의 사용법도 줄기와 같다.

▶**참고** → 줄기나 열매를 당뇨병이나 신경통 치료에 이용하기도 한다.

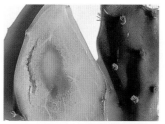

선인장(줄기 내부)

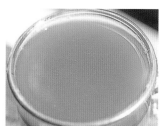

줄기의 즙액

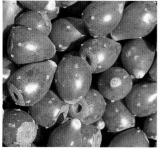

선장자(仙掌子)

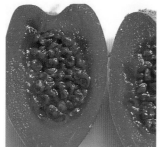

선인장(열매 내부)

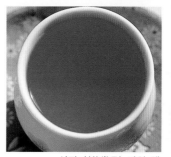

선장자(仙掌子) 달인 액

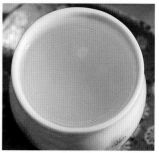

선인장(仙人掌) 달인 액

246. 센나

콩과

Cassia angustifolia Vahl.,
C. acutifolia Delile

Leguminosae

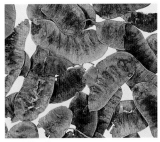

◆ 별명 : 없음
◆ 약용 부위 : 잎
◆ 생약명 : 번사엽(番瀉葉)
◆ 약효 : 체했을 때, 변비
◆ 사용법 : 내복, 약주, 약차

▶**생태** → 열대 지방에서 자라는 늘푸른나무. 잎은 깃 모양의 겹잎이고 작은잎은 긴 타원형인데, 길이 2~5cm, 너비 0.5~1.5cm이고 앞뒷면에 털이 드문드문 있으며, 가장자리는 밋밋하다.

▶**약용 부위, 약효** → 잎을 번사엽(番瀉葉)이라고 하는데, 위를 튼튼하게 하고 설사를 시키는 효능이 있다. 건위, 음식에 체했을 때, 또는 변비 증상에 사용한다.

▶**사용법** → 말린 잎을 가루로 만들어, 설사를 가볍게 하게 하려면 1회에 1g을, 빨리 대변을 보게 하려면 1회에 2~3g

을 복용한다. 잎을 뜨거운 물에 우려내어 차로 이용하거나 술에 담가서 조금씩 복용하면 편리하다.

▶**참고** → 센나(Senna)는 아랍 어로 약을 뜻하는데, 9세기부터 아랍인들은 이 식물을 변비 치료약으로 사용하였고, 이집트를 거쳐 유럽으로 전파되었다. 센나는 그 종류가 많으나 주로 약용으로 사용하는 것은 좁은잎센나 *C. angustifolia*와 뾰족잎센나 *C. acutifolia*이다. 좁은잎센나는 인도에서부터 아라비아 지역에서 자라고, 뾰족잎센나는 아프리카 북부 나일 강 유역에서 자란다.

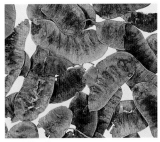
센나(열매)

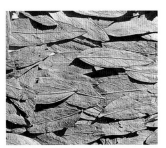
좁은잎센나(잎)

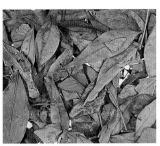
뾰족잎센나(잎)

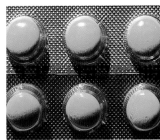
센나 잎으로 만든 변비 치료약

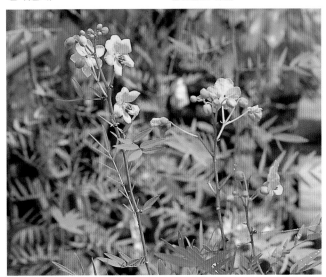
좁은잎센나　　　　1990.8.1 일본 도야마(富山)

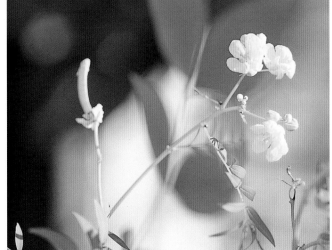
뾰족잎센나　　　　1990.8.1 일본 도야마(富山)

247. 소

소과

Bos taurus domestica Gmelin.　　Bovidae

◆ 별명 : 쇠
◆ 약용 부위 : 담낭 결석
◆ 생약명 : 우황(牛黃)
◆ 약효 : 고열, 혼미한 정신
◆ 사용법 : 내복, 약주, 외용

▶**생태** → 농가에서 기르는 가축. 머리에 한 쌍의 뿔이 좌우로 벌어져 있는데, 뿔의 길이와 크기는 품종에 따라 다르고, 가운데가 비어 있다. 4개의 발에 4개의 발가락이 있으며, 각 다리의 뒤쪽에 있는 2개의 발가락은 흔적만 있을 정도로 작고, 땅에 닿지 않는다.

▶**약용 부위, 약효** → 담낭에 병적으로 생긴 결석을 우황(牛黃)이라고 하는데, 마음을 맑게 하고 가래를 삭이며 간을 튼튼하게 하고 풍을 없애는 효능이 있다. 열이 아주 많고 정신이 나간 상태, 감짝감짝 놀라는 증상, 목이 붓고 아픈 증상, 옴, 습진, 버짐을 치료한다.

▶**사용법** → 우황 0.3g에 물 1컵(200mL)을 넣고 달여서 복용한다. 보통은 가루로 만들어 1회 0.2g을 물로 복용하거나 술에 타서 복용한다. 외용에는 짓찧어 바르거나 뿌린다.

▶**참고** → 우황은 신농본초경(神農本草經)의 상품에 수재되어 있는데, 병든 소[牛]의 담낭에서 생긴 결석은 황갈색을 띠고 있으므로 우황(牛黃)이라고 한다.

▶**한약 처방명** → 우황청심환(牛黃淸心丸), 육신환(六神丸), 우황산(牛黃散)

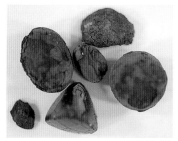
우황(牛黃)

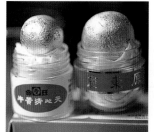
우황(牛黃) 청심원

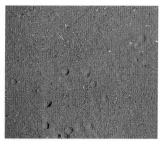
우황(牛黃) 가루

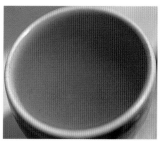
우황(牛黃) 달인 액

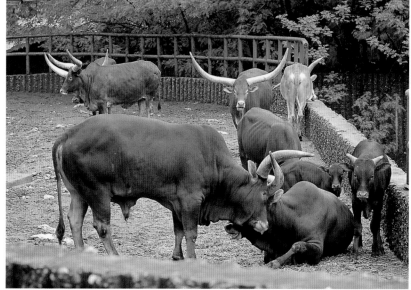
2002.9.1 서울대공원

소

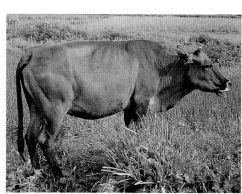
한우(韓牛)

248. 소나무 | 소나무과

Pinus densiflora S. et Z.　　　Pinaceae

◆ 별명 : 솔
◆ 약용 부위 : 유지(油脂), 잎, 꽃가루, 어린가지
◆ 생약명 : 송지(松脂), 송엽(松葉), 송홧가루, 송필두(松筆頭)
◆ 약효 : 류머티즘, 부종, 습진, 자양 강장
◆ 사용법 : 내복, 약주, 외용, 욕탕제

▶**생태** → 전국 각지에서 볼 수 있고 일본, 중국, 우수리에 분포하며, 산이나 들에서 자라는 늘푸른큰키나무. 높이 25m. 꽃은 5월에 피는데, 암꽃은 달걀 모양으로 자색이고, 새 가지 끝에 달린다. 구과는 달걀 모양으로 길이 4~5cm, 너비 3~3.5cm로 황갈색을 띠며, 70~100개의 실편으로 구성되어 있다. 종자는 타원형으로 길이 5~6mm, 흑갈색, 날개는 연한 갈색 바탕에 흑갈색 줄이 있다.

▶**약용 부위, 약효** → 줄기에서 얻은 유지를 증류하여 휘발 성분을 제거한 나머지를 송지(松脂)라고 하며, 류머티스성 관절염을 치료한다. 잎은 송엽(松葉)이라고 하며, 류머티즘, 부종, 습진, 옴을 치료하고, 꽃가루를 송홧가루라고 하는데, 몸이 허약한 사람에게 사용하면 좋다. 어린가지의 끝을 송

필두(松筆頭)라고 하며 요로 염증에 사용한다.

▶**사용법** → 송지는 적당량을 알약으로 복용하거나 술에 담가서 복용한다. 잎은 10g을 물 3컵(600mL)에, 꽃가루는 2g을 물 1컵(200mL)에 달여서 복용한다.

▶**참고** → 뿌리에 기생하는 복령균 *Poria cocos*의 균핵을 복령(茯苓)이라고 하는데, 부종과 건망증, 불면증을 치료한다. 한편, 복령 균핵이 생장하면서 뿌리를 감싸고 있는 것을 복신(茯神)이라고 하며, 심신 불안, 건망증을 치료한다. 송지가 땅 속에 오랫동안 묻혀 화석으로 변한 호박(琥珀)은 깜짝깜짝 놀라는 증상, 불면증, 소변을 잘 못보는 증상을 치료한다(1회 용량 0.5g).

▶**한약 처방명** → 오인환(五仁丸)

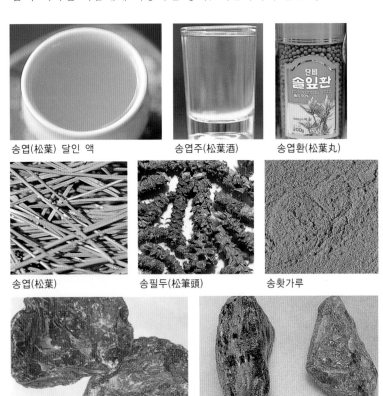

송엽(松葉) 달인 액　　송엽주(松葉酒)　　송엽환(松葉丸)

송엽(松葉)　　송필두(松筆頭)　　송홧가루

송지(松脂)　　호박(琥珀)

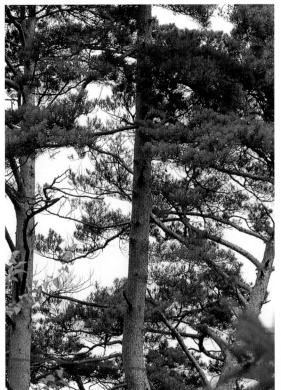

소나무　　　　　　　　　1997.5.15 소백산

249. 소리쟁이 | 마디풀과

Rumex crispus L.   Polygonaceae

◆ 별명 : 소루쟁이, 송구지
◆ 약용 부위 : 뿌리, 잎
◆ 생약명 : 우이대황(牛耳大黃), 양제근(羊蹄根)
◆ 약효 : 급성 간염, 만성 기관지염, 변비, 옴
◆ 사용법 : 내복, 약주, 외용

▶ **생태** → 들의 습지에서 자라고, 일본, 중국, 아시아, 유럽, 아프리카에 분포하는 여러해살이풀. 높이 30~80cm. 흔히 자줏빛이 돌고 뿌리가 굵다. 줄기잎은 어긋나고, 꽃은 6~7월에 가지 끝과 원줄기 끝에 원추화서로 달린다. 연한 녹색 꽃이 많이 피며, 꽃덮이와 수술은 각각 6개이고, 암술대는 3개이다. 열매는 세모지고 3개의 꽃덮이로 싸인다.

▶ **약용 부위, 약효** → 뿌리를 우이대황(牛耳大黃) 또는 양제근(羊蹄根)이라고 하는데, 급성 간염, 만성 기관지염, 변비를 치료한다. 잎은 뿌리와 함께 옴이나 버짐에 효과가 있다.

▶ **사용법** → 뿌리 10g을 물 3컵(600mL)에 달여서 복용하고, 외용에는 짓찧어서 바른다. 황달에는 뿌리 20g에 오가피 20g을 넣어 물에 달여서 복용한다. 잎은 짓찧어서 즙을 복용하거나 삶아서 먹으며, 외용에는 잎을 짓찧어서 바른다. 변비에는 대황(大黃)과 유사한 작용이 있으나, 작용이 완만하므로 산후의 변비 증상에 좋다.

▶ **참고** → 이 식물은 모여서 자라므로, 바람이 불 때 서로 부딪쳐서 소리가 잘 나기 때문에 소리쟁이라고 한다. 소리쟁이는 참소리쟁이 *R. japonicus*에 비하여 뿌리잎의 밑부분이 심장형이 아니고, 열매를 싸는 꽃덮이 조각은 얕은 톱니가 없다.

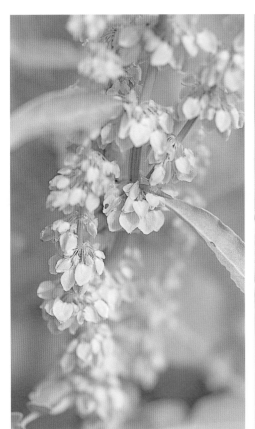

1997.6.3 충남대약초원   소리쟁이

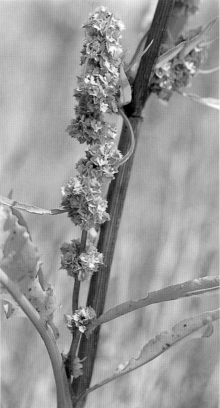

참소리쟁이

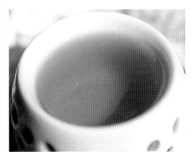

양제근(羊蹄根) 달인 액

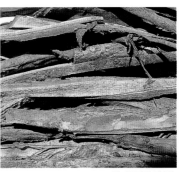

양제근(羊蹄根)

250. 소목나무 | 콩과

Caesalpinia sappan L.　　　　　Leguminosae

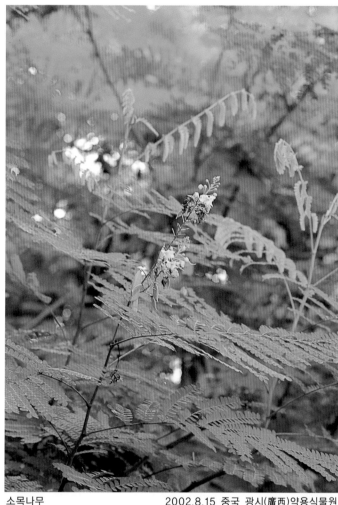

◆ 별명 : 소방목(蘇方木)
◆ 약용 부위 : 줄기, 굵은 가지
◆ 생약명 : 소목(蘇木)
◆ 약효 : 산후복통, 월경통, 부스럼
◆ 사용법 : 내복, 약주, 외용

▶**생태** → 우리 나라에는 없고, 중국의 푸젠성(福建省), 광둥성(廣東省), 광시성(廣西省), 구이저우성(貴州省), 윈난성(雲南省), 하이난(海南) 섬, 타이완 등에 분포하는 작은키나무. 가지에 드물게 가시가 있고, 잎은 어긋나며 깃꼴겹잎. 원추화서는 가지 끝에 달리고, 꽃받침은 5개로 갈라지며, 꽃잎은 노란색이고 수술은 10개, 꼬투리는 긴 타원형으로 납작하다.

▶**약용 부위, 약효** → 줄기나 굵은 가지의 속 부분[心材]을 소목(蘇木)이라고 하는데, 혈액 순환을 돕고 어혈을 풀어 주며 부은 것을 내리고 배아픔을 멈추게 하는 효능이 있다. 부인들의 복통, 산후 어혈에 의한 복통, 월경통, 부스럼을 치료한다.

▶**사용법** → 소목 3g을 물 1컵(200mL)에 달여서 복용하거나 술에 담가서 복용하고, 외용에는 달인 액으로 씻거나 가루로 하여 바른다.

▶**참고** → 당나라의 신수본초(新修本草)에 소방목(蘇方木)으로 수재되어 있다. 본초강목(本草綱目)에 의하면 이 나무는 소방국(蘇方國)이라는 나라에서 많이 자라므로 소방목이라고 하며, 뒤에 줄여서 소목(蘇木)으로 한다고 하였다.

▶**한약 처방명** → 지룡산(地龍散)

소목나무　　　　　2002.8.15 중국 광시(廣西)약용식물원

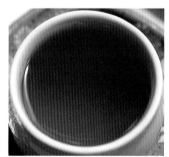

소목(蘇木) 달인 액

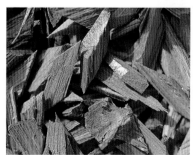

소목(蘇木)

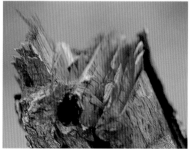

약재를 채취한 자국

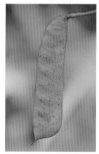

소목나무(열매)

251. 소태나무 | 소태나무과

Picrasma quassioides (D. Don) Benn.   Simaroubaceae

◆ 별명 : 쇠태
◆ 약용 부위 : 줄기
◆ 생약명 : 고목(苦木)
◆ 약효 : 소화불량, 이질, 습진
◆ 사용법 : 내복, 약주, 약차, 외용

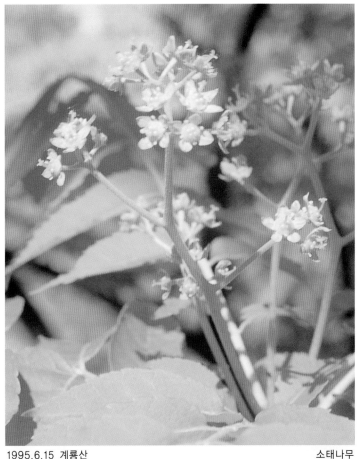

1995.6.15 계룡산   소태나무

▶ **생태** → 산기슭에서 자라고, 일본, 중국, 타이완, 인도에 분포하는 갈잎중간키나무. 꽃은 6월에 잎겨드랑이에 산방화서로 피며, 암수 딴그루로 녹색이 돌고, 꽃받침과 꽃잎은 각각 4~5개이다. 수술의 밑부분에 털이 있고, 암술머리가 4개로 갈라진다. 열매는 핵과로 달걀 모양의 원형, 길이 6~7mm, 9월에 붉은색으로 익는다.

▶ **약용 부위, 약효** → 줄기를 고목(苦木)이라고 하는데, 위장염, 소화불량, 담낭염, 이질에 효과가 있고, 옴이나 버짐, 부스럼, 습진, 화상, 치질을 치료한다.

▶ **사용법** → 줄기 5g을 물 2컵(400mL)에 달여서 복용하고, 외용에는 달인 액으로 씻거나 가루로 하여 바른다.

▶ **참고** → 소태는 맛이 아주 쓰다는 우리말이며, 이 식물의 잎, 가지, 껍질을 따서 입에 넣어 보면 아주 쓴맛이 나므로 소태나무라고 한다. 중국에서는 줄기 껍질 또는 뿌리 껍질을 고수피(苦樹皮)라 하여 고목과 같은 목적으로 사용한다.

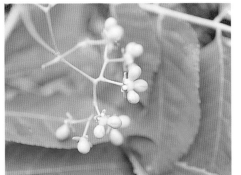

소태나무(열매)

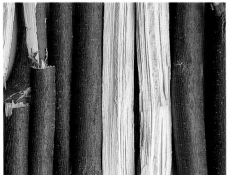

고목(苦木)

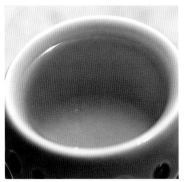

고목(苦木) 달인 액

252. 속단

꿀풀과

Dipsacus asperoides C. Y. Cheng

Labiatae

◆ 별명 : 없음
◆ 약용 부위 : 뿌리
◆ 생약명 : 속단(續斷)
◆ 약효 : 요통, 근육통, 골절상
◆ 사용법 : 내복, 약주, 외용

▶**생태** → 우리 나라에는 없고, 중국에 분포하는 여러해살이풀. 줄기에 6~8개의 모서리가 있고, 잎은 마주난다. 꽃은 8~9월에 피며, 두상화서가 원형이고 흰색이다. 열매는 9~10월에 익는다.

▶**약용 부위, 약효** → 뿌리를 속단(續斷)이라고 하는데, 간장과 신장의 기능을 돕고, 뼈와 근육을 튼튼하게 하는 효능이 있다. 허리와 무릎이 시리고 아프며 힘이 없는 증상, 뼈를 다쳤거나 근육이 삐었을 때, 타박상에 효과가 있다. 대하증이나 자궁출혈을 치료한다.

▶**사용법** → 뿌리 5g을 물 2컵(400mL)에 달여서 복용하거나 술에 담가서 복용하고, 외용에는 짓찧어서 낸 액즙을 바른다.

▶**참고** → 속단(續斷)은 신농본초경(神農本草經)의 상품에 수재되어 있고, 뼈나 근육을 다쳤을 때 이어 주는, 즉 낫게 하는 효능이 있다고 하여 속단(續斷)이라고 한다. 우리 나라에서는 꿀풀과에 속하는 *Phlomis*속의 뿌리를 사용하는데, 이는 잘못이다.

▶**한약 처방명** → 속단단(續斷丹), 오가피환(五加皮丸)

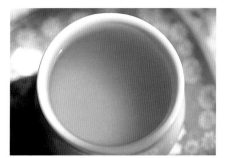

속단(續斷) 달인 액

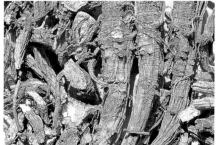

속단(續斷)

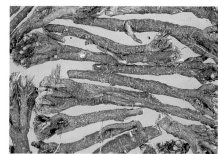

속단(續斷) (중국산)

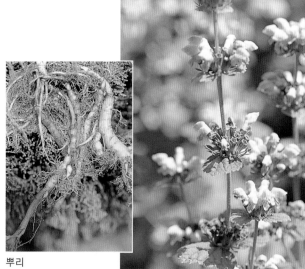

뿌리

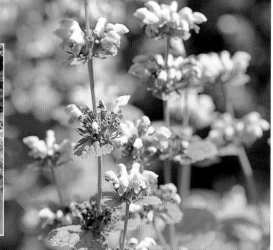

속단　　　　　1997.7.25 덕유산

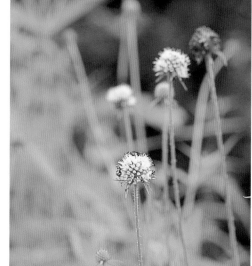

속단　　　　　2001.8.15 중국 쿤밍(昆明)

253. 속새

속새과

Equisetum hyemale L.

Equisetaceae

◆ 별명 : 목적초
◆ 약용 부위 : 전초
◆ 생약명 : 목적(木賊)
◆ 약효 : 눈의 충혈, 시력 감퇴, 치질로 인한 출혈
◆ 사용법 : 내복

▶ **생태** → 제주도와 강원도 이북에서 볼 수 있고, 일본, 중국, 러시아, 북아메리카에 분포하며, 산골짜기의 음습지에서 자라는 늘푸른여러해살이풀. 높이 30~60cm. 줄기는 곧게 서며, 짙은 녹색. 가지가 없고, 뚜렷한 마디와 마디 사이에는 10~18개의 능선이 있다. 퇴화된 비늘 같은 잎은 마디를 싸서 잎집으로 되고, 포자낭 이삭은 줄기 끝에 나고 원추형으로 끝이 뾰족하다.

▶ **약용 부위, 약효** → 전초를 목적(木賊)이라고 하는데, 눈이 충혈되고 시력이 감퇴되며 염증이 생기는 증상, 감기에 걸려 인후염이 생기는 증상, 치질로 인한 출혈이나 대변에 피가 섞여 나오는 증상을 치료한다.

▶ **사용법** → 전초 10g에 물 3컵(600mL)을 넣고 달인 액을 반으로 나누어 아침 저녁으로 복용하거나 알약이나 가루약으로 만들어 복용한다. 치질이나 대변출혈에는 지유(地楡)를 같은 양으로 배합하여 물에 달여서 복용한다.

▶ **참고** → 여름부터 가을에 걸쳐 지상부를 채취하여 그늘 또는 햇볕에서 말린다. 송나라 때의 가우본초(嘉祐本草)에 처음으로 수재되었으며, 이 식물로 나무(木)를 갈고 닦으면 (賊) 매끄럽고 윤이 난다고 하여 목적(木賊)이라고 한다. 줄기의 마디를 둘러싸는 비늘줄기는 끝만 갈색~검은색이고, 길이가 너비보다 긴 개속새 *E. ramosissimum*도 약효가 같다.

▶ **한약 처방명** → 국화산(菊花散), 석결명산(石決明散)

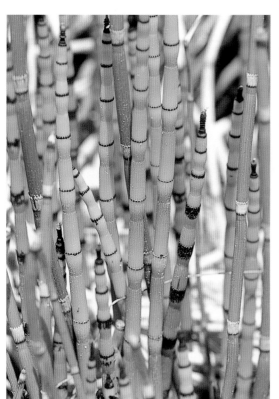

2000.8.25 백두산   속새

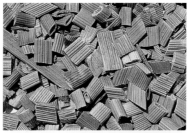

목적(木賊) 썬 것

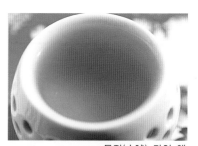

목적(木賊) 달인 액

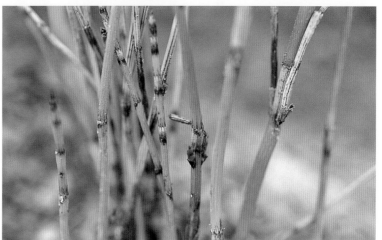

개속새

265

254. 속수자 | 꿀풀과

Euphorbia lathyris L. Labiatae

◆ 별명 : 거동
◆ 약용 부위 : 종자, 잎
◆ 생약명 : 속수자(續隨子), 천금자(千金子), 속수엽(續隨葉)
◆ 약효 : 부종, 가래, 무월경, 교상
◆ 사용법 : 내복, 약주, 외용

▶**생태** → 국내에서 약용으로 재배하고, 중국이 원산지인 두해살이풀. 높이 1m. 줄기는 곧게 자라고, 가지가 많이 갈라지며, 뿌리는 굵다. 잎, 줄기, 뿌리를 자르면 유액이 나온다. 잎은 마주나고 5~6월에 꽃이 핀다. 삭과는 둥글고, 앞면에는 얼룩무늬가 있으며, 7~8월에 익는다.

▶**약용 부위, 약효** → 종자를 속수자(續隨子) 또는 천금자(千金子)라고 하는데, 사하(瀉下), 노폐물을 내보내고 염증을 제거하며 해충을 죽이는 효능이 있다. 얼굴과 온몸이 붓는 증상, 가래가 끓는 증상, 무월경, 독사에 물린 상처를 치료한다. 잎을 속수엽(續隨葉)이라고 하며, 상처나 교상을 치료한다.

▶**사용법** → 종자 3g을 물 1컵(200mL)에 달여서 복용하거나 술에 담가서 복용하고, 외용에는 짓찧어서 붙인다. 잎은 즙을 내서 바르거나 짓찧어서 붙인다.

▶**참고** → 속수자는 송나라 때의 개보본초(開寶本草)에 처음으로 수재되었으며, 유독하므로 사용에 주의해야 한다.

▶**한약 처방명** → 속수자환(續隨子丸), 안신환(安神丸)

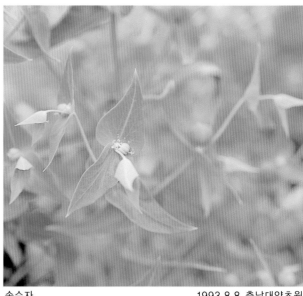

속수자 1993.8.8 충남대약초원

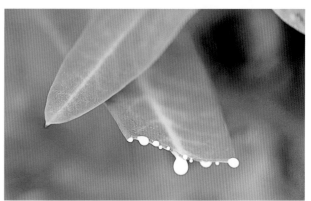

속수자 잎의 즙

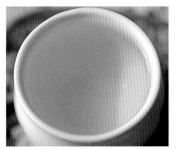

속수자(續隨子) 달인 액

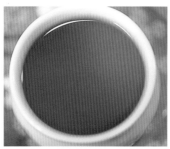

속수엽(續隨葉) 달인 액

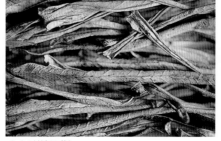

속수자(續隨子)

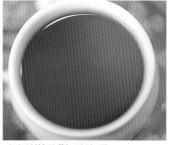

속수엽(續隨葉)

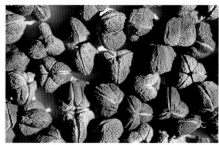

속수자(열매)

255. 속썩은풀 | 꿀풀과

Scutellaria baicalensis Georgi　　　Labiatae

◆ 별명 : 골무꽃
◆ 약용 부위 : 뿌리
◆ 생약명 : 황금(黃芩)
◆ 약효 : 간염, 방광염, 이뇨, 기침, 가래
◆ 사용법 : 내복, 약주, 외용

▶ **생태** → 백두산을 비롯하여 북부의 산에서 자라고, 중국, 아무르, 몽골, 동시베리아에 분포하는 여러해살이풀. 높이 60cm. 꽃은 7~8월에 자줏빛으로 피며, 꽃받침은 종 모양, 꽃통은 밑부분이 굽고 윗부분이 2개로 갈라지며, 뒤의 갈라진 조각은 투구 모양이다. 열매는 꽃받침 안에 들어 있으며 둥글다.

▶ **약용 부위, 약효** → 뿌리를 황금(黃芩)이라고 하는데, 가슴이 답답하고 열이 나는 증상, 간기능이 약하여 황달이 오는 경우, 방광염이 있어서 소변을 보기가 불편하고 소변의 빛깔이 붉은 증상, 오래 된 기침과 가래를 치료한다. 몸이 뚱뚱하고 단단한 사람으로서 변비가 있고 혈압이 높은 경우는 황련, 대황을 배합하여 물에 달여 복용하면 좋다.

▶ **사용법** → 1회의 양으로 뿌리 5g을 물 2컵(400mL)에 달여서 복용하고, 외용에는 짓찧어서 바른다.

▶ **참고** → 황금은 신농본초경(神農本草經)의 중품에 수재되어 있고, 오래 된 뿌리는 가운데 부분이 썩어 없어지므로 속썩은풀이라고 한다.

▶ **한약 처방명** → 황금탕(黃芩湯), 삼물황금탕(三物黃芩湯), 갈근황련황금탕(葛根黃連黃芩湯)

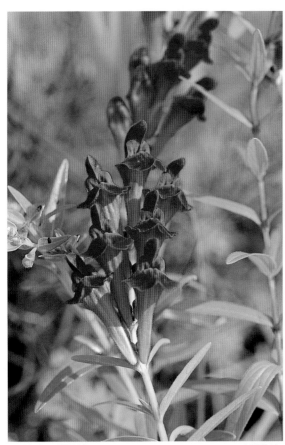

2001.8.1 백두산　　　속썩은풀

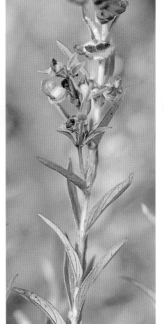

속썩은풀(열매)

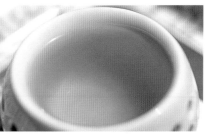

황금(黃芩) 달인 액

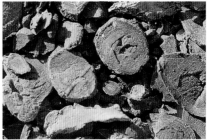

황금(黃芩) 썬 것

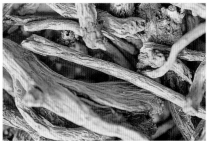

황금(黃芩)

256. 쇄양

쇄양과

Cynomorium songaricum Rupr.   Cynomoriaceae

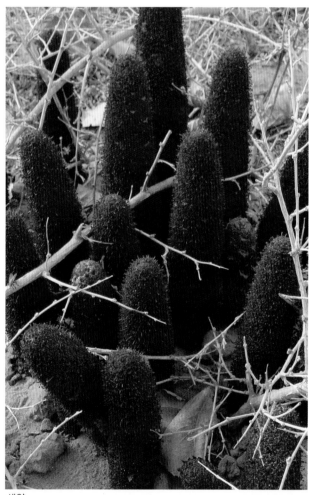

- 별명 : 없음
- 약용 부위 : 전초
- 생약명 : 쇄양(鎖陽)
- 약효 : 정력 감퇴, 변비
- 사용법 : 내복, 약주

▶**생태** → 우리 나라에서는 자라지 않고, 중국의 내몽고 서북부가 원산지인, 육질(肉質)이고 기생성인 여러해살이풀. 높이 0.5~1m. 뿌리줄기는 짧으며, 혹 모양의 뿌리가 있다. 잎은 비늘 조각 같고 달걀 모양이며 끝은 뾰족하다. 수상화서는 긴 방망이 모양이고, 꽃이 다닥다닥 피며, 비늘 같은 포편이 있다. 꽃은 잡성으로 암자색이고 향기가 강하며, 수꽃의 꽃잎은 바늘 모양이고 수술은 1개, 퇴화된 암술은 확실하지 않으나 흰색 돌기가 있다. 열매는 견과로서 작은 구형이다.

▶**약용 부위, 약효** → 전초를 쇄양(鎖陽)이라고 하는데, 정력을 좋게 하고 허리와 무릎을 튼튼하게 하며, 장(腸)의 기능을 돕는 효능이 있다. 정력이 약하거나 감퇴되는 증상, 저절로 정액이 흐르는 증상, 허리와 무릎이 시리고 아픈 증상, 심장병, 변비를 치료한다.

▶**사용법** → 전초 5g을 물 2컵(400mL)에 달여서 복용하거나 술에 담가서 복용한다. 정력 감퇴에 우슬, 산수유, 구기자, 오미자, 숙지황 등과 배합하여 달여 먹으면 더욱 좋고, 변비에는 화마인(火麻仁), 백자인(柏子仁)과 함께 달여 복용하면 좋다.

▶**참고** → 쇄양(鎖陽)은 본초연의보유(本草衍義補遺)에 처음으로 수재되었으며, 주로 음기(陰氣)를 보하고 정혈(精血)을 생산하며 변비를 개선시키는 데 육종용(肉蓯蓉) 대신에 죽으로 쑤어 먹어도 좋다고 하였다.

▶**한약 처방명** → 쇄양단(鎖陽丹)

쇄양

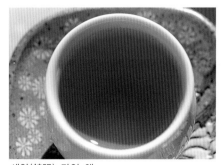

쇄양(鎖陽) 달인 액

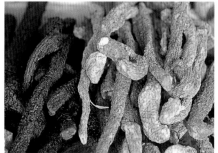

쇄양(鎖陽)   중국 광둥(廣東) 약재시장 구입품

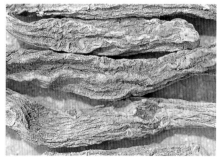

쇄양(鎖陽)   중국 청두(成都) 약재시장 구입품

257. 쇠무릎 비름과

Achyranthes japonica (Miq.) Nakai

Amaranthaceae

◆ 별명 : 쇠무릅풀(북한)
◆ 약용 부위 : 뿌리, 줄기, 잎
◆ 생약명 : 우슬(牛膝), 우슬경엽(牛膝莖葉)
◆ 약효 : 월경통, 무릎관절염
◆ 사용법 : 내복, 약주, 약차, 외용

▶**생태** → 평남 이남의 산과 들에서 흔하게 자라고, 일본, 타이완, 중국, 히말라야에 분포하는 여러해살이풀. 원줄기는 네모지고, 높이 50~100cm. 가지가 많이 갈라지고, 잎은 마주나며, 8~9월에 잎겨드랑이와 원줄기 끝에서 수상화서로 자란다. 꽃은 밑에서부터 피어올라가며 밑으로 굽고, 꽃받침은 5개, 수술도 5개. 포과는 긴 타원형이고 꽃받침으로 싸여 있으며, 1개의 종자가 들어 있다.

▶**약용 부위, 약효** → 뿌리를 우슬(牛膝)이라고 하는데, 혈액 순환을 도우므로 월경통, 월경불순, 무릎과 다리에 힘이 빠지고 관절이 붓고 아픈 증상, 잇몸이 붓고 아프며 입 안과 혀가 헐었을 때 효능이 있다. 줄기와 잎을 우슬경엽(牛膝莖葉)이라고 하며, 효능은 우슬과 같다.

▶**사용법** → 뿌리 또는 줄기, 잎 15g에 물 700mL를 넣고 달인 액을 반으로 나누어 아침 저녁으로 복용하고, 외용에는 짓찧어서 바른다.

▶**참고** → 우슬은 신농본초경(神農本草經)의 상품에 수재되어 있고, 마디가 소의 무릎처럼 굵어서 쇠무릎이라고 한다. 중국산 회우슬(懷牛膝) *A. bidentata*의 뿌리가 우슬(牛膝)의 정품(正品)이며, 천우슬(川牛膝) *Cyathula officinalis*의 뿌리도 사용한다. 토우슬(土牛膝)은 긴잎쇠무릎 *A. longifolia*의 뿌리이며, 우리 나라의 거제도와 중국의 전 지역에 분포한다.

▶**한약 처방명** → 대방풍탕(大防風湯), 우슬산(牛膝散), 십보환(十補丸)

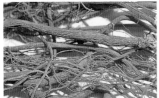

회우슬(懷牛膝)

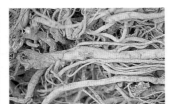

천우슬(川牛膝)

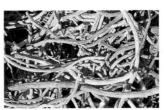

우슬(牛膝)

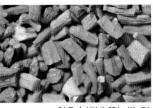

천우슬(川牛膝) 썬 것

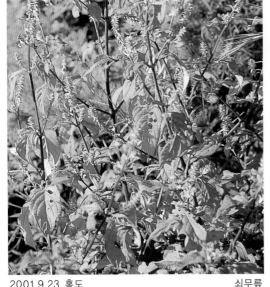

2001.9.23 홍도   쇠무릎

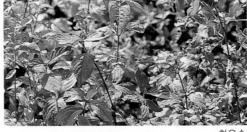

회우슬

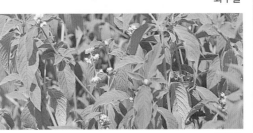

천우슬

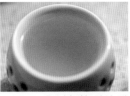

우슬(牛膝) 달인 액

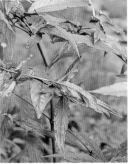

2001.8.15 중국   토우슬
난징(南京) 약초원

258. 쇠비름 | 쇠비름과

Portulaca oleracea L.　　　　　Portulacaceae

◆ 별명 : 돼지풀
◆ 약용 부위 : 전초, 종자
◆ 생약명 : 마치현(馬齒莧), 마치현자(馬齒莧子)
◆ 약효 : 종기, 습진, 치질, 대하증, 시력 감퇴
◆ 사용법 : 내복, 약주, 외용

▶**생태** → 우리 나라에서 흔하게 볼 수 있고, 일본, 중국은 물론 전세계에서 자라는 육질의 한해살이풀. 높이 15~20cm. 꽃은 6~9월에 노란색으로 핀다. 열매는 타원상 구형, 종자는 찌그러진 원형이며 검은빛이 돈다.

▶**약용 부위, 약효** → 전초를 마치현(馬齒莧)이라고 하는데, 열을 내리고 독을 풀어 주며 혈액 순환을 돕는 효능이 있으므로 몸에 과다한 열이 있어서 생긴 종기나 습진에 좋고, 치질을 치료하며, 자궁출혈이나 대하증을 치료한다. 종자를 마치현자(馬齒莧子)라고 하는데, 눈을 맑게 하는 효능이 있

으므로, 눈이 충혈되고 시력이 감퇴되는 것을 막아 준다.

▶**사용법** → 전초 7g을 물 2컵(400mL)에 달여서 복용하거나 술에 담가서 복용하고, 외용에는 짓찧어서 바른다. 종자는 가루를 내어 1회에 1순가락씩 아침 저녁으로 복용한다.

▶**참고** → 소가 노니는 들 주변에서 흔하게 자라므로 쇠비름이라고 하며, 종기가 났을 때 고름을 제거하기 위하여 자주 사용하고 있다. 마치현은 송나라 때의 개보본초(開寶本草)에 처음으로 수재되었으며, 잎이 말의 이빨처럼 생겼다 하여 마치(馬齒) 또는 마치현(馬齒莧)이라고 한다.

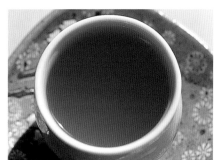

마치현(馬齒莧) 달인 액

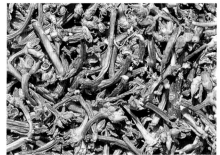

마치현(馬齒莧) (건조 중인 것)

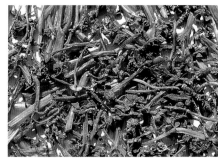

마치현(馬齒莧)

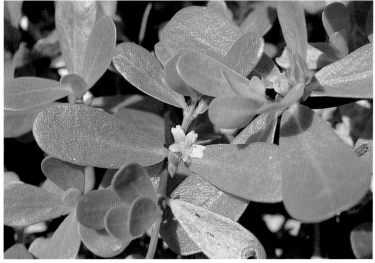

쇠비름　　　　　　　　　　　1989.7.1 충남대약초원

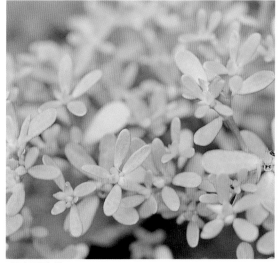

쇠비름(열매)

259. 수세미오이 | 박과

Luffa cylindrica Roem.　　　　　Curcurbitaceae

◆ 별명 : 수세미
◆ 약용 부위 : 열매, 줄기
◆ 생약명 : 사과(絲瓜), 사과피(絲瓜皮), 사과락(絲瓜絡), 사과등(絲瓜藤)
◆ 약효 : 종기, 신경통, 해수, 천식, 치질, 월경불순
◆ 사용법 : 내복, 약주, 욕탕제

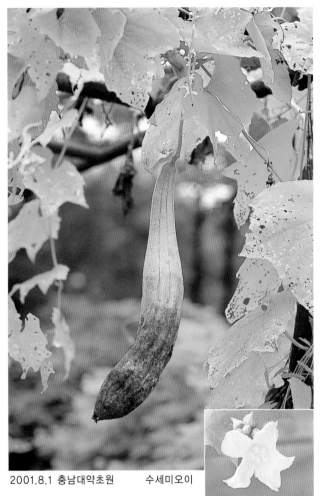

2001.8.1 충남대약초원　　　수세미오이

꽃

▶**생태** → 우리 나라에서 재배하는 귀화 식물이며, 열대 아시아가 원산지인 덩굴성 한해살이풀. 줄기는 오각형이고, 능이 있으며, 덩굴손을 내어 다른 물체를 감아 올라간다. 잎은 어긋난다. 꽃은 암수 한그루로서 8~9월에 노란색으로 핀다. 열매는 원통형이며 녹색이고, 섬유질이 발달해 있다.

▶**약용 부위, 약효** → 말린 열매를 사과(絲瓜)라고 하는데, 종기, 신경통, 해수와 가래, 그리고 치질과 젖이 잘 나오지 않는 증상을 치료한다. 열매 껍질을 사과피(絲瓜皮)라고 하는데, 타박상이나 치질을 치료한다. 열매의 섬유 조직을 사과락(絲瓜絡)이라고 하며, 복통, 요통, 젖이 잘 나오지 않는 증상, 치질을 치료한다. 줄기를 사과등(絲瓜藤)이라고 하는데, 사지마비, 부종, 월경불순을 치료한다.

▶**사용법** → 열매 또는 덩굴성 줄기 5g을 물 2컵(400mL)에 달여서 복용하거나 술에 담가서 복용한다. 기침과 가래에는 줄기를 잘라 병에 담그면 1L 정도 받을 수 있는데, 이것을 수시로 마시면 좋다.

▶**참고** → 중국 사람들은 이 식물의 열매가 실로 짠 것 같은 박이라고 하여 사과(絲瓜)라고 한다.

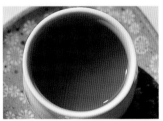

사과(絲瓜) 달인 액

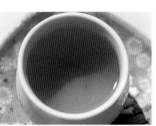

사과피(絲瓜皮) 달인 액

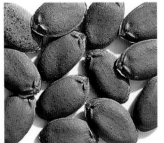

수세미오이(종자)

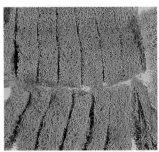

사과락(絲瓜絡)

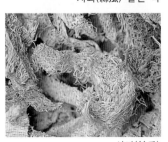

사과(絲瓜)

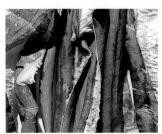

사과피(絲瓜皮)

271

260. 수양버들 | 버드나무과

Salix babylonica L.   Salicaceae

◆ 별명 : 참수양버들
◆ 약용 부위 : 가지, 줄기 껍질, 잎
◆ 생약명 : 유지(柳枝), 유백피(柳白皮), 유엽(柳葉)
◆ 약효 : 이뇨, 류머티즘, 피부병(습진, 종기), 유선염
◆ 사용법 : 내복, 약주, 약차, 외용

▶**생태** → 우리 나라에서 가로수 또는 정원수로 재식하고, 중국이 원산지인 갈잎큰키나무. 높이 17m. 줄기 껍질은 회록색이며 세로로 갈라지고, 작은가지는 밑으로 늘어지며, 잎은 바늘 모양이다. 꽃은 암수 딴그루로 수꽃은 노랗고, 수술은 2개, 암꽃은 원기둥 모양이다.

▶**약용 부위, 약효** → 가지를 유지(柳枝)라고 하는데, 풍을 몰아 내고 염증을 없애며 소변을 잘 나오게 하고 통증을 멈추게 하는 효능이 있다. 류머티즘에 의한 통증, 소변이 시원치 못한 증상, 간염, 충치에 의한 염증과 통증을 치료한다. 줄기 껍질을 유백피(柳白皮)라고 하는데, 류머티즘에 의한 통증, 피부의 습진, 종기, 가려움증, 불에 덴 상처에 효과가 있고, 황달을 치료한다. 잎을 유엽(柳葉)이라고 하는데, 해열, 해독의 효능이 있고, 유선염, 갑상선종, 내장출혈, 화상, 치통에 좋다.

▶**사용법** → 가지 또는 잎 30g에 물 4컵(800mL)을 넣고 달인 액을 반으로 나누어 아침 저녁으로 복용하고, 줄기 껍질은 15g을 물 3컵(600mL)에 달여서 반으로 나누어 아침 저녁으로 복용한다. 습진, 종기, 부스럼에는 가지를 잘라 뜨거운 물로 우려낸 액을 바르거나 그 액에 담그면 좋다.

▶**참고** → 잎이나 줄기 껍질에 함유된 salicin은 해열 작용이 있으며, 이 물질의 화학 구조 수식에 의거하여 aspirin이 세상에 나오게 되었다. 이 종은 버드나무에 비하여 작은 가지가 길게 늘어지며, 능수버들에 비하여 자방에 털이 없다.

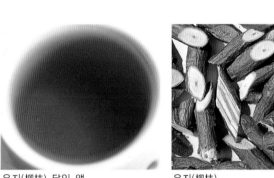

유지(柳枝) 달인 액

유지(柳枝)

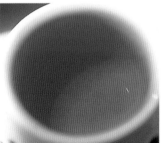

유백피(柳白皮) 달인 액

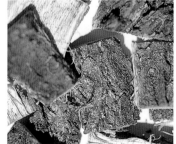

유백피(柳白皮)

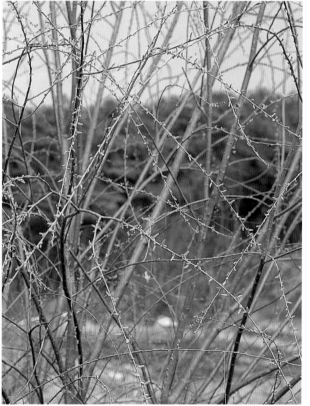

수양버들   2002.4.15 충남대약초원

261. 순비기나무 마편초과

Vitex rotundifolia L. fil.　　　　　　Verbenaceae

◆ 별명 : 풍나무, 만형
◆ 약용 부위 : 열매, 줄기, 잎
◆ 생약명 : 만형자(蔓荊子), 만형자엽(蔓荊子葉)
◆ 약효 : 편두통, 현기증, 관절염, 타박상
◆ 사용법 : 내복, 약주, 외용, 욕탕제

▶ **생태** → 강원, 황해 이남의 바닷가에서 흔하게 자라고, 일본, 중국, 타이완, 동남 아시아, 오스트레일리아에 분포하는 갈잎작은키나무. 높이 30~50cm. 꽃은 7~9월에 가지 끝에서 나오는 원추화서로 피고, 꽃받침잎은 술잔 모양이며, 꽃통은 벽자색이다. 열매는 원형 또는 달걀 모양이고 딱딱하며, 지름 5~7mm로서 9~10월에 흑자색으로 익는다.

▶ **약용 부위, 약효** → 열매를 만형자(蔓荊子)라고 하는데, 머리를 맑게 하고 눈을 밝게 한다. 편두통, 치통, 눈의 충혈, 현기증, 관절염 등을 치료하고, 줄기와 잎을 만형자엽(蔓荊子葉)이라고 하며 타박상을 치료한다.

▶ **사용법** → 열매 또는 잎 5g을 물 2컵(400mL)에 달여서 복용하거나 짓찧어 낸 즙을 술에 타서 마신다. 온몸이 쑤시고 나른할 때, 열매나 잎을 욕탕에 넣어 이용하기도 한다.

▶ **참고** → 만형자는 신농본초경(神農本草經)의 상품에 수재되어 있고, 이 식물이 덩굴〔蔓〕이고 열매가 마편초과에 속하는 모형(牡荊)의 열매와 비슷하여 붙여진 이름이다.

▶ **한약 처방명** → 만형자탕(蔓荊子湯)

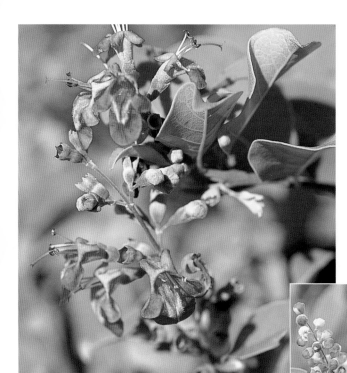
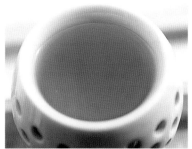

만형자(蔓荊子) 달인 액

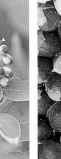
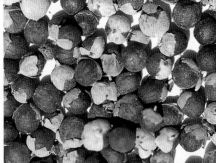

2001.9.22 전남 비금도　　　　　순비기나무　　　　　열매　　　　　만형자(蔓荊子)

262. 쉽사리 | 꿀풀과

Lycopus lucidus Turcz. Labiatae

◆ 별명 : 쉽싸리
◆ 약용 부위 : 전초
◆ 생약명 : 택란(澤蘭)
◆ 약효 : 혈액 순환, 산후복통, 부종, 종기
◆ 사용법 : 내복, 약주, 외용

▶ **생태** → 우리 나라의 습지에서 자라고, 일본, 중국, 타이완, 아무르, 우수리에 분포하는 여러해살이풀. 높이 1m. 원줄기는 네모지고, 잎은 마주난다. 꽃은 7~8월에 흰색으로 피며, 잎겨드랑이에 많이 모여 달린다. 수술은 2개이고, 암술대는 꽃 밖으로 나와 2개로 갈라진다.

▶ **약용 부위, 약효** → 전초를 택란(澤蘭)이라고 하는데, 혈액 순환을 원활하게 하고 어혈을 풀어 주며 소변을 잘 보게 한다. 그리고 얼굴이나 온몸이 붓는 증상에도 효능이 있다. 월경이 없거나 고르지 못하고, 출산 후에 대하가 계속되고 복통이 있으며 부종이 있는 증상, 타박상이나 옴, 종기 등을 치료한다.

▶ **사용법** → 전초 5g을 물 2컵(400mL)에 달여서 복용하거나 술에 담가서 복용하고, 외용에는 짓찧어서 바른다.

▶ **참고** → 택란은 신농본초경(神農本草經)의 상품에 난초(蘭草)라는 이름으로 수재되어 있다. 부녀자들이 머리카락에 윤기〔澤〕를 내기 위하여 머릿기름에 쉽사리를 섞어 사용한 일이 있어서 택란(澤蘭)이라고 하게 되었다. 쉽사리에 비하여 전체가 작은 애기쉽사리 *L. maackianus*도 약효가 같다.

▶ **한약 처방명** → 택란탕(澤蘭湯)

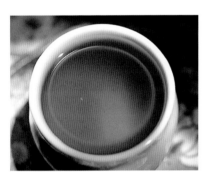
택란(澤蘭) 달인 액

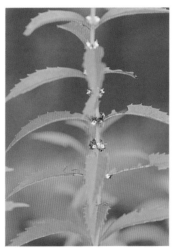
애기쉽사리

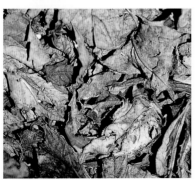
택란(澤蘭)

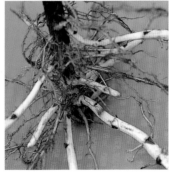
쉽사리(뿌리)

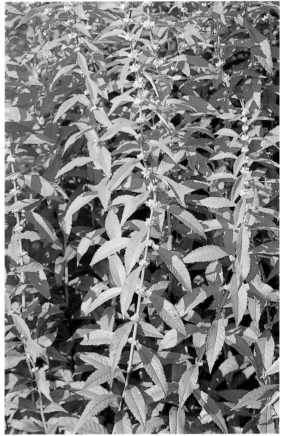
쉽사리　　　　　　　　1994.7.10 계룡산

263. 승마 | 미나리아재비과

Cimicifuga heracleifolia Kom.　Ranunculaceae

◆ 별명 : 끼멸가리
◆ 약용 부위 : 뿌리줄기
◆ 생약명 : 승마(升麻)
◆ 약효 : 감기몸살, 치주염, 갱년기 장애
◆ 사용법 : 내복, 약주, 외용

▶**생태** → 지리산 이북의 깊은 산에서 자라고, 일본, 중국, 우수리에 분포하는 여러해살이풀. 뿌리는 굵고 흑자색이다. 꽃은 8~9월에 흰색으로 피며, 원줄기 윗부분에 많은 꽃이 달린다. 꽃받침잎은 4~5개, 꽃잎은 3~4개, 수술은 많고 자방은 자루가 짧다. 열매는 골돌로 많은 자루가 있고, 종자는 타원상 구형으로 옆으로 주름이 있다.

▶**약용 부위, 약효** → 뿌리줄기를 승마(升麻)라고 하는데, 감기로 인한 열과 두통을 치료하고, 홍역 초기에 발진이 빨리 돋아나도록 하며, 잇몸이 붓고 아프고, 입 안과 혀가 허는 데, 그리고 피부 습진에 좋다. 또, 몸이 허약하여 권태가 오고, 오랜 설사로 인한 탈항 증상을 치료한다.

▶**사용법** → 뿌리줄기 5g을 물 2컵(400mL)에 달여서 복용하거나 술에 담가서 복용하고, 외용에는 가루를 내어 붙이거나 달인 액으로 양치질을 한다.

▶**참고** → 승마(升麻)는 신농본초경(神農本草經)의 상품에 수재되어 있는데, 약의 성질이 위로 올리는〔升〕효능이 있고 잎은 삼〔麻〕과 닮았으므로 승마(升麻)라고 한다. 꽃은 엷은 노란색이고 냄새가 나는 황새승마 *C. foetida*, 꽃이 흰 눈빛승마 *C. dahurica*, 꽃대가 단순한 촛대승마 *C. simplex*도 약효는 같다.

▶**한약 처방명** → 승마별갑탕(升麻鱉甲湯), 을자탕(乙字湯), 마황승마탕(麻黃升麻湯), 입효산(立效散)

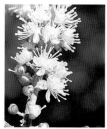
승마(꽃)

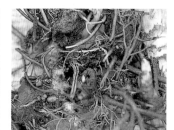
승마(뿌리줄기)

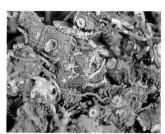
승마(升麻)

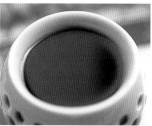
승마(升麻) 달인 액

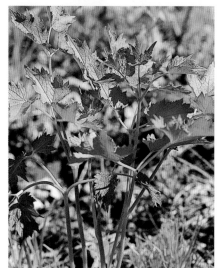
2001.5.25 백두산　　　　승마

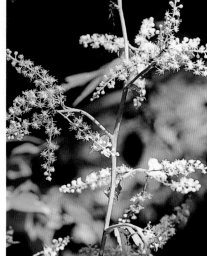
2000.8.7 계룡산　　　　눈빛승마

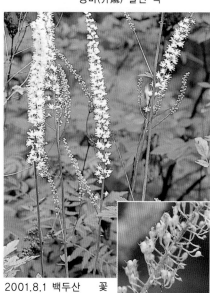
2001.8.1 백두산　　꽃
촛대승마

264. 시호

미나리과

Bupleurum falcatum L.

Umbelliferae

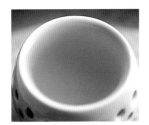

◆ 별명 : 묏미나리뿌리, 산시호
◆ 약용 부위 : 뿌리
◆ 생약명 : 시호(柴胡), 북시호(北柴胡)
◆ 약효 : 열이 났다가 추웠다 하는 감기
◆ 사용법 : 내복, 약주

▶**생태** → 산에서 자라고, 일본, 중국, 몽골, 시베리아에 분포하는 여러해살이풀. 높이 40~70cm. 뿌리줄기는 굵고 매우 짧으며, 줄기잎은 바늘 모양이다. 꽃은 8~9월에 원줄기 끝과 가지 끝에서 노란색으로 핀다. 열매는 타원형으로 9월에 익고, 길이는 35mm이다.

▶**약용 부위, 약효** → 뿌리를 시호(柴胡)라고 하는데, 열을 내리고 땀을 내게 하는 효능이 있으므로, 열이 났다가 오슬오슬 떨리고, 가슴과 옆구리가 뭉쳐 있고 입 안이 쓰며 현기증이 나는 증상을 치료한다. 기관지염, 월경불순, 자궁하수 치료에도 사용한다.

▶**사용법** → 1회에 뿌리 3g을 물 2컵(400mL)에 달여서 복용하거나 술에 담가서 복용한다.

▶**참고** → 뿌리를 봄과 가을에 채취하여 말린다. 본초강목(本草綱目)에 시호(柴胡)의 어린순은 나물로 해 먹고, 다 자란 것은 땔감[柴]으로 하며, 서쪽 변방[胡]에서 많이 자라기 때문에 시호(柴胡)라 한다고 하였다. 우리 나라의 중부 이북과 중국의 동북, 화북, 서북 등에서 자라는 북시호(北柴胡) *B. chinense*의 뿌리를 시호(柴胡)와 같은 목적으로 사용한다.

▶**한약 처방명** → 소시호탕(小柴胡湯), 소청룡탕(小靑龍湯), 시호청간탕(柴胡淸肝湯), 시함탕(柴陷湯)

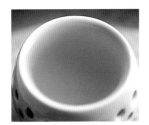
시호(柴胡) 달인 액

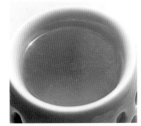
북시호(北柴胡) 달인 액

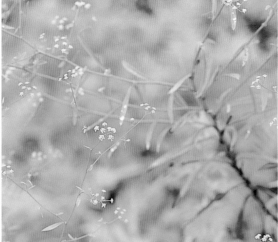
북시호

2001.8.10 백두산

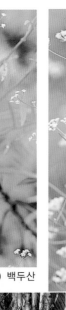

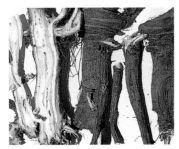
북시호(北柴胡)

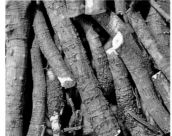
시호(柴胡)

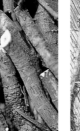
뿌리

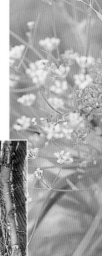
시호

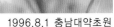
1996.8.1 충남대약초원

265. 식나무 | 층층나무과

Aucuba japonica Thunb.　　　　Cornaceae

◆ 별명 : 넓적나무, 청목
◆ 약용 부위 : 잎, 열매
◆ 생약명 : 천각판(天脚板), 천각실(天脚實)
◆ 약효 : 찰과상, 동상, 화상, 치질
◆ 사용법 : 내복, 외용

▶ **생태** → 제주도, 울릉도, 전남, 경남에서 볼 수 있고, 일본에 분포하며, 산의 낮은 지대에서 자라는 늘푸른작은키나무. 높이 3m. 거의 털이 없고, 작은가지는 녹색이며 윤채가 있고 굵다. 잎은 긴 타원형으로 마주나고, 길이 12~20cm, 너비 7~10cm이다. 끝은 뾰족하고 밑은 뭉툭하며, 가장자리에 이 모양의 톱니가 있고, 잎자루는 길이 2~5cm로서 표면에 얕은 홈이 있다. 꽃은 암수 딴그루로서 3~4월에 피고, 지름은 8mm이며 4수이다. 수꽃은 화축에 털이 있고, 암꽃은 길이 5~8cm의 화서로 달리며, 꽃잎은 달걀 모양이고 길이는 2mm이다. 열매는 핵과로 원주형이며, 12월에 붉은색으로 익는다.

▶ **약용 부위, 약효** → 잎을 천각판(天脚板)이라고 하는데, 찰과상, 동상, 화상 및 치질을 치료한다. 열매를 천각실(天脚實)이라고 하며, 약효는 잎과 같다.

▶ **사용법** → 잎 또는 열매 5g을 물 2컵(400mL)에 달여서 복용하거나 생잎을 짓찧어서 환부에 붙인다.

▶ **참고** → 중국에서는 도엽산호(桃葉珊瑚) *A. chinensis* 의 잎과 열매를 천각판, 천각실이라 하여 사용한다. aucubin, aucubigenin은 요산의 배출을 촉진하므로 통풍을 치료한다.

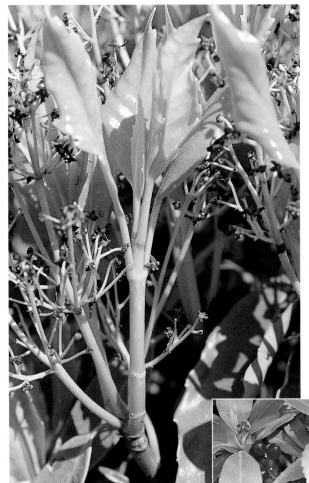

2002.4.5 충북 옥천약용식물원　식나무　　열매

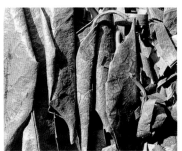

천각판(天脚板)

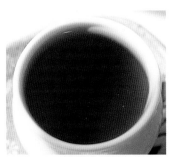

천각판(天脚板) 달인 액

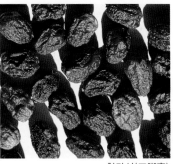

천각실(天脚實)

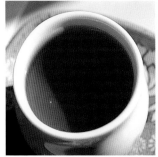

천각실(天脚實) 달인 액

266. 신선초 | 미나리과

Angelica keiskei (Miq.) Koidz.   Umbelliferae

◆ 별명 : 팔장초(八丈草)
◆ 약용 부위 : 잎, 줄기
◆ 생약명 : 명일엽(明日葉)
◆ 약효 : 변비, 고혈압 예방, 젖 분비 촉진
◆ 사용법 : 내복, 약차

▶**생태** → 일본 원산으로, 우리 나라에서 식용으로 재배하는 여러해살이풀. 높이 1m 내외. 줄기는 바로 서고, 가지가 갈라지며, 잎은 녹색이고 윤채가 난다. 가을에 담황색의 작은 꽃이 겹산형화서로 빽빽하게 달리며, 납작한 긴 타원형의 열매를 맺는다.

▶**약용 부위, 약효** → 어린잎과 줄기를 명일엽(明日葉)이라고 하는데, 모세 혈관 강화 작용이 있으므로 고혈압 예방에 좋고, 변비를 치료하며, 산모에게는 젖이 잘 나오게 한다.

▶**사용법** → 고혈압 예방에는 어린잎을 따서 말렸다가 말린 잎 10g을 물 700mL에 넣고 달여 먹거나 생으로 먹는다. 말린 잎을 뜨거운 물로 우려내어 마셔도 좋다.

▶**참고** → 줄기 또는 잎에 상처를 주었을 때 나오는 노란색 즙액에는 flavonoid 배당체가 함유되어 있고, 이들 성분들은 모세 혈관 강화 작용이 있으므로 고혈압 예방에 좋다. 잎이나 작은가지를 잘라도 다음 날에는 다시 순이 돋아 나오므로 일본 사람들은 명일엽(明日葉)이라고 한다.

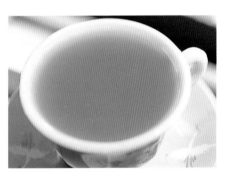
명일엽(明日葉) 달인 액

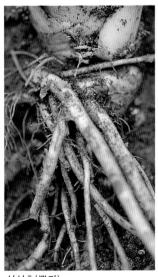
신선초(뿌리)

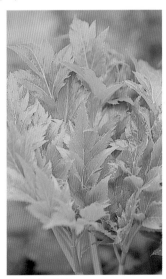
신선초(어린잎)

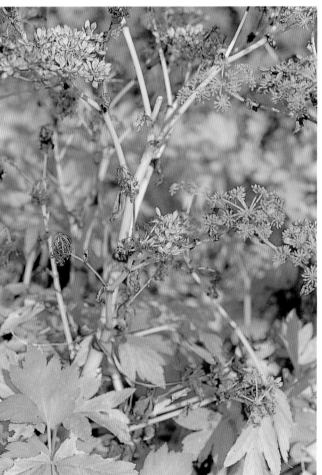
신선초   2000.11.10 조선대약초원

267. 실고사리 | 실고사리과

Lygodium japonicum (Thunb.) Sw.　　　Schigaceae

◆ 별명 : 없음.
◆ 약용 부위 : 지상부, 포자, 뿌리
◆ 생약명 : 해금사초(海金砂草), 해금사(海金砂), 해금사근(海金砂根)
◆ 약효 : 요로감염증, 신장염에 의한 수종, 황달형 간염
◆ 사용법 : 내복, 외용

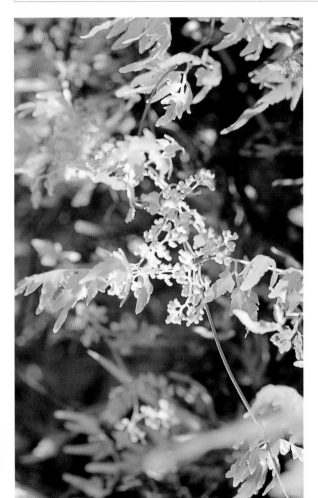

2001.7.20 전남 비금도　　　　　　　　　　실고사리

▶ **생태** → 제주도, 거제도 및 남부 지방의 산기슭이나 숲 속에서 흔하게 볼 수 있고, 일본, 중국, 타이완, 히말라야, 인도에 분포하는 늘푸른 덩굴성 여러해살이풀. 뿌리줄기는 검은색으로 길게 땅 속으로 벋고, 잎자루 밑부분과 더불어 검은 털로 덮여 있다. 잎은 잎자루가 원줄기처럼 되어 다른 물체를 감아 올라가면서 자라며, 잎줄기는 중간중간에 2개로 갈라지고 잎처럼 보이는 1쌍의 깃 조각을 낸다. 깃 조각은 작은 깃 조각으로 갈라지고, 작은 깃 조각은 3출상이며, 2~3회 깃 모양으로 갈라지고, 윗조각은 길게 자라며, 뒷면 가장자리에 포자낭군(胞子囊群)이 달린다. 포막의 가장자리는 불규칙한 톱니가 있고, 포자는 8월에서 다음 해 1월 사이에 익는다.

▶ **약용 부위, 약효** → 지상부를 해금사초(海金砂草)라고 하며, 요로감염증, 신장염에 의한 수종, 황달에, 포자를 해금사(海金砂)라고 하며, 요로결석, 요로감염증에, 뿌리와 뿌리줄기를 해금사근(海金砂根)이라고 하며, 청열, 해독, 이습, 소종에 효능이 있고, 간염, 급성 위장염, 황달형 간염을 치료한다.

▶ **사용법** → 전초 5g을 물 2컵(400mL)에 달여서 복용하고, 외용에는 짓찧어서 바른다. 포자는 2g을 물 2컵(400mL)에 달여서 복용하고, 뿌리는 신선한 것 10g을 물 3컵(600mL)에 달여서 복용한다.

▶ **참고** → 잎과 줄기가 다른 고사리류에 비하여 가늘어서 실고사리라고 하며, 해금사(海金砂)는 중국 약전에 수재되어 있다.

▶ **한약 처방명** → 속수자환(續隨子丸), 삼금탕(三金湯)

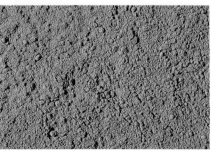

해금사초(海金砂草)

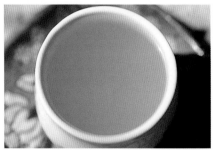

해금사(海金砂)　　　　해금사(海金砂) 달인 액

268. 쑥

국화과

Artemisia princeps Pamp.　　　Compositae

◆ 별명 : 약쑥, 타래쑥, 바로쑥
◆ 약용 부위 : 잎
◆ 생약명 : 애엽(艾葉)
◆ 약효 : 자궁출혈, 월경불순, 간염, 습진
◆ 사용법 : 내복, 약주, 약차, 외용, 뜸

▶**생태** → 산과 들에서 볼 수 있고, 일본, 중국, 타이완, 필리핀에 분포하는 여러해살이풀. 높이 60~120cm. 꽃은 7~9월에 피는데, 원줄기 끝의 원추화서에 한쪽으로 치우쳐서 달린다. 수과는 길이 1.5mm, 지름 0.5mm로서 털이 없다.

▶**약용 부위, 약효** → 잎을 애엽(艾葉)이라고 하는데, 혈액순환을 돕고 몸을 따뜻하게 하는 효능이 있으므로, 자궁과 하복부가 약하고 차서 오는 자궁출혈, 임신 중의 출혈, 코피 등을 다스린다. 안태(安胎)의 효능이 있고, 복부의 냉증에 의한 통증, 만성적인 설사, 월경불순을 치료하며, 습진, 부스럼, 피부 가려움증에 좋다. 만성 간염이나 간경변에도 효력이 있다.

▶**사용법** → 잎 5g을 물 2컵(400mL)에 달여서 복용하거나 술에 담가서 복용한다. 피부병에는 짓찧어서 낸 즙을 바른다. 경맥을 통하게 하고 찬 기운을 없애며 기혈을 조화시키는 뜸〔灸〕의 재료로 이용하고 있다.

▶**참고** → 애엽은 명의별록(名醫別錄)의 중품에 수재되어 있으며, 별명을 의초(醫草)로 적어 두었다. 왕안석(王安石)의 자설(字說)에는, 애(艾)는 질병을 치료한다는 뜻이고, 오래 된 것일수록 약효가 좋다고 하였다. 잎 앞면에 흰색 점이 있는 참쑥 *A. lavandulaefolia*도 약효는 같다.

▶**한약 처방명** → 궁귀교애탕(芎歸膠艾湯), 백엽탕(柏葉湯), 사생환(四生丸)

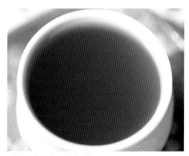
애엽(艾葉) 달인 액

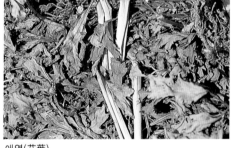
애엽(艾葉)

애엽(艾葉) 잘게 부순 것

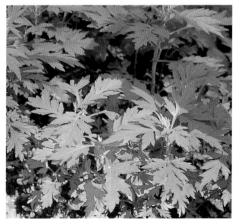
어린쑥

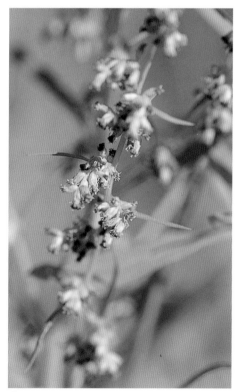
쑥　　　　　　　　　　2001.8.10 백두산

269. 쓴풀

용담과

Swertia japonica (Schult.) Makino

Gentianaceae

◆ 별명 : 당약
◆ 약용 부위 : 전초
◆ 생약명 : 당약(當藥)
◆ 약효 : 인후염, 편도선염, 소화불량
◆ 사용법 : 내복, 약주, 약차

▶**생태** → 경남의 동래, 가야산, 경북 등지의 햇볕이 잘 드는 산기슭에서 자라며, 일본, 중국에 분포하는 한해·두해살이풀. 높이 10~25cm. 줄기는 곧게 서고 자줏빛이 약간 돌며 잎은 마주난다. 꽃은 9~10월에 흰색으로 피고, 꽃잎에 자주색의 맥이 있으며, 줄기와 가지 끝 부분의 잎겨드랑이에 원추화서로 달린다. 열매는 삭과로 꽃통보다 길다.

▶**약용 부위, 약효** → 전초를 당약(當藥)이라고 하는데, 해열, 해독의 효능이 있으므로 인후염, 편도선염, 결막염, 옴, 버짐을 치료한다. 그리고 고미 건위약으로 식욕부진, 설사

및 소화불량에 좋으며, 일본 사람들이 즐겨 사용한다.

▶**사용법** → 전초 5g을 물 2컵(400mL)에 달여서 복용하거나 잘게 썰어 두었다가 뜨거운 물에 우려내어 약차로 이용한다.

▶**참고** → 몇 번이고 물로 달여도 약효가 나타나므로, 당연(當然)한 약(藥)이라고 해서 붙인 이름이 당약(當藥)이며, 일본의 대표적인 민간약의 하나이다. 개쓴풀 *S. diluta*, 자주쓴풀 *S. pseudochinensis*, 네귀쓴풀 *S. tetrapetala*도 같은 용도로 사용한다.

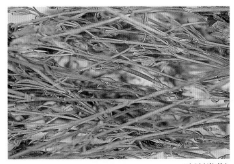
당약(當藥)

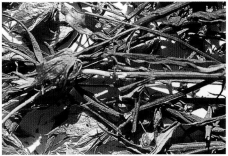
당약(當藥) (한국산)

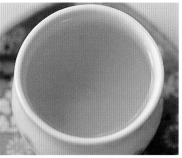
당약(當藥) 달인 액

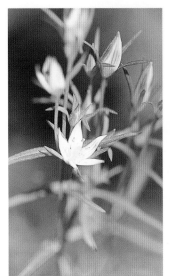
1994.9.25 지리산　　쓴풀

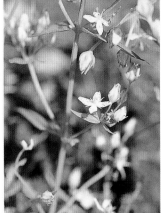
1995.10.15 경북 황악산　　네귀쓴풀

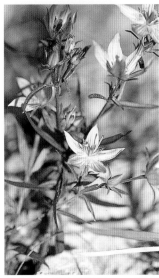
1999.10.1 충남대약초원　　개쓴풀

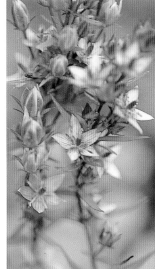
1999.10.15 지리산　　자주쓴풀

281

270. 씀바귀

국화과

Ixeris dentata (Thunb.) Nakai　　Compositae

◆ 별명 : 씸배나물
◆ 약용 부위 : 전초
◆ 생약명 : 황과채(黃瓜菜)
◆ 약효 : 독사에 물린 데, 요결석, 폐렴
◆ 사용법 : 내복

▶ **생태** → 중부 이남의 산이나 들에서 자라고, 일본, 중국, 타이완, 필리핀에 분포하는 여러해살이풀. 높이 25∼50cm. 꽃은 5∼7월에 노란색으로 피며, 수과는 길이 3.5∼5mm이고, 관모는 길이 4∼4.5mm로서 연한 노란색이다.

▶ **약용 부위, 약효** → 전초를 황과채(黃瓜菜)라고 하는데, 소종(消腫), 해열, 해독의 효능이 있으며, 독사에 물린 데, 요결석(尿結石), 음낭습진, 폐렴, 골절을 치료한다.

▶ **사용법** → 전초 10g에 물 700mL를 넣고 달인 액을 반으로 나누어 아침 저녁으로 복용한다.

▶ **참고** → taraxasterol, bauerenol, ursolic acid, oeanolic acid 등이 함유되어 있는데, 물로 달인 액은 토끼 심장에 대하여 억제 작용이 있으며, 심장의 수축력을 약화시키고 심박수를 감소시킨다. 또, 토끼와 개에게 주사하면 혈압이 강하된다. 좀씀바귀 *I. stolonifera*, 선씀바귀 *I. chinensis var. strigosa*, 갯씀바귀 *I. repens*도 약효가 같다.

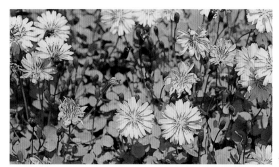

좀씀바귀

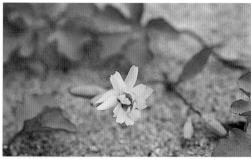

갯씀바귀

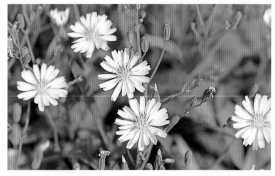

선씀바귀

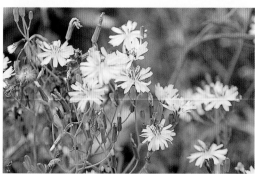

씀바귀
1994.6.1
충남대약초원

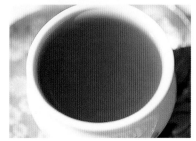

황과채(黃瓜菜) 달인 액

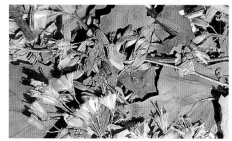

황과채(黃瓜菜)

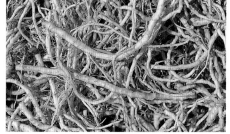

씀바귀(뿌리)

271. 아마 | 아마과

Linum usitatissimum L.　　　　Linaceae

◆ 별명 : 없음
◆ 약용 부위 : 전초, 종자
◆ 생약명 : 아마(亞麻), 아마인(亞麻仁)
◆ 약효 : 만성 간염, 변비, 피부 가려움증
◆ 사용법 : 내복, 약주, 외용

▶**생태** → 우리 나라에서 재배하고, 중앙 아시아가 원산지인 한해살이풀. 높이 70~100cm. 줄기는 곧게 자라고, 밑부분은 약간 목질화하였으며, 잎은 어긋난다. 꽃은 6~7월에 청자색 또는 흰색으로 핀다. 열매는 삭과로 둥글며, 지름 7mm, 종자는 편평한 긴 타원형으로 황갈색이다.

▶**약용 부위, 약효** → 전초(뿌리, 줄기, 잎)를 아마(亞麻)라고 하는데, 간장 기능을 원활하게 하고 몸이 허약한 사람을 튼튼하게 하며, 혈액 순환을 돕는 효능이 있다. 만성 간염으로 허약한 증상, 고환에 생긴 염증, 타박상과 출혈을 치료한다. 종자를 아마인(亞麻仁)이라고 하는데, 피부가 건조하면서 가려운 증상, 옴, 끈질긴 종기나 습진, 탈모 증상과 변비를 치료한다.

▶**사용법** → 전초 또는 종자 7g을 물 2컵(400mL)에 달여서 복용하거나 술에 담가서 복용하고, 외용에는 짓찧어서 바르거나 뿌린다. 위가 약한 사람이나 임산부는 피한다.

▶**참고** → 송나라 때의 도경본초(圖經本草), 신농본초경(神農本草經)에 수재되어 있지 않은 약재로 소개되어 있다. 옛날에는 마(麻), 즉 삼 다음으로 옷감 자원으로 많이 이용하였기 때문에 아마(亞麻)라고 한다.

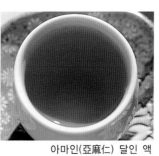
아마인(亞麻仁) 달인 액

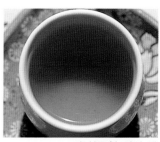
아마(亞麻) 달인 액

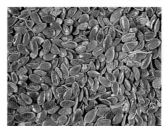
아마인(亞麻仁)

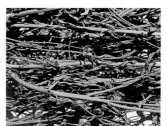
아마(亞麻)

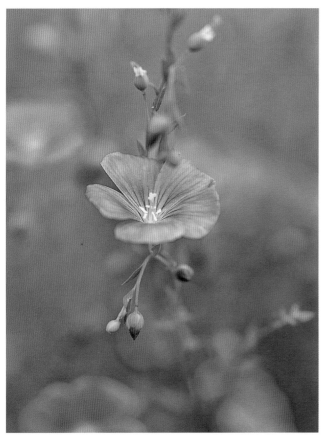
1997.6.7 중국 베이징(北京)약초원　　　　아마

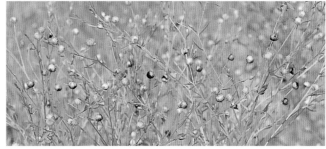
아마(열매)

272. 아스파라거스 | 백합과

Asparagus officinalis L.　　　　　　Liliaceae

◆ 별명 : 없음
◆ 약용 부위 : 뿌리줄기, 지상부
◆ 생약명 : 소백부(小百部)
◆ 약효 : 기침, 가래, 소변불리
◆ 사용법 : 내복, 외용

▶ **생태** → 우리 나라에서 재배하고, 유럽이 원산지인 여러해살이풀. 높이 1~2m. 줄기는 곧게 서며, 새 줄기에는 비늘 같은 잎이 붙어 있고, 뿌리줄기는 짧고 옆으로 길며, 굵은 뿌리가 사방으로 퍼진다. 꽃은 암수 딴그루로서 1개 또는 2개씩 달리며, 꽃덮이는 종 모양이고, 가장자리가 6개로 갈라지며 황록색이다. 장과는 둥글고, 지름 7~8mm, 육질이고 붉은색으로 익는다.

▶ **약용 부위, 약효** → 땅 속의 뿌리줄기를 소백부(小百部)라고 하는데, 폐의 기능을 좋게 하고, 기침을 멎게 하고 가래를 삭인다. 신장 기능이 허약하여 소변이 잘 나오지 않을 때에는 지상부를 물에 달여 두었다가 한 컵씩 마시면 좋고, 외용하면 피부의 버짐을 없앤다.

▶ **사용법** → 소백부 5g을 물 2컵(400mL)에 달여서 복용하고, 외용에는 달인 액으로 씻는다.

▶ **참고** → 꽃이 종 모양이고 크며, 꽃줄기가 길고 열매자루가 1cm 정도인 것을 방울비짜루, 뿌리가 방추형으로 되지 않고 꽃줄기는 끝에 마디가 있으며, 열매는 붉게 익는 비짜루도 약효는 같다. 물로 달인 액 또는 asparagine을 토끼에게 정맥 주사하면 혈압이 낮아지고 말초혈관이 확장되며, 심장을 수축하고 심박수를 고르게 하며 오줌의 양을 증가시킨다.

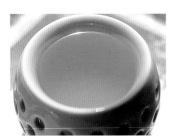
소백부(小百部) 달인 액

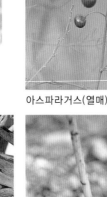
아스파라거스(열매)

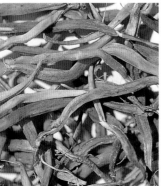
소백부(小百部)

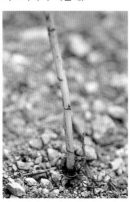
아스파라거스(줄기 밑부분)

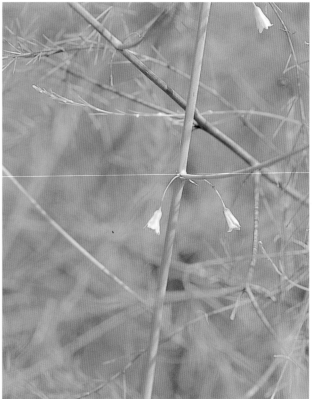
아스파라거스　　　　　　2002.7.9 충남대약초원

273. 아욱
아욱과

Malva verticillata L.　　　　Malvaceae

◆ 별명 : 들아욱
◆ 약용 부위 : 종자, 뿌리, 잎, 줄기
◆ 생약명 : 동규자(冬葵子), 동규근(冬葵根) 동규(冬葵)
◆ 약효 : 부종, 젖 분비 촉진, 변비
◆ 사용법 : 내복, 약주, 약차

▶ **생태** → 밭에서 흔히 재배하고, 아열대 지방이 원산지인 한해살이풀. 높이 90cm. 잎은 어긋나고 둥글며, 3~7개로 얕게 갈라진다. 봄부터 가을까지 잎겨드랑이에서 나오는 작은 꽃줄기에 연한 분홍색 꽃이 모여 달리며, 열매는 꽃받침으로 싸여 있다.

▶ **약용 부위, 약효** → 종자를 동규자(冬葵子)라고 하는데, 이뇨 작용이 있으므로 오줌에 피가 섞여 나오거나 임신 중에 소변을 잘 보지 못하고 몸이 붓는 증상에 좋다. 젖이 잘 나오게 하며, 변비에 효과가 있다. 뿌리를 동규근(冬葵根)이라고 하며, 열을 내리고 진통의 효능이 있다. 갈증을 없애고 식은땀이 흐르며, 헛기침을 자주 하는 사람에게 좋다. 잎과 줄기를 동규(冬葵)라고 하며, 약효는 뿌리와 같다.

▶ **사용법** → 종자 5g을 물 2컵(400mL)에, 뿌리 10g을 물 3컵(600mL)에 달여서 복용한다.

▶ **참고** → 동규자는 신농본초경(神農本草經)에 규(葵)라는 이름으로 수재되어 있고, 명의별록(名醫別錄)에는 가을에 종자를 뿌리면 겨울〔冬〕을 넘겨 봄에 싹이 난다고 하여 동규자(冬葵子)라 한다고 하였다. 중국에서 사용하는 동규자는 당아욱 *Malva sylvestris* var. *mauritiana*의 종자이다.

▶ **한약 처방명** → 석위산(石葦散), 삼금탕(三金湯)

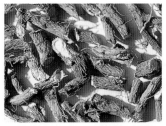
동규근(冬葵根)

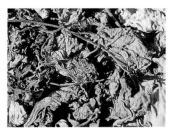
동규(冬葵)

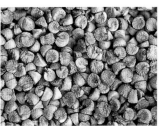
동규자(冬葵子)

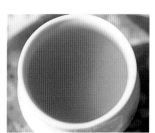
동규(冬葵) 달인 액

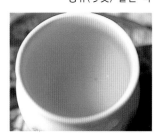
동규자(冬葵子) 달인 액

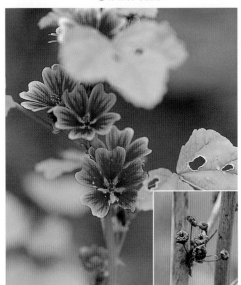
2001.8.15 울릉도　　당아욱　　열매

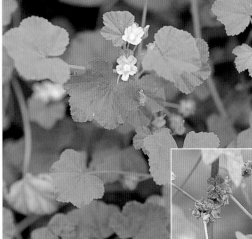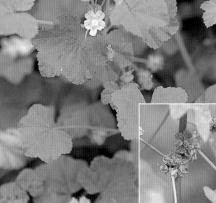
2001.9.1 울릉도　　아욱　　열매

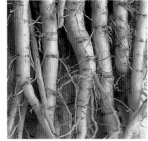
아욱(뿌리)

285

274. 아주까리 | 대극과

Ricinus communis L.   Euphorbiaceae

◆ 별명 : 피마자, 피마주
◆ 약용 부위 : 종자, 잎
◆ 생약명 : 피마자(蓖麻子), 피마엽(蓖麻葉)
◆ 약효 : 변비, 옴, 버짐, 부종
◆ 사용법 : 내복, 약주, 약차, 외용

▶**생태** → 우리 나라에서 재배하고, 인도, 소아시아가 원산지인 한해살이풀. 높이 2~2.5m. 꽃은 8~9월에 원줄기 끝에 길이 20cm의 총상화서로 달린다. 수꽃은 밑부분에 달리며, 암꽃은 윗부분에 모여 달린다. 삭과는 3실, 종자가 1개씩 들어 있고, 겉에 가시가 있으며, 종자에는 반점이 있다.

▶**약용 부위, 약효** → 종자를 피마자(蓖麻子)라고 하는데, 염증을 제거하고 독을 뽑아 내며, 사하(瀉下)를 시키는 효능이 있다. 버짐, 종기, 옴, 편도선염, 부종으로 몸이 붓는 증상, 변비를 치료한다. 잎을 피마엽(蓖麻葉)이라고 하는데, 부종, 음낭이 붓고 아픈 증상, 기침과 가래를 치료한다. 종자에서 짜낸 기름을 피마자유(蓖麻子油)라고 하는데, 변비, 옴과 버짐, 화상을 치료한다.

▶**사용법** → 종자는 가루로 만들어 알약으로 또는 날것을 갈아서 복용하거나 볶아서 복용하고, 외용에는 짓찧어서 붙인다. 잎은 물로 달인 액으로 씻거나 뜨겁게 하여 찜질하고, 피마자유는 1회 10mL를 복용한다.

▶**참고** → 피마자는 당나라 때의 신수본초(新修本草)에 피마(蓖麻)로 수재되어 있다. 독성이 있으므로 자주 사용하거나 오랫동안 복용하지 않아야 한다. 원산지에서는 작은키나무로 자란다.

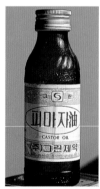
피마자유

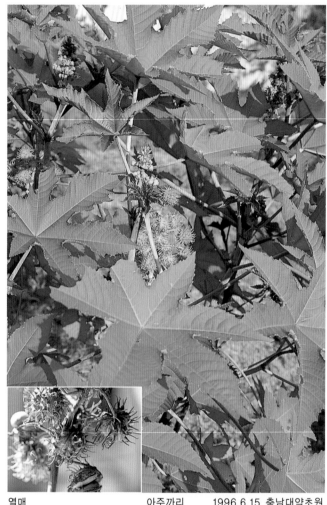

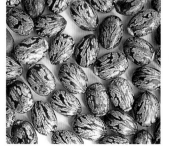
열매   아주까리   1996.6.15 충남대약초원

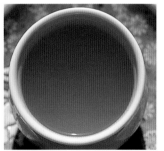
피마자(蓖麻子) 달인 액

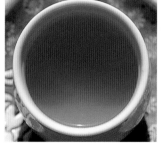
피마엽(蓖麻葉) 달인 액

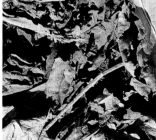
피마자(蓖麻子)

피마엽(蓖麻葉)

286

275. 아출

생강과

Curcuma zedoaria (Berg.) Rosc.   Zingiberaceae

◆ 별명 : 봉아출, 봉출
◆ 약용 부위 : 뿌리줄기
◆ 생약명 : 아출(莪朮)
◆ 약효 : 혈액 순환, 신경통, 소화불량
◆ 사용법 : 내복, 약주

▶**생태** → 중국 남부, 인도, 베트남, 말레이시아 등 열대 지방 원산의 여러해살이풀. 줄기가 곧게 자라며, 뿌리줄기는 살이 찌고 향기가 강하며 연한 노란색이다. 잎은 긴 타원형이다. 꽃은 수상화서로 달리고 뿌리줄기에서 나오며 꽃잎은 노란색이다.

▶**약용 부위, 약효** → 뿌리줄기를 아출(莪朮)이라고 하는데, 혈액 순환을 원활하게 하고, 통증을 멎게 하는 효능이 있다. 혈액 순환이 잘 되지 않아 온몸이 쑤시고 아픈 증상, 소화불량으로 헛배가 부르고 더부룩하며 속이 편하지 않은 증상을 치료한다.

▶**사용법** → 뿌리줄기 5g을 물 2컵(400mL)에 달여서 복용하거나 술에 담가서 복용한다.

▶**참고** → 송나라 때에 발간된 개보본초(開寶本草)에는 봉아출(蓬莪朮)이라는 이름으로 수재되어 있다. 울금, 강황과 비슷한 식물이므로 구분하기가 쉽지 않다.

▶**한약 처방명** → 아출환(莪朮丸)

2000.7.10 중국 쿤밍(昆明)   아출

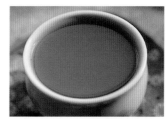

아출(莪朮) 달인 액

꽃

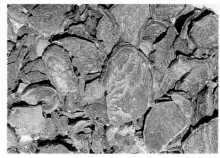

아출(莪朮)

287

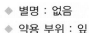

276. 알로에 | 백합과

Aloe vera L.　　　　　　　Liliaceae

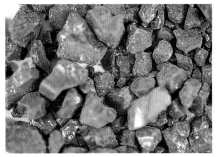

◆ 별명 : 없음
◆ 약용 부위 : 잎
◆ 생약명 : 노회(蘆薈), 노회엽(蘆薈葉)
◆ 약효 : 변비, 현기증, 피부병, 혈뇨
◆ 사용법 : 내복, 약주, 약차, 외용

▶ **생태** → 우리 나라에서 재배하며, 남아프리카가 원산지인 여러해살이풀. 줄기는 매우 짧다. 잎은 줄기 끝에 모여 나고 곧게 서며 육질이고 즙이 많다. 잎은 길이 15~40cm, 너비 3~6cm이다. 꽃은 2~3월에 피고 밑으로 늘어져 있으며, 길이는 2.5cm, 노란색 또는 붉은 반점이 있다. 꽃대는 하나로 약간 갈라지고 높이 60~90cm이다. 삭과는 삼각형이다.

▶ **약용 부위, 약효** → 잎의 액즙을 걸러 내어 농축, 건조한 것을 노회(蘆薈)라고 하는데, 변비, 현기증, 불면증, 각종 피부병을 치료한다. 또, 잎을 노회엽(蘆薈葉)이라고 하는데, 소변에 피가 섞여 나올 때, 월경이상, 치질을 치료한다.

▶ **사용법** → 노회(蘆薈) 2g을 알약이나 가루약으로 만들어 복용하고, 외용에는 가루를 내어 바른다. 잎은 갈아서 먹거나 물에 달여 한 컵씩 복용하고, 외용에는 짓찧어서 바른다.

▶ **참고** → 노회는 송나라 때의 개보본초(開寶本草)에 수재되어 있으며, 배변 촉진제, 여드름 치료제로 널리 사용된다.

▶ **한약 처방명** → 노회환(蘆薈丸), 갱의환(更衣丸), 당귀용뇌환(當歸龍腦丸)

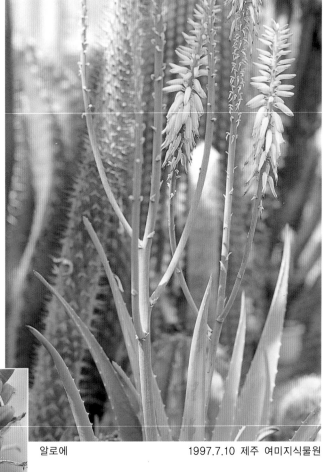

알로에　　　　　　　1997.7.10 제주 여미지식물원

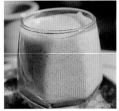

잎을 갈아서 만든 즙액

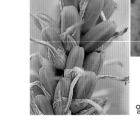

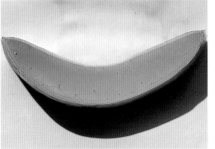

열매

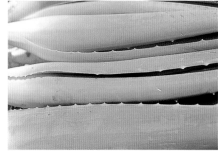

노회(蘆薈)　　　　　알로에(횡단면)　　　　　알로에(잎)

277. 애기똥풀 | 양귀비과

Chelidonium majus L. var. *asia-ticum* (Hara) Ohwi　　Papaveraceae

◆ 별명 : 젖풀, 까치다리, 씨앗똥
◆ 약용 부위 : 전초
◆ 생약명 : 백굴채(白屈菜)
◆ 약효 : 급 · 만성 위장염, 신경통, 피부병
◆ 사용법 : 내복, 약주, 약차, 외용

▶**생태** → 산과 들에서 흔하게 볼 수 있고, 일본, 중국, 몽골, 우수리, 사할린, 시베리아에 분포하는 두해살이풀. 높이 30~80cm. 꽃은 5~8월에 노란색으로 피는데, 원줄기와 가지 끝에 산형화서로 달리며, 꽃받침잎은 2개, 꽃잎은 4개, 많은 수술과 1개의 암술이 있다. 열매는 삭과, 좁은 원통형으로 길이 3~4cm이다.

▶**약용 부위, 약효** → 전초를 백굴채(白屈菜)라고 하는데, 통증을 풀어 주고 기침을 낮게 하며, 소변을 잘 보게 하고 독을 풀어 주는 효능이 있다. 위장이 쓰리고 아플 때, 위경련, 손발이 찬 신경통을 치료하며, 벌레에 물리거나 피부의 종기에도 좋다.

▶**사용법** → 전초 10g을 물 3컵(600mL)에 달여서 복용하고, 외용에는 짓찧어서 바른다. 위경련이 났을 때에는 오이풀 뿌리인 지유(地楡)와 같은 양으로 배합하여 물에 달여 복용하면 효과가 빠르다.

▶**참고** → 잎이나 줄기를 자르면 노란 즙액이 흘러나오므로 애기똥풀이라고 한다.

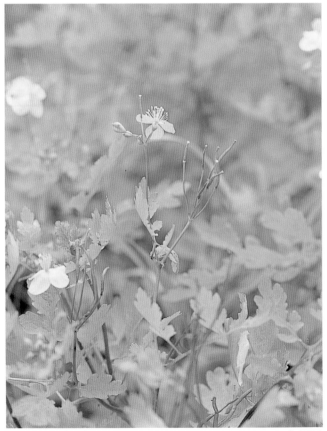

1997.6.14 백두산　　　　　　　　　　　　　　애기똥풀

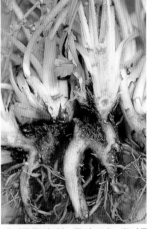
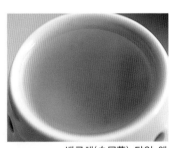

애기똥풀의 잎, 줄기 또는 뿌리를
자르면 노란 액이 나온다.　　　　백굴채(白屈菜) 달인 액

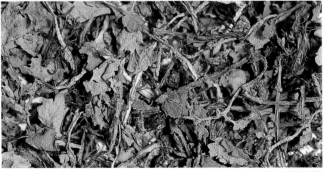

백굴채(白屈菜)

278. 약모밀

삼백초과

Houttuynia cordata Thunb.

saururaceae

◆ 별명 : 어성초, 십자초
◆ 약용 부위 : 전초
◆ 생약명 : 어성초(魚腥草), 십약(十藥), 중약(重藥)
◆ 약효 : 기침, 가래, 종기
◆ 사용법 : 내복, 약주, 외용, 욕탕제

● ● ●

▶**생태** → 제주도와 울릉도의 숲 속에서 자라지만, 요즘은 우리 나라에서 재배하며, 일본, 중국, 타이완, 히말라야, 자바에 분포하는 여러해살이풀. 높이 50cm. 꽃은 5~6월에 피는데, 줄기 끝에서 짧은 꽃대가 나와 수상화서가 형성되어 꽃덮이가 없는 많은 나화(裸花)가 달린다. 화서 밑에 꽃잎 같은 흰색의 총포가 4개 있다. 열매는 삭과이다.

▶**약용 부위, 약효** → 뿌리가 달린 전초를 어성초(魚腥草), 십약(十藥), 또는 중약(重藥)이라고 하는데, 해열, 염증 제거의 효능이 있으므로 폐렴에 의한 기침, 가래 등에 좋고, 온몸에 열이 나면서 소변을 잘 보지 못하는 증상을 치료한다. 온몸에 열이 나면서 종기가 생길 때도 이용한다.

▶**사용법** → 전초 20g에 물 4컵(800mL)을 넣고 달인 액을 반씩 나누어 아침 저녁으로 복용하거나 술에 담가 복용한다. 피부병에는 짓찧어 즙을 내어 바르고, 피부병이 자주 나는 사람은 욕탕제로 이용하면 좋다. 여름철에 극성을 부리는 무좀에는 짓찧어서 바르고, 생즙을 내어 마신다.

▶**참고** → 잎이 모밀과 비슷하므로, 약이 되는 모밀이라 하여 약모밀이라고 한다. 어성초는 명의별록(名醫別錄)에 즙(戢)이라는 이름으로 수재되어 있으며, 식물의 냄새가 생선 썩는 것과 비슷하므로 어성초(魚腥草)라고 한다. 여러 가지 약효가 있고, 중요한 약재라 하여 십약(十藥) 또는 중약(重藥)이라고도 한다.

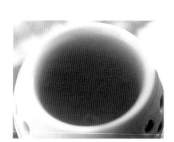

어성초(魚腥草) 달인 액

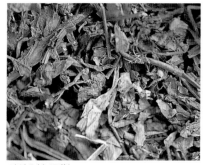

어성초(魚腥草)

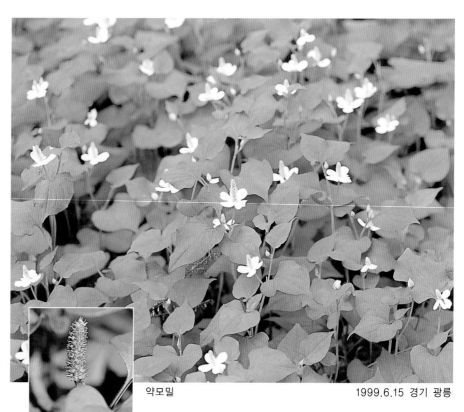

약모밀

1999.6.15 경기 광릉

열매

279. 양귀비 | 양귀비과

Papaver somniferum L.　　　　Papaveraceae

◆ 별명 : 앵속, 약담배, 아편꽃
◆ 약용 부위 : 열매의 유액, 열매 껍질, 종자
◆ 생약명 : 아편(阿片), 앵속각(罌粟殼), 앵속(罌粟)
◆ 약효 : 기침, 가래, 설사, 복통
◆ 사용법 : 내복

▶**생태** → 약용으로 재배하며, 지중해 연안이 원산지인 두해살이풀. 높이 1~1.5m. 전체에 털이 없고 흰색을 띤다. 잎은 어긋난다. 꽃은 5~6월에 붉은색, 흰색, 또는 여러 가지 색으로 피며, 원줄기 끝에 1개씩 위를 향해 달린다. 열매는 삭과로 달걀 모양이고, 길이 4~6cm, 지름 3.5~4cm이다.

▶**약용 부위, 약효** → 익지 않은 열매에 흠집을 내어 나오는 유액을 건고시킨 것을 아편(阿片)이라고 하는데, 폐의 기능을 돕고, 기침을 멎게 한다. 또, 장을 튼튼하게 하고, 진통의 효능이 있다. 기침과 가래, 설사, 탈항, 복부가 몹시 아픈 증상을 치료한다. 종자를 제거한 열매를 앵속각(罌粟殼)이라고 하는데, 설사, 이질, 대변에 피가 섞이는 증상을 치료한다. 종자를 앵속(罌粟)이라고 하는데, 복통, 설사, 이질, 탈항을 치료한다.

▶**사용법** → 아편 0.2~0.4g을 알약이나 가루약으로 만들어 복용하고, 앵속각과 앵속 5g을 물 2컵(400mL)에 달여서 달인 액을 반으로 나누어 아침 저녁으로 복용하거나 알약으로 하여 복용한다.

▶**참고** → 마약에 속하는 식물이므로 일반인은 재배할 수 없다. 관상용으로 재배하는 개양귀비 *P. rhoeas*는 높이 50~70cm 정도로 전체에 털이 있고, 꽃이 흰색인 흰양귀비 *P. amurense*, 백두산에 흔하게 자라는 두메양귀비 *P. coreanum*도 설사나 이질에 사용한다.

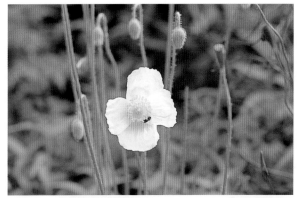
1994.8.5 두만강 숭선마을　　　　흰양귀비

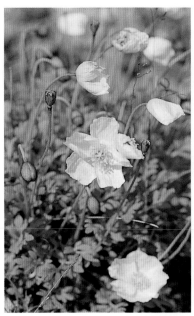
두메양귀비　1999.6.15 중국 옌지(延吉)

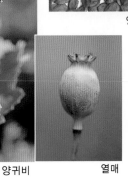
양귀비

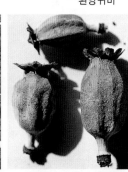
앵속(罌粟)　　　앵속각(罌粟殼)

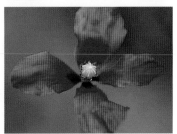
열매　　　　양귀비(꽃)

280. 어수리　　미나리과

Heracleum moellendorffii Hance　　Umbelliferae

◆ 별명 : 개독활
◆ 약용 부위 : 뿌리
◆ 생약명 : 만주독활(滿洲獨活)
◆ 약효 : 신경통, 치통, 적백대하, 습진
◆ 사용법 : 내복, 약주

▶ **생태** → 산에서 자라고, 중국에 분포하는 여러해살이풀. 높이 70~150cm. 원줄기는 속이 빈 원주형이다. 뿌리잎과 밑부분의 잎은 잎자루가 있고 크다. 겹산형화서는 가지와 원줄기 끝에 달리며, 20~30개의 작은 꽃줄기로 갈라져서 25~30개의 흰색 꽃이 각각 달린다. 화서 주위의 꽃은 안쪽 것보다 크다. 열매는 편평한 달걀 모양이다.

▶ **약용 부위, 약효** → 뿌리를 만주독활(滿洲獨活)이라고 하

는데, 풍습(風濕)을 제거하고 염증을 없애며 통증을 멎게 하는 효능이 있다. 두통, 치통, 앞이마가 아픈 증상, 적백대하(赤白帶下) 및 버짐과 습진을 치료한다.

▶ **사용법** → 뿌리 5g을 물 2컵(400mL)에 달여서 복용하거나 술에 담가서 복용한다.

▶ **참고** → 민간에서는 뿌리를 신경통 치료에 사용하고, 어린잎은 식용으로 이용한다.

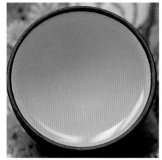

만주독활(滿洲獨活) 달인 액

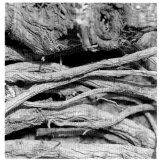

만주독활(滿洲獨活)

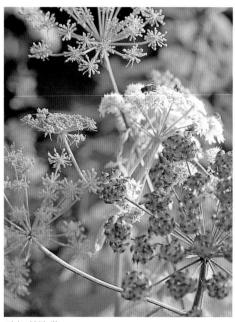

어수리(열매)

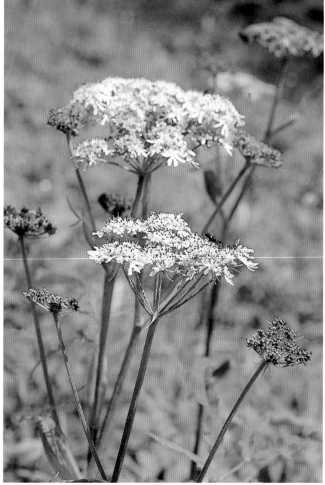

어수리　　　　　　　　　　2001.8.14 백두산

281. 어저귀

아욱과

Abutilon theophrasti Medicus　　Malvaceae

- ◆ 별명 : 모시대
- ◆ 약용 부위 : 지상부, 뿌리, 열매, 종자
- ◆ 생약명 : 경마(苘麻), 경마근(苘麻根), 경실(苘實), 경마자(苘麻子)
- ◆ 약효 : 설사, 중이염, 관절통, 이명, 이뇨, 나력
- ◆ 사용법 : 내복

▶**생태** → 전국의 들판에서 자라는 귀화 식물로 한해살이풀. 인도가 원산지이다. 높이 1.5m. 전체에 뭉쳐 나는 털이 많다. 잎은 어긋나고 심장형이며, 길이와 너비가 각각 7~12cm, 끝은 갑자기 뾰족하고, 가장자리에 둔한 톱니가 있으며, 7~9개의 맥이 발달하고 잎자루가 길다. 꽃은 8~9월에 피며, 줄기 끝이나 윗부분의 잎겨드랑이에 작은 꽃대가 나와 1개씩 달리고, 꽃받침잎과 꽃잎은 각각 5개이고 단체 수술〔單體雄蕊〕이 있다. 열매는 분과(分果)로 심피가 윤상으로 나열되고, 뾰족한 끝이 밖으로 젖혀지며, 익으면 검은색으로 되고 종자는 겉에 털이 있다.

▶**약용 부위, 약효** → 전초를 경마(苘麻)라고 하며, 해독과 풍을 제거하는 효능이 있다. 이질, 중이염, 귀에서 소리가 나는 증상〔耳鳴〕, 관절통을 치료한다. 뿌리를 경마근(苘麻根)이라고 하며, 설사, 소변이 시원치 않고 양이 적은 증상을 치료한다. 열매를 경실(苘實)이라고 하며, 색깔이 붉거나 흰 설사〔赤白痢〕, 나력(瘰癧)을 치료한다. 종자를 경마자(苘麻子)라고 하며, 약효는 열매와 같다.

▶**사용법** → 전초 또는 뿌리 10g을 물 3컵(600mL)에 달여서 복용하고, 열매 또는 종자 5g을 물 2컵(400mL)에 달여서 복용한다.

▶**참고** → 본래 섬유 식물로 재배하던 것이 마을 근처로 퍼져 나가 자라고 있다. 경마는 당본초(唐本草)에 처음으로 수재되었으며, 소송(蘇頌) 선생은 잎이 쐐기풀의 잎과 닮았고, 꽃은 노랗고 열매는 촉규(蜀葵)와 혼돈되어 팔리며 종자는 검다고 하였다. 현재 어저귀의 종자는 당아욱의 종자와 비슷하므로 동규자(冬葵子)로 많이 이용되고 있다.

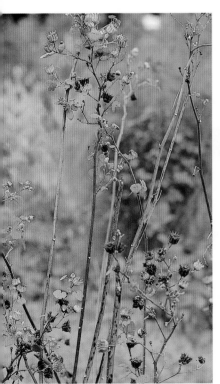

2002.10.1 충남대약초원　　어저귀

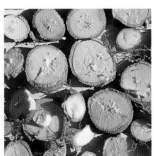

경마근(苘麻根)

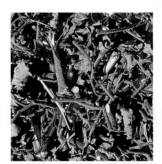

경마(苘麻)

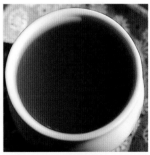

경마(苘麻) 달인 액

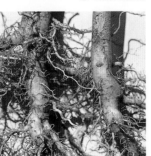

어저귀(뿌리)

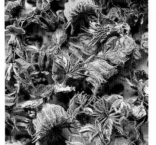

경실(苘實)

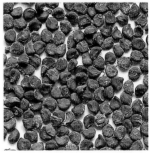

경마자(苘麻子)

282. 엉겅퀴

국화과

Cirsium japonicum DC. var. *ussuriense* (Regel) Kitamura

Compositae

◆ 별명 : 가시나물, 항가새
◆ 약용 부위 : 뿌리
◆ 생약명 : 대계(大薊)
◆ 약효 : 지혈, 고혈압, 신경통
◆ 사용법 : 내복, 약주

▶**생태** → 산과 들에서 자라고, 일본, 중국, 타이완, 우수리에 분포하는 여러해살이풀. 높이 0.5~1m. 꽃은 6~8월에 자줏빛으로 피며, 지름 3~5cm이다. 수과는 길이 3.5~4mm, 관모(冠毛)는 길이 16~19mm이다.

▶**약용 부위, 약효** → 뿌리를 대계(大薊)라고 하는데, 피를 서늘하게 하고[涼血], 지혈 작용이 있다. 코피를 자주 흘리거나 자궁에서 출혈이 보이고 소변과 대변에 피가 함께 섞여 나올 때 사용하면 좋다. 염증성 질환에 의해 생긴 종기, 고혈압, 신경통에 효과가 있다.

▶**사용법** → 뿌리 5g을 물 2컵(400mL)에 달여서 복용하거나 술에 담가 복용한다.

▶**참고** → 대계, 소계는 명의별록(名醫別錄)의 중품에 대소계근(大小薊根)으로 수재되어 있다. 엉겅퀴를 계(薊)라고 하는데, 꽃이 크기 때문에 대계(大薊)라고 한다. 민간에서는 신경통 치료제로 널리 사용하고 있다. 우리 나라에는 약 10여 종의 엉겅퀴류가 있다. 키가 크고, 꽃이 아래를 향하는 큰엉겅퀴 *C. pendulum*, 꽃이 황백색이고 잎자루가 잎몸보다 긴 정영엉겅퀴 *C. chanroenicum*, 꽃이 위를 향하고 잎 가장자리에 날카로운 가시가 서로 겹치는 바늘엉겅퀴 *C. rhinoceros*, 잎의 가장자리에 결각이 거의 없고 잎자루가 잎몸보다 작은 고려엉겅퀴 *C. setidens* 등이 있으며, 약효는 같다.

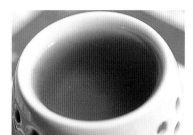
대계(大薊) 달인 액

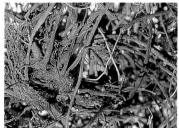
대계(大薊)

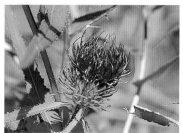
고려엉겅퀴

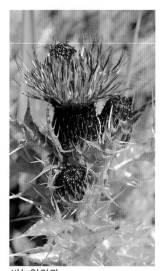
바늘엉겅퀴

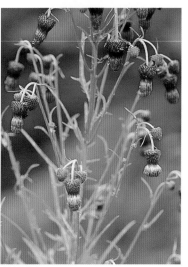
큰엉겅퀴

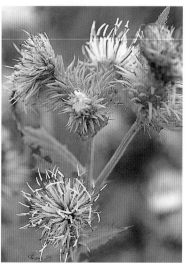
정영엉겅퀴

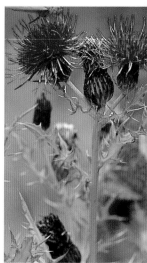
엉겅퀴   2001.7.20 한라산

283. 여뀌

마디풀과

Persicaria hydropiper (L.)
Spach

Polygonaceae

◆ 별명 : 버들여뀌, 역꾸
◆ 약용 부위 : 전초
◆ 생약명 : 수료(水蓼)
◆ 약효 : 이뇨, 소염, 피부병
◆ 사용법 : 내복, 약차, 외용

▶**생태** → 냇가 또는 습지에서 자라고, 북반구 온대에 분포하는 한해살이풀. 높이 40~80cm. 줄기는 곧게 자라며, 꽃은 6~9월에 핀다. 수상화서는 밑으로 처지며 드문드문 달리고, 소포는 가장자리에 짧은 털이 있다. 꽃덮이는 연한 녹색, 끝이 약간 붉은색이고 4~5개로 갈라지며, 수술은 6개, 암술대는 2개이다. 수과는 렌즈 모양으로 짙은 갈색이고, 꽃받침으로 싸여 있다.

▶**약용 부위, 약효** → 전초를 수료(水蓼)라고 하는데, 이뇨 및 소염 작용이 있으므로 온몸이 붓고 소변을 잘 보지 못하는 증상, 옴, 버짐, 타박상에 효능이 있다.

▶**사용법** → 전초 10g을 물 3컵(600mL)에 달여서 복용하거나 가루를 내어 복용하고, 외용에는 짓찧어서 바른다.

▶**참고** → 줄기와 잎을 짓찧어서 시냇물에 풀어 물고기를 잡는 데 이용한다. 꽃이삭이 밑으로 처지는 명아주여뀌 *P. lapathifolia*, 키가 작고 전체에 털이 없는 개여뀌 *P. longiseta*도 약효는 같다.

▶**한약 처방명** → 영지환(靈芝丸)

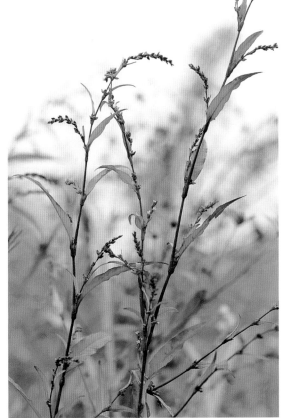

1997.10.3 충남 태안   여뀌

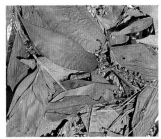

수료(水蓼)

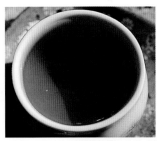

수료(水蓼) 달인 액

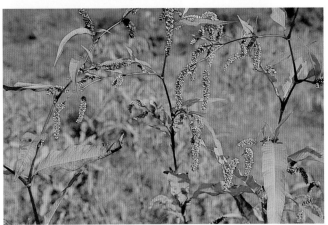

명아주여뀌

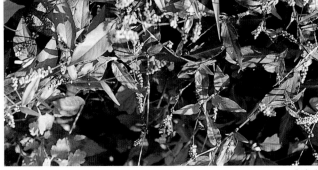

개여뀌

284. 여로

백합과

Veratrum maackii Regel var.
japonica (Baker) T. Shimizu

Liliaceae

◆ 별명 : 없음
◆ 약용 부위 : 뿌리, 뿌리줄기
◆ 생약명 : 여로(藜蘆)
◆ 약효 : 중풍, 옴, 뿌리 깊은 종기, 두통
◆ 사용법 : 내복, 약주, 외용

▶**생태** → 산에서 흔하게 자라고, 일본에 분포하는 여러해살이풀. 뿌리줄기는 짧고, 비스듬히 땅 속으로 들어가며, 굵은 수염뿌리가 나오고, 줄기는 높이 50~90cm, 잎은 밑부분에서 어긋난다. 꽃은 7~8월에 갈자색으로 피고, 밑부분에 수꽃, 윗부분에 양성화가 달리고, 지름 1cm 정도로 반쯤 퍼지며, 삭과는 길이 12~15mm로서 3줄이 있다.

▶**약용 부위, 약효** → 뿌리 및 뿌리줄기를 여로(藜蘆)라고 하며, 풍담(風痰)을 없애고 해독의 효능이 있다. 중풍에 걸려 가래가 끓고 목이 심하게 아픈 증상, 황달, 설사, 옴, 습진, 부스럼, 뿌리 깊은 종기, 두통을 치료한다.

▶**사용법** → 주로 피부병 등에 사용하는데, 짓찧어서 바르거나 가루를 내서 참기름과 섞어서 바른다. 가루약이나 알약으로 만들어 복용할 때에는 1회 용량이 0.3g이다.

▶**참고** → 여로(藜蘆)는 신농본초경(神農本草經)의 하품에 수재되어 있다. 본초강목(本草綱目)에는 검은색을 여(黎)라고 하며, 그 노두(蘆頭)가 흑피(黑皮) 속에 있으므로 여로(藜蘆)라 한다고 하였다. 여로의 지하부에 함유된 veratrine은 혈압 강하제로 오랫동안 사용하였으나 독성이 강하므로 사용에 주의하여야 한다. 꽃이 흰색인 것을 흰여로 *V. vers-color*, 여로에 비해 잎이 넓고 꽃이 녹색인 것을 파란여로 var. *joarviflorum*라고 하며, 약효는 같다.

▶**한약 처방명** → 여로고(藜蘆膏)

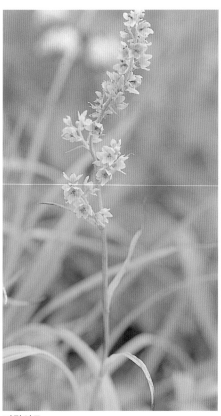

파란여로

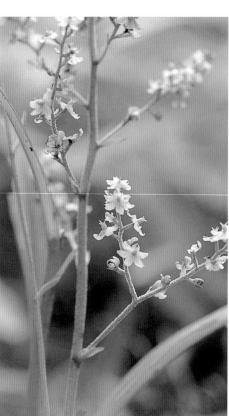

흰여로   1996.8.4 지리산

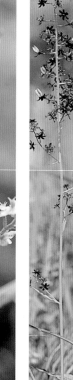

여로   2001.8.10 백두산

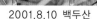

285. 여지나무

무환자나무과

Litchi chinensis Sonn.

Sapindaceae

◆ 별명 : 없음
◆ 약용 부위 : 종자
◆ 생약명 : 여지(荔枝), 여지핵(荔枝核)
◆ 약효 : 복통, 고환염
◆ 사용법 : 내복

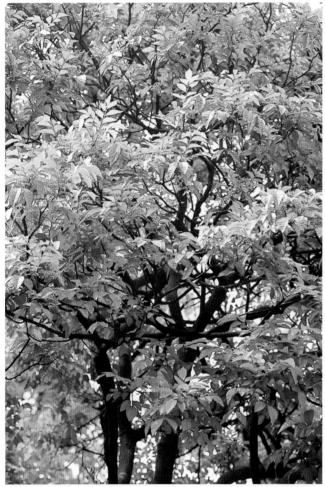

2002.7.13 중국 광시(廣西)약용식물원　　　　　여지나무

▶ **생태** → 우리 나라에는 분포하지 않고, 중국, 타이완, 인도네시아, 필리핀, 베트남, 타이 등 열대 지방에서 자라는 늘푸른큰키나무. 짝수 깃꼴겹잎은 원형으로 2~5개씩 마주나고, 잎은 타원형으로 가장자리는 밋밋하다. 원추화서는 가지 끝에서 나오고, 꽃잎은 녹황색으로 끝이 4개로 갈라지고, 꽃받침은 환상으로 육질이며, 6~10개의 수술이 있다. 열매는 핵과로서 둥글고, 지름 3~4cm, 표면에 돌기가 많다. 종자는 흰색의 가종피로 덮여 있고 적갈색이며 약간 납작한 타원상 구형이다.

▶ **약용 부위, 약효** → 종자를 여지(荔枝) 또는 여지핵(荔枝核)이라고 하는데, 기(氣)의 순환을 돕고 뭉친 것을 풀어 주며 찬 것을 몰아 내어 통증을 그치게 하는 효능이 있다. 아랫배가 차고 아픈 증상, 고환이 붓고 아픈 증상을 치료한다.

▶ **사용법** → 종자 3g을 물 2컵(400mL)에 달여서 복용한다.

▶ **참고** → 여지는 삼보황도(三輔黃圖)에 처음으로 수재되어 있고, 개보본초(開寶本草)에 형태와 약효가 기록되었으며, 현재 중국 약전품이기도 하다. 당나라 현종의 비(妃)인 양귀비가 여지 열매를 매우 좋아하여, 중국 남부 지방에서 멀리 떨어진 장안(長安)까지 낮밤을 쉬지 않고 운반하였다는 일화가 있다.

▶ **한약 처방명** → 여지산(荔枝散), 여지귤핵탕(荔枝橘核湯)

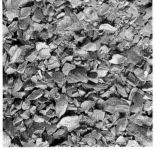

여지핵(荔枝核) 부순 것

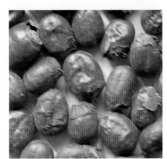

여지핵(荔枝核)

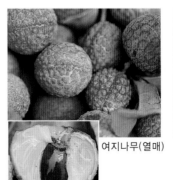

여지나무(열매)

열매 내부

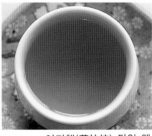

여지핵(荔枝核) 달인 액

297

286. 연꽃

수련과

Nelumbo nucifera Gaertner

Nymphaeaceae

◆ 별명 : 연, 쌍둥이연꽃
◆ 약용 부위 : 열매, 종자, 뿌리줄기, 잎
◆ 생약명 : 연자(蓮子), 연자심(蓮子心), 우(藕), 우절(藕節), 하엽(荷葉)
◆ 약효 : 설사, 불면증, 지혈
◆ 사용법 : 내복, 약주, 약차

▶ **생태** → 연못에서 볼 수 있고, 일본, 중국, 인도, 오스트레일리아에 분포하는 여러해살이풀. 뿌리는 옆으로 길게 벋는다. 꽃은 7~8월에 연한 붉은색으로 피는데, 꽃턱은 원추형이다. 열매는 견과이고, 종자는 타원상 구형, 길이 2cm로 검고 꽃턱의 구멍 속에 들어 있다.

▶ **약용 부위, 약효** → 열매 및 종자를 연자(蓮子)라고 하며, 심장과 신장을 좋게 하고, 비장을 보하며, 삽장의 효능이 있다. 꿈을 자주 꾸는 증상, 정액이 저절로 흘러나오는 증상, 임질, 오래 된 설사, 대하증을 치료한다. 뿌리줄기를 우(藕)라고 하며, 청열, 양혈, 해독, 열병, 주독, 토혈을 치료한다. 뿌리줄기 마디를 우절(藕節)이라고 하며, 지혈, 산어의 효능이 있고, 해혈, 토혈, 혈뇨, 혈변을 치료한다. 잎을 하엽(荷葉)이라고 하며, 수렴(收斂) 및 지혈제로 사용하고, 민간에서는 야뇨증을 치료한다. 열매 속에 있는 배아(胚芽)를 연자심(蓮子心)이라 하며, 마음을 안정시키고 고혈압에 쓰인다.

▶ **사용법** → 열매, 종자, 뿌리줄기, 잎 10g을 물 3컵(600mL)에 달여서 아침 저녁으로 복용하고, 연자심(蓮子心) 3g을 물 2컵(400mL)에 달여서 복용한다.

▶ **참고** → 신농본초경(神農本草經)의 상품에 우실(藕實)이라는 이름으로 수재되어 있고, 본초강목(本草綱目)에 연우(蓮藕)의 항을 만들어 연실(蓮實), 우절(藕節)을 나열하고 있다. 가시연꽃에 비하여 여러해살이풀이고, 가시가 없으며, 심피는 원추형이고 배주는 1~2개이다.

▶ **한약 처방명** → 연실환(蓮實丸), 청심연자음(淸心蓮子飮), 소진탕(消震湯)

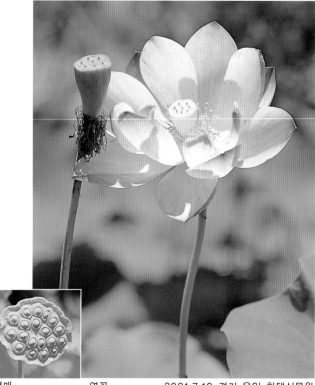

열매   연꽃   2001.7.10 경기 용인 한택식물원

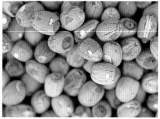

연자(蓮子)

껍질 벗긴 연자(蓮子)

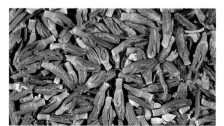

연자심(蓮子心)

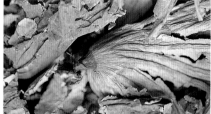

하엽(荷葉)

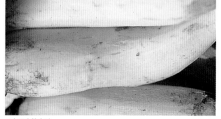

연근(蓮根)

287. 영 양 | 소과

Gazella subguttusa Gueld.   Bovidae

◆ 별명 : 구미양(九尾羊)
◆ 약용 부위 : 뿔
◆ 생약명 : 영양각(羚羊角)
◆ 약효 : 정신 혼미, 가슴 두근거림
◆ 사용법 : 내복

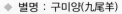

▶**생태** → 우리 나라에는 서식하지 않고 아프리카와 아라비아에 분포하는 소과의 소, 양, 산양을 제외한 무리의 포유동물. 크기는 다양한데, 큰 것은 어깨 높이 1.7m, 몸무게 900kg, 작은 것은 어깨 높이 25cm, 몸무게 4kg 정도이다. 몸은 짧고 부드러운 털에 싸여 있으며 네 다리가 길다. 뿔은 수컷에게만 있다.

▶**약용 부위, 약효** → *Gazella*속 동물의 뿔을 영양각(羚羊角)이라고 하는데, 마음을 진정시키고 열을 내리며 염증을 제거하는 효능이 있다. 열이 나서 정신이 혼미하고 가슴이 두근거리는 증상, 경풍, 두통, 경련, 고혈압, 뇌출혈, 뇌막염을 치료한다.

▶**사용법** → 잘게 썬 뿔 2g을 물 1컵(200mL)에 달여서 복용하거나, 또는 가루약이나 알약으로 만들어 복용한다.

▶**참고** → 영양각은 신농본초경(神農本草經)의 중품에 수재되어 있다. 왕안석(王安石)의 자설(字說)에는 뿔은 자기를 방어하며 신비로운〔靈〕 뜻이 담겨 있고, 후세에 靈(영)이 羚(영)으로 바뀌었다고 하였다. 영양은 소, 양, 산양을 제외한 *Gazella*속 동물을 총칭하므로 영양각(羚羊角)의 종류도 다양하다.

▶**한약 처방명** → 영양각산(羚羊角散), 영양각탕(羚羊角湯), 우황청심환(牛黃淸心丸)

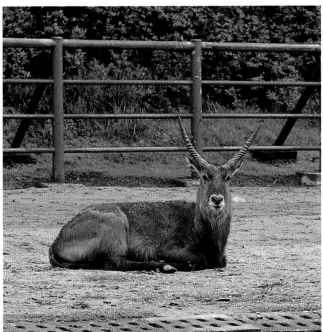

2002.5.1 서울대공원   영양

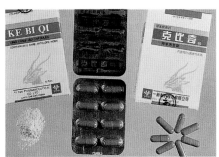

영양각(羚羊角)으로 만든 약품

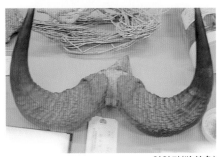

영양각(羚羊角)

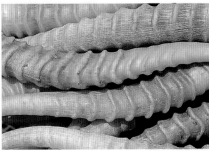

영양각(羚羊角)

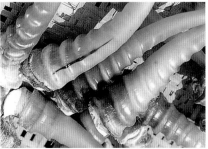

영양각(羚羊角)

288. 영지

구멍장이버섯과

Ganoderma lucidum Karst

Polyporaceae

◆ 별명 : 적지, 목영지, 영지초, 불로초
◆ 약용 부위 : 자실체
◆ 생약명 : 영지(靈芝)
◆ 약효 : 불면증, 고혈압, 피부염
◆ 사용법 : 내복, 약주, 약차

▶ **생태** → 숲 속의 상수리나무, 졸참나무, 물참나무 등 갈잎나무의 죽은 나무에서 자라거나 재배하는 버섯. 갓은 반원형 또는 신장형이며, 처음에는 황백색이나 갈수록 담갈색이나 적갈색으로 되고 광택이 생긴다. 갓 뒤는 황백색으로 작은 구멍이 많고, 자루는 원통형으로 다소 구부러지고 적갈색이거나 흑갈색이다.

▶ **약용 부위, 약효** → 자실체를 영지(靈芝)라고 하는데, 신경이 쇠약하여 불면증이 있는 사람, 몸이 허약하여 항상 피곤한 사람, 혈압이 높은 사람, 당뇨병 환자, 식욕이 떨어지거나 소화가 잘 안 되는 사람, 갱년기 장애 증상, 각종 피부염을 치료한다.

▶ **사용법** → 자실체 6g을 물 2컵(400mL)에 달여서 복용하거나 술에 담가서 복용한다.

▶ **참고** → 영지(靈芝)는 신농본초경(神農本草經)의 상품에 적지(赤芝), 흑지(黑芝), 청지(靑芝), 백지(白芝), 황지(黃芝), 자지(紫芝) 등 육지(六芝)가 수재되어 있다. 오랫동안 복용하면 몸을 좋게 하고 늙지 않는, 영험이 있는 버섯이라 하여 영지(靈芝)라고 한다.

▶ **한약 처방명** → 영지환(靈芝丸)

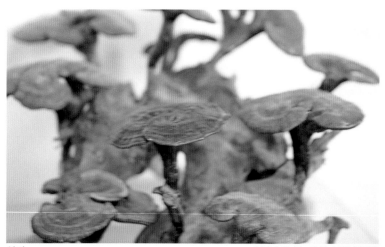

영지
2002.8.10 중국 난양(南陽)

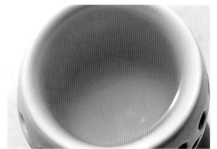

영지(靈芝) 달인 액

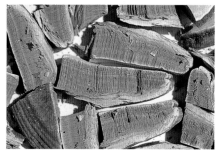

영지(靈芝) 썬 것

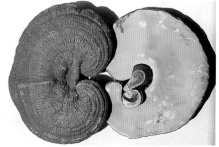

영지(靈芝)

289. 예덕나무 | 대극과

Mallotus japonicus Muell.-Arg.   Euphorbiaceae

◆ 별명 : 깻잎나무, 비닥나무
◆ 약용 부위 : 줄기 껍질, 줄기, 잎
◆ 생약명 : 야오동(野梧桐), 적아곡(赤芽檞)
◆ 약효 : 건위, 위궤양, 십이지장궤양, 치질
◆ 사용법 : 내복, 외용, 욕탕제

▶**생태** → 제주도, 경남, 전남북, 충남에서 볼 수 있고, 일본, 중국, 타이완에 분포하며, 바닷가의 산골짜기에서 자라는 갈잎중간키나무. 높이 5~7m. 꽃은 암수 딴그루로 6월에 핀다. 삭과는 삼각상 구형으로 황갈색의 선점(腺點)과 성모(星毛)가 있고, 종자는 암갈색이다.

▶**약용 부위, 약효** → 줄기 껍질을 야오동(野梧桐) 또는 적아곡(赤芽檞)이라고 하는데, 화위(和胃)의 효능이 있다. 위궤양, 십이지장궤양을 치료한다.

▶**사용법** → 줄기 껍질 5g을 물 2컵(400mL)에 달여서 복용하거나 가루약 또는 알약으로 만들어 복용한다. 특히, 위암 수술 후의 재발 방지 및 위산과다증에 좋다. 치질에는 줄기나 잎을 짓찧은 즙액을 바르거나 씻는다. 일본에서는 치질 치료를 위해 목욕탕에 즙액을 풀어서 사용하고 있다.

▶**참고** → 소화불량 및 위궤양 치료용 약으로 알약 또는 가루약이 있고, 우리 나라를 비롯하여 일본, 중국에서 시판되고 있다.

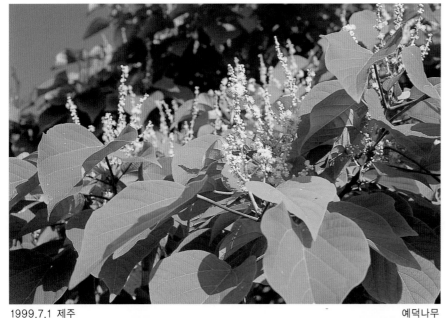

1999.7.1 제주   예덕나무

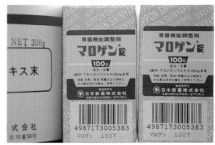

야오동(野梧桐)을 원료로 한 위장약

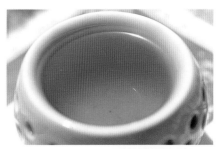

야오동(野梧桐) 달인 액

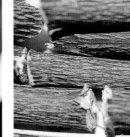

예덕나무(꽃)   예덕나무(열매)

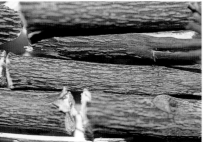

예덕나무(가지)

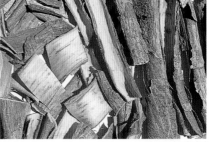

야오동(野梧桐)

290. 오갈피나무 | 두릅나무과

Acanthopanax sessiliflorus
(Rupr. et Max.) Seem.

Araliaceae

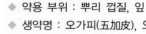

◆ 별명 : 오갈피, 참오갈피나무
◆ 약용 부위 : 뿌리 껍질, 잎
◆ 생약명 : 오가피(五加皮), 오가엽(五加葉)
◆ 약효 : 허약 체질 보강, 관절염, 정력 감퇴
◆ 사용법 : 내복, 약주, 약차

▶**생태** → 산에서 자라고, 중국, 아무르, 우수리에 분포하는 갈잎작은키나무. 높이 3~4m. 줄기 껍질은 회색이고 가시는 있거나 없으며, 잎은 손바닥 모양, 작은잎은 3~5개이다. 꽃은 8~9월에 자줏빛으로 피고, 꽃받침 조각은 삼각형으로 겉에 털이 있으며, 꽃잎은 5개, 암술대가 끝까지 합쳐진다. 열매는 장과로 타원형, 약간 편평하며, 길이 10~14mm, 지름 3~4mm로 10월에 익는다.

▶**약용 부위, 약효** → 뿌리 껍질을 오가피(五加皮)라고 하며, 허약 체질을 보강해 주고, 허리와 무릎이 아프고 시린 증상, 정력 감퇴, 관절염을 치료한다. 잎을 오가엽(五加葉)이라고 하며, 피부병이나 타박상에 의한 상처를 치료한다.

▶**사용법** → 뿌리 껍질 또는 잎 5g을 물 2컵(400mL)에 달여서 복용하거나 술에 담가서 복용한다.

▶**참고** → 오가피는 신농본초경(神農本草經)의 상품에 수재되어 있다. 본초강목(本草綱目)에 오엽(五葉)이 교가(交加)한 것을 약효가 좋은 것으로 여겨서 오가(五加)라 한다고 하였다. 뿌리 껍질을 약으로 사용하므로 오가피(五加皮)라는 이름이 생기게 된 것이다. 왕가시오갈피 *A. senticosus* var. *subinermis*, 섬오갈피 *A. koreanum*, 지리산오갈피 *A. chiisanensis*, 서울오갈피 *A. seoulensis*, 가시오갈피 *A. senticosus*(뿌리 껍질을 자오가(刺五加)라 함.), 삼엽오갈피 *A. trifoliatus* 등도 같은 약효를 나타낸다.

▶**한약 처방명** → 오가피환(五加皮丸), 영양각산(羚羊角散)

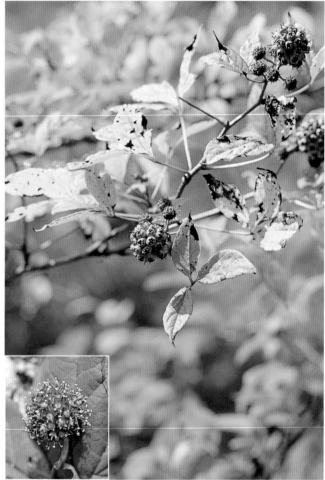

꽃　　　　　　　오갈피나무　　　　　1997.8.1 충남대약초원

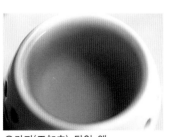

오가피(五加皮) 달인 액

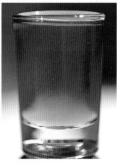

오가피주

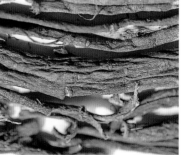

오가피(五加皮)

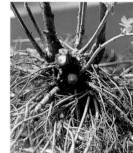

오갈피나무(뿌리)

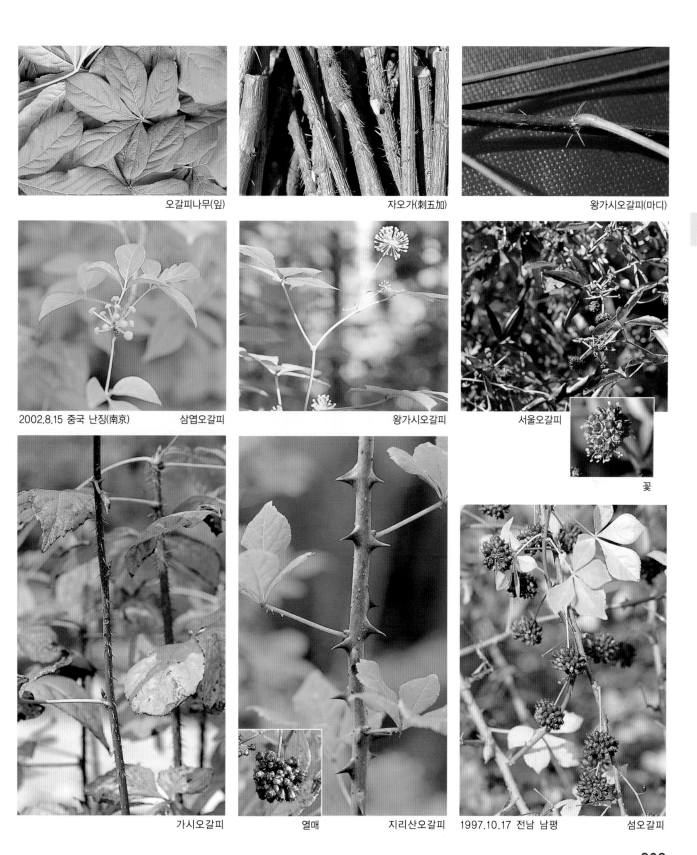

오갈피나무(잎)

자오가(刺五加)

왕가시오갈피(마디)

2002.8.15 중국 난징(南京)　삼엽오갈피

왕가시오갈피

서울오갈피

꽃

가시오갈피

열매　지리산오갈피

1997.10.17 전남 남평　섬오갈피

303

291. 오독도기 | 대극과

Euphorbia pallasii Turcz.　　　　Euphorbiaceae

◆ 별명 : 큰대극, 팔라시대극
◆ 약용 부위 : 뿌리
◆ 생약명 : 낭독(狼毒)
◆ 약효 : 부종, 기침, 가래, 옴, 치질
◆ 사용법 : 내복, 외용

▶**생태** → 경북, 충북, 평북, 함남의 낮은 산기슭이나 들의 습지에서 자라고, 중국 둥베이(東北), 몽골, 다후리아에 분포하는 여러해살이풀. 높이 60cm. 뿌리는 아주 굵고 육질이며, 줄기는 보통 1개, 잎은 밑부분에서는 어긋나며 윗부분에서는 5개씩 돌려난다. 꽃은 5~6월에 녹황색으로 핀다. 삭과는 둥글고 지름 5mm이다.

▶**약용 부위, 약효** → 뿌리를 낭독(狼毒)이라고 하는데, 수분 대사를 촉진하고 가래를 제거하며 살충의 효능이 있다. 노폐물이 몸 안에 많아서 배가 불룩하게 부어오르는 증상, 끈끈한 가래, 가슴과·배가 당기면서 아픈 증상, 옴, 치질을 치료한다.

▶**사용법** → 뿌리를 썰어서 볶은 것 1g을 물 1컵(200mL)에 달여서 복용하고, 외용에는 뿌리를 짓찧어서 붙인다.

▶**참고** → 낭독은 신농본초경(神農本草經)의 하품에 수재되어 있으며, 유독 식물이므로 임산부나 몸이 약한 사람은 외용으로만 사용하고 복용은 피한다.

▶**한약 처방명** → 낭독조(狼毒棗)

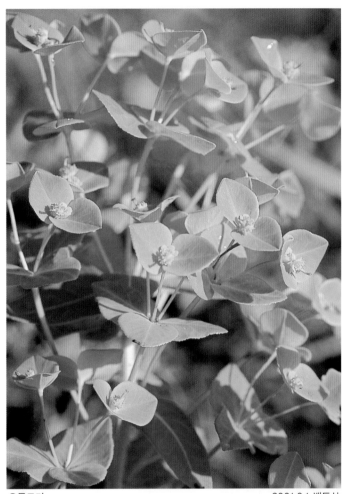

오독도기　　　　　　　　　　　　　2001.6.1 백두산

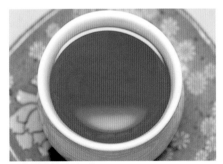

낭독(狼毒) 달인 액

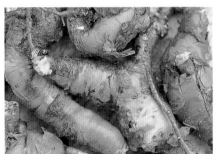

낭독(狼毒)

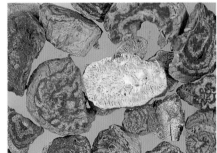

낭독(狼毒)을 말려서 썬 것

292. 오동나무 현삼과

Paulownia coreana Uyeki　　　　Scrophulariaceae

◆ 별명 : 오동
◆ 약용 부위 : 줄기 껍질, 잎, 열매
◆ 생약명 : 동피(桐皮), 동엽(桐葉), 포동과(泡桐果)
◆ 약효 : 치질, 임질, 옴
◆ 사용법 : 내복, 약주, 외용

▶**생태** → 평남, 경기 이남에서 흔히 볼 수 있고, 마을 근처에서 자라는 갈잎큰키나무. 높이 15m. 꽃은 5~6월에 자줏빛으로 피고, 열매는 끝이 뾰족하고 길이 3cm 정도이며 10월에 익는다.

▶**약용 부위, 약효** → 줄기 껍질을 동피(桐皮)라고 하는데, 치질과 임질을 치료하고, 부스럼에 효능이 있다. 잎을 동엽(桐葉)이라고 하는데, 옴과 부스럼을 치료한다. 열매를 포동과(泡桐果)라 하며, 기침과 가래를 멎게 한다.

▶**사용법** → 껍질, 잎, 열매 5g을 물 2컵(400mL)에 달여서 복용하고, 치질, 옴에는 물에 달여서 먹으면서 달인 액을 상처에 바른다.

▶**참고** → 한국 특산 식물이다. 꽃에 자줏빛 점선이 있는 참오동나무 *P. tomentosa*도 약효가 같다.

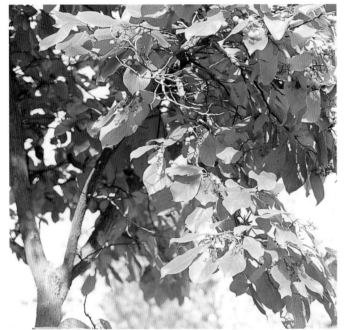

1997.10.3 충남 태안　　　　　　　　　　　　　　오동나무

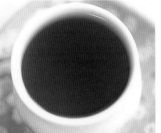
동엽(桐葉) 달인 액

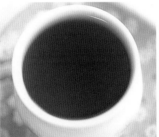
포동과(泡桐果) 달인 액

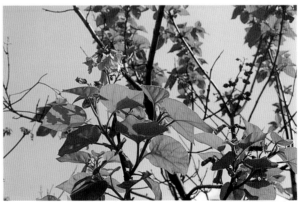
1981.5.15 대전　　　　　　　　　　　참오동나무

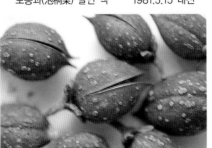
동엽(桐葉)

포동과(泡桐果)

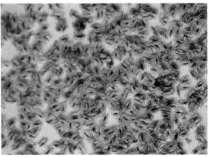
오동나무(종자)

305

293. 오미자나무 | 목련과

Schisandra chinensis (Turcz.) Baillon

Magnoliaceae

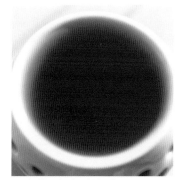

◆ 별명 : 개오미자, 북오미자
◆ 약용 부위 : 열매
◆ 생약명 : 오미자(五味子)
◆ 약효 : 기관지염, 설사
◆ 사용법 : 내복, 약주, 약차, 외용

▶**생태** → 산골짜기에서 자라고, 일본, 중국, 아무르에 분포하는 갈잎덩굴나무. 잎은 타원형으로 어긋나고, 길이 7~10cm, 너비 3~5cm이다. 꽃은 암수 딴그루로 6~7월에 피고, 지름 15mm, 붉은빛이 도는 황백색이다. 꽃덮이는 6~9개, 꽃이 핀 다음 꽃턱은 길게 자란다. 열매는 8~9월에 붉은색으로 익는다.

▶**약용 부위, 약효** → 열매를 오미자(五味子)라고 하는데, 기관지염을 치료하고, 몸이 허약하여 땀을 자주 흘리고, 속이 차고 설사를 자주 하는 증상을 치료한다. 장기 복용하면 기억력이 회복되고 집중력이 증가되며 사고력이 향상된다.

▶**사용법** → 열매 5g을 물 2컵(400mL)에 달여서 복용하거나 술에 담가서 복용하고, 외용에는 가루로 만들어 문지르거나 달인 액으로 씻는다.

▶**참고** → 오미자는 신농본초경(神農本草經)의 상품에 수재되어 있으며, 열매의 맛이 시고 쓰고 달고 맵고 짠, 다섯 가지 맛을 나타내므로 오미자(五味子)라고 한다.

▶**한약 처방명** → 소청룡탕(小靑龍湯), 삼자환(三子丸), 십보환(十補丸)

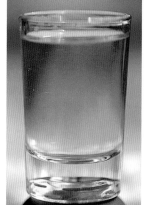

오미자(五味子) 달인 액

오미자(五味子) 술

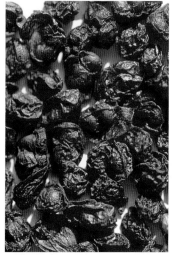

오미자(五味子)

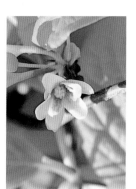

오미자나무(꽃)

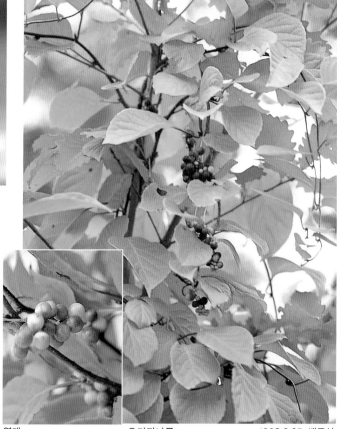

열매

오미자나무

1998.8.25 백두산

294. 오수유나무 | 운향과

Evodia officinalis Dode   Rutaceae

◆ 별명 : 오수유나무(북한)
◆ 약용 부위 : 열매
◆ 생약명 : 오수유(吳茱萸)
◆ 약효 : 배앓이, 소화불량, 습진
◆ 사용법 : 내복, 외용, 욕탕제

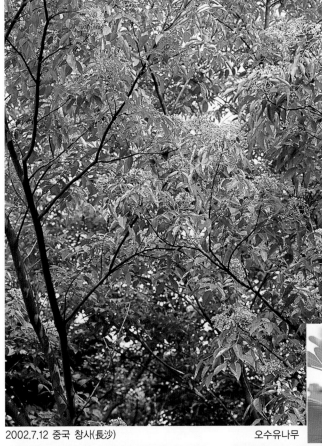

2002.7.12 중국 창사(長沙)   오수유나무

▶**생태** → 마을 근처에서 재식하며, 중국이 원산지인 갈잎 작은키나무. 높이 5m. 잎은 마주나고 홀수 1회 깃꼴겹잎이다. 꽃은 5~6월에 녹황색으로 피고, 가지 끝 또는 옆에서 나오는 산방화서로 달린다. 열매는 삭과로서 붉은빛이 돌고 끝이 둥글며, 길이 5~6mm로서 거칠다.

▶**약용 부위, 약효** → 덜 익은 열매를 오수유(吳茱萸)라고 하는데, 속을 따뜻하게 하는 작용이 있어서 위통, 아랫배가 아프고 팔다리가 나른한 증상, 위산과다에 소화가 잘 안 되는 증상, 머리에 생긴 습진을 치료한다.

▶**사용법** → 열매 5g을 물 2컵(400mL)에 달여서 복용하거나 알약 또는 가루약으로 복용하기도 한다. 습진에는 달인 액으로 씻고, 냉증에는 잎을 썰어 욕탕에 넣어 사용하면 좋다.

▶**참고** → 중국에서는 이 식물을 수유(茱萸)라 하며, 오(吳)나라에서 생산되는 것이 약효가 우수하여 오수유(吳茱萸)라고 한다. 신농본초경(神農本草經)의 중품에 수재되어 있다.

▶**한약 처방명** → 온경탕(溫經湯), 오수유탕(吳茱萸湯), 모과탕[木瓜湯]

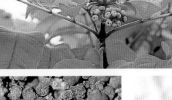

열매

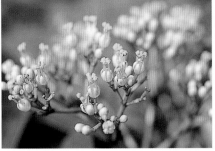

오수유나무(꽃)

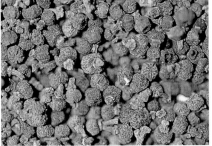

오수유(吳茱萸)

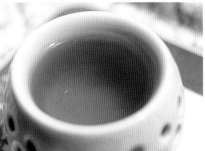

오수유(吳茱萸) 달인 액

307

295. 오약나무 | 녹나무과

Lindera strychnifolia (S. et Z.) F. Vill.   Lauraceae

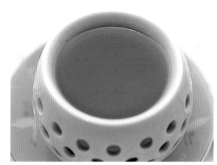

● ● ●

◆ 별명 : 천태오약나무
◆ 약용 부위 : 뿌리
◆ 생약명 : 오약(烏藥)
◆ 약효 : 흉복통, 요통, 손발이 차고 저릴 때
◆ 사용법 : 내복, 약주, 욕탕제

▶**생태** → 약용으로 재배하며, 중국이 원산지인 늘푸른떨기나무. 높이 5m. 암수 딴그루로 뿌리는 길고 통통하며, 잎은 달걀 모양, 끝이 뾰족하고 3개의 엽맥이 뚜렷하고 뒷면은 흰색이다. 잎은 마주나고, 홀수 1회 깃꼴겹잎이다. 꽃은 4～5월에 잎겨드랑이에서 담황색으로 피고, 9월에 검고 둥근 열매를 맺는다.

▶**약용 부위, 약효** → 뿌리를 오약(烏藥)이라고 하는데, 행기(行氣) 작용이 있어서 속이 차가운 것을 없애고, 가슴이 답답하고 옆구리가 아프며 팔다리가 차고 나른한 증상을 치료한다. 특히, 아랫배가 차고, 남성 생식기가 염증으로 부어 올랐을 때에 좋고, 몸이 허약하여 소변을 시원하게 보지 못하는 증상에 쓰인다.

▶**사용법** → 뿌리 5g을 물 2컵(400mL)에 달여서 복용하거나 알약이나 가루약으로 만들어 복용하기도 한다. 냉증에는 뿌리를 썰어 욕탕에 넣어 이용하면 좋다.

▶**참고** → 오약은 신농본초경(神農本草經)의 중품에 수재되어 있으며, 이 식물의 열매가 까마귀처럼 검고 뿌리를 약으로 사용하기 때문에 오약(烏藥)이라고 한다.

▶**한약 처방명** → 오침탕(五沈湯), 사마탕(四磨湯)

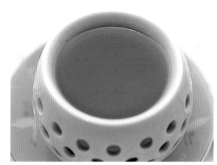

오약(烏藥) 달인 액

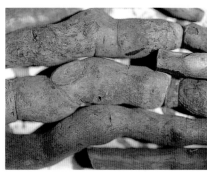

오약(烏藥)

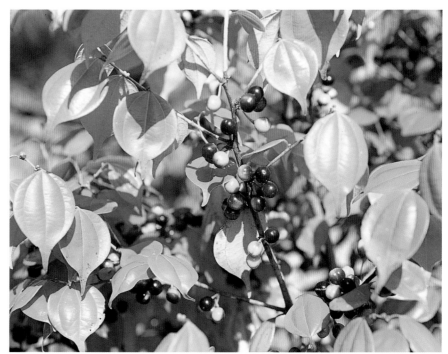

오약나무   1994.10.1 일본 도야마(富山)

296. 오이풀

장미과

Sanguisorba officinalis L.   Rosaceae

◆ 별명 : 수박풀, 외나물, 지우초
◆ 약용 부위 : 뿌리줄기
◆ 생약명 : 지유(地楡)
◆ 약효 : 지혈, 습진 등 피부병
◆ 사용법 : 내복, 약주, 약차, 외용

▶**생태** → 낮은 지대에서 자라고 중국, 몽골, 일본, 시베리아, 유럽에 분포하며, 산과 들에서 자라는 여러해살이풀. 높이 1~1.5m. 꽃은 7~9월에 어두운 홍자색으로 핀다. 열매는 수과로 달걀 모양이며 날개가 있다.

▶**약용 부위, 약효** → 뿌리줄기를 지유(地楡)라고 하는데, 염증을 없애고 열을 내리며 출혈을 멈추게 하는 효능이 있으므로 코피, 대변출혈, 치질출혈 및 자궁출혈을 멎게 한다. 습진, 부스럼, 가려움증, 옴, 화상 등을 치료한다.

▶**사용법** → 뿌리줄기 10g에 물 3컵(600mL)을 넣고 달인 액을 반씩 나누어 아침 저녁으로 복용한다. 피부병에는 가루를 내어 뿌리거나 즙을 내어 바른다.

▶**참고** → 이 식물의 잎이 오이와 같은 냄새가 나므로 오이풀이라고 한다. 신농본초경(神農本草經)의 중품에 수재되어 있으며, 지면에서 높지 않게 자라고, 느릅나무[楡]의 잎과 닮았으므로 지유(地楡)라고 한다. 산오이풀 *S. hakusanensis*, 큰오이풀 *S. stipulata*, 가는오이풀 *S. tenuifolia* var. *alba*, 긴오이풀 *S. longifolia*의 뿌리도 약효는 같다.

▶**한약 처방명** → 지유산(地楡散)

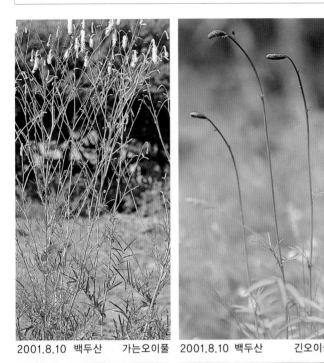

2001.8.10 백두산   가는오이풀   2001.8.10 백두산   긴오이풀

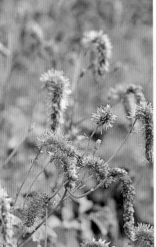
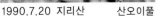

1990.7.20 지리산   산오이풀

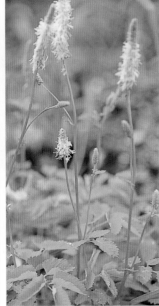

1994.8.8 지리산   큰오이풀

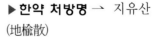
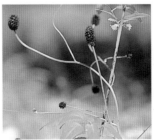

2001.8.10 백두산   오이풀

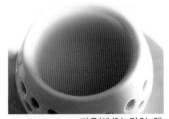

지유(地楡) 달인 액

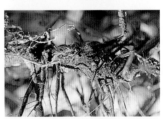

오이풀(뿌리줄기와 뿌리)

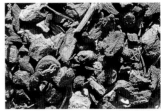

지유(地楡)

309

297. 옥수수 벼과

Zea mays L.   Gramineae

◆ 별명 : 강냉이, 옥고량(玉高梁), 옥촉서(玉蜀黍)
◆ 약용 부위 : 열매 끝의 암술대, 뿌리
◆ 생약명 : 옥미수(玉米鬚), 옥촉서근(玉蜀黍根)
◆ 약효 : 신장염, 황달, 고혈압
◆ 사용법 : 내복, 약주, 약차

▶ **생태** → 우리 나라에서 재배하며, 열대 아메리카가 원산지인 한해살이풀. 높이 1~3m. 수꽃은 줄기 끝에 달리고, 암꽃은 줄기 윗부분의 잎겨드랑이에 달리며, 많은 암꽃이 늘어선다.

▶ **약용 부위, 약효** → 열매 끝에 붙어 있는 적갈색의 암술대를 옥미수(玉米鬚)라고 하는데, 신장염으로 소변이 잘 나오지 않으며, 대변을 볼 때 통증이 심한 증상에 좋다. 간장이 나빠 황달이 있을 때에도 효능이 있다. 뿌리를 옥촉서근(玉蜀黍根)이라고 하며, 이뇨의 효능이 있어 고혈압에 좋다.

▶ **사용법** → 암술대 또는 뿌리 5g을 물 2컵(400mL)에 달여서 복용한다. 황달, 담낭염에는 인진호(茵蔯蒿)와 같은 양으로 배합하여 물에 달여서 복용한다.

▶ **참고** → 수수와 모양이 비슷하고, 열매가 옥(玉)처럼 반짝거리므로 옥수수라고 한다. 옥수수, 쌀 등을 발효시켜 만든 엿을 교이(餃飴)라고 하는데, 기관지염이나 기관지천식에 사용한다. 옥수수 알코올 추출물과 후박 추출물을 이용한 잇몸 질환 치료제가 개발되어 시판되고 있다.

▶ **한약 처방명** → 담도일호방(膽道一號方)

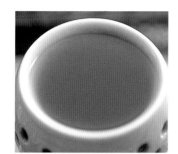
옥미수(玉米鬚) 달인 액

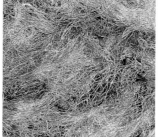
옥미수(玉米鬚)

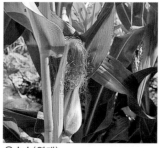
옥수수(열매)

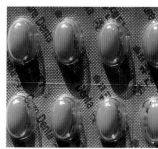
옥수수를 원료로 한 잇몸 질환 치료제

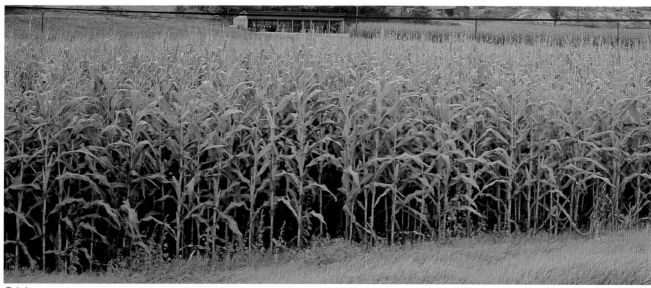
옥수수   1980.9.20 일본 홋카이도

298. 옥잠화 | 백합과

Hosta plantaginea Ascherson   Liliaceae

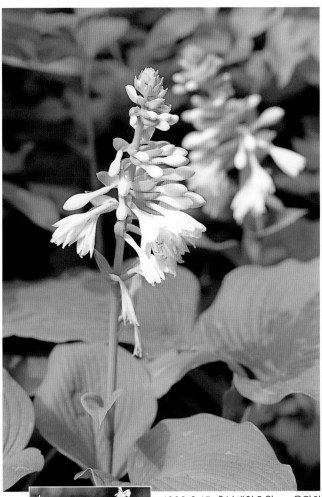

◆ 별명 : 비녀옥잠화, 둥근옥잠화
◆ 약용 부위 : 꽃, 뿌리, 잎
◆ 생약명 : 옥잠화(玉簪花), 옥잠화근(玉簪花根), 옥잠화엽(玉簪花葉)
◆ 약효 : 인후염, 이뇨, 인후통, 대하증
◆ 사용법 : 내복, 약주, 약차

▶**생태** → 전국에서 재배하는 귀화 식물이며, 중국이 원산지인 여러해살이풀. 뿌리줄기는 굵으며, 꽃줄기는 높이 50~65cm. 잎은 원형으로 뿌리에서 모여 나고, 끝은 급히 뾰족해지고 밑은 심장형이며, 양쪽에 8~9쌍의 맥이 있고 털은 없으며, 가장자리는 물결 모양이고 잎자루는 길다. 꽃은 8월에 흰색으로 피며, 잎 사이에서 나오는 꽃줄기 상부에 총상으로 달리고, 포는 2개이다. 꽃통의 통부는 깔때기 모양이며, 수술은 꽃덮이〔花被〕와 길이가 비슷하다. 열매는 삭과로 삼각상 원주형이며, 길이 6.5cm, 지름 7~8mm로 밑으로 처지고, 종자는 가장자리에 날개가 있다.

▶**약용 부위, 약효** → 꽃을 옥잠화(玉簪花)라고 하며, 인후염, 소변이 잘 나오지 않는 증상을 치료한다. 뿌리를 옥잠화근(玉簪花根)이라 하며, 염증을 제거하고 독을 풀어 주며 피를 멈추게 하는 효능이 있고, 나력, 인후통, 목 안에 가시가 걸린 것을 치료한다. 잎을 옥잠화엽(玉簪花葉)이라고 하며 대하증을 치료한다.

▶**사용법** → 꽃 또는 뿌리 5g을 물 2컵(400mL)에, 잎 10g을 물 3컵(600mL)에 달여서 복용하거나 짓찧어서 즙을 내어 복용한다.

▶**참고** → 잎이 보다 길고 꽃이 좁으며 열매를 맺지 못하는 긴잎옥잠화 var. *japonica*와 비비추 *H. longipes*도 같은 용도로 사용한다.

1999.8.15 충남대약초원   옥잠화

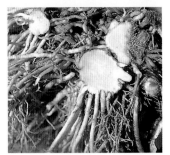

열매

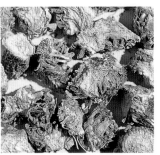

옥잠화(뿌리와 뿌리줄기)

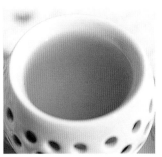

옥잠화(玉簪花)

옥잠화(玉簪花) 달인 액

299. 옻나무　옻나무과

Rhus verniciflua Stokes　　Anacardiaceae

◆ 별명 : 옻나무, 참옻나무
◆ 약용 부위 : 줄기 껍질, 뿌리 껍질, 수지
◆ 생약명 : 칠수피(漆樹皮), 건칠(乾漆)
◆ 약효 : 월경 이상, 손발이 차고 시린 증상
◆ 사용법 : 내복, 약주

▶**생태** → 마을 근처 야산이나 들에서 자라며, 중국과 인도가 원산지인 갈잎큰키나무. 높이 20m. 꽃은 6월에 황록색으로 피며, 5개씩의 꽃받침잎과 꽃잎이 있다. 열매는 납작한 구형, 지름은 6~8mm로서 연한 노란색이고, 털이 없고 윤채가 있다.

▶**약용 부위, 약효** → 줄기 껍질 또는 뿌리 껍질을 칠수피(漆樹皮)라고 하는데, 혈액 순환을 돕고 월경을 순조롭게 하는 효능이 있다. 월경이 없는 증상, 손발이 차고 시린 증상, 아랫배가 찬 증상, 위의 기능이 떨어져 소화가 잘 되지 않는 증상을 치료한다. 줄기에서 흘러나오는 삼출액을 건칠(乾漆)이라고 하며, 약효는 껍질과 같다.

▶**사용법** → 줄기 껍질이나 뿌리 껍질 5g을 물 2컵(400mL)에 달여서 복용하거나 알약으로 만들어 복용한다. 닭에 옻나무 껍질을 넣고 달인 액을 조금씩 복용하는 것이 일반적이다.

▶**참고** → 신농본초경(神農本草經)의 상품에 건칠(乾漆)과 생칠(生漆)의 이름으로 수재되어 있으며, 명의별록(名醫別錄)에는 건칠은 해수를 치료하는 데 좋다고 기록하고 있다. 알레르기 반응이 잘 일어나는 사람과 임산부는 복용하지 않는 것이 좋다. 우리 나라에는 개옻나무 *R. trichocarpa*와 검양옻나무 *R. succedanea*가 흔하며, 약효는 같다.

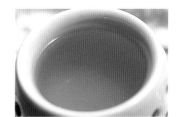
칠수피(漆樹皮) 달인 액

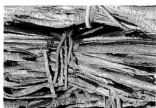
칠수피(漆樹皮)

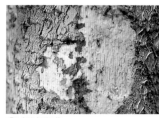
옻나무(껍질)

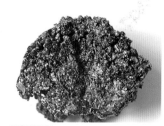
건칠(乾漆)

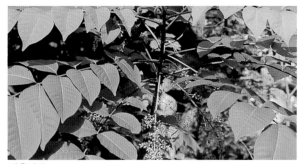
개옻나무

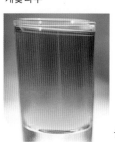
옻나무 술

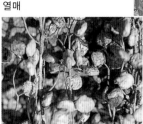
열매

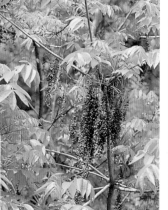
옻나무　　1995.8.1 충남 태안

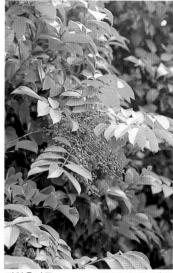
검양옻나무　　1999.9.10 제주

312

300. 왕대나무 │ 벼과

Phyllostachys bambusoides
S. et Z.

Gramineae

◆ 별명 : 참대, 참대나무
◆ 약용 부위 : 줄기, 잎
◆ 생약명 : 죽여(竹茹), 죽엽(竹葉), 천축황(天竺黃)
◆ 약효 : 해열, 중풍, 소아 경련
◆ 사용법 : 내복, 약주

▶ **생태** → 남부 지방에서 재식하며, 중국이 원산지인 늘푸른큰키나무. 높이 15~20m. 죽순대 다음으로 크며, 줄기는 처음에는 녹색이지만 황록색으로 변한다. 마디에는 가지가 2개씩 나오며, 하나의 가지에 5~6개의 잎이 달린다.

▶ **약용 부위, 약효** → 줄기의 겉껍질을 깎아 없애고 그 안의 흰 부분을 깎아서 말린 것을 죽여(竹茹)라고 하는데, 열을 내리고 토하는 것을 멎게 하며, 딸꾹질을 멈추게 하는 데 사용한다. 잎을 죽엽(竹葉)이라고 하는데, 열을 내리고 가슴이 답답하며 갈증이 나는 증상, 토하는 증상, 가래가 나오면서 기침이 나고 숨이 찬 증상을 치료한다. 죽황봉(竹黃蜂)이 마디 사이에 흘려 놓은 액이 괴어 응결한 물질, 또는 병적으로 생긴 덩어리를 천축황(天竺黃)이라고 하는데, 열을 내리고 가래를 없애며 우울증을 거두는 효능이 있다. 중풍, 소아 경련을 치료한다.

▶ **사용법** → 죽여나 죽엽 5g을 물 2컵(400mL)에 달여서 복용하고, 천축황 3g을 물 2컵(400mL)에 달여 복용한다.

▶ **참고** → 죽엽은 신농본초경(神農本草經)의 중품에 수재되어 있고, 천축황은 송나라 때의 개보본초(開寶本草)에 죽황(竹黃)의 이름으로 수재되어 있다. 우리 나라에는 왕대나무를 비롯하여 검은대나무 *P. nigra*, 죽순대 *P. bambusa*, 조릿대 *Sasa borealis*, 고려조릿대 *S. koreana*, 섬조릿대 *S. kurilensis*, 제주조릿대 *S. palmata*, 솜대 *Smilacina japonica*, 조릿대풀 *Lophatherum gracile* 등이 자라고 있으며, 약용으로 가치가 높다.

▶ **한약 처방명** → 죽엽탕(竹葉湯), 귤피죽여탕(橘皮竹茹湯), 천축황산(天竺黃散), 포룡환(抱龍丸)

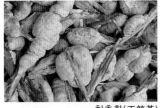
천축황(天竺黃)

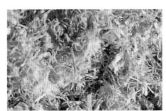
죽여(竹茹)

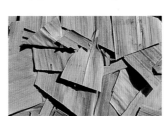
죽엽(竹葉)

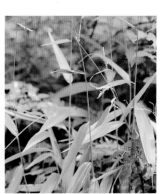
1994.8.15 진도   조릿대풀

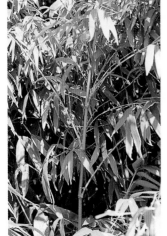
1999.3.28 계룡산 갑사 왕대나무

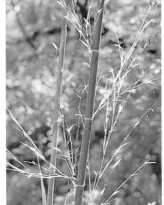
1997.6.29 팔공산   죽순대

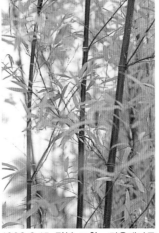
1998.2.15 전북 고창 검은대나무

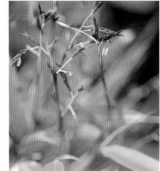
1998.5.2 지리산   조릿대

301. 용담
용담과

Gentiana scabra Bunge   Gentianaceae

◆ 별명 : 초용담, 용담초, 관음초, 관음풀
◆ 약용 부위 : 뿌리
◆ 생약명 : 용담(龍膽)
◆ 약효 : 황달, 생식기 가려움증, 눈의 충혈
◆ 사용법 : 내복, 약주, 외용

▶**생태** → 산에서 흔히 자라고, 중국 둥베이(東北), 우수리, 동시베리아에 분포하는 여러해살이풀. 높이 20~60cm. 뿌리줄기는 짧고 굵은 수염뿌리가 있으며, 줄기는 곧게 서고 4개의 가는 줄이 있으며, 잎은 마주난다. 꽃은 8~10월에 자줏빛으로 핀다. 수술은 5개로 꽃통에 붙고, 암술은 1개이다. 삭과는 시든 꽃통과 꽃받침이 달려 있다.

▶**약용 부위, 약효** → 뿌리를 용담(龍膽)이라고 하며, 간장과 담낭의 기능이 약하여 오는 황달을 치료한다. 생식기 주변의 가려움증, 습진, 두통, 옆구리가 아프고 입 안이 쓰며 눈이 충혈되고 소리가 잘 들리지 않는 데 효과가 있다. 독일, 프랑스 등 서양에서는 소화불량 치료제로 사용한다.

▶**사용법** → 뿌리 5g을 물 2컵(400mL)에 달여서 복용하거나 알약으로 만들어 복용하면 더욱 편리하다. 가려움증에는 달여서 먹으면서 즙을 내어 바르면 효과가 있다.

▶**참고** → 신농본초경(神農本草經)의 상품에 수재되어 있다. 이 식물은 맛이 아주 써서 쓴맛의 대표격인 웅담보다 더 쓰므로, 가장 쓰다는 의미로 용(龍)을 붙여 용담(龍膽)이라고 한다. 백두산을 비롯하여 함남북에서 자라는 과남풀 *G. triflora*을 삼화용담(三花龍膽)이라고 하며 약효는 같다. 유럽에서는 겐티아나 *G. lutea*의 뿌리를 용담처럼 고미 건위제로 사용하고 있으며, 우리 나라에서 수입하여 소화불량 치료제의 원료로 사용하고 있다.

▶**한약 처방명** → 용담사간탕(龍膽瀉肝湯), 입효산(立效散), 당귀용뇌환(當歸龍腦丸)

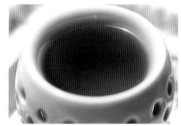
용담(龍膽) 달인 액

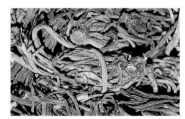
용담(龍膽)

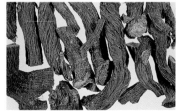
겐티아나근

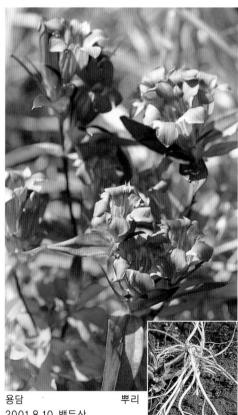

용담   뿌리
2001.8.10 백두산

과남풀   1994.10.1 계룡산

302. 용안나무 | 무환자나무과

Euphoria longan (Lour.) Steud.   Sapindaceae

◆ 별명 : 원안나무
◆ 약용 부위 : 과육
◆ 생약명 : 용안육(龍眼肉)
◆ 약효 : 건망증, 불면증, 권태감
◆ 사용법 : 내복, 약주

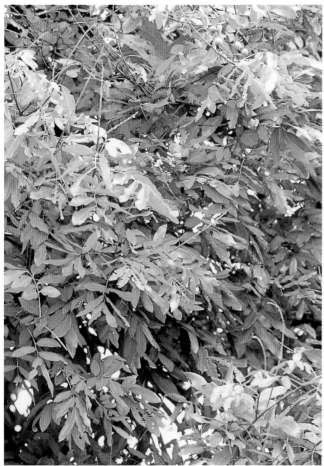

1999.7.1 중국 쿤밍(昆明)   용안나무

▶ **생태** → 중국의 남부 지방, 타이완, 베트남, 타이, 말레이시아 등 열대 지방에서 자라는 늘푸른큰키나무. 잎은 2~5쌍이 어긋나고, 꽃은 황백색으로 작으며, 꽃받침이 5개로 갈라지고 수술은 8개이다. 열매는 핵과로서 바깥쪽은 황갈색이며, 안에 흑갈색의 종자가 2개 들어 있다.

▶ **약용 부위, 약효** → 과육을 용안육(龍眼肉)이라고 하는데, 생각이 너무 깊어 가슴이 뛰며 진정되지 않고 건망증이 있으며 밤에 잠을 잘 자지 못하는 증상에 좋고, 병을 앓고 난 뒤 기운이 없고 얼굴빛이 누렇고 권태로우며 식은땀이 많이 나는 증상에 효과가 있다. 오랫동안 복용하면 심지가 강해지고 총명하여 기억력이 좋아진다.

▶ **사용법** → 과육 5g을 물 2컵(400mL)에 달여서 복용하거나 알약으로 만들어 복용한다. 출산 후에 기운이 없고 몸이 부었을 때에 생강, 대추와 함께 같은 양으로 배합하여 달여 먹으면 효과가 있다.

▶ **참고** → 용안육은 신농본초경(神農本草經)의 상품에 용안(龍眼)이라는 이름으로 수재되어 있다. 열매를 자르면 검고 커다란 종자 2개가 들어 있어서, 중국 사람들이 용의 눈[龍眼]과 닮았다 하여 붙인 이름이다.

▶ **한약 처방명** → 귀비탕(歸脾湯), 가미귀비탕(加味歸脾湯)

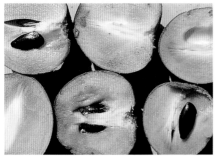

용안나무(열매)

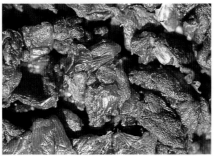

용안육(龍眼肉)

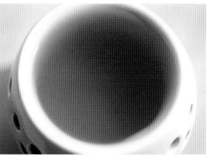

용안육(龍眼肉) 달인 액

303. 우뭇가사리 | 우뭇가사리과

Gelidium amansii Lam.   Gelidiaceae

◆ 별명 : 우뭇
◆ 약용 부위 : 전초
◆ 생약명 : 한천(寒天)
◆ 약효 : 하제, 연고 기초제
◆ 사용법 : 내복

▶ **생태** → 남해안과 서해안에서 자라고, 동남 아시아에 널리 분포하는 홍조류. 높이 10~30cm. 식물체는 뿌리 모양의 포복지에서 모여 나고 바늘 모양이며, 편압된 줄기와 4~5회 깃 모양으로 갈라진 가지로 이루어져 전체가 부채처럼 펴진다. 생육 시기는 5~11월이고, 이 시기가 지나면 밑부분의 포복지만이 남는다.

▶ **약용 부위, 약효** → 끈끈한 액을 동결, 탈수, 건조시킨 것을 한천(寒天)이라고 하는데, 점활제, 완하(緩下)의 효능이 있다. 속쓰림과 만성 변비를 치료한다.

▶ **한천 조제** → 우뭇가사리를 채취, 여기에 50배의 물을 붓고 황산을 조금 가하여 산성으로 만들고, 70℃ 정도로 끓이면서 저어 준다. 이것을 여과하면 점액이 나오는데, 그대로 둔 후 위에 있는 맑은 액을 휘저어 섞어서 일정한 용기에 넣어 냉방시킨다. 이것을 심천이라고 하며, 다시 동결, 건조한 것을 한천이라고 한다.

▶ **사용법** → 한천 10g을 그대로 복용하거나 우유에 섞어서 복용한다. 때로는 소금기를 뺀 우뭇가사리 5g을 물 2컵(400mL)에 달여서 복용한다.

▶ **참고** → 연고 기초제, 식품·제과용, 직물 공업의 호료, 현탁제, 좌제 기초제 등으로 널리 이용하고 있다.

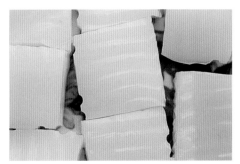

한천(寒天)

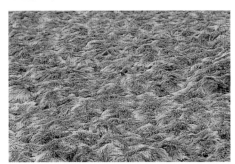

우뭇가사리 말리는 모습   2001.7.26 홍도

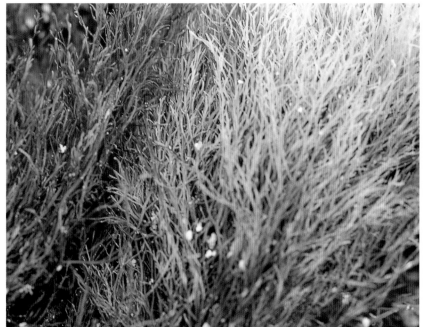

우뭇가사리    2001.7.26 홍도

304. 우엉

국화과

Arctium lappa L.   Compositae

◆ 별명 : 우웡
◆ 약용 부위 : 종자, 뿌리
◆ 생약명 : 우방자(牛蒡子), 우방근(牛蒡根)
◆ 약효 : 인후염, 편도선염, 얼굴이 부었을 때, 피부병
◆ 사용법 : 내복, 약주, 약차, 외용

▶ **생태** → 우리 나라에서 재배하는 귀화 식물이며, 유럽이 원산지인 두해살이풀. 높이 1.5m. 줄기는 위에서 가지가 갈라지고 뿌리는 굵고 길다. 꽃은 7월에 피며, 두화는 원줄기와 가지 끝에 산방상으로 달리고, 총포는 구형, 포는 바늘 모양이고, 끝은 갈고리 모양이다. 꽃은 통상화뿐이며, 검은 자줏빛이 돈다. 관모는 갈색이다.

▶ **약용 부위, 약효** → 종자를 우방자(牛蒡子)라고 하는데, 감기로 인한 해수와 가래가 잘 배출되지 않고 인후가 붓는 증상에 좋다. 폐렴으로 기침을 계속하고 가래가 잘 배출되지 않는 증상에 좋으며, 피부 가려움증, 인후염, 편도선염, 볼거리염, 피부가 헐어 벌겋게 된 상태를 치료한다. 뿌리를 우방근(牛蒡根)이라고 하는데, 얼굴이 붓고 인후가 아픈 증상을 치료하고, 피부 발진에도 좋다.

▶ **사용법** → 종자 5g을 물 2컵(400mL)에 달여서 복용하고, 피부 가려움증에는 형개(荊芥)와 같은 양으로 배합하여 달여서 복용한다. 뿌리는 짓찧어서 즙액을 피부에 바른다.

▶ **참고** → 우방자는 명의별록(名醫別錄)의 중품에 악실(惡實)이라는 이름으로 수재되어 있으며, 본초강목(本草綱目)에는 종자의 형태가 험악하고 가시가 많으므로 악실이라 한다고 하였다. 유럽에서는 뿌리를 부종에 사용하며, 인후통 및 독충에 쐬었을 때 해독제로도 사용한다.

▶ **한약 처방명** → 은교산(銀翹散), 상륙고(商陸膏)

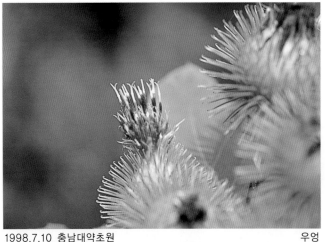

1998.7.10 충남대약초원   우엉

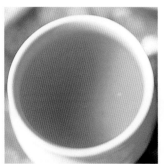

우방근(牛蒡根) 달인 액

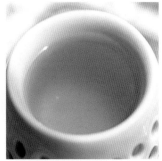

우방자(牛蒡子) 달인 액

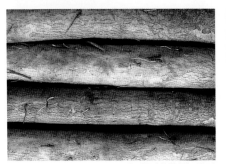

우방근(牛蒡根) 생것

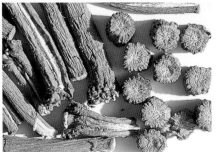

우방근(牛蒡根) 말린 것

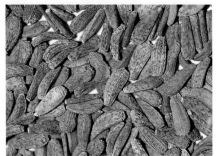

우방자(牛蒡子)

305. 울금

생강과

Curcuma aromatica Salisb.   Zingiberaceae

◆ 별명 : 마술(馬述), 황울(黃鬱)
◆ 약용 부위 : 뿌리줄기
◆ 생약명 : 울금(鬱金), 욱금(郁金)
◆ 약효 : 간기능 장애로 인한 월경통, 담즙 분비 촉진
◆ 사용법 : 내복, 약주, 약차

▶**생태** → 농가나 약초원에서 재배하고, 열대 아시아가 원산지인 여러해살이풀. 높이 1~1.5m. 뿌리는 굵고 튼튼하며, 끝이 부풀어서 달걀 모양의 덩이뿌리[塊根]가 된다. 뿌리줄기는 원주상으로 굵다. 잎은 긴 타원형으로 기부에서 나오며 2줄로 배열하고, 이삭화서는 길이 약 13~15cm, 잎집 같은 잎이 있고 포편은 넓은 달걀 모양, 작은 꽃 몇 개가 포편 안에 붙는다.

▶**약용 부위, 약효** → 땅 속의 뿌리줄기를 울금(鬱金) 또는 욱금(郁金)이라고 하는데, 간기능 장애로 인한 월경통, 월경불순과 요통에 좋다. 또, 담즙 분비를 촉진하며, 담낭 결석, 황달에 효과가 있다.

▶**사용법** → 뿌리줄기 5g을 물 2컵(400mL)에 달여서 복용하거나 가루를 내어 복용한다. 석창포(石菖蒲), 죽력(竹瀝)과 같은 양으로 배합하여 물에 달여 복용하면 정신이 맑아지고 흉복부가 답답한 것을 없애 준다.

▶**참고** → 당나라 때의 신수본초(新修本草)에 처음으로 수재되었으며, 울체(鬱滯)된 기혈(氣血)을 풀어 주는 황금 같은 약이라는 뜻에서 울금(鬱金)이라는 약재명이 붙었다. 타이, 말레이시아, 인도, 베트남 등 더운 지방에서 먹는 카레의 중요한 원료이기도 하다.

▶**한약 처방명** → 울금환(鬱金丸), 백금환(白金丸)

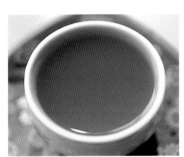

울금(鬱金) 달인 액

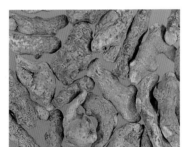

울금(鬱金)

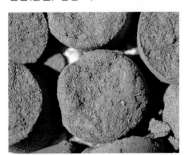

울금(鬱金) 가루를 뭉쳐 놓은 것

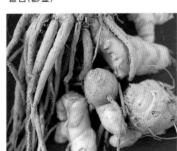

울금(뿌리줄기) 생것

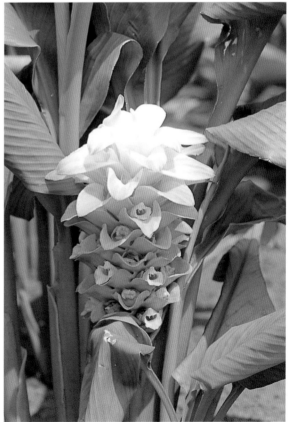

울금   2002.8.8 중국 광시(廣西)약용식물원

318

306. 원지

원지과

Polygala tenuifolia Willd.   Polygalaceae

◆ 별명 : 실영신초, 아기원지
◆ 약용 부위 : 뿌리, 줄기, 잎
◆ 생약명 : 원지(遠志), 소초(小草)
◆ 약효 : 정신 안정, 불면증, 건망증
◆ 사용법 : 내복, 약주

▶**생태** → 중부 이북의 산에서 드물게 자라고, 중국 둥베이 (東北), 몽골, 아무르, 우수리, 시베리아에 분포하는 여러해 살이풀. 높이 30cm. 뿌리는 굵고 잎은 어긋난다. 꽃은 7〜 8월에 자줏빛으로 피고, 줄기와 가지 끝의 총상화서에 드문 드문 달린다. 삭과는 편평하고 2개로 갈라진다.

▶**약용 부위, 약효** → 뿌리를 원지(遠志)라고 하는데, 정신 을 안정시키고 머리를 맑게 하며 가래를 없애는 효능이 있 다. 자주 놀라고 건망증이 심하며, 몽정을 자주 하고 잠을 이루지 못하며, 기침과 가래가 많은 증상을 치료한다. 줄기 와 잎을 소초(小草)라고 하며, 허약 체질을 개선하는 효능이 있다. 몸이 허약한 증상, 정액이 저절로 흐르는 증상, 건망 증, 식은땀을 많이 흘리는 증상을 치료한다.

▶**사용법** → 뿌리 또는 줄기와 잎 5g을 물 2컵(400mL)에 달여서 복용하거나 술에 담가서 조금씩 복용한다.

▶**참고** → 신농본초경(神農本草經)의 상품에 수재되어 있으 며, 본초강목(本草綱目)에는 이 약초를 오래 복용하면 먼 〔遠〕 장래가 훤하게 뚫리고 의지(意志)를 굳히는 효과가 있 다고 하여 붙여진 이름이라고 적혀 있다. 뿌리의 목질부를 제거한 것을 육원지(肉遠志)라고 하는데, 넓은잎원지 *P. sibirica*와 애기풀 *P. japonica*도 약효는 같다. 서양에서는 세네가 *P. senega* 또는 넓은잎세네가 var. *latiolia*의 뿌리 를 세네가근이라 하여 원지와 같은 용도로 사용한다.

▶**한약 처방명** → 원지탕(遠志湯), 안정환(安定丸), 귀비탕 (歸脾湯), 상표초산(桑螵蛸散)

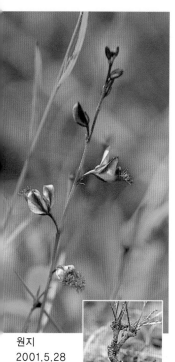

원지
2001.5.28
중국 베이징
(北京)약초원

뿌리

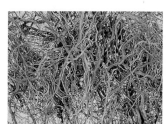

세네가근

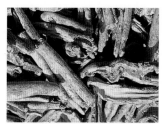

원지(遠志)

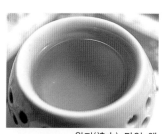

원지(遠志) 달인 액

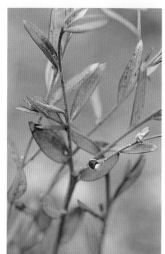

1997.6.5 백두산   넓은잎원지

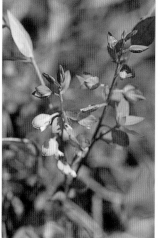

1997.5.5 경기 석모도   애기풀

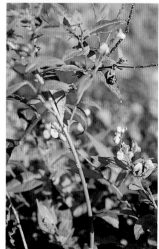

넓은잎세네가

319

307. 원추리 | 백합과

Hemerocallis fulva L.   Liliaceae

◆ 별명 : 넘나물
◆ 약용 부위 : 뿌리
◆ 생약명 : 훤초근(萱草根)
◆ 약효 : 소변불리, 대변출혈, 자궁출혈, 유방염
◆ 사용법 : 내복, 약주, 외용

▶**생태** → 산기슭에서 흔히 볼 수 있고, 중국, 동인도, 이란, 유럽에 분포하는 여러해살이풀. 뿌리에 방추형으로 굵어지는 덩이뿌리가 있으며 잎은 마주난다. 꽃은 여름에 등황색으로 피고 바깥 꽃덮이는 긴 타원형이며, 수술은 6개로 통부 위끝에 달리고 꽃잎보다 짧다. 꽃밥은 선상으로 노란색이다.

▶**약용 부위, 약효** → 뿌리를 훤초근(萱草根)이라고 하는데, 소변을 잘 보게 하므로 온몸이 붓고 소변을 볼 때 잘 나오지 않고 아픈 증상에 효능이 있다. 혈액 순환을 좋게 하므로 코피, 대·소변출혈, 자궁출혈에 지혈 효과가 있으며, 근심 걱정이 많아서 잠이 오지 않을 때 사용하면 좋다. 유방염을 치료하는 데 쓰인다.

▶**사용법** → 뿌리 5g을 물 2컵(400mL)에 달여서 복용하고, 유방염에는 짓찧어서 바른다.

▶**참고** → 중국 사람들은 이 식물을 망우초(忘憂草)라고도 하는데, 어머니가 거처하시는 뜰에 심어 두어 근심을 잊게 해 드렸다는 고사가 전해지고 있다. 꽃잎이 여러 개이고 포기지는 왕원추리 var. *kwanso*, 화서가 짧고 수술이 노란색인 큰원추리 *H. middendorfii*, 황록색 꽃이 피고 뿌리에 덩이 같은 것이 없는 노랑원추리 *H. thunbergii*, 주황색 꽃이 피는 홍도원추리 *H. littorea*도 약효가 같다. 어린 것의 지상부는 식용으로도 널리 이용하고 있다.

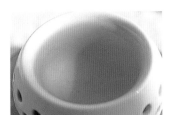
훤초근(萱草根) 달인 액

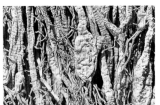
훤초근(萱草根)

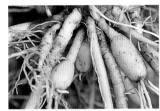
원추리(뿌리줄기)

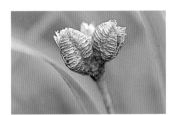
원추리(열매)

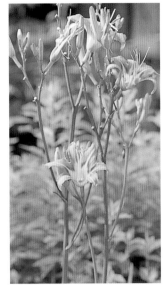
왕원추리   1997.7.24 치악산

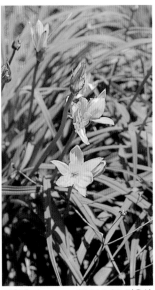
큰원추리   2001.5.25 덕유산

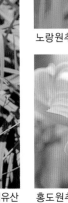
노랑원추리

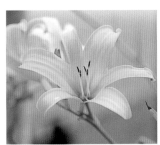
홍도원추리

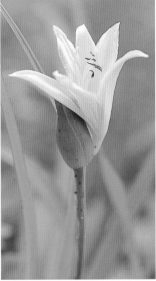
원추리   2001.6.19 덕유산

308. 유향나무

감람과

Boswellia carterii Birdw.

Burseaceae

◆ 별명 : 유두향나무, 마미향나무
◆ 약용 부위 : 줄기의 삼출액
◆ 생약명 : 유향(乳香)
◆ 약효 : 부스럼, 타박상, 손발저림, 월경통
◆ 사용법 : 내복, 약주, 외용

▶**생태** → 우리 나라에는 없고, 이집트, 리비아, 수단, 터키 등에서 자라는 늘푸른작은키나무. 높이 4~5m. 줄기는 굵고 껍질은 황갈색이며 미끄럽다. 잎은 어긋나고, 꽃은 총상화서로 달리며, 작고 연한 노란색이다. 자방은 3~4실인데, 상부에 위치한다. 열매는 핵과로서 달걀 모양, 길이 1cm, 3줄의 능선이 있으며, 열매 껍질은 두툼한 육질이다.

▶**약용 부위, 약효** → 줄기에 상처를 내서 흘러나오는 삼출액[樹脂]을 유향(乳香)이라고 하는데, 혈액 순환이 잘 되게 하고 아픔을 멎게 하며 경련을 풀고 부은 것을 내리게 하며 새살이 돋아나게 하는 효능이 있다. 부스럼, 타박상, 명치와 배가 아픈 증상, 팔다리가 쑤시고 저리는 증상, 무월경이나 월경통, 산후복통을 치료한다.

▶**사용법** → 줄기 1g을 물 1컵(200mL)에 달여서 복용하거나 술에 담가서 복용하고, 알약으로 만들어 복용하기도 한다. 외용으로 사용할 때에는 가루를 내어 뿌리거나 참기름에 개어서 붙인다.

▶**참고** → 도경본초(圖經本草)의 침향(沈香) 항(項)에 처음으로 기록되었으며, 이 나무의 줄기에서 흘러나오는 삼출액이 젖[乳] 빛깔이고 향(香)이 강하기 때문에 유향(乳香)이라고 한다.

▶**한약 처방명** → 팔보단(八寶丹), 오금환(五金丸)

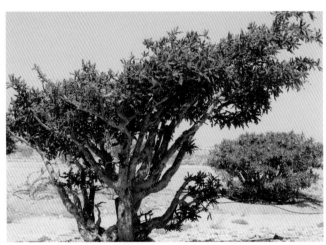

유향나무

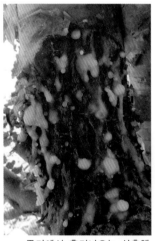

줄기에서 흘러나오는 삼출액

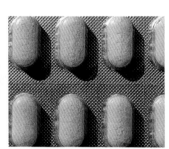

유향(乳香)이 함유된 염증 치료제

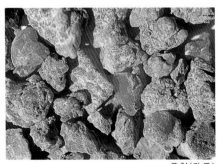

유향(乳香)

유향(乳香) 가루

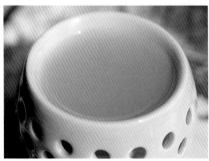

유향(乳香) 달인 액

309. 육두구나무 │ 육두구과

Myristica fragrans L. Myristicaceae

- ◆ 별명 : 육과
- ◆ 약용 부위 : 속씨〔種仁〕
- ◆ 생약명 : 육두구(肉荳蔲)
- ◆ 약효 : 소화불량, 구토
- ◆ 사용법 : 내복, 약주, 약차

▶**생태** → 말레이시아, 베트남, 중국 남부, 타이 등에서 자라는 늘푸른큰키나무. 잎은 긴 타원형으로 두꺼우며 가장자리는 밋밋하다. 꽃은 작고, 열매는 둥글고 적황색이며, 익으면 두 쪽으로 갈라진다. 종자는 타원상 구형으로 길이 2~3cm, 너비는 1.5~2.5cm이다.

▶**약용 부위, 약효** → 종자의 껍질을 벗긴 속씨〔種仁〕를 육두구(肉荳蔲)라고 하는데, 위장을 튼튼하게 하여 설사를 멈추게 하고, 비위를 따뜻하게 하여 기(氣)의 순환을 도와 주는 효능이 있다. 소화가 잘 안 되어 설사를 자주 하는 증상, 헛배가 부르고 아프며 자주 토하는 증상을 치료한다.

▶**사용법** → 속씨 2g을 물 1컵(200mL)에 달여서 복용하거나 가루로 만들어 1회 1g을 물로 복용한다.

▶**참고** → 송나라 때의 개보본초(開寶本草)에 처음으로 수재되었으며, 육두구는 소두구(小荳蔲)에 대한 명칭으로서 껍질을 벗겨 속살〔肉〕만을 사용하기 때문에 생긴 이름이다.

▶**한약 처방명** → 사신환(四神丸)

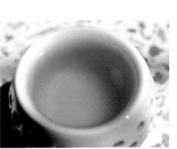

육두구(肉荳蔲) 달인 액

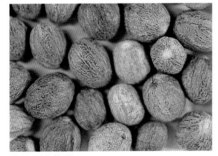

육두구(肉荳蔲)

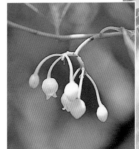

꽃

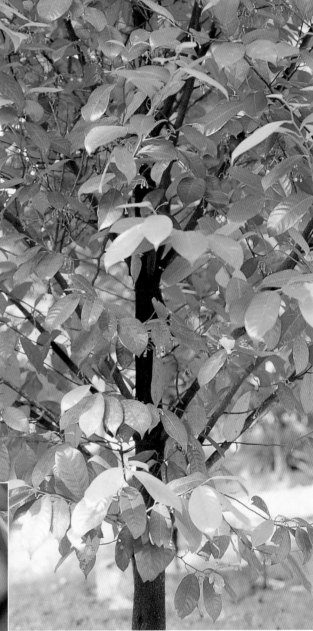

육두구나무   1994.6.20 말레이시아

322

310. 육종용

열당과

Cistanche salsa G. Beck   Orobanchaceae

◆ 별명 : 육송용(肉松蓉), 종용(蓯蓉), 지정(地精)
◆ 약용 부위 : 지상부
◆ 생약명 : 육종용(肉蓯蓉)
◆ 약효 : 성기능 장애, 요통, 노인 변비
◆ 사용법 : 내복, 약주

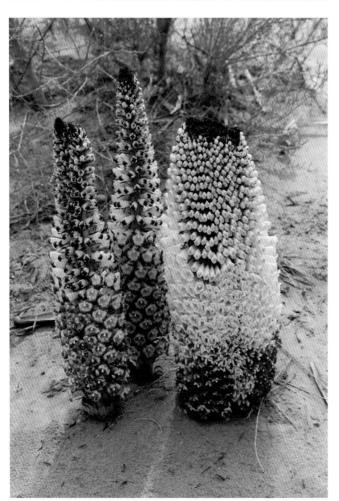

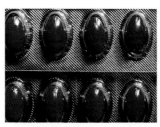

▶**생태** → 우리 나라에는 없고 중국의 산시성(山西省), 간쑤성(甘肅省), 신장성(新疆省) 및 내몽고의 사막 지대에서 자라며, 다른 식물에 기생하는 여러해살이풀. 높이 30~45cm. 줄기는 원주형이고, 잎은 비늘 같으며, 수상화서는 원주형이고 꽃잎은 종 모양이다. 열매는 타원상 구형, 2개로 갈라진다.

▶**약용 부위, 약효** → 지상부를 육종용(肉蓯蓉)이라고 하는데, 신장 기능을 좋게 하고 혈액을 맑게 하며 대소변을 잘 보게 하는 효능이 있다. 성기능 장애, 정액이 저절로 흘러나오는 증상, 뼈가 약해지는 증상, 불임증, 허리와 무릎이 시리고 아픈 증상, 노인이나 허약한 사람들의 변비, 여러 가지 출혈 증상을 치료한다.

▶**사용법** → 지상부 5g을 물 2컵(400mL)에 달여서 복용하거나 술에 담가서 복용하며, 가루약이나 알약으로 만들어 복용하기도 한다.

▶**참고** → 신농본초경(神農本草經)의 상품에 수재되어 있다. 본초강목(本草綱目)에 의하면 이 약물은 육질(肉質)이고 몸을 추스리는 데 좋으며, 약효가 급하지 않고 부드럽게〔從容〕 나타나게 하는 풀이므로 육종용(肉蓯蓉)이라고 한다.

▶**한약 처방명** → 육종용환(肉蓯蓉丸), 육종윤장환(肉蓯潤腸丸), 양기환(陽起丸)

육종용   육종용(肉蓯蓉)이 함유된 강장약

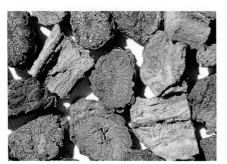

육종용(肉蓯蓉)

육종용(肉蓯蓉) 가루

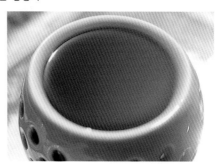

육종용(肉蓯蓉) 달인 액

311. 율무

벼과

Coix lacryma-jobi L. var. *mayuen* (Romaln) Stapf

Gramineae

◆ 별명 : 울미, 율미
◆ 약용 부위 : 속씨(種仁), 뿌리
◆ 생약명 : 의이인(薏苡仁), 의이근(薏苡根)
◆ 약효 : 부종, 류머티스성 관절염, 황달
◆ 사용법 : 내복, 약차

▶ **생태** → 우리 나라에서 재배하며, 중국이 원산지인 한해살이풀. 높이 1~1.5m. 꽃은 7월에 피고, 수꽃이삭(雄花穗)은 암꽃이삭(雌花穗)을 뚫고 위로 나와 3cm 정도 자라며, 열매는 달걀 모양이다.

▶ **약용 부위, 약효** → 종자의 껍질을 벗긴 속씨(種仁)를 의이인(薏苡仁)이라고 하는데, 비위가 약하여 오는 부종, 근육이 땅기고 아프며 팔다리가 시린 증상, 류머티스성 관절염을 치료한다. 사마귀, 기미를 없애는 데도 사용한다. 뿌리를 의이근(薏苡根)이라고 하는데, 열을 내리고 비장을 튼튼하게 하는 효능이 있다. 황달, 부종, 대하증 및 기생충에 의한 복통을 치료한다.

▶ **사용법** → 속씨 또는 뿌리 5g을 물 2컵(400mL)에 달여서 복용하거나 차로 이용한다. 신경통에 밥 또는 죽을 쑤어 먹거나 차로 이용하여도 좋다.

▶ **참고** → 신농본초경(神農本草經)의 상품에 수재되어 있으며, 오랫동안 병을 앓고 난 뒤 건강식이나 피부 미용식으로 이용하고 있다.

▶ **한약 처방명** → 의이부자산(薏苡附子散), 마행의감탕(麻杏薏甘湯), 백부탕(百部湯), 영양각산(羚羊角散)

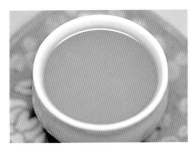
의이인(薏苡仁) 달인 액

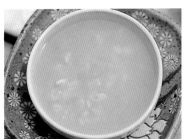
율무죽

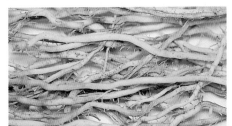
의이근(薏苡根)

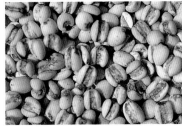
의이인(薏苡仁)

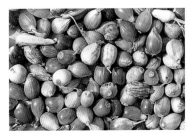
율무(종자)

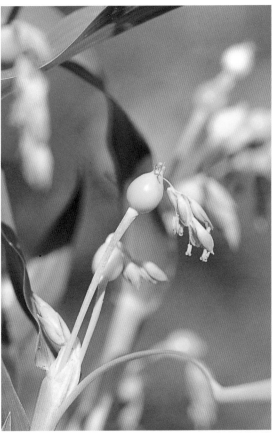
율무
2001.8.25 충남대약초원

324

312. 으름덩굴 | 으름덩굴과

Akebia quinata (Thunb.)
Decaisne

Lardizabalaceae

◆ 별명 : 으름, 목통
◆ 약용 부위 : 줄기, 열매
◆ 생약명 : 목통(木通), 팔월찰(八月札)
◆ 약효 : 부종, 혈액 순환, 소변불리
◆ 사용법 : 내복, 약주

▶**생태** → 황해도 이남에서 볼 수 있고 일본, 중국에 분포하며, 산기슭의 숲 속에서 자라는 갈잎덩굴나무. 꽃은 암수 딴그루로 5~6월에 피는데, 잎겨드랑이에서 나오는 총상화서로 달린다. 수꽃은 작고 많이 피며, 수술은 6개, 암꽃은 크고 적게 달린다. 꽃잎은 없고 3개의 꽃받침잎이 있다. 열매는 삭과로 길이는 6~10cm이며, 10월에 자갈색으로 익는다.

▶**약용 부위, 약효** → 줄기를 목통(木通)이라고 하는데, 화(火)를 내리고 혈액 순환을 원활하게 하는 효능이 있다. 소변에 피가 섞이거나 소변의 빛깔이 뿌연 증상, 온몸이 붓는 증상, 소변을 자주 보거나 시원치 못한 증상, 가슴에 열이 있는 듯한 기분, 젖이 잘 나오지 않는 증상을 치료한다. 열매를 팔월찰(八月札)이라고 하는데, 혈액 순환이 잘 되게 하고 진통 작용이 있으며 답답함을 없애 주는 효능이 있다. 설사, 요통, 늑막염, 월경통, 혈뇨를 치료한다.

▶**사용법** → 줄기 5g을 물 2컵(400mL)에 달여서 복용하거나 알약이나 가루약으로 만들어 복용한다. 열매 10g을 물 3컵(600mL)에 달여서 복용한다.

▶**참고** → 목질화한 줄기의 내부에 가느다란 구멍이 관 모양으로 통하고 있기 때문에 목통이라고 한다. 팔월찰은 송나라 때의 개보본초(開寶本草)에 처음으로 수재되었다.

▶**한약 처방명** → 도적산(導赤散), 석위산(石葦散)

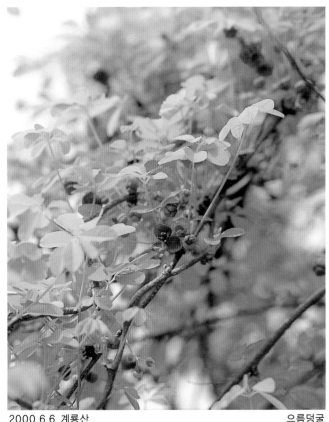

2000.6.6 계룡산   으름덩굴

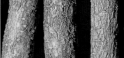

팔월찰(八月札) 달인 액

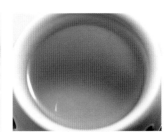

목통(木通) 달인 액

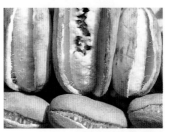

으름덩굴(열매) 생것

팔월찰(八月札)

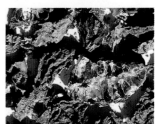

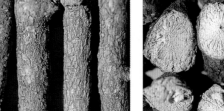

목통(木通)   목통(木通) 썬 것

313. 으아리

미나리아재비과

Clematis mandshurica Rupr.　　　Ranunculaceae

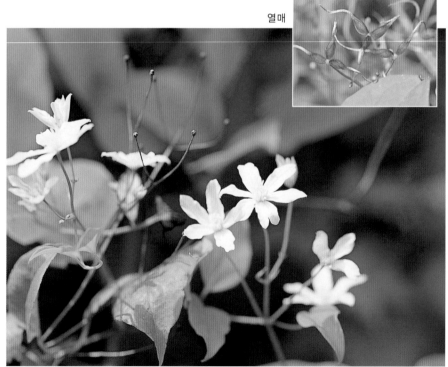

◆ 별명 : 북참으아리, 응아리
◆ 약용 부위 : 뿌리
◆ 생약명 : 위령선(威靈仙)
◆ 약효 : 통풍, 요통, 관절염
◆ 사용법 : 내복, 약주, 약차, 외용

▶**생태** → 숲 가장자리나 들에서 흔하게 자라고, 일본, 중국에 분포하는 갈잎덩굴나무. 길이 2m. 잎은 마주나고, 깃꼴겹잎으로 작은잎은 5~7개이다. 꽃은 6~8월에 피는데, 가지 끝과 잎겨드랑이에 취산화서로 달린다. 꽃받침잎은 4~5개, 긴 타원형이며, 흰색이고 털이 없으며, 꽃잎은 없다. 수과는 달걀 모양, 흰색 털이 있는, 길이 2cm의 꼬리 같은 암술대가 달려 있다. 열매는 9월에 익는다.

▶**약용 부위, 약효** → 뿌리를 위령선(威靈仙)이라고 하는데, 풍습(風濕)을 없애고, 경락(經絡)을 잘 소통시키는 효능이 있다. 통풍이나 요통, 류머티스성 관절염, 한쪽 머리만 아픈 증상, 온몸이 붓는 증상, 소변이 잘 나오지 않는 증상 등을 치료한다.

▶**사용법** → 뿌리 5g을 물 2컵(400mL)에 달여서 복용하거나 술에 담가서 복용하고, 알약으로도 복용한다. 외용에는 짓찧어서 바른다.

▶**참고** → 위령선은 송나라 때의 개보본초(開寶本草)에 처음으로 수재되었다. 본초강목(本草綱目)에는 약효가 강력〔威〕하고, 효력이 신통〔靈仙〕하므로 위령선(威靈仙)이라는 이름이 붙었다고 하였다. 중국산은 위령선 *C. chinensis* 및 근연 식물의 뿌리를 약재로 사용하고 있다. 나무 같은 풀로, 열매에 날개가 있으며, 끝에 돌기 같은 짧은 암술대가 있는 외대으아리 *C. brachyura*, 줄기가 연질이고 잎 끝이 둔하며, 밑은 둥글거나 얕게 들어간 참으아리 *C. terniflora*도 약효가 같다.

▶**한약 처방명** → 영선산(靈仙散), 이출탕(二朮湯)

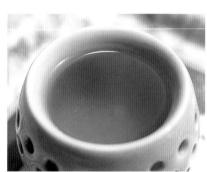

위령선(威靈仙) 달인 액

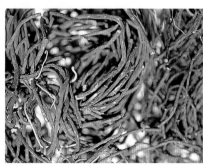

위령선(威靈仙)

열매

으아리　　　　　　　　　　　　　　　　　2000.7.15 계룡산

314. 은조롱

박주가리과

Cynanchum wilfordii (Max.) Hemsl.

Asclepiadaceae

◆ 별명 : 새박풀, 새박
◆ 약용 부위 : 덩이줄기
◆ 생약명 : 백하수오(白何首烏), 백수오(白首烏)
◆ 약효 : 자양 강장, 요통, 신경쇠약, 치질
◆ 사용법 : 내복, 약주, 외용

▶**생태** → 산과 들에서 자라고, 일본, 중국 둥베이(東北), 우수리에 분포하는 덩굴성 여러해살이풀. 뿌리가 깊이 들어가며 굵다. 원줄기는 왼쪽으로 감아올라가며, 길이 3m, 잎은 어긋나고 심장형이다. 꽃은 7~8월에 연한 황록색으로 피며, 열매는 골돌로서 길이 8cm, 지름 1cm이고 바늘 모양이다.

▶**약용 부위, 약효** → 덩이줄기를 백하수오(白何首烏) 또는 백수오(白首烏)라고 하는데, 자양 강장, 보혈의 효능이 있다. 몸이 약해 핏기가 없고, 항상 몸이 차고 아프며, 허리와 무릎이 시고, 신경이 쇠약한 증상, 치질이나 장출혈 증상을 치료한다.

▶**사용법** → 덩이줄기 7g을 물 3컵(600mL)에 달여서 복용하거나 알약으로 만들어 복용한다. 치질에는 달여 먹으면서 짓찧어서 즙액을 바른다.

▶**참고** → 꽃이 희고〔銀〕 조롱처럼 조그맣게 생겼으므로 은조롱이라고 한다. 백수오(白首烏)는 송나라 때의 개보본초(開寶本草)에 하수오(何首烏)의 이름으로 수재되었으며, 중국산 백수오(白首烏) *C. bungei*의 덩이줄기이다.

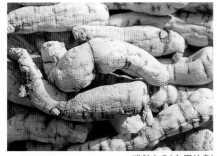
백하수오(白何首烏)

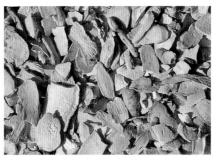
백하수오(白何首烏) 썬 것

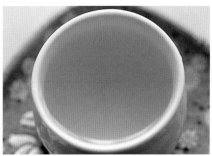
백하수오(白何首烏) 달인 액

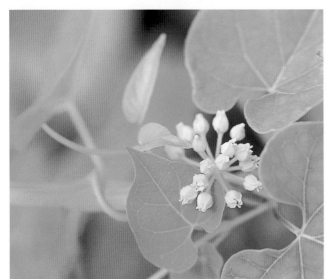
2001.7.27 전남 흑산도　　　　　은조롱

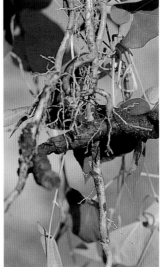
은조롱(뿌리)

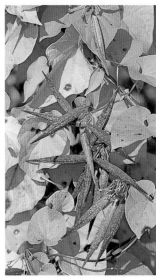
은조롱(열매)

315. 은행나무

은행나무과

Ginkgo biloba L.

Ginkgoaceae

◆ 별명 : 행자목
◆ 약용 부위 : 종자, 잎
◆ 생약명 : 백과(白果), 백과엽(白果葉)
◆ 약효 : 기관지천식, 대하증, 혈액 순환
◆ 사용법 : 내복, 약주, 약차

▶ **생태** → 우리 나라에서 재식하고 있는 귀화 식물이며, 중국이 원산지인 갈잎큰키나무. 높이 30m. 잎은 부채 모양, 꽃은 암수 딴그루로서 5월에 짧은 가지에서 잎과 같이 피고, 열매는 노란색으로 둥글며, 종자는 달걀 모양, 2~3개의 능선이 있으며 흰색이다.

▶ **약용 부위, 약효** → 종자를 백과(白果)라고 하는데, 폐의 기능을 도와서 천식을 치료하고, 염증을 치료하므로 대하증에 효능이 있다. 기침을 자주 하고 숨이 가쁘며 가래가 많은 증상, 대하의 빛깔이 노란색이 돌고 냄새가 심하게 나는 증상, 옴, 종기, 습진을 치료한다. 잎을 백과엽(白果葉)이라고 하는데, 심장과 폐를 돕는 효능이 있다. 가슴과 속이 답답하고 안정을 찾지 못하며 기침과 가래가 있고 때로는 설사를 하는 증상에 좋다.

▶ **사용법** → 종자 또는 잎 각각 5g을 물 2컵(400mL)에 달여서 복용하거나 술에 담가서 복용한다.

▶ **참고** → 잎을 원료로 한 혈액 순환 개선제가 제품화되어 고혈압이나 고지혈증 치료에 사용되고 있다.

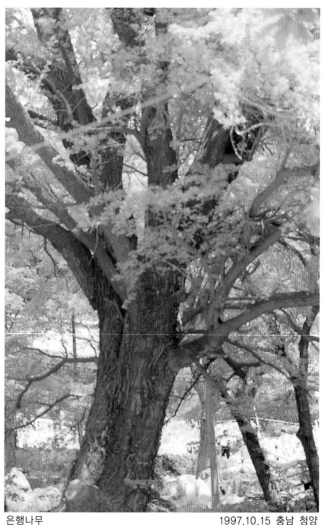

은행나무   1997.10.15 충남 청양

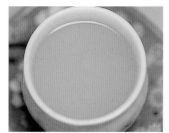

백과(白果) 달인 액

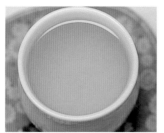

백과엽(白果葉) 달인 액

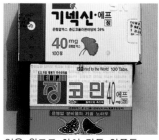

잎을 원료로 하여 만든 약품들

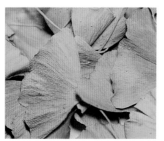

백과엽(白果葉)

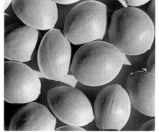

백과(白果)

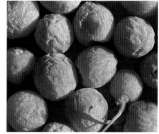

은행나무(종자)

316. 음나무

두릅나무과

Kalopanax pictus (Thunb.)
Nakai

Araliaceae

◆ 별명 : 엄나무(북한)
◆ 약용 부위 : 줄기 껍질, 가지
◆ 생약명 : 자추수피(刺楸樹皮)
◆ 약효 : 근육마비, 근육통, 관절염, 피부병(옴, 버짐)
◆ 사용법 : 내복, 약주, 약차, 외용

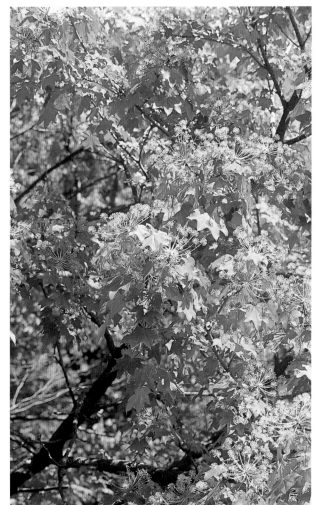

음나무

▶**생태** → 일본, 중국, 우수리에 분포하며, 산에서 자라는 갈잎 큰키나무. 높이 25m. 꽃은 양성으로 7~8월에 황록색으로 피고 지름은 5mm이다. 열매는 핵과로 둥글며, 지름은 6mm로 10월에 검은색으로 익고, 1~2개의 종자가 들어 있다.

▶**약용 부위, 약효** → 줄기 껍질을 자추수피(刺楸樹皮)라고 하는데, 류머티즘에 의한 근육마비, 근육통, 관절염을 치료하고, 옴이나 버짐을 치료하는 데 좋다.

▶**사용법** → 줄기 껍질 5g을 물 2컵(400mL)에 달여서 복용하거나 술에 담가서 복용한다. 옴이나 버짐에는 달여서 복용하고, 달인 액을 바른다.

▶**참고** → 옴이나 버짐에는 달인 액으로 씻거나 가루를 내어 뿌리면 새살이 빨리 돋는다. 우리 나라에서는 해동피(海桐皮)라고 하여 사용하나 이는 잘못이다. 해동피의 기원 식물은 중국에서 자라는 가시오동나무〔刺桐〕 *Erythrina variegata var. orientalis*의 줄기 껍질이며, 송나라 때의 개보본초(開寶本草)에 수재되어 있다.

▶**한약 처방명** → 해동피산(海桐皮散), 안신환(安神丸)

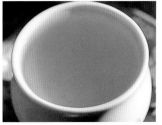

가지 달인 액

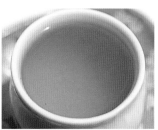

자추수피(刺楸樹皮) 달인 액

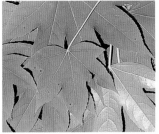

음나무(잎)

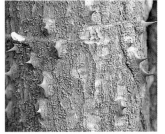

음나무(줄기)

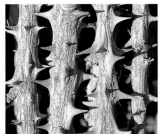

음나무(가지)

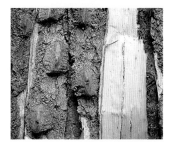

자추수피(刺楸樹皮)

317. 이스라지나무 | 장미과

Prunus japonica Thunb. var.
nakaii (Lev.) Rehder
Rosaceae

◆ 별명 : 산앵도나무, 산앵두나무(북한)
◆ 약용 부위 : 종자
◆ 생약명 : 욱이인(郁李仁)
◆ 약효 : 변비(뚱뚱한 체질, 노인, 산후), 부종
◆ 사용법 : 내복

▶**생태 →** 산기슭에서 자라고, 중국 둥베이(東北)에 분포하는 갈잎작은키나무. 높이 1m. 잎은 어긋나고 달걀 모양이며 길이 3~7cm. 꽃은 5월에 분홍색으로 잎보다 먼저 피는데, 2~4개씩 산형으로 달리며 꽃받침잎은 잔털이 있다. 꽃잎은 타원형, 수술이 꽃잎보다 짧으며, 암술대에 잔털이 있고 자방에 털이 없다. 열매는 둥글고 털이 없으며, 7~8월에 붉은색으로 익는데, 맛이 약간 떫다. 종자는 둥글고 끝이 뾰족하며, 길이 12mm이다.

▶**약용 부위, 약효 →** 종자를 욱이인(郁李仁)이라고 하는데, 뚱뚱한 사람들이나 노인, 산후의 변비에 좋고, 부종을 치료하며, 잇몸이 붓고 아플 때 효과가 있다.

▶**사용법 →** 종자 5g을 물 2컵(400mL)에 달여서 복용하거나 알약이나 가루약으로 만들어 복용한다.

▶**참고 →** 음허(陰虛), 진액(津液)이 부족한 사람, 임신부는 복용을 금한다. 산이스라지나무 *P. ishidoyana*는 작은 꽃대에 털이 없고, 길이 11mm 정도이며, 꽃받침잎에 바늘 같은 톱니가 있고 털이 없으며, 자방에 암술대의 밑부분과 더불어 갈색 털이 밀생하므로 구분할 수 있다. 산이스라지나무의 열매도 약효는 같다.

▶**한약 처방명 →** 오인환(五仁丸)

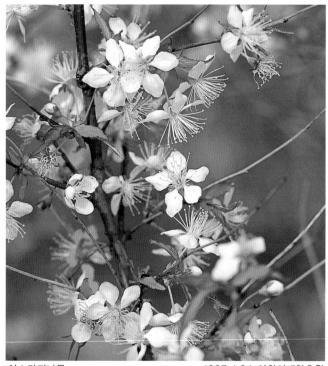
이스라지나무　　　　　　　　1997.4.24 이화여대약초원

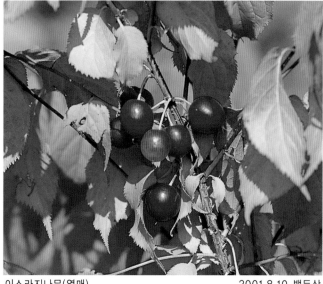
이스라지나무(열매)　　　　　　2001.8.10 백두산

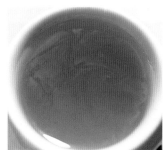
욱이인(郁李仁) 달인 액

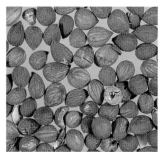
욱이인(郁李仁)

318. 이질풀 | 쥐손이풀과

Geranium thunbergii S. et Z.   Geraniaceae

◆ 별명 : 개발초, 거십초
◆ 약용 부위 : 전초
◆ 생약명 : 현초(玄草)
◆ 약효 : 이질(설사), 관절염, 피부병
◆ 사용법 : 내복, 약주, 약차, 외용

● ● ● ●

▶ **생태** → 산과 들에서 자라고, 일본, 중국 둥베이(東北), 아무르, 우수리에 분포하는 여러해살이풀. 잎은 마주나고, 3~5개로 깊이 갈라진다. 꽃은 8~9월에 연한 붉은색, 홍자색, 또는 흰색으로 피며, 지름 1~1.5cm. 꽃대에서 2개의 작은 꽃대가 갈라져 각각 1개의 꽃이 달린다.

▶ **약용 부위, 약효** → 전초를 현초(玄草)라고 하는데, 골격과 근육을 튼튼하게 하는 효능이 있다. 팔다리가 쑤시는 증상과 관절염에 좋고, 아랫배가 아프고 이질과 설사가 있는 증상, 피부가 가렵고 붉게 부어오르는 증상을 치료한다.

▶ **사용법** → 전초 5g을 물 2컵(400mL)에 달여서 복용하거나 가루를 내어 복용한다. 외용에는 달인 물로 바르거나 생것으로 짓찧어 즙액을 바른다.

▶ **참고** → 중국 사람들은 이질에 효과가 있는 풀이라고 하여 이병초(痢病草)라 하기도 하고, 잎의 모양이 고양이의 발을 닮았다고 하여 묘족초(猫足草)라고도 한다. 고산에서 자라며 뿌리가 방추형인 산쥐손이 *G. dahuricum*, 전체에 털이 많은 털쥐손이 *G. eriostemon*, 잎이 3개로 갈라지는 세잎쥐손이 *G. wilfordii*도 약효가 같다.

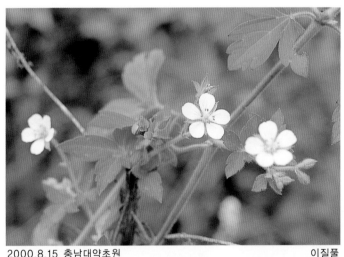
2000.8.15 충남대약초원

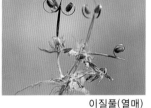
이질풀(열매)

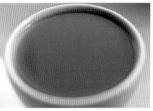
현초(玄草) 달인 액

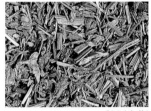
이질풀

현초(玄草)

현초(玄草) 가루

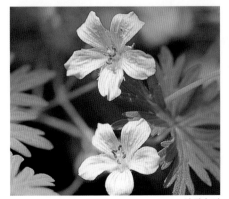
산쥐손이

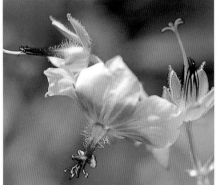
털쥐손이

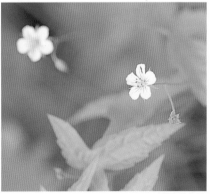
세잎쥐손이

331

319. 익모초
꿀풀과

Leonurus japonicus L.   Labiatae

◆ 별명 : 육모초
◆ 약용 부위 : 전초, 종자
◆ 생약명 : 익모초(益母草), 충울자(茺蔚子)
◆ 약효 : 월경통, 월경불순, 자궁출혈
◆ 사용법 : 내복, 약주, 외용, 욕탕제

▶ **생태** → 들에서 흔하게 자라고, 일본, 중국, 인도차이나, 인도, 말레이시아에 분포하는 두해살이풀. 높이 1m. 꽃은 7~8월에 연한 홍자색으로 피는데, 윗부분의 잎겨드랑이에 몇 개씩 층층으로 달리고, 꽃받침은 5개로 갈라진다. 꽃통은 아래위 2개로 갈라지고, 밑부분의 것이 다시 3개로 갈라지며, 붉은색 줄이 있다.

▶ **약용 부위, 약효** → 전초를 익모초(益母草)라고 하는데, 혈액 순환을 활성화시키는 효능이 있으므로 월경통, 월경 이상, 자궁출혈과 복통을 치료하고, 피부 습진이나 옴, 가려움증을 치료한다. 종자를 충울자(茺蔚子)라고 하는데, 혈액 순환을 원활히 하고, 월경을 순조롭게 하게 하며, 열을 내리게 하는 효능이 있으므로 월경불순, 대하, 출산 후 몸이 아프고 혈색이 좋지 못할 때 사용한다.

▶ **사용법** → 전초 또는 종자 10g에 물 3컵(600mL)을 넣고 달인 액을 반씩 나누어 아침 저녁으로 복용하고, 외용에는 짓찧어서 바른다. 전초를 잘게 썰어서 욕탕제로 이용하면 부인병, 신경통 치료에 도움이 된다.

▶ **참고** → 중국 사람들은 '어머니[産母]를 이롭게 하고, 부인병에 자주 쓰는 약초'라는 뜻에서 익모초(益母草)라고 한다. 충울자(茺蔚子)는 신농본초경(神農本草經)의 상품에 수재되어 있다.

▶ **한약 처방명** → 익모환(益母丸)

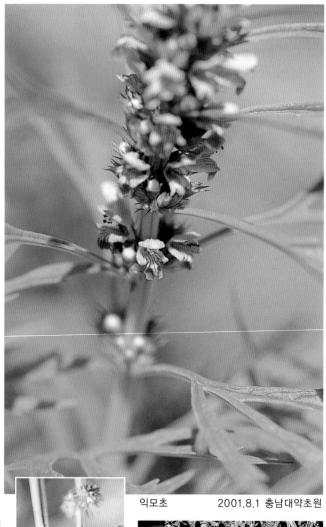

익모초   2001.8.1 충남대약초원

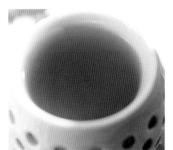

익모초(益母草) 달인 액

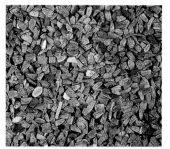

충울자(茺蔚子)

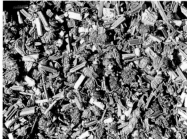

열매   익모초(益母草)

320. 익지

생강과

Alpinia oxyphylla Miq.　　　Zingiberaceae

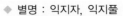

◆ 별명 : 익지자, 익지풀
◆ 약용 부위 : 열매
◆ 생약명 : 익지인(益智仁)
◆ 약효 : 소화불량, 소변불리, 야뇨증
◆ 사용법 : 내복, 약주

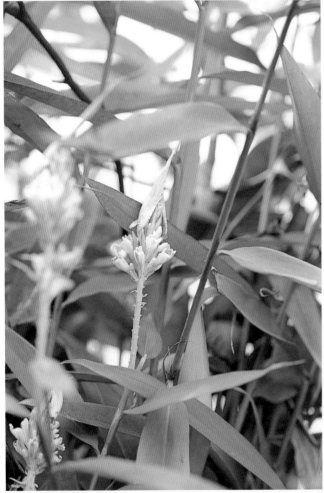

2002.7.8 중국 창사(長沙)　　　　　　익지

▶**생태** → 중국 남부, 인도, 베트남, 말레이시아 등 열대 지방 원산의 여러해살이풀. 줄기는 곧게 자라며, 잎은 어긋난다. 꽃은 원추화서로 달리며, 꽃봉오리가 칼집 모양의 포(苞) 속에 싸여 있다. 열매는 삭과, 타원상 구형으로, 겉에는 뚜렷한 맥이 여러 개 있다.

▶**약용 부위, 약효** → 열매를 익지인(益智仁)이라고 하는데, 비위를 튼튼하게 하고 신장의 기능을 돕는 효능이 있다. 소화 기능이 약하여 항상 배가 차고 아프며 꽉 차 있는 듯한 증상, 신장 기능이 약하여 소변이 시원치 못하고 화장실에 자주 가는 증세, 어린이의 야뇨증을 치료한다.

▶**사용법** → 열매 5g을 물 2컵(400mL)에 달여서 복용하거나 술에 담가서 복용한다.

▶**참고** → 머리를 더욱(益) 슬기롭게(智) 해 주는 약이라고 하여 익지(益智)라고 하며, 송나라 때의 개보본초(開寶本草)에 수재되어 있다. 이시진 선생은 비(脾)는 지(智)를 지배하는데, 이 약은 비위(脾胃)의 기능을 좋게 하므로 익지라 한다고 하였다.

▶**한약 처방명** → 축천환(縮泉丸), 익지산(益智散)

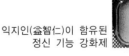

익지인(益智仁)이 함유된
정신 기능 강화제

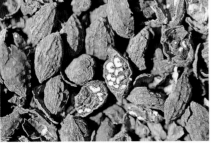

익지인(益智仁)

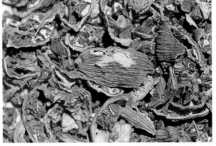

익지인(益智仁) 부순 것

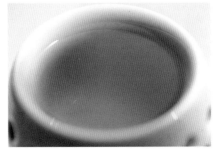

익지인(益智仁) 달인 액

321. 인동덩굴 | 인동과

Lonicera japonica Thunb.　　　　Caprifoliaceae

◆ 별명 : 눙박나무, 인동
◆ 약용 부위 : 꽃, 줄기
◆ 생약명 : 금은화(金銀花), 인동등(忍冬藤)
◆ 약효 : 해열, 피부 염증, 이질, 감기몸살
◆ 사용법 : 내복, 약주, 약차, 외용

▶ **생태** → 산기슭에서 흔하게 자라고, 일본, 중국에 분포하는 늘푸른덩굴나무. 잎은 마주나고, 타원형. 꽃은 6~7월에 잎겨드랑이에 1~2개가 달리며, 꽃통은 길이 3~4cm이고 흰색에서 노란색으로 되며, 겉에 털이 있고 끝이 5갈래이다. 열매는 둥글고, 지름 7~8mm, 9~10월에 검은색으로 익는다.

▶ **약용 부위, 약효** → 꽃을 금은화(金銀花)라고 하며, 해열 작용이 있으므로 열이 나고 속이 답답하며 팔다리가 불편하여 가만두지 못하는 증상, 종기로 인하여 피부가 헐었을 때, 피와 고름이 섞인 대변, 편도선염과 이하선염(耳下腺炎)을 치료한다. 줄기를 인동등(忍冬藤)이라고 하며, 감기몸살로 인하여 온몸이 쑤시고 아픈 증상, 팔다리 관절통, 신경통을 치료한다.

▶ **사용법** → 꽃 15g을 물 3컵(600mL)에, 줄기 20g을 물 4컵(800mL)에 달인 액을 반씩 나누어 아침 저녁으로 복용하고, 외용에는 짓찧어서 낸 즙으로 바른다.

▶ **참고** → 덩굴 식물이며, 겨울에도 죽지 않으므로 인동(忍冬)덩굴이라고 한다. 꽃이 필 때에는 흰색(銀色)이고 질 때에는 금색(金色)이 되므로 금은화(金銀花)라 하기도 한다. 명의 별록(名醫別錄)의 상품에 인동과 금은화가 수재되어 있다.

▶ **한약 처방명** → 은교산(銀翹散)

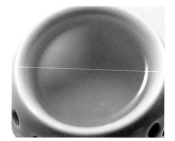
인동등(忍冬藤) 달인 액

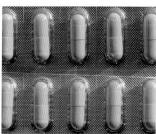
금은화(金銀花)가 함유된 해열 소염제

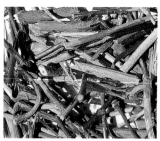
인동등(忍冬藤)

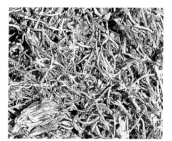
금은화(金銀花)

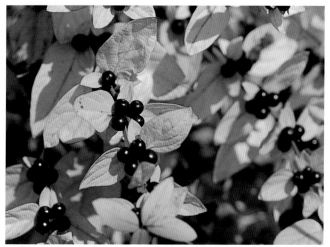
인동덩굴(열매)

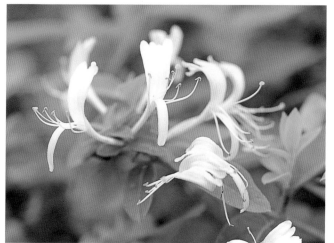
인동덩굴(꽃)　　　　2001.7.28 전남 흑산도

322. 인삼

두릅나무과

Panax ginseng C. A. Meyer   Araliaceae

◆ 별명 : 신초, 인함, 귀개, 토정, 혈삼
◆ 약용 부위 : 뿌리, 꽃, 잎
◆ 생약명 : 인삼(人蔘), 인삼화(人蔘花), 인삼엽(人蔘葉)
◆ 약효 : 자양 강장, 건망증, 빈뇨
◆ 사용법 : 내복, 약주, 약차

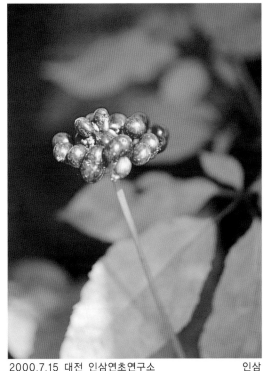

2000.7.15 대전 인삼연초연구소   인삼

▶ **생태** → 깊은 산에서 드물게 볼 수 있으나 대개 재배를 하며, 중국 둥베이(東北), 우수리에 분포하는 여러해살이풀. 높이 50~60cm. 꽃은 4월에 연한 녹색으로 피고 산형화서로 달린다. 꽃받침잎, 꽃잎 및 수술은 각각 5개이고 암술대는 2개이다. 열매는 둥글고 여러 개가 산형화서로 모여 달리며 붉은색으로 익는다.

▶ **약용 부위, 약효** → 뿌리를 인삼(人蔘)이라고 하는데, 쇠약한 사람이나 노인들의 원기 회복, 오래 된 기침, 건망증, 빈뇨 등을 치료한다. 꽃을 인삼화(人蔘花), 그리고 잎을 인삼엽(人蔘葉)이라고 하며, 인삼과 같은 목적으로 사용하고 있다.

▶ **사용법** → 인삼 10g을 물 3컵(600mL)에 달여서 복용하거나 술에 담가서 복용한다.

▶ **참고** → 인삼(人蔘)은 신농본초경(神農本草經)의 상품에 수재되어 있으며, 잔뿌리를 말린 것을 미삼(尾蔘), 일년생인 것을 춘미(春尾), 6년근을 찐 것을 홍삼(紅蔘)이라고 한다. 몸에 열이 많고 혈압이 높은 사람은 복용을 삼가는 것이 좋다.

▶ **한약 처방명** → 인삼탕(人蔘湯), 백호가인삼탕(白虎加人蔘湯), 인삼부자탕(人蔘附子湯), 독삼탕(獨蔘湯)

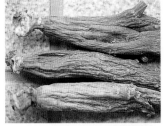

홍삼(紅蔘)

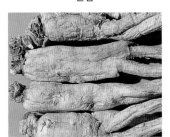

6년 된 인삼(人蔘)

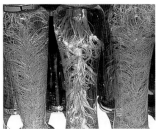

인삼주

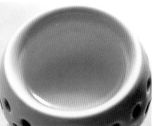

인삼(人蔘) 달인 액

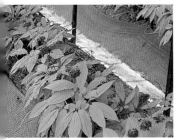

인삼 재배장

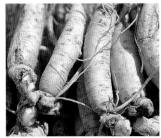

밭에서 막 캐낸 인삼(人蔘)

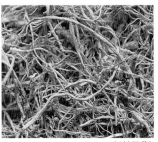

미삼(尾蔘)

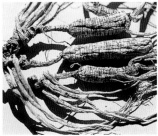

산삼(山蔘)

335

323. 일일초
협죽도과

Catharanthus roseus G. Don.
(*Vinca rosea* L.)

Apocynaceae

◆ 별명 : 일일화
◆ 약용 부위 : 지상부
◆ 생약명 : 장춘화(長春花)
◆ 약효 : 고혈압, 각종 암
◆ 사용법 : 내복, 약주, 약차

▶**생태** → 우리 나라에서 재배하는 귀화 식물이며, 서인도가 원산지인 한해살이풀. 높이 30~50cm. 줄기는 곧게 서고 잎은 마주난다. 꽃은 6~9월에 잎겨드랑이에 붉은색 또는 흰색으로 1~2개 달린다. 꽃받침은 녹색, 끝이 5갈래이고, 꽃부리는 깔때기 모양이며, 끝이 5개로 갈라지고, 수술은 5개, 심피는 2개이다.

▶**약용 부위, 약효** → 전초를 장춘화(長春花)라고 하는데, 고혈압, 각종 암(폐암, 융모막상피종, 림프종)을 치료한다.

▶**사용법** → 전초 5g을 물 2컵(400mL)에 달여서 복용하거나 알약 또는 가루약으로 만들어 복용한다.

▶**참고** → 이 식물에서 분리한 vinblastine, vincristine은 현재 병원에서 항암제로 사용하고 있다. 붉은색, 주황색, 흰색 등 꽃 색깔이 다양하고, 꽃 모양이 예뻐서 원예용으로 이용된다. 꽃이 봄부터 가을까지 계속되므로 일일초 또는 장춘화라고 한다.

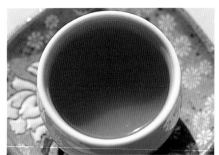
장춘화(長春花) 달인 액

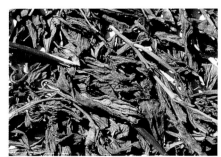
장춘화(長春花)

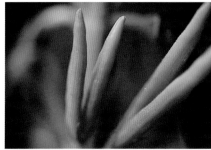
일일초(열매)

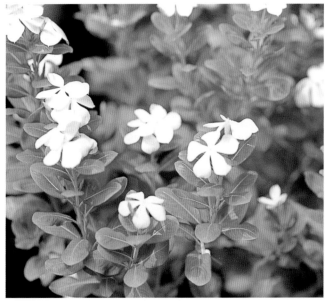
일일초(흰 꽃)

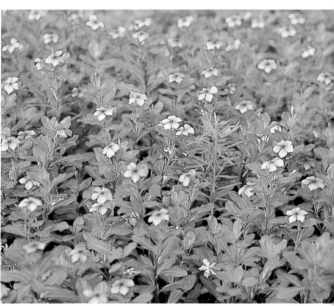
일일초　　　　　　　　1982.7.29 중국 난징(南京)

324. 잇꽃　｜　국화과

Carthamus tinctorius L.　　　Compositae

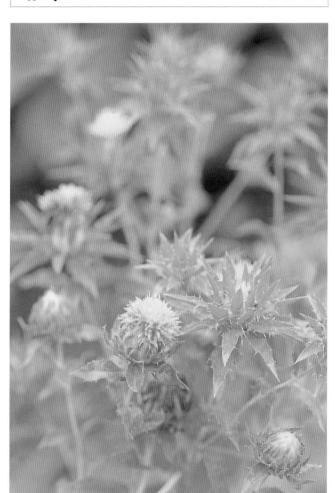

◆ 별명 : 이시꽃, 이꽃
◆ 약용 부위 : 꽃, 종자
◆ 생약명 : 홍화(紅花), 홍화자(紅花子)
◆ 약효 : 월경불순, 타박상, 혈액 순환
◆ 사용법 : 내복, 약주, 약차

▶**생태** → 약초원이나 농가에서 재배하는 귀화 식물이며, 이집트가 원산지인 한해·두해살이풀. 높이 1m. 꽃은 7~8월에 노란색으로 피며, 모양이 엉겅퀴와 같으나 시간이 지나면 붉은색으로 되고, 두화(頭花)는 원줄기 끝과 가지 끝에 1개씩 달린다. 열매는 길이 6mm 정도의 수과로 흰색이고 윤채가 있다.

▶**약용 부위, 약효** → 꽃을 홍화(紅花)라고 하는데, 혈액 순환을 돕고, 월경불순을 치료하며, 가래를 없애고, 통증을 멎게 하는 효능이 있으므로, 월경이 없는 여성, 복부에 응어리가 있는 증상, 단단한 종기, 타박상을 치료한다. 종자를 홍화자(紅花子)라고 하는데, 혈액 순환을 개선하고, 해독의 효능이 있으므로, 월경통, 월경불순으로 오는 복통을 치료한다.

▶**사용법** → 꽃 또는 종자 5g을 물 2컵(400mL)에 달여서 복용하거나 술에 담가서 복용한다.

▶**참고** → 홍화(紅花)는 송나라 때의 개보본초(開寶本草)에 홍람화(紅藍花)의 이름으로 수재되어 있다. 꽃은 월경불순 치료약으로 제품화되어 널리 이용되고 있으며, 종자는 뼈를 다쳤을 때 가루로 만들어 1g씩 식후에 복용한다.

▶**한약 처방명** → 활혈통경탕(活血通經湯), 홍화산(紅花散), 상륙고(商陸膏)

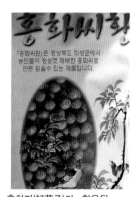

홍화자(紅花子)가 함유된
골다공증 치료 식품

1997.6.27 부산대약초원　　　　　잇꽃

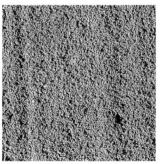

홍화자(紅花子)

홍화자(紅花子) 가루

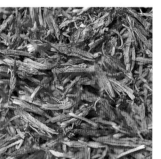

홍화(紅花)

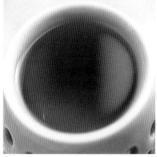

홍화(紅花) 달인 액

325. 잉어

잉어과

Cyprinus carpio L.

Cyprinidae

◆ 별명 : 없음
◆ 약용 부위 : 내장을 버린 몸체
◆ 생약명 : 이어(鯉魚)
◆ 약효 : 부종, 황달, 오래 된 기침, 젖 분비 촉진
◆ 사용법 : 내복

▶**생태** → 저수지, 댐, 강 하류의 깊은 곳에서 자라고, 일본, 중국에 분포하는 민물고기. 몸은 길고 옆으로 납작하며, 비늘이 크고 기왓장처럼 배열되어 있다. 머리는 원추형, 주둥이는 둥글고, 그 아래에 입이 있으며, 입수염은 2쌍이다. 눈은 작고 등지느러미와 꼬리지느러미는 약간 어두운 빛깔이고 그 밖의 것은 밝다.

▶**약용 부위, 약효** → 내장을 버린 몸체를 이어(鯉魚)라고 하는데, 부종을 풀어 주고 기(氣)를 내려 주며 안태(安胎)의 효

능이 있다. 수분 대사가 원활하지 못하여 몸이 붓고, 각기(脚氣)의 증상, 간장이 나빠서 오는 황달, 오래 된 기침, 산모가 젖이 잘 나오지 않는 증상을 치료한다.

▶**사용법** → 잉어 1마리를 물에 끓여서 식전에 찻잔으로 한 잔씩 복용하거나 죽을 쑤어서 복용한다.

▶**참고** → 이어는 신농본초경(神農本草經)에 수재되어 있을 정도로 오랫동안 사용하고 있다.

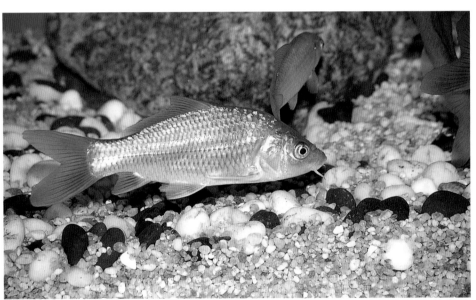

잉어

사진/김익수

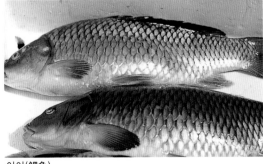

이어(鯉魚)

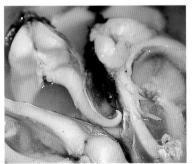

잉어찜

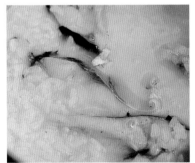

잉어죽

326. 자귀나무 | 콩과

Albizzia julibrissin Duraz.　　　　Leguminosae

◆ 별명 : 자구나무, 야합수(夜合樹)
◆ 약용 부위 : 줄기 껍질
◆ 생약명 : 합환피(合歡皮)
◆ 약효 : 심신불안, 해수, 골절상
◆ 사용법 : 내복, 약주

▶ **생태** → 중부 이남에서 흔하게 볼 수 있고, 일본, 중국, 동남 아시아에 분포하며, 산이나 마을 근처에서 자라는 갈잎 작은키나무. 높이 3~5m. 꽃은 6~7월에 피고, 꼬투리는 9~10월에 익으며, 길이 15cm, 5~6개의 종자가 들어 있다.

▶ **약용 부위, 약효** → 줄기 껍질을 합환피(合歡皮)라고 하는데, 심신을 안정시키고 혈액 순환을 좋게 하는 효능이 있다. 일에 시달려 심신이 지치고, 걱정스러운 일로 인한 불안한 증상, 폐농양으로 해수와 피를 토하는 증상, 넘어져서 입은 골절상을 치료한다.

▶ **사용법** → 줄기 껍질 5g을 물 2컵(400mL)에 달여서 복용하거나 술에 담가서 복용한다.

▶ **참고** → 합환피는 신농본초경(神農本草經)에 수재되어 있고, 별명을 야합수(夜合樹)라고 한다. 자귀나무는 낮에는 꽃이 피고 밤이 되면 잎이 오그라들어서, 남녀의 사랑을 뜻하는 나무라고 전해진다. 전남 목포 유달산에서 자라는 왕자귀나무 *A. coreana*는 자귀나무보다 열매와 잎이 크며, 약효는 같다.

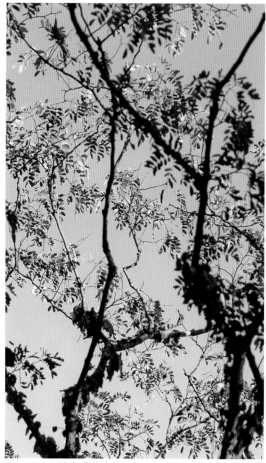

1994.7.15 전남 유달산　　　　왕자귀나무(한국 특산)

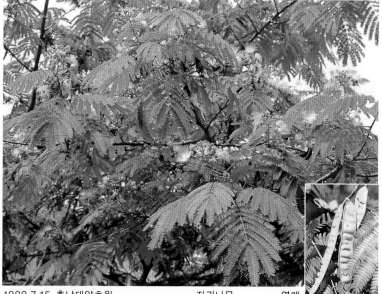

1989.7.15 충남대약초원　　　　자귀나무　　　　열매

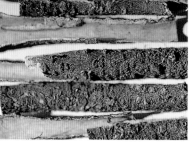

합환피(合歡皮)

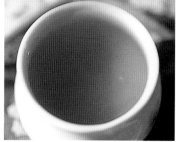

합환피(合歡皮) 달인 액

339

327. 자라

자라과

Tryonyx sinensis Wiegman　　Trionychidae

- ◆ 별명 : 없음
- ◆ 약용 부위 : 등판(등딱지)
- ◆ 생약명 : 별갑(鱉甲)
- ◆ 약효 : 식은땀, 소아 경기, 월경불순
- ◆ 사용법 : 내복, 약주, 약차

▶**생태** → 강이나 늪, 호수 등의 물 속에서 살고, 일본, 중국, 아시아에 널리 분포하는, 물과 뭍에서 사는 동물. 몸통은 납작한 타원상 구형으로 길이는 30～40cm이다. 머리는 뾰족하고, 주둥이는 앞으로 튀어나와 있다. 콧구멍은 1쌍이고 눈은 작으며, 머리와 몸은 신축성이 좋다.

▶**약용 부위, 약효** → 등판(등딱지)을 별갑(鱉甲)이라고 하는데, 음을 보하고 열을 내리며 어혈을 풀어 주는 효능이 있다. 몸이 약하여 오후가 되면 열이 나면서 식은땀을 흘리는 증상, 소아 경기, 월경이 없는 증상, 충치나 치주염을 치료한다.

▶**사용법** → 등판 5g을 물 2컵(400mL)에 달여서 복용하거나 졸여서 엿처럼 만들어 복용한다.

▶**참고** → 신농본초경(神農本草經)의 중품에 수재되어 있다. 본초강목(本草綱目)에는, 자라는 기어다니는 모습이 절름발이 물고기와 같으므로 별(鱉)이라 하고, 등판을 약재로 사용하기 때문에 별갑(鱉甲)이라 한다고 하였다.

▶**한약 처방명** → 별갑전환(鱉甲煎丸), 별갑산(鱉甲散), 황기별갑탕(黃耆鱉甲湯), 지모별갑탕(知母鱉甲湯)

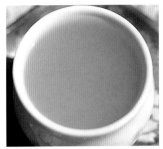
별갑(鱉甲) 달인 액

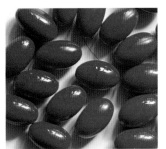
자라를 원료로 하여 만든 강장약

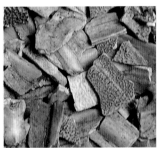
별갑(鱉甲) 썬 것

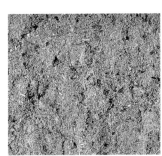
별갑(鱉甲) 가루

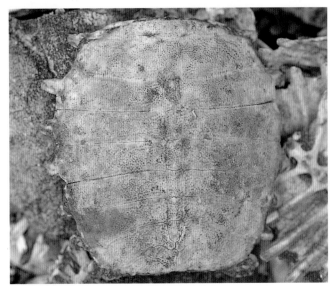
별갑(鱉甲)

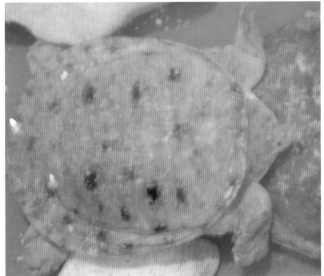
자라　　　　　　　　　　　2002.6.1 서울 경동시장

328. 자란

난초과

Bletilla striata Reichb. fil.　　　Orchidaceae

◆ 별명 : 대왕풀, 대암풀(북한)
◆ 약용 부위 : 뿌리줄기
◆ 생약명 : 백급(白芨), 백약(白藥)
◆ 약효 : 위 · 십이지장궤양에 의한 출혈, 피부병
◆ 사용법 : 내복, 외용

▶**생태** → 전남 목포 유달산 및 남쪽 섬에서 자라고, 일본, 중국에 분포하는 여러해살이풀. 줄기의 높이 40~70cm. 잎은 줄기 밑부분에서 5~6개가 달린다. 꽃은 5~6월에 홍자색으로 피며, 6~7개의 꽃이 총상으로 달린다. 열매는 삭과로 길이 3~3.5cm이다.

▶**약용 부위, 약효** → 땅 속의 덩이줄기를 백급(白芨) 또는 백약(白藥)이라고 하는데, 폐의 기능을 돕고 출혈을 멈추게 하며 염증과 고름을 제거하는 효능이 있다. 폐렴으로 오는 객혈, 위 · 십이지장궤양에 의한 출혈, 위궤양, 옴, 버짐, 습진을 치료한다.

▶**사용법** → 뿌리줄기 5g을 물 2컵(400mL)에 달여서 복용하거나 알약 또는 가루약으로 만들어 복용한다. 외용에는 가루로 만들어 바르거나 달인 액으로 바른다.

▶**참고** → 백급은 신농본초경(神農本草經)의 중품에 수재되어 있다. 본초강목(本草綱目)에 의하면 뿌리줄기의 속이 희고〔白〕 또 몇 개가 이어져〔及〕 있는 풀이므로 백급(白芨)이라 한다고 한다.

▶**한약 처방명** → 내소산 (內消散)

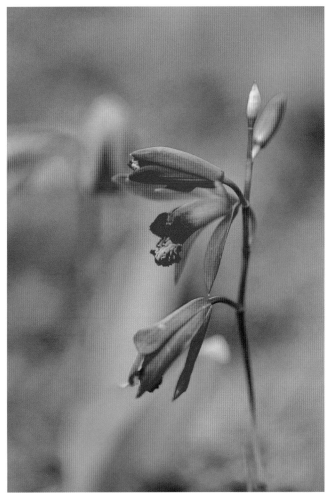

2002.5.10 충남대약초원　　　　　　자란

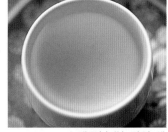

백급(白芨) 달인 액

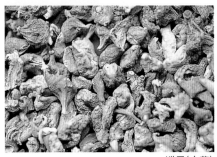

자란(지하부)

백급(白芨)

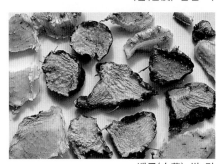

백급(白芨) 썬 것

329. 자리공 | 자리공과

Phytolacca esculenta van Houtte   Phytolaccaceae

◆ 별명 : 야호, 장륙
◆ 약용 부위 : 뿌리, 꽃
◆ 생약명 : 상륙(商陸), 상륙화(商陸花)
◆ 약효 : 대·소변 불리, 부종, 피부병, 가슴 두근거림
◆ 사용법 : 내복, 약주, 외용

▶**생태** → 우리 나라에서 재배하고, 중국이 원산지인 여러해살이풀. 높이 1m. 꽃은 5~6월에 흰색으로 피고, 총상화서로 달리며, 화서는 잎과 마주나고 위를 향하며, 작은 꽃대에는 짧고 분명한 돌기가 있다. 꽃받침 조각은 5개, 꽃잎은 없고 수술은 8개, 자방은 8개의 분과가 둥글게 붙어 있다.

▶**약용 부위, 약효** → 뿌리를 상륙(商陸)이라고 하는데, 대·소변을 잘 통하게 하고, 수분 대사를 돕는 효능이 있다. 부종, 배가 더부룩한 증상, 인후염, 가슴과 옆구리가 죄는 것 같으며 아픈 증상을 치료한다. 꽃을 상륙화(商陸花)라고 하는데, 가슴이 두근거리는 증세와 건망증을 치료한다.

▶**사용법** → 뿌리 5g을 물 2컵(400mL)에 달여서 복용하거나 술에 담가서 복용하고, 꽃은 가루를 내어 1g을 술에 타서 복용한다. 피부병에는 짓찧어서 바른다.

▶**참고** → 상륙은 신농본초경(神農本草經)의 하품에 수재되어 있다. 송나라 때의 개보본초(開寶本草)에는 당륙(當陸)이라는 별명이 있었는데, 이것이 와전되어 상륙(商陸)으로 바뀌었다고 본초강목(本草綱目)에 기록하고 있다. 전체가 크고 화서에 젖꼭지 같은 잔 돌기가 있으며 꽃밥이 흰 섬자리공 *P. insularis*, 열매가 익으면 밑으로 처지고 전체가 붉은색을 띠는 미국자리공 *P. americana*도 약효가 같다.

▶**한약 처방명** → 상륙고(商陸膏)

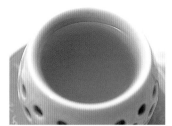

상륙(商陸) 달인 액

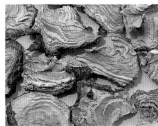

상륙(商陸)

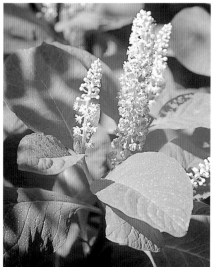

자리공   2001.5.25 백두산

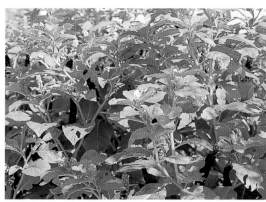

섬자리공

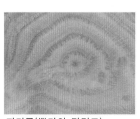

자리공(뿌리의 단면도)

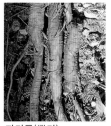

자리공(뿌리)

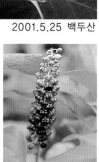

자리공(열매)

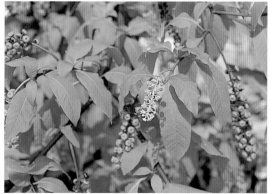

미국자리공

330. 자작나무 | 자작나무과

Betula platyphylla Sukatschev
var. *japonica* Hara

Betulaceae

◆ 별명 : 봇나무
◆ 약용 부위 : 줄기 껍질, 수액
◆ 생약명 : 화피(樺皮), 화수액(樺水液)
◆ 약효 : 폐렴, 심한 설사, 황달, 기침, 가래
◆ 사용법 : 내복, 외용

▶ **생태** → 깊은 산 양지바른 곳에서 자라고, 일본, 중국, 동시베리아에 분포하는 갈잎큰키나무. 높이 20m. 줄기 껍질은 흰색이고 수평으로 벗겨지며, 피목이 있고 잎은 어긋난다. 꽃은 암수 한그루, 4~5월에 핀다. 암·수꽃이삭은 긴 원주형으로 모두 밑으로 처지고 과수(果穗)는 원통형이다.

▶ **약용 부위, 약효** → 줄기 껍질을 화피(樺皮)라고 하는데, 열을 내리고 습(濕)을 제거하며, 가래와 기침을 멎게 하고 염증을 제거하는 효능이 있다. 폐렴, 심한 설사, 황달, 신장염과 요로감염증, 만성 기관지염, 급성 편도선염, 치주염, 급성 유선염, 습진이나 버짐, 화상을 치료한다. 수액을 화수액(樺水液)이라고 하는데, 열을 내리고 독을 풀며 기침을 멈추게 하는 효능이 있고, 가래가 끓고 숨이 가쁘며 기침이 나는 증상, 괴혈병, 신장병, 통풍을 치료한다.

▶ **사용법** → 줄기 껍질 5g을 물 2컵(400mL)에 달여서 복용하고, 수액은 20mL씩 복용한다. 외용약으로 쓸 때에는 볶아서 가루로 만들어 환부에 뿌린다.

▶ **참고** → 자작나무의 기본종으로서, 잎 뒷면의 맥에 갈색 털이 없고 열매의 비늘 조각이 수평인 만주자작나무 *B. platyphylla*도 약효가 같다.

ㅈ

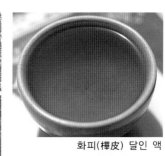
화피(樺皮) 달인 액

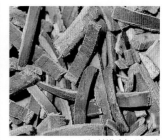
화피(樺皮) 썬 것

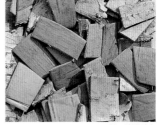
화피(樺皮)

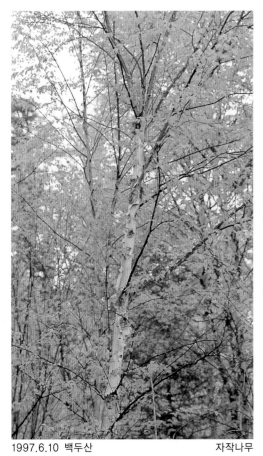
1997.6.10 백두산   자작나무

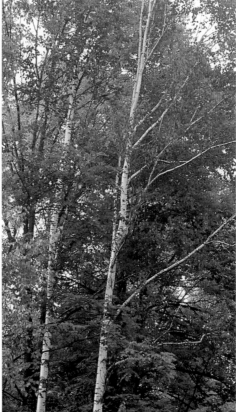
1997.6.10 백두산   만주자작나무

343

331. 잔대

초롱꽃과

Adenophora triphylla (Thunb.) A. DC.

Campanulaceae

◆ 별명 : 층층잔대, 가는잎딱주
◆ 약용 부위 : 뿌리
◆ 생약명 : 사삼(沙蔘)
◆ 약효 : 기관지천식, 고혈압, 편도선염
◆ 사용법 : 내복, 약주

▶**생태** → 우리 나라에서 흔하게 볼 수 있고, 중국, 아무르, 몽골, 다후리아에 분포하며, 산에서 자라는 여러해살이풀. 높이 70~120cm. 꽃은 종 모양으로 7~9월에 하늘색으로 핀다. 열매는 삭과로 끝에 꽃받침이 달린 채로 익는다.

▶**약용 부위, 약효** → 뿌리를 사삼(沙蔘)이라고 하는데, 폐의 기능을 좋게 한다. 그러므로 가래를 삭이고 기관지천식, 입 안이 마르는 증상, 인후통과 편도선염, 대변이 딱딱하고 혀가 붉어지는 증상, 고혈압에 효능이 있다.

▶**사용법** → 뿌리 10g을 물 3컵(600mL)에 달여서 달인 액을 반씩 나누어 아침 저녁으로 복용하거나 술에 담가서 복용하기도 한다.

▶**참고** → 사삼은 신농본초경(神農本草經)의 상품에 수재되어 있다. 본초강목(本草綱目)에는 이 식물은 인삼과 모양이 비슷하고 모래밭에서 잘 자라므로 사삼(沙蔘)이라 한다고 하였다. 우리 나라에서는 꽃의 모양이 술잔 같다 하여 잔대라고 한다.

▶**한약 처방명** → 백부탕(百部湯)

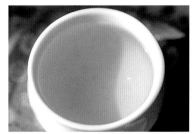

사삼(沙蔘) 달인 액

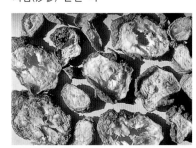

사삼(沙蔘) 썬 것

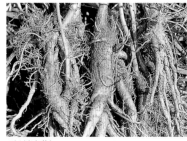

사삼(沙蔘)

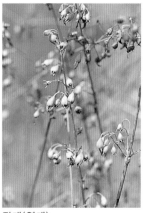

잔대(열매)

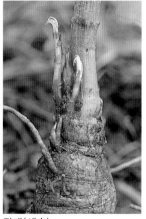

잔대(새순)

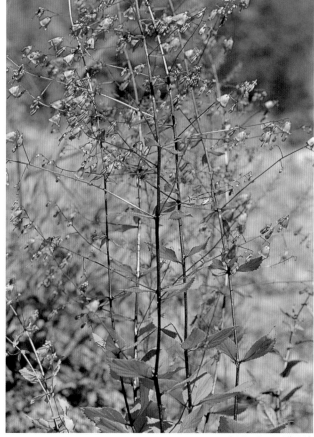

잔대   2001.8.10 백두산

332. 장구채

패랭이꽃과

Melandryum firmum (S. et Z.) Rohrb.

Caryophyllaceae

◆ 별명 : 전금화, 금궁화, 금잔은대
◆ 약용 부위 : 전초
◆ 생약명 : 왕불류행(王不留行)
◆ 약효 : 월경불순, 젖 분비 촉진
◆ 사용법 : 내복

▶**생태** → 산과 들에서 흔하게 자라고, 일본, 중국 둥베이(東北), 아무르, 우수리, 동시베리아에 분포하는 두해살이풀. 높이 30~80cm. 잎은 마주난다. 꽃은 7월에 피며, 잎겨드랑이와 원줄기 끝에 취산화서로 층층으로 달린다. 열매는 삭과로 달걀 모양이다.

▶**약용 부위, 약효** → 전초를 왕불류행(王不留行)이라고 하는데, 혈액 순환을 돕고 월경을 조절하며, 수분 대사를 잘 시키고 젖을 잘 나오게 하는 효능이 있다. 월경불순, 월경이 없는 증상에 쓰이고, 아기를 낳은 산모가 젖이 잘 나오지 않을 때에 사용한다.

▶**사용법** → 전초 10g을 물 3컵(600mL)에 달여서 복용하거나, 가루약이나 알약으로 만들어 복용하기도 한다.

▶**참고** → 줄기가 가늘고 곧게 자라므로, 장구를 두드릴 때 사용하는 채와 같다고 하여 장구채라고 한다. 또, 젖을 분비하게 하는 약효가 뛰어나, 왕(王)도 감히 그 효능을 멈출 수 없다고 하여 왕불류행(王不留行)이라고 한다. 중국에서는 *Vaccaria segetalis* (*V. pyramidata*)의 종자를 왕불류행의 정조품으로 규정하고 있으며, 장구채를 여루채(女婁菜)라 하여 사용한다. 흰갯장구채 *M. oldhamianum* for. *album*도 약효가 같다.

▶**한약 처방명** → 왕불류행탕(王不留行湯), 입효산(立效散), 별갑전환(鱉甲煎丸)

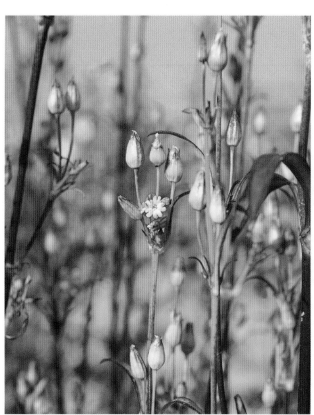

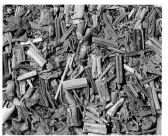

왕불류행(王不留行)

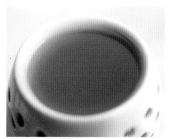

왕불류행(王不留行) 달인 액

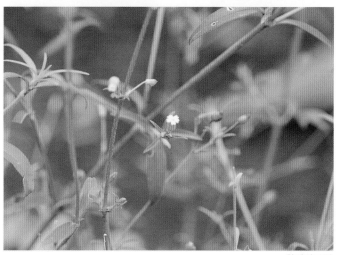

1994.9.20 충남대약초원

장구채

흰갯장구채

333. 저령 | 구멍장이버섯과

Polyporus umbellatus (Pers.) Fries

Polyporaceae

- ◆ 별명 : 주령(朱苓)
- ◆ 약용 부위 : 균핵
- ◆ 생약명 : 저령(豬苓)
- ◆ 약효 : 부종, 설사
- ◆ 사용법 : 내복

▶**생태** → 산에서 자라는 떡갈나무, 졸참나무 등의 뿌리에 기생하는 버섯. 균핵은 생강처럼 생긴 것도 있고 약간 평평한 것도 있다. 표면은 울퉁불퉁하고, 주름과 혹 모양의 돌기가 있으며 갈색을 띤다. 속은 흰색 또는 약간 갈색을 띤다.

▶**약용 부위, 약효** → 균핵을 저령(豬苓)이라고 하는데, 수분 대사를 원활하게 하는 효능이 있다. 소변을 잘 보지 못하거나 온몸에 부종이 있을 때 이용하고, 임신 중에 소변을 잘 보지 못하고 다리가 붓는 증상, 소화 기능이 약하여 속이 차고 설사를 하는 증상에 좋다.

▶**사용법** → 균핵 10g을 물 3컵(600mL)에 달여서 복용하거나 알약으로 만들어 복용한다.

▶**참고** → 저령(豬苓)은 신농본초경(神農本草經)의 중품에 수재되어 있으며, 덩어리로 된 모양이 검고, 돼지의 분변(豬屎)과 닮은 데가 있는 버섯(苓)이라고 하여 붙인 이름이다. 복령(茯苓)보다 이뇨 작용이 강하므로 부종 치료에 자주 사용된다. 택사(澤瀉), 복령(茯苓) 등과 배합하여 소변이 잘 나오지 않는 증상에 사용하고, 아교(阿膠), 활석(滑石) 등을 배합하여 체력이 약한 사람이 소변을 잘 보지 못하는 증상에 사용한다.

▶**한약 처방명** → 저령산(豬苓散), 저령탕(豬苓湯)

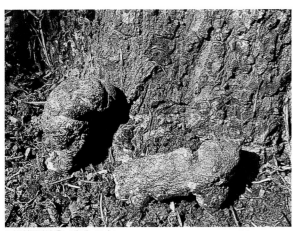
저령(豬苓)을 캐낸 모습

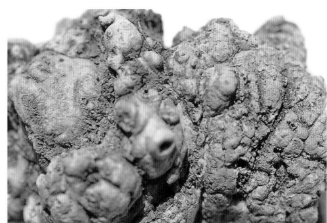
저령

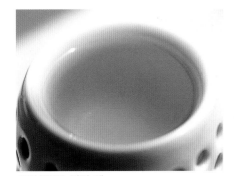
저령(豬苓) 달인 액

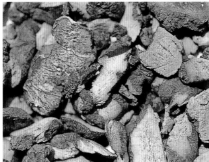
저령(豬苓) 썬 것

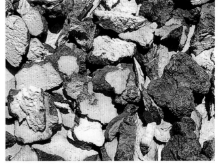
저령(豬苓)

334. 전갈 | 전갈과

Buthus martensii Karsch.   Buthidae

- ◆ 별명 : 주박충, 전충, 두백
- ◆ 약용 부위 : 몸체
- ◆ 생약명 : 전갈(全蝎)
- ◆ 약효 : 경련, 반신불수, 연주창
- ◆ 사용법 : 내복, 약주, 외용

▶**생태** → 우리 나라에는 드물게 분포하고, 중국의 랴오닝성(遼寧省), 허난성(河南省), 허베이성(河北省), 산둥성(山東省) 등에서 서식하는 절지 동물. 몸의 길이는 약 6cm. 머리와 가슴, 앞 복부는 녹갈색이고 꼬리 부위는 황토색이다. 앞쪽 끝 양측과 흉갑배부 중에 있는 복안은 3쌍이 마주보고, 앞쪽의 하악부 부근에 집게발이 1쌍 있으며, 흉부에는 4쌍이 있다.

▶**약용 부위, 약효** → 몸체를 전갈(全蝎)이라고 하는데, 경련을 멎게 하고 독을 풀어 주는 효능이 있다. 반신불수, 팔다리가 오그라드는 증상, 말을 하지 못하는 증상, 연주창, 부스럼을 치료한다.

▶**사용법** → 전갈 1g을 물 1컵(200mL)에 달여서 복용하거나 술에 담가서 복용하고, 알약으로 만들어 복용하기도 한다. 외용으로 사용할 때에는 가루를 내어 참기름에 개어서 바른다.

▶**참고** → 개보본초(開寶本草)에 갈(蝎)이라는 이름으로 수재되어 있고, 본초강목(本草綱目)에는 한 마리를 모두 사용하면 전갈(全蝎)이라고 하며, 꼬리만을 사용하면 갈소(蝎梢)라 한다고 하였다. 인삼, 백출 등을 배합하여 깜짝깜짝 놀라는 증상에 사용하고, 당귀, 천궁, 백지, 강활 등을 배합하여 편두통과 류머티즘에 사용한다.

▶**한약 처방명** → 전갈산(全蝎散), 견정산(牽正散), 사향산(麝香散)

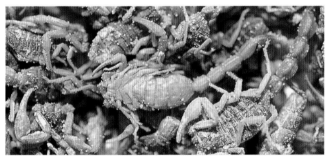

전갈(全蝎)

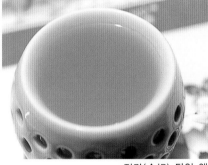

전갈(全蝎) 달인 액

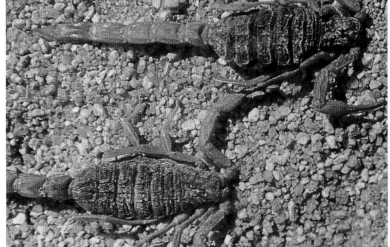

1997.7.1 중국 광둥(廣東)   전갈

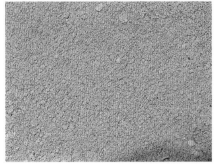

전갈(全蝎) 가루

335. 전복 | 전복과

Haliotis Reeve　　　　　　　　Haliotidae

◆ 별명 : 진주모(眞珠母), 구공나(九孔螺)
◆ 약용 부위 : 껍데기
◆ 생약명 : 석결명(石決明)
◆ 약효 : 눈의 충혈, 급성 결막염
◆ 사용법 : 내복

▶ **생태** → 우리 나라의 바다에 서식하고, 일본과 중국에 분포하는 연체 동물. 껍데기는 커서 10cm 이상이다. 모양은 긴 타원형이고 각정(殼頂)은 뒤쪽으로 치우쳐 있으며 배측면을 따라 높은 공렬(孔裂)이 있는데, 마지막 몇 개는 열려 있다. 열려 있는 구멍은 출수공(出水孔)이며, 변도 이 곳으로 배출된다. 각표는 여러 동식물이 부착하여 지저분하지만 이들 부착물을 제거하면 물결 모양의 낮은 주름이나 나륵(螺肋)을 볼 수 있는데, 그 모양은 개체에 따라 차이가 있다. 내면은 진주 광택이 난다. 발은 크고 넓으며, 머리에는 한 쌍의 더듬이와 눈이 있고, 아가미는 한 쌍, 좌우 대칭의 체제를 이루고 있다. 자웅 이체로 외부 생식기는 발달하지 않았으나, 생식선이 노란색인 것은 수컷이고 녹색인 것은 암컷이다.

▶ **약용 부위, 약효** → 전복의 껍데기를 석결명(石決明)이라

고 하는데, 간장 기능을 돕고 눈을 밝게 하는 효능이 있다. 눈이 충혈되고 부으며 시력이 나빠지는 증상, 급성 결막염에 의한 두통, 현기증, 이명, 구토가 있는 증상을 치료한다.

▶ **사용법** → 1회에 전복 1g을 가루약으로 만들어 복용한다. 보통은 뽕나무 잎이나 국화와 같은 양으로 배합하여 물에 달여서 복용한다.

▶ **참고** → 명의별록(名醫別錄)의 상품에 수재되어 있으며, 시력이 약하거나 녹내장이 있는 사람이 오랫동안 복용하면 정신과 몸이 가벼워지는 효능이 있다고 하였으며, 껍데기가 돌[石] 같고 시력을 좋게 한다는 뜻으로 석결명(石決明)이라고 한다. 전복죽은 기력을 회복하고 위를 튼튼하게 하므로 병이 나아가는 회복기 환자에게 사용한다.

▶ **한약 처방명** → 석결명산(石決明散), 결명자산(決明子散)

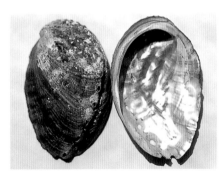

석결명(石決明)

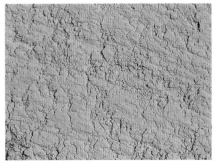

석결명(石決明) 가루

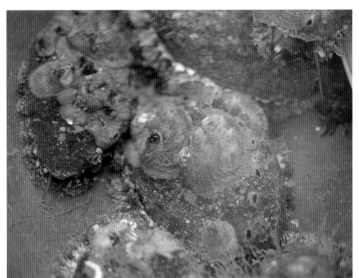

전복　　　　　　　　　　　2002.10.1 경남 삼천포

336. 전호

미나리과

Anthriscus sylvestris (L.) Hoffm.

Umbelliferae

◆ 별명 : 생치나물(북한), 동지, 사양채
◆ 약용 부위 : 뿌리
◆ 생약명 : 아삼(峨蔘)
◆ 약효 : 허약 체질, 소화불량
◆ 사용법 : 내복, 약주, 약차

▶**생태** → 산 숲 가장자리에서 자라고, 일본, 중국, 시베리아, 동유럽에 분포하는 여러해살이풀. 높이 1m. 뿌리가 굵고 줄기의 속은 비었으며, 위쪽에서 가지가 갈라진다. 잎은 2~3회 깃꼴겹잎으로 갈라진다. 꽃은 5~6월에 흰색으로 피고, 작은 총포는 5~12개, 꽃잎은 5개로 바깥 것 1개가 특히 크며, 분과는 바늘 모양으로 어두운 녹색을 띤다.

▶**약용 부위, 약효** → 뿌리를 아삼(峨蔘)이라고 하는데, 허약 체질을 개선하고, 소화불량, 팔다리가 쑤시고 아픈 증상에 사용한다.

▶**사용법** → 뿌리 5g을 물 2컵(400mL)에 달여서 복용하거나 술에 담가서 복용한다.

▶**참고** → 중국에서는 흰꽃바디나물 *Peucedanum praeruptorum*의 뿌리를, 일본에서는 바디나물 *Angelica dahurica*의 뿌리를 전호(前胡)라 하여 사용한다.

▶**한약 처방명** → 전호탕(前胡湯), 전호산(前胡散)

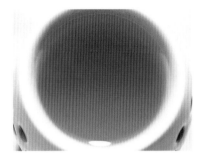

아삼(峨蔘) 달인 액

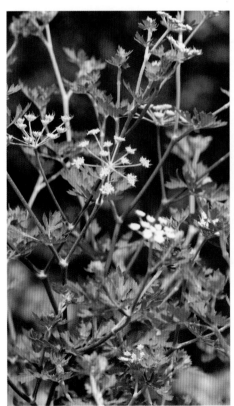

전호(중국산) 1997.6.5 백두산

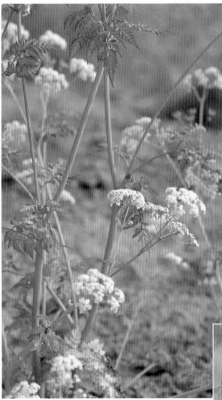

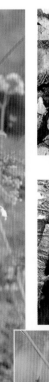

전호

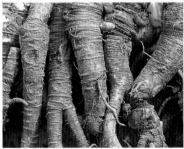

아삼(峨蔘)

전호(뿌리)

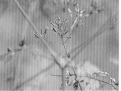

열매

337. 접시꽃 | 아욱과

Althaea rosea (L.) Cav.　　　　Malvaceae

◆ 별명 : 접중화(북한)
◆ 약용 부위 : 뿌리, 꽃
◆ 생약명 : 촉규근(蜀葵根), 촉규화(蜀葵花)
◆ 약효 : 대·소변출혈, 대하증
◆ 사용법 : 내복, 약주

▶ **생태** → 중국이 원산지인 귀화 식물이며, 집이나 마을 근처에서 자라는 두해살이풀. 높이 2.5m. 꽃은 6월에 흰색, 붉은색, 분홍색, 흑갈색 등으로 피며, 접시 같은 열매가 달린다.

▶ **약용 부위, 약효** → 뿌리를 촉규근(蜀葵根)이라고 하는데, 열을 내리고 피를 맑게 하며, 이뇨 작용이 있고 염증을 없애는 효능이 있다. 소변이나 대변에 피가 섞여 나오는 것을 치료하며, 방광염이나 요도염에 좋고, 피부 가려움증과 습진을 치료한다. 꽃을 촉규화(蜀葵花)라고 하는데, 백대하와 아랫배가 찬 것을 치료하고, 소변을 잘 보게 하며, 변비에도 좋다.

▶ **사용법** → 뿌리나 꽃 5g을 물 2컵(400mL)에 달여서 복용하거나 술에 담가서 복용한다.

▶ **참고** → 꽃이 납작하고 크게 피므로 접시꽃이라고 한다.

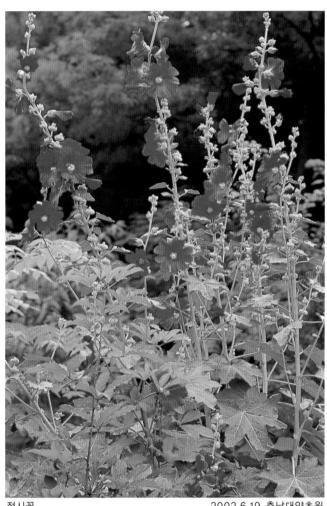
접시꽃　　　　　　　　　　　　2002.6.19 충남대약초원

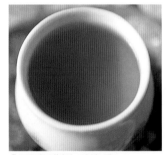
촉규근(蜀葵根) 달인 액

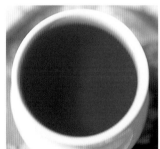
촉규화(蜀葵花) 달인 액

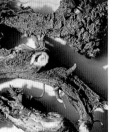
촉규근(蜀葵根)

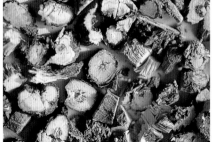
촉규근(蜀葵根) 썬 것

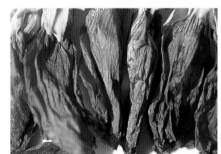
촉규화(蜀葵花)

338. 정향나무 | 정향과

Eugenia caryophyllata Thunb.　　　Myrtaceae

✿　　　　　　　　　　● ● ●

◆ 별명 : 정자나무, 정자향, 정자(丁字)
◆ 약용 부위 : 꽃봉오리
◆ 생약명 : 정향(丁香)
◆ 약효 : 복통, 구토, 딸꾹질
◆ 사용법 : 내복, 약주, 약차

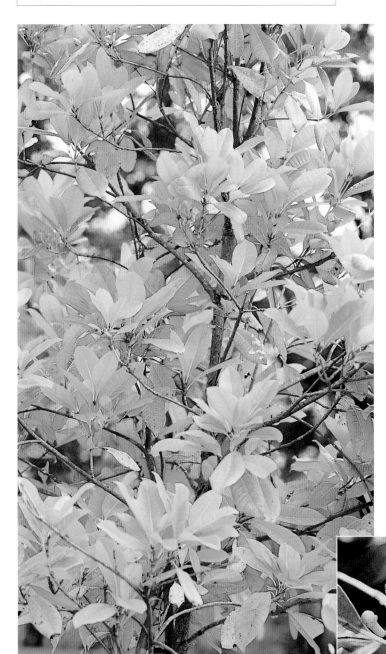

▶**생태** → 약용 자원으로 재식하고, 인도네시아가 원산지인 늘푸른큰키나무. 줄기는 매끈하고, 잎은 타원형으로 가죽질이며, 어린잎은 다소 홍자색을 띠며 광택이 있다. 꽃은 줄기 끝에서 피고, 꽃봉오리는 1.5cm 내외이며, 4개의 꽃받침과 꽃잎이 있다.

▶**약용 부위, 약효** → 꽃봉오리를 정향(丁香)이라고 하는데, 복통, 구토, 딸꾹질을 치료하고, 임산부의 구토, 몸이 약한 사람이나 노인들의 이질, 설사에 좋으며, 허리와 무릎, 손발이 찬 데 효력이 있다.

▶**사용법** → 꽃봉오리 2g을 물 1컵(200mL)에 달여서 복용하거나 술에 담가서 자기 전에 소주잔으로 한 잔씩 마신다. 향기가 좋아서 약차로도 이용한다.

▶**참고** → 송나라 때의 개보본초(開寶本草)에 수재되어 있으며, 꽃봉오리의 모양이 정(丁)과 비슷하고 향(香)이 아주 좋으므로 정향(丁香)이라고 한다.

▶**한약 처방명** → 정향시체탕(丁香柹蔕湯), 시체탕(柹蔕湯), 섬수환(蟾酥丸)

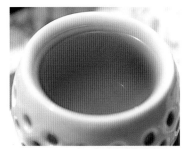

정향(丁香) 달인 액

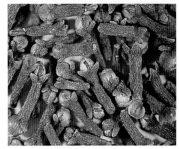

2000.7.10 중국 상하이(上海) 시솽반나(西雙版納)약초원　　정향나무　　　　　꽃봉오리　　　　　　정향(丁香)

339. 제비꿀 단향과

Thesium chinense Turcz.　　　Santalaceae

◆ 별명 : 댑싸리하고초
◆ 약용 부위 : 전초
◆ 생약명 : 백예초(百蕊草)
◆ 약효 : 유방 염증, 편도선염
◆ 사용법 : 내복, 약주

▶**생태** → 산기슭이나 양지바른 곳에서 자라고, 일본, 타이완, 중국, 아무르, 우수리에 분포하는 반기생성 여러해살이풀. 높이 10~25cm. 줄기 밑부분에서 가지가 갈라지고 전체에 털이 없으며 흰빛이 돈다. 잎은 어긋나고, 꽃은 양성으로서 5~6월에 엷은 녹색으로 피며, 잎겨드랑이에 1개씩 달린다. 열매는 타원상 구형이다.

▶**약용 부위, 약효** → 전초를 백예초(百蕊草)라고 하는데, 열을 내리고 독을 풀어 주며, 신장의 기능을 튼튼하게 하여 성기능을 돕는 효능이 있다. 유방에 생긴 염증, 폐렴이나 폐농양, 편도선염, 허리가 아프고 옆구리가 쑤시는 증상, 머리가 무겁고 어지러운 증상, 정액이 저절로 흘러나오는 증상을 치료한다.

▶**사용법** → 지상부 5g을 물 2컵(400mL)에 달여서 복용하거나 술에 담가서 복용한다.

▶**참고** → 열매자루가 길며(10~18mm), 수평이거나 약간 처진다. 열매는 거의 평활하고 세로로 맥이 있는 긴제비꿀 *T. refractum*도 약효가 같다.

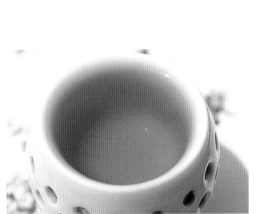
백예초(百蕊草) 달인 액

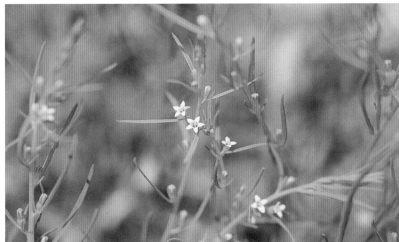
제비꿀　　　　　　　　　　　　　　　　1994.6.1 계룡산

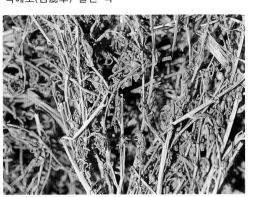
백예초(百蕊草)

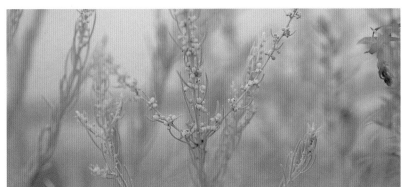
제비꿀(열매)

340. 조구등

꼭두서니과

Uncaria rhynchophylla (Miq.)
Jackson [*U. sinensis* (Oliv.)
Havil.]

Rubiaceae

◆ 별명 : 주등구(釣藤鉤)
◆ 약용 부위 : 가시가 달린 가지
◆ 생약명 : 조구등(釣鉤藤)
◆ 약효 : 경련, 간염으로 인한 혈압 상승
◆ 사용법 : 내복, 약주, 외용

▶ **생태** → 산에서 자라고 중국이 원산지인 덩굴나무. 작은 가지는 네모지고, 낚싯바늘 모양의 가지는 잎겨드랑이에서 나와 아래로 굽는다. 잎은 마주나고 턱잎은 크며 화서는 잎겨드랑이에 달린다. 삭과는 곤봉 모양으로 털이 있다.

▶ **약용 부위, 약효** → 가시가 달린 가지를 조구등(釣鉤藤)이라고 하는데, 경련을 멈추게 하고 열을 내리며 간을 튼튼하게 하는 효능이 있다. 팔다리의 경련, 아기들이 열이 많아 입을 잘 벌리지 못하는 증상, 감기로 인한 두통, 눈의 충혈, 피부 발진이 일어나는 증상, 간염으로 인해 혈압이 높아지는 증상을 치료한다.

▶ **사용법** → 조구등 5g을 물 2컵(400mL)에 달여서 복용하거나 술에 담가서 복용한다. 때로는 가루로 만들어 피부 발진에 바른다.

▶ **참고** → 명의별록(名醫別錄)의 하품에 조등(釣藤)이라는 이름으로 수재되어 있다. 본초강목(本草綱目)에는, 줄기에 있는 가시가 구부러진 것이 낚싯바늘[釣鉤]과 닮았으므로 조구등(釣鉤藤)이라는 이름이 붙었다고 적혀 있다.

▶ **한약 처방명** → 조등산(釣藤散), 억간산(抑肝散)

ㅈ

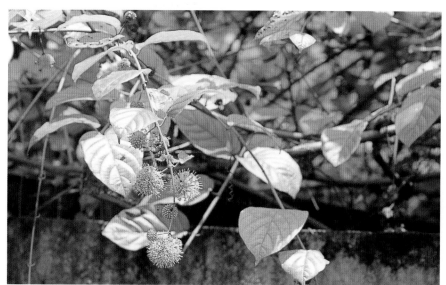
2002.8.8 중국 광시(廣西)약용식물원

조구등

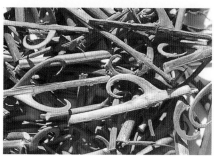
조구등(釣鉤藤)

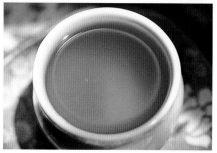
조구등(釣鉤藤) 달인 액

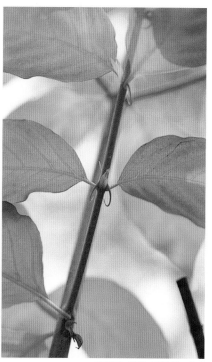
가시가 달린 조구등 가지

341. 족두리풀 | 쥐방울덩굴과

Asarum sieboldii Miq.   Aristolochiaceae

◆ 별명 : 민족두리풀
◆ 약용 부위 : 뿌리가 달린 전초
◆ 생약명 : 세신(細辛)
◆ 약효 : 감기몸살, 류머티즘
◆ 사용법 : 내복, 약주, 외용

▶**생태** → 우리 나라에서 볼 수 있고, 일본, 중국 둥베이(東北)에 분포하며 산 숲 속에서 자라는 여러해살이풀. 뿌리줄기는 마디가 있고 육질이며 매운맛이 있다. 줄기 끝에서 2개의 잎이 나오고 잎몸은 심장형이다. 꽃은 4~5월에 검은 자주색으로 피며, 잎이 나오려고 할 때 잎 사이에서 1개씩 나온다. 열매는 장과 모양이다.

▶**약용 부위, 약효** → 뿌리가 달린 전초를 세신(細辛)이라고 하는데, 풍을 몰아내고 폐의 기능을 돕는 효능이 있다. 감기로 열이 나고 떨리며 두통이 있고 코가 빽빽하며, 잇몸이 아프고 가래가 끓는 증상을 치료한다. 또, 류머티즘에 의한 시리고 아픈 증상을 치료한다.

▶**사용법** → 전초 5g을 물 2컵(400mL)에 달인 액을 복용하거나 술에 담가서 복용한다. 외용에는 가루를 만들어서 뿌리거나 코 안에 불어 넣는다. 혹은 달인 액을 입 안에 머금었다가 뱉는다.

▶**참고** → 꽃 모양이 새색시의 머리에 꽂는 족두리와 비슷하다 하여 족두리풀이라고 한다. 세신은 신농본초경(神農本草經)의 상품에 수재되어 있으며, 뿌리가 가늘고 맛이 맵기 때문에 붙여진 이름이다. 한라산과 남쪽 섬에서 자라며, 잎에 무늬가 있는 개족두리풀 *A. maculatum*도 약효가 같다.

▶**한약 처방명** → 소청룡탕(小靑龍湯), 마황부자세신탕(麻黃附子細辛湯)

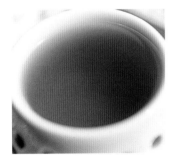
세신(細辛) 달인 액

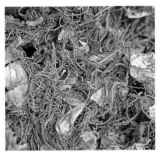
세신(細辛)

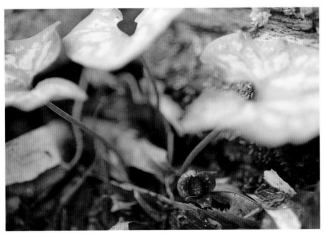
개족두리풀

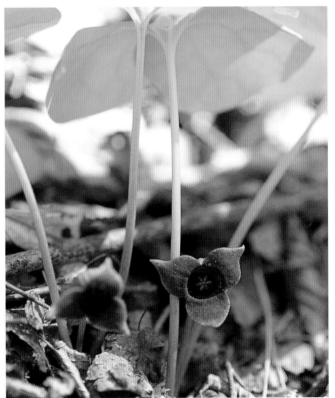
족두리풀   1999.5.1 경북 주왕산

342. 주목

주목과

Taxus cuspidata S. et Z.　　　　Taxaceae

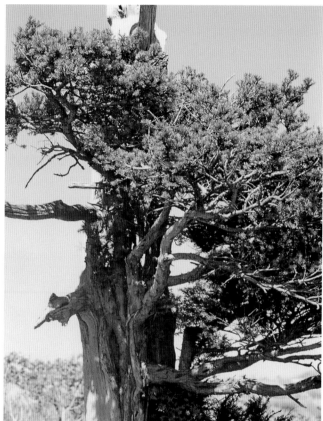

◆ 별명 : 화솔나무, 적목, 노가리나무
◆ 약용 부위 : 가지, 잎
◆ 생약명 : 자삼(紫杉)
◆ 약효 : 신장염, 당뇨병
◆ 사용법 : 내복

▶**생태** → 높은 산에서 볼 수 있고, 일본, 중국 둥베이(東北), 우수리, 러시아 동부에 분포하는 늘푸른큰키나무. 높이 20m. 꽃은 암수 한그루로 4월에 핀다. 수꽃은 6개의 비늘 조각으로 싸이고, 수술은 8~10개, 꽃밥이 8개이며, 암꽃은 10개의 비늘 조각으로 싸여 있다. 둥글고 붉은 씨껍질 안에 종자가 들어 있는데, 8~9월에 익는다.

▶**약용 부위, 약효** → 가지와 잎을 자삼(紫杉)이라고 하는데, 신장병으로 얼굴이 부었을 때 사용하고, 당뇨병 환자들에게 사용하면 혈당을 내려 준다. 월경통에도 좋다.

▶**사용법** → 가지와 잎 10g을 물 3컵(600mL)에 달여서 달인 액을 반으로 나누어 아침 저녁으로 복용한다. 오심(惡心), 구토 등의 부작용이 나타나면 복용을 중지한다.

▶**참고** → 줄기가 붉기 때문에 주목(朱木)이라고 하며, 이 식물에 함유된 taxol은 자궁암, 유방암 등에 항암제로 사용되고 있다. 줄기의 밑부분이 땅 가까이 넓게 퍼져 뿌리를 내리는 눈주목 *T. caespitosa*도 약효가 같다.

2001.10.1 덕유산　　　　　　　　　　　　　　주목

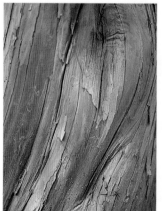

주목(줄기 껍질)

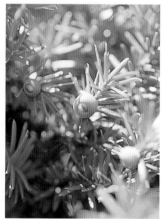

주목(열매)

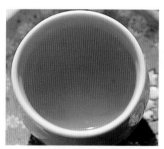

자삼(紫杉, 잎) 달인 액

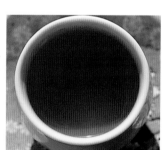

자삼(紫杉, 가지) 달인 액

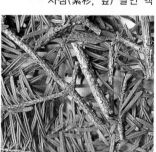

자삼(紫杉, 잎)

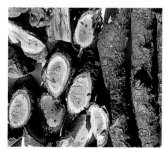

자삼(紫杉, 가지)

355

343. 주엽나무 | 콩과

Gleditsia japonica Miq. var.
koraiensis Nakai

Leguminosae

◆ 별명 : 쥐엽나무
◆ 약용 부위 : 열매, 가시
◆ 생약명 : 조협(皂莢), 조각자(皂角刺)
◆ 약효 : 기침, 가래, 중풍, 피부병
◆ 사용법 : 내복, 약주, 외용

▶**생태** → 우리 나라에서 자라며, 중국, 일본에 분포하는 갈잎큰키나무. 높이 15~20m. 곳곳에 편평한 가시가 있다. 잎은 어긋나고 1~2회 깃꼴겹잎이다. 꽃은 잡성 암수 한그루로, 6월에 지름 6mm 정도의 연한 노란색으로 피며, 꽃받침잎과 꽃잎은 각각 5개, 수술은 9~10개이다. 꼬투리는 꼬이며, 길이 20~25cm, 너비 3cm이다.

▶**약용 부위, 약효** → 열매를 조협(皂莢)이라고 하는데, 담을 제거하는 작용이 있어서 가슴이 답답하고 기침과 가래가 끓는 증상에 효능이 있다. 중풍으로 입과 눈이 돌아가고 정신이 몽롱할 때 좋으며, 부스럼, 습진 등 피부병을 치료한다. 가시를 조각자(皂角刺)라고 하는데, 염증을 제거하는 효능이 있으므로 부스럼, 옴, 버짐 등 피부병 치료에 사용한다.

▶**사용법** → 열매 또는 가시 5g을 물 2컵(400mL)에 달여서 복용하거나 알약이나 가루약으로 만들어 사용한다. 외용에는 달인 액으로 씻거나 짓찧어서 붙여도 좋으며, 식초를 넣고 끓여서 고약으로 만들어 붙여도 좋다.

▶**참고** → 조협은 신농본초경(神農本草經)의 하품에 수재되어 있다. 경주 옥산 서원에서 자라는 조각자나무 *G. sinensis*는 주엽나무에 비하여 열매가 뒤틀리고 가시가 편평하지 않으나 약효는 같다.

▶**한약 처방명** → 조협환(皂莢丸), 계지거작약가조협탕(桂枝去芍藥加皂莢湯)

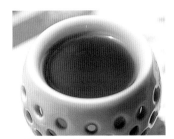
조협(皂莢) 달인 액

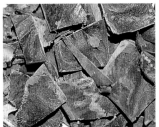
조협(皂莢)

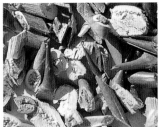
조각자(皂角刺)

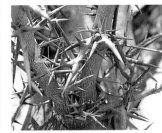
주엽나무(가시)

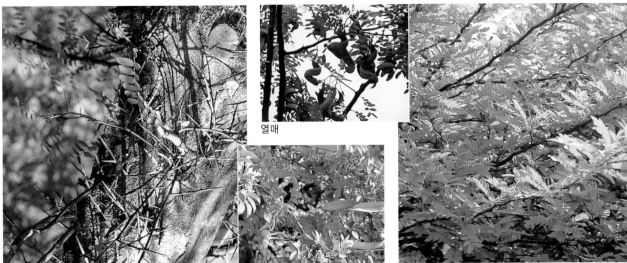
조각자나무

열매

열매

주엽나무

1999.5.31 전북 전주수목원

356

344. 중대가리국화 | 국화과

Matricaria chamomilla L.　　　　　Compositae

◆ 별명 : 카모밀라, 카밀레
◆ 약용 부위 : 꽃
◆ 생약명 : 모국(母菊), 카모밀라, 카모밀
◆ 약효 : 소염(구강·인후·결막염), 치질, 습진, 궤양
◆ 사용법 : 내복, 약주, 약차, 외용, 욕탕제

▶**생태** → 우리 나라의 농가 또는 약초원에서 재배하고, 유럽 북부와 서아시아가 원산지인 한해살이풀. 높이 30~60 cm. 능선이 있으며, 밑에서 가지가 많이 갈라진다. 잎은 어긋나며, 2~3회 깃 모양으로 갈라진다. 꽃은 6~9월에 피는데, 혀꽃은 엷은 갈색으로 10~20개가 한 줄로 배열되고, 통꽃은 노란색이고 수가 아주 많으며, 꽃턱은 성숙시에 융기되어서 원추형이 된다. 열매는 삭과로 타원형이며 약간 굽는다.

▶**약용 부위, 약효** → 꽃을 모국(母菊), 카모밀라, 카모밀이라고 하며, 완만한 진정제로서 경련 및 강한 통증이 있는 질환에 이용되고 있다. 소염 작용이 있어서 점막의 염증(구강염, 인후염, 질염, 결막염), 치질, 종양, 궤양, 화농, 습진, 자궁출혈, 위염, 위경련을 치료한다.

▶**사용법** → 꽃 2g을 물 1컵(200mL)에 달여서 복용하고, 치질이나 피부병에는 달인 액으로 바른다. 욕탕제로 이용하면 신경통, 고혈압, 또는 피부병에 좋다.

▶**참고** → 이 식물은 네덜란드 말로 kamille이므로 카모밀라, 카모밀이라고 한다. 유럽에서는 부인과 어린이들의 기침, 두통 등 감기약으로 널리 이용하고 있으며, 국내에서도 약국에서 감기 치료용 제제가 시판되고 있다.

ㅈ

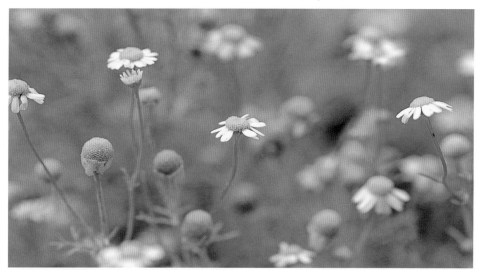

2002.9.1 충남대약초원　　　　　　　　　중대가리국화

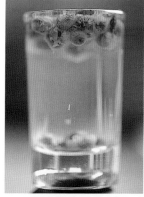

모국(母菊)을 술로 담근 것

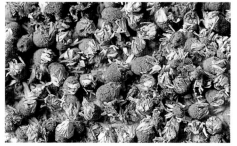

모국(母菊)

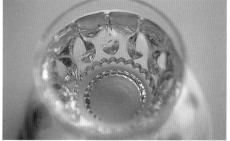

모국(母菊) 달인 액

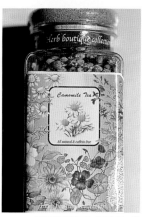

모국(母菊)을 이용한 차

345. 중루 | 백합과

Paris yunanensis Franch.   Liliaceae

◆ 별명 : 칠엽일지화(七葉一枝花)
◆ 약용 부위 : 뿌리줄기
◆ 생약명 : 중루(重樓), 조휴(蚤休)
◆ 약효 : 악성 종기, 기관지염, 소아 경기
◆ 사용법 : 내복, 외용

▶**생태** → 우리 나라에서는 자라지 않고 중국에 분포하는 여러해살이풀. 뿌리줄기는 지름이 3~4mm로서 옆으로 길게 벋고 끝에서 줄기가 나온다. 줄기는 곧게 서며 높이 30~40cm. 잎은 긴 타원형으로 6~8개가 둘러 나며, 길이 7~12cm, 너비 2~4cm, 끝은 갑자기 뾰족해지고 가장자리에 잔 돌기가 있으며 3맥이 있다. 꽃은 6~7월에 피며, 둘러나기잎 중앙에서 1개의 꽃줄기가 나와 1개의 꽃이 위를 향해 핀다. 바깥꽃덮이〔外花被〕는 4~5개, 안꽃덮이〔內花被〕는 실 같고 길이 1.5~2cm로서 누른빛이 돈다. 수술은 8~10개, 암술대는 4개, 자방은 검은 자갈색이고 장과는 둥글며 자흑색이다.

▶**약용 부위, 약효** → 뿌리줄기를 중루(重樓) 또는 조휴(蚤休)라고 하는데, 열을 내리고 독을 풀며 숨이 가쁜 것과 기침을 멎게 하는 효능이 있다. 악성 종기, 나력, 목이 붓고 따끔거리는 증상, 만성 기관지염, 소아 경기, 독충에 물린 상처〔毒蟲咬傷〕를 치료한다.

▶**사용법** → 뿌리줄기 5g을 물 2컵(400mL)에 달여서 복용하거나 알약이나 가루약으로 만들어 복용하고, 외용에는 짓찧어서 바르거나 달인 물로 씻는다.

▶**참고** → 삿갓풀(삿갓나물) *P. verticillata*의 지하부를 조휴(蚤休)라 하여 사용하고 있다. 체질이 허약한 사람과 임산부는 복용을 금한다. 인플루엔자 바이러스에 대하여 강한 성장 억제 작용이 있고, 적리균, 황색포도상구균에 대하여 항균 작용이 있다. 잎이 7~8개이고 줄기가 1개인 칠엽일지화 *P. polyphylla* var. *yunanensis*도 약효가 같다.

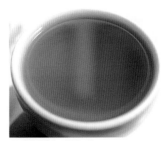

중루(重樓) 달인 액

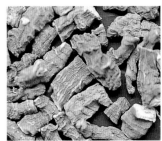

중루(重樓)

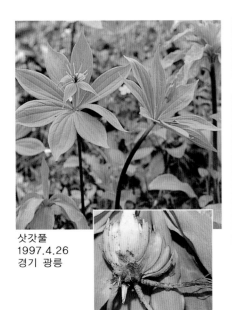

삿갓풀
1997.4.26
경기 광릉

지하부

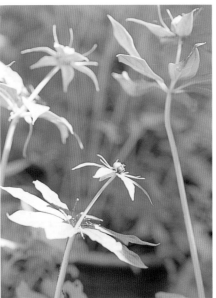
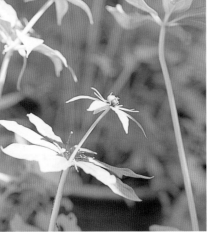

칠엽일지화   1997.8.15 중국 쿤밍(昆明)

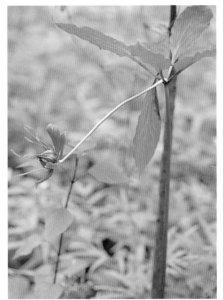

중루   1997.8.15 중국 쿤밍(昆明)

346. 쥐방울 | 쥐방울과

Aristolochia contorta Bunge   Aristolochiaceae

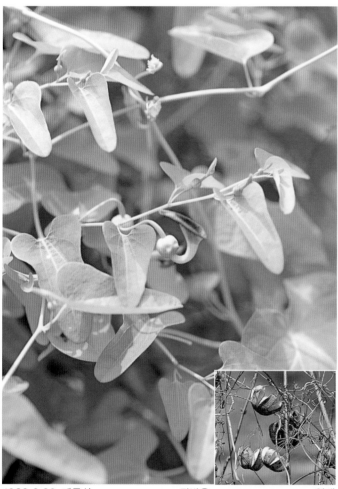

◆ 별명 : 쥐방울덩굴
◆ 약용 부위 : 열매, 뿌리, 줄기, 잎
◆ 생약명 : 마두령(馬兜鈴), 청목향(靑木香), 천선등(天仙藤)
◆ 약효 : 기침, 가래, 류머티스성 관절염
◆ 사용법 : 내복, 약주, 약차

▶**생태** → 산과 들에서 자라고, 일본, 중국, 우수리에 분포하는 여러해살이풀. 꽃은 7~8월에 녹자색으로 피는데, 꽃받침은 통 같으며, 밑부분은 둥글게 부풀고, 윗부분은 좁아졌다가 나팔처럼 벌어져 있다. 열매는 삭과로 둥글며, 종자는 여러 개이고 날개가 있다.

▶**약용 부위, 약효** → 열매를 말린 것을 마두령(馬兜鈴)이라고 하는데, 폐를 튼튼하게 하고 기(氣)를 내려 주며 기침과 가래를 멎게 하는 효능이 있다. 폐가 약하여 기침을 자주 하고 가래가 많은 사람, 가래에 간혹 피가 섞이는 증상, 치질로 대변을 보기가 어렵고 피가 나오는 증상, 혈압이 높은 사람을 치료한다. 뿌리를 청목향(靑木香)이라고 하는데, 가슴과 배가 팽만하고 거북한 증상, 류머티스성 관절염을 치료한다. 줄기와 잎을 천선등(天仙藤)이라고 하며, 약효는 뿌리와 같다.

▶**사용법** → 열매, 줄기, 뿌리 5g을 물 2컵(400mL)에 달여서 복용하거나 술에 담가서 복용한다.

▶**참고** → 줄기가 푸른 빛깔이 돌고 향기가 강하게 나므로 청목향(靑木香)이라고 한다. 중국에서는 마두령 *A. debilis*의 뿌리를 청목향(靑木香)으로 많이 사용한다.

1989.6.20 계룡산   쥐방울   열매

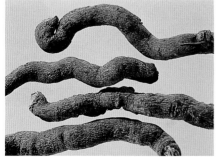

청목향(靑木香) (중국산)

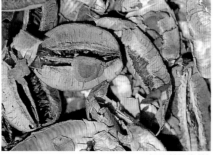

마두령(馬兜鈴)

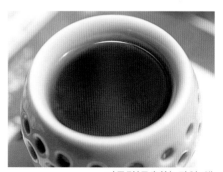

마두령(馬兜鈴) 달인 액

347. 쥐오줌풀 | 마타리과

Valeriana fauriei Briq.　　　　　Valerianaceae

◆ 별명 : 줄댕가리, 바구니나물
◆ 약용 부위 : 뿌리
◆ 생약명 : 길초근(吉草根), 힐초(纈草)
◆ 약효 : 정신불안, 신경쇠약, 요통, 월경불순
◆ 사용법 : 내복, 약주, 약차

▶**생태** → 산 속 그늘진 곳이나 골짜기에서 흔하게 자라고, 일본, 중국, 사할린에 분포하는 여러해살이풀. 높이 40~80cm. 5~8월에 붉은 빛이 도는 꽃이 피고, 꽃통은 5개로 갈라진다. 열매는 바늘 모양이고 길이 4mm 정도로서 윗부분에 꽃받침이 관모상으로 달려서 바람에 날린다.

▶**약용 부위, 약효** → 뿌리를 길초근(吉草根) 또는 힐초(纈草)라고 하는데, 심신을 안정시키고 요통을 치료하며 월경을 순조롭게 하는 효능이 있다. 정신불안, 요통, 월경불순, 무월경, 월경곤란, 뇌신경, 심장, 위 등의 쇠약 및 만성 신경증, 히스테리, 위장경련, 관절염 등을 치료한다.

▶**사용법** → 뿌리 5g을 물 2컵(400mL)에 달여서 복용하거나 가루약 또는 술에 담가서 복용한다.

▶**참고** → 이 식물에서 쥐오줌과 비슷한 냄새가 나므로 쥐오줌풀이라고 한다. 쥐오줌풀에 비해 전체에 잔털이 많은 털쥐오줌풀 *V. amurensis*과 잎이 아주 넓은 넓은잎쥐오줌풀 *V. dageletiana*도 약효가 같다.

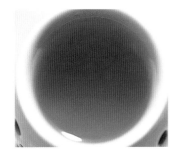
길초근(吉草根) 달인 액

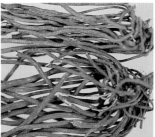
길초근(吉草根)

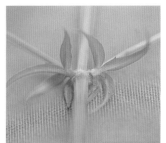
털쥐오줌풀(줄기)

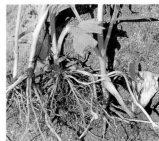
쥐오줌풀(뿌리)

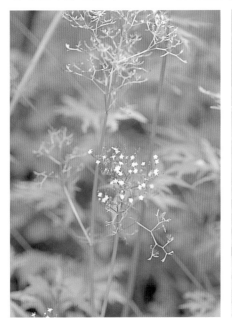
털쥐오줌풀　　　　　1999.8.1 설악산

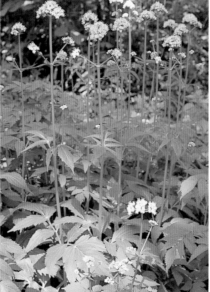
넓은잎쥐오줌풀　　　　　1994.6.5 울릉도

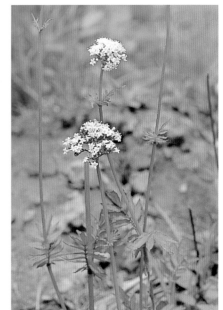
쥐오줌풀　　　　　1996.6.10 오대산

348. 지네

지네과

Scolopendra subspinipes mutilans (L.) Koch.

Scolopendridae

◆ 별명 : 백족충(百足蟲)
◆ 약용 부위 : 벌레 전체
◆ 생약명 : 오공(蜈蚣)
◆ 약효 : 경련, 신경통
◆ 사용법 : 내복, 약주

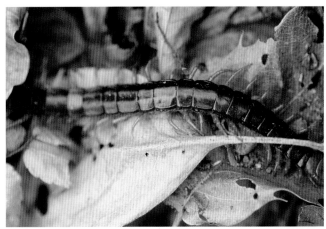

지네

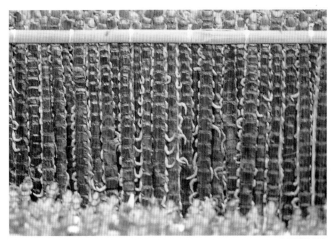

오공(蜈蚣)

▶**생태** → 산과 들에서 볼 수 있는 다족류의 곤충. 길이 10~20cm, 너비 0.5~1cm. 전체가 22개의 환절(環節)로 이루어져 있는데, 마지막 마디가 약간 작고 가늘며 머리 부분의 두 마디는 붉다. 입은 머리 부분의 밑바닥에 있으며, 그 주위에 1쌍의 큰턱과 2쌍의 작은턱이 있다.

▶**약용 부위, 약효** → 봄부터 여름 사이에 지네를 잡아 끓는 물에 살짝 담가 죽인 다음 햇볕에 말린 지네 전체를 오공(蜈蚣)이라고 하는데, 풍을 없애고 경련을 멎게 하며 해독 작용이 있다. 신경통, 관절염, 안면신경마비, 연주창 등에 사용한다.

▶**사용법** → 가루로 만들어 1회에 0.5g을 물로 복용하거나 술에 타서 마신다. 민간에서 신경통(근육통, 관절염) 치료에 요긴하게 사용하는데, 닭 한 마리에 지네 50마리를 넣고 달여서 소주잔으로 한 잔씩 복용한다.

▶**참고** → 신농본초경(神農本草經)의 하품에 수재되어 있으며, 거풍(祛風), 진통약으로서 오랫동안 사용되어 온 약재의 하나이다.

▶**한약 처방명** → 오공성풍산(蜈蚣聖風散), 만금산(萬金散)

오공(蜈蚣) 가루

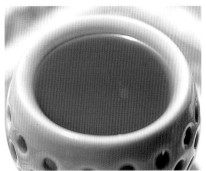

오공(蜈蚣) 달인 액

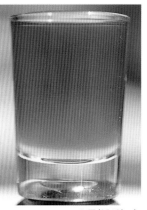

오공(蜈蚣) 술

349. 지렁이

큰지렁이과

Pheretima aspergillum Perrier

Megascolecidae

◆ 별명 : 토룡(土龍), 지룡(地龍)
◆ 약용 부위 : 몸통 전체
◆ 생약명 : 구인(蚯蚓)
◆ 약효 : 고열로 인한 두통, 관절염, 황달
◆ 사용법 : 내복, 약주

▶**생태** → 우리 나라 각처의 축축하고 습한 진흙 속에서 서식하고, 일본, 중국에 분포하는 환형 동물. 몸통은 원통형으로 길이 15~35cm, 너비 7~12mm. 머리, 눈 등이 퇴화되었고 입은 앞쪽 끝에 있다. 몸통 전체는 100개 정도의 체절로 구성되었으며, 각 마디에는 딱딱한 털이 환상으로 배열되어 있다.

▶**약용 부위, 약효** → 몸통 전체를 구인(蚯蚓)이라고 하는데, 열을 내리고 간기능을 튼튼하게 하며, 숨가쁜 것을 없애고 어혈을 풀어 주는 효능이 있다. 열이 많이 나면서 정신이 혼미하고 머리가 심하게 아픈 증상, 눈이 충혈되는 증상, 혈압이 높아지는 증상, 인후염, 소변을 시원하게 보지 못하는 증상, 관절염, 황달, 간염을 치료한다.

▶**사용법** → 몸통 5g을 물 2컵(400mL)에 달여서 복용하거나 술에 담가서 복용하고, 가루약이나 알약으로 만들어 복용한다.

▶**참고** → 신농본초경(神農本草經)의 하품에 수재되어 있다. 본초강목(本草綱目)에는 지렁이는 언덕〔丘〕을 기어오를 때 몸을 길게 폈다가 끌어당기는〔引〕 동작으로 움직이므로 구인(蚯蚓)이라 한다고 하였다.

▶**한약 처방명** → 지룡산(地龍散)

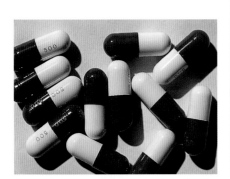

지렁이를 원료로 하여 만든 관절염 치료제

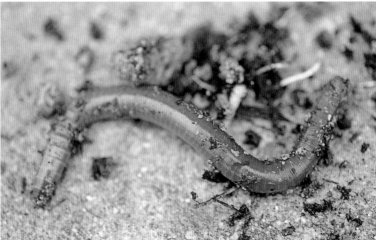

지렁이

2002.4.30 충남대약초원

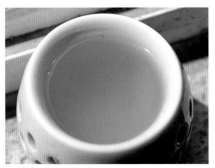

구인(蚯蚓) 달인 액

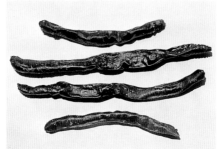

구인(蚯蚓)

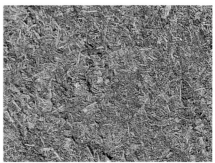

구인(蚯蚓) 가루

350. 지모

백합과

Anemarrhena asphodeloides Bunge

Liliaceae

- ◆ 별명 : 연모, 야료, 지삼, 여뢰
- ◆ 약용 부위 : 뿌리줄기
- ◆ 생약명 : 지모(知母)
- ◆ 약효 : 갈증, 기침, 가래
- ◆ 사용법 : 내복

▶ **생태** → 황해(서홍), 평남(평양)의 산에서 흔하게 볼 수 있고, 일본, 중국, 몽골에 분포하며, 각지에서 약용으로 재배하는 여러해살이풀. 뿌리줄기는 굵고 옆으로 벋으며, 끝에서 잎이 모여 난다. 꽃대는 높이 60~90cm, 잎은 바늘 모양이다. 꽃은 6~7월에 피고, 2~3개씩 모여 달린다. 열매는 삭과로 긴 타원형이다.

▶ **약용 부위, 약효** → 뿌리줄기를 지모(知母)라고 하는데, 열을 내리고 체액을 보강하는 효능이 있다. 가슴 속이 답답하고, 체액이 소모되어 갈증을 자주 느끼는 증상에 좋고, 폐의 기능이 약화되어 기침, 가래가 많을 때 사용하며, 변비 증상과 소변이 잘 나오지 않는 것을 치료한다.

▶ **사용법** → 뿌리줄기 5g을 물 2컵(400mL)에 달여서 복용한다.

▶ **참고** → 신농본초경(神農本草經)의 중품에 수재되어 있다. 굵고 오래 된 뿌리인 모근(母根) 주변에 잔뿌리[子根]가 모여 나기 때문에, 마치 자식이 어미를 알아보고 모여드는 형태여서 지모(知母)라고 한다.

▶ **한약 처방명** → 백호탕(白虎湯), 백호가계지탕(白虎加桂枝湯), 지모별갑탕(知母鱉甲湯), 백합지모탕(百合知母湯)

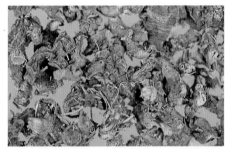

지모(知母)

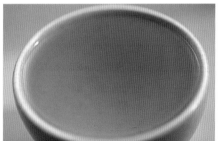

지모(知母) 달인 액

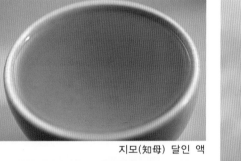

지모(열매)

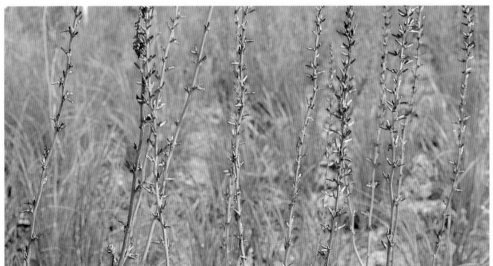

1999.7.1 충남대약초원

지모

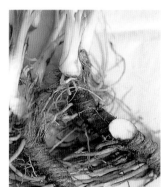

지모(뿌리)

351. 지별

별렴과

Eupolyphaga sinensis Walker   Blattidae

◆ 별명 : 토충
◆ 약용 부위 : 충체
◆ 생약명 : 자충(䗪蟲)
◆ 약효 : 무월경, 골절상, 간염
◆ 사용법 : 내복

▶ **생태** → 땅 속에서 살고, 일본, 중국, 타이완에 분포하는 곤충. 몸통은 납작한 원형으로 검은색의 광택이 있으며, 암수의 모양이 약간 다르다. 수컷은 날개가 있고 암컷은 날개가 없다. 암컷의 길이는 약 3cm. 머리는 작고 촉각은 바늘 모양이다. 복부에는 가로로 된 환절이 9개 있으며, 가슴에서 나온 다리에는 가는 털이 있다.

▶ **약용 부위, 약효** → 건조한 충체를 자충(䗪蟲)이라고 하는데, 어혈을 없애고 경락을 잘 통하게 하며 부러진 뼈의 재생을 촉진하는 효능이 있다. 월경이 없는 증상, 산후 어혈로 오는 통증, 골절상, 타박상, 간염이나 간경변 초기 증상을

치료한다.

▶ **사용법** → 자충 1g을 물 1컵(200mL)에 달여서 복용하거나 알약 또는 가루약으로 만들어 복용한다.

▶ **참고** → 신농본초경(神農本草經)의 중품에 수재되어 있는데, 별명을 지별(地鱉), 토충(土蟲)이라고 한다. 도홍경(陶弘景) 선생은 이 곤충이 땅 속에서 살며 자라[鱉]처럼 생겼다 하여 지별이라 한다고 하였다. 물방개 *Cybister japonicus* 도 지별과 같은 치료 목적으로 사용하고 있다.

▶ **한약 처방명** → 별갑전환(鱉甲煎丸), 대황자충탕(大黃䗪蟲湯)

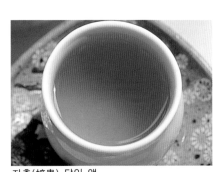

자충(䗪蟲) 달인 액

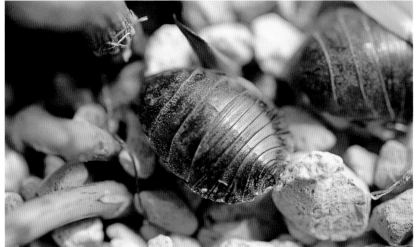

지별   2002.8.15 중국 광시(廣西)

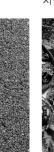

자충(䗪蟲) 가루

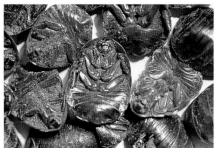

자충(䗪蟲)

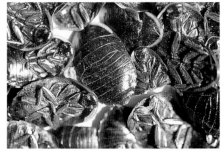

자충(䗪蟲) (물방개)

352. 지치

지치과

Lithospermum erythrorhizon
S. et Z.

Boraginaceae

◆ 별명 : 지초, 지추, 자초
◆ 약용 부위 : 뿌리
◆ 생약명 : 자근(紫根)
◆ 약효 : 지혈, 피부병(습진, 버짐)
◆ 사용법 : 내복, 외용

▶**생태** → 산과 들에서 자라고, 일본, 중국, 아무르, 우수리에 분포하는 여러해살이풀. 높이 30~70cm. 꽃은 5~6월에 흰색으로 피는데, 줄기와 가지 끝에 수상화서로 달리고, 잎 모양의 포가 있다. 꽃받침잎은 5개로 깊게 갈라지고, 꽃통은 끝이 5개로 갈라져 수평으로 퍼지며, 분과는 회색이고 윤채가 있다.

▶**약용 부위, 약효** → 뿌리를 자근(紫根)이라고 하는데, 혈액을 맑게 하고, 종기, 옴 등에 효능이 있다. 혈액 순환을 원활하게 하고 열을 내리며 대·소장의 기능을 도우므로, 코피, 대·소변출혈, 황달과 습진, 화상, 동상, 버짐 등의 피부병에 사용한다.

▶**사용법** → 뿌리 5g을 물 2컵(400mL)에 달여서 복용하고, 외용에는 연고로 만들어 바른다.

▶**참고** → 자근은 신농본초경(神農本草經)의 중품에 수재되어 있으며, 뿌리가 자줏빛이기 때문에 붙여진 이름이다. 식용 색소나 화장품 등의 공업 색소로 널리 쓰이고 있다. 줄기기부에서 포복지를 내는 반디지치 *L. zollingeri*도 약효가 같다.

▶**한약 처방명** → 자운고(紫雲膏), 자초소독음(紫草消毒飮)

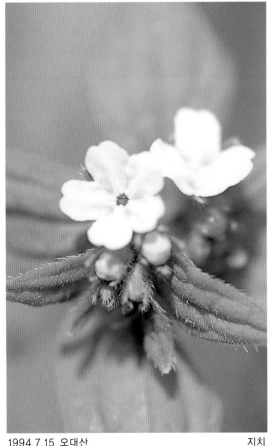

1994.7.15 오대산   지치

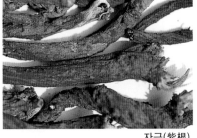

자근(紫根)

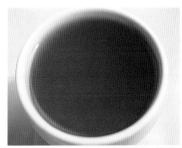

자근(紫根) 달인 액

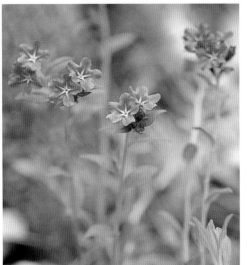

반디지치

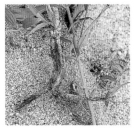

지치(뿌리)

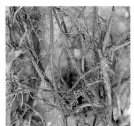

반디지치(뿌리)

353. 지황

현삼과

Rehmannia glutinosa
(Gaertner) Liboschitz

Scrophulariaceae

◆ 별명 : 없음
◆ 약용 부위 : 뿌리
◆ 생약명 : 지황(地黃)
◆ 약효 : 보혈, 강장
◆ 사용법 : 내복, 약주

▶**생태** → 우리 나라에서 재배하는 귀화 식물이며, 중국이 원산지인 여러해살이풀. 높이 20~30cm. 꽃은 6~7월에 연한 홍자색으로 피고 줄기 끝에 총상으로 달리며, 잎 같은 포(苞)가 있다. 종 모양의 꽃받침은 끝이 5개로 얕게 갈라지며, 꽃통은 통 모양으로 끝이 5개로 펴지고 길이는 3cm이다. 4개의 수술 중 2개가 길다. 열매는 삭과로 타원상 구형이다.

▶**약용 부위, 약효** → 뿌리를 지황(地黃)이라고 하는데, 보혈 및 강장의 효능이 있으므로, 몸이 허약하여 열이 나고 몸이 자주 아픈 사람, 월경불순, 소화가 잘 안 되고 변비가 있는 사람에게 좋다.

▶**사용법** → 뿌리 5g을 물 2컵(400mL)에 달여서 복용하거나 술에 담가서 자기 전에 소주잔으로 한 잔씩 마신다.

▶**참고** → 지황(地黃)은 신농본초경(神農本草經)의 상품에 건지황(乾地黃)의 이름으로 수재되어 있다. 명의별록(名醫別錄)에 땅[地]이 노란[黃] 곳에서 자라는 것이 약효가 좋다고 한 것에서 붙여진 이름이다. 뿌리를 채취하여 씻은 것을 생지황(生地黃)이라고 하는데, 양혈(涼血), 지혈의 효능이 있다. 생지황을 말린 것을 건지황(乾地黃)이라고 하는데, 축혈비(逐血痺), 전골수(塡骨髓), 장기육(長肌肉)의 효능이 있다. 그리고 생지황을 사인(砂仁)과 함께 술에 담가 두었다가 아홉 번 쪄서 말린 것을 숙지황(熟地黃)이라고 하는데, 보혈기(補血氣), 자신수(滋腎水), 익진음(益眞陰)의 효능이 있다.

▶**한약 처방명** → 사물탕(四物湯), 삼물황금탕(三物黃芩湯), 도적산(導赤散), 팔미지황환(八味地黃丸)

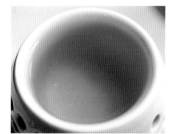
생지황(生地黃) 달인 액

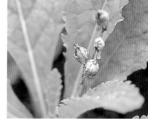
지황(열매)

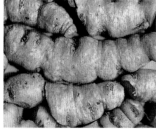
생지황(生地黃)

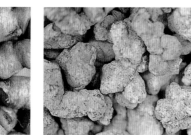
건지황(乾地黃)

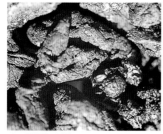
숙지황(熟地黃)

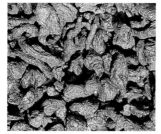
숙지황(熟地黃) (베트남산)

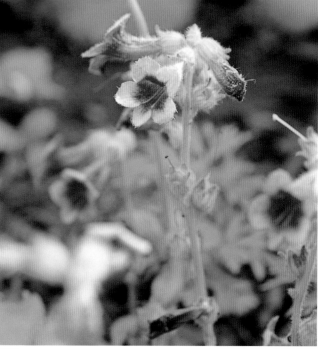
지황　　　　　　　　　　　　2001.5.15 충남대약초원

354. 진교

미나리아재비과

Aconitum pseudo-laeve Nakai   Ranunculaceae

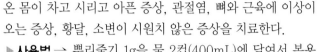

◆ 별명 : 줄오독도기
◆ 약용 부위 : 뿌리줄기
◆ 생약명 : 진교(秦艽)
◆ 약효 : 진통, 진경
◆ 사용법 : 내복

▶**생태** → 평안도 이남의 산골짜기에서 흔하게 자라고, 일본에 분포하는 여러해살이풀. 높이 50~80cm. 자줏빛이 돌고, 뿌리잎은 원심형으로 5~7개로 갈라진다. 꽃은 8월에 연한 자줏빛으로 피며, 5개의 꽃받침 가운데 뒤쪽의 것은 투구 같고 양쪽 2개는 넓은 달걀 모양이며, 밑부분에 달려 있는 2개는 긴 타원형이다. 2개의 꽃잎은 길어져서 끝 부분이 꿀샘처럼 되고, 뒤쪽의 원통형 꽃받침 속에 들어 있다. 골돌은 3개로서 끝에 뒤로 젖혀진 암술대가 남아 있다.

▶**약용 부위, 약효** → 뿌리줄기를 진교(秦艽)라고 하며, 진통 및 진경약으로서 풍과 습을 몰아내고(祛風濕), 통증을 멎게 하며, 근육을 풀어 주고 수분 대사를 다스리는 효능이 있다.

온 몸이 차고 시리고 아픈 증상, 관절염, 뼈와 근육에 이상이 오는 증상, 황달, 소변이 시원치 않은 증상을 치료한다.

▶**사용법** → 뿌리줄기 1g을 물 2컵(400mL)에 달여서 복용한다.

▶**참고** → 음허(陰虛), 열이 많은 사람, 소아 및 임산부는 복용을 금한다. 중국에서는 큰잎용담 *Gentiana macrophylla*의 뿌리를 진교(秦艽)라고 하며, 우리 나라에서도 주로 이것을 사용하고 있다. 꽃이 연한 황백색으로 화서에 잔털이 있는 흰진교 *A. longecassidatum*도 약효가 같다.

▶**한약 처방명** → 대진교탕(大秦艽湯), 진교별갑산(秦艽鱉甲散), 복령삼습탕(茯苓滲濕湯)

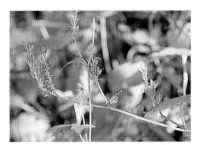
진교(열매)

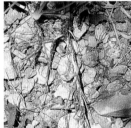
진교(뿌리)

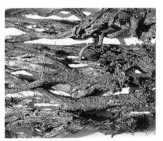
진교(秦艽)

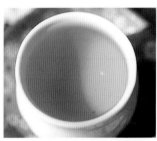
진교(秦艽) 달인 액

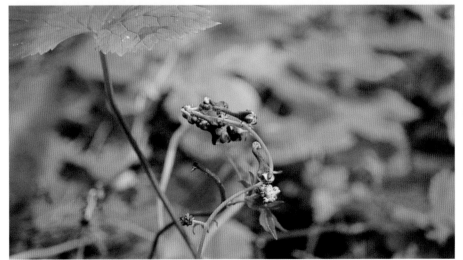
1990.9.1 계룡산

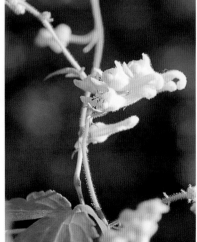
진교   2001.8.24 백두산   흰진교

ㅈ

367

355. 진득찰

국화과

Siegesbeckia glabrescens Makino

Compositae

◆ 별명 : 진둥찰, 찐득찰, 화험초(북한)
◆ 약용 부위 : 전초
◆ 생약명 : 희렴(豨薟)
◆ 약효 : 근육통, 고혈압, 간염
◆ 사용법 : 내복, 약주, 약차, 외용

▶**생태** → 들이나 밭 근처에서 흔하게 자라고, 일본, 중국, 타이완에 분포하는 한해살이풀. 줄기는 곧게 서고 잎은 마주난다. 꽃은 여름에 피는데, 가지 끝과 원줄기 끝에 달리며, 꽃자루에는 짧은 털이 있다. 혀꽃은 노란색이고 끝이 3개로 얕게 갈라지며, 통꽃은 끝이 5개로 갈라진다. 수과는 달걀 모양으로, 4개의 능각이 있다.

▶**약용 부위, 약효** → 전초를 희렴(豨薟)이라고 하는데, 풍습(風濕)을 제거하고 뼈와 근육을 튼튼하게 하며 혈압을 내려 주는 효능이 있다. 손발이 저리고 움직이는 데 불편을 느끼는 증상, 뼈마디와 근육이 쑤시는 증상, 허리와 무릎에 힘이 없는 증상, 중풍으로 말을 잘 못하는 증상, 좌골신경통, 급성 간염, 고혈압을 치료한다. 옴, 버짐, 종기 등 피부병에도 사용한다.

▶**사용법** → 전초 5g을 물 2컵(400mL)에 달여서 복용하거나 술에 담가서 복용하고, 외용에는 짓찧어서 낸 즙을 바른다.

▶**참고** → 열매에 끈끈한 분비물이 나와 있어서 사람의 옷이나 동물의 몸에 잘 달라붙으므로 진득찰이라고 하게 되었다. 줄기가 마주 갈라지고, 가지가 되풀이하여 마주 갈라지는 제주진득찰 *S. orientalis*, 줄기와 잎 뒷면에 긴 털이 많고 잎이 크며, 꽃줄기에 선모(腺毛)가 있고, 열매는 길이 3~3.5mm인 털진득찰 *S. glabrescens*도 약효가 같다.

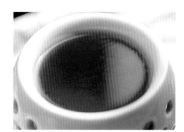
희렴(豨薟) 달인 액

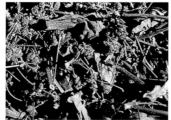
희렴(豨薟)

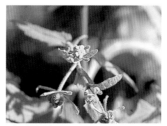
진득찰(꽃)

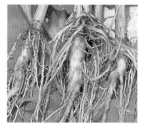
진득찰(뿌리)

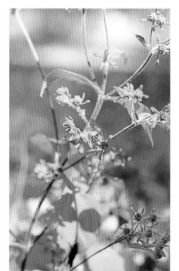
털진득찰

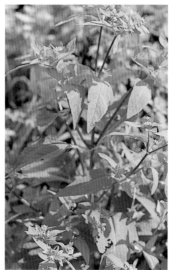
제주진득찰

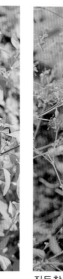

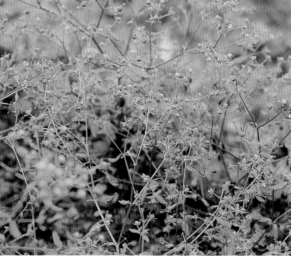
진득찰

2002.10.1 충남대약초원

356. 질경이 | 질경이과

Plantago asiatica L.　　　　　Plantaginaceae

◆ 별명 : 길짱구, 빼부장, 빠부쟁이
◆ 약용 부위 : 종자, 전초
◆ 생약명 : 차전자(車前子), 차전(車前)
◆ 약효 : 소변불리, 현기증, 요도염
◆ 사용법 : 내복, 외용

▶ **생태** → 길가나 들, 그리고 산에서 흔하게 자라고, 일본, 중국, 아무르, 우수리, 동시베리아에 분포하는 여러해살이 풀. 많은 잎이 뿌리에서 나와 비스듬히 퍼지고, 꽃은 6~8월에 흰색으로 피며, 잎 사이에서 길이 10~50cm의 꽃대가 나와서 꽃이 수상화서에 밀착한다. 암술은 1개, 삭과는 익으면 옆으로 갈라지면서 뚜껑이 열리고, 6~8개의 검은색 종자가 나온다.

▶ **약용 부위, 약효** → 종자를 차전자(車前子)라고 하는데, 몸이 붓고 소변이 잘 나오지 않을 때, 눈이 충혈되고 현기증이 있고 두통이 있을 때, 오래 된 기침 등에 좋다. 그리고 전초를 차전(車前)이라고 하는데, 이뇨 작용이 있어서 방광염, 요도염을 치료한다.

▶ **사용법** → 종자 또는 전초 5g을 물 2컵(400mL)에 달여서 복용하고, 외용에는 짓찧어서 바른다.

▶ **참고** → 차전자는 신농본초경(神農本草經)의 상품에 수재되어 있으며, 이 식물이 차(車)에 깔리거나 차바퀴가 지나가도 죽지 않고 자랄 정도로 생명력이 질기다 하여 붙여진 이름이다. 마차(馬車) 앞에 흔하게 있는 풀로, 병사들의 상처나 감기를 치료했다는 속담에서 차전자(車前子)라고 부르게 되었다고 한다. 부드러운 털이 전체에 조밀하게 나 있는 털질경이 *P. depressa*도 약효는 같다.

▶ **한약 처방명** → 차전자탕(車前子湯), 차전산(車前散) 석위산(石葦散), 청심연자음(淸心蓮子飮)

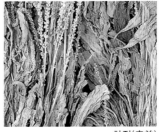

차전(車前)

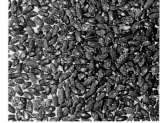

차전자(車前子)

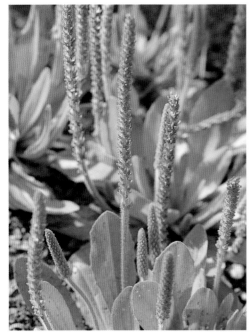

2001.5.11 전북 전주수목원　　　　　털질경이

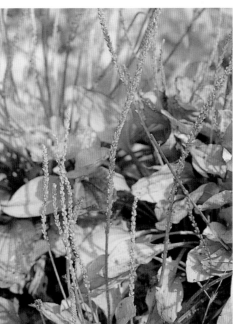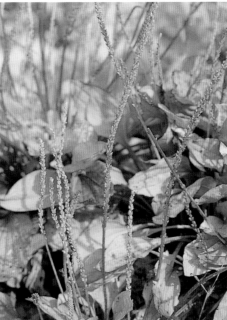

1995.6.1 충남대약초원　　　　　질경이

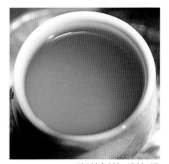

차전(車前) 달인 액

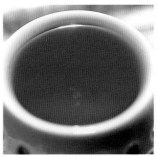

차전자(車前子) 달인 액

369

357. 질경이택사 | 택사과

Alisma plantago-aquiatica L.
var. *orientale* Samuelson

Alismataceae

◆ 별명 : 길짱구택사
◆ 약용 부위 : 뿌리줄기, 잎
◆ 생약명 : 택사(澤瀉), 택사엽(澤瀉葉)
◆ 약효 : 부종, 갈증, 현기증, 만성 기관지염
◆ 사용법 : 내복

▶**생태** → 전남 이북의 연못이나 습지에서 자라고, 일본, 중국, 시베리아에 분포하는 여러해살이풀. 뿌리줄기는 짧고 둥글며 수염뿌리가 있다. 잎은 달걀 모양의 타원형, 길이 60~90cm. 꽃은 7~8월에 흰색으로 피고, 꽃받침과 꽃잎은 각각 3개이다. 열매는 수과로서 환상으로 배열되며, 달걀 모양, 길이 2mm, 뒷면에 2개의 홈이 패어 있다.

▶**약용 부위, 약효** → 뿌리줄기를 택사(澤瀉)라고 하는데, 소변이 잘 나오지 않아 생긴 부종, 입이 바싹바싹 타고, 현기증이 있으며, 비위의 기능이 약하여 귀에서 소리가 나고 시력이 저하되는 것을 치료한다. 잎을 택사엽(澤瀉葉)이라고 하는데, 만성 기관지염, 젖이 부족한 증상을 치료한다.

▶**사용법** → 뿌리줄기는 5g을 물 2컵(400mL)에, 잎은 10g을 물 2컵(400mL)에 달여서 복용한다. 현기증에는 백출(白朮)과 같은 양으로 배합하여 달여서 복용하면 좋다.

▶**참고** → 택사는 연못(澤)에서 자라고, 부종을 없애 주는 (瀉) 약효가 있으므로 붙여진 이름이며, 신농본초경(神農本草經)의 상품에 수재되어 있다. 수과의 뒷면에 1개의 홈이 있는 택사 *A. canaliculatum*도 약효가 같다.

▶**한약 처방명** → 택사탕(澤瀉湯), 오령산(五苓散), 반하백출천마탕(半夏白朮天麻湯), 팔미지황환(八味地黃丸)

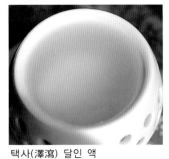
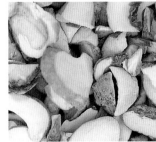

택사(澤瀉) 달인 액   택사(澤瀉)

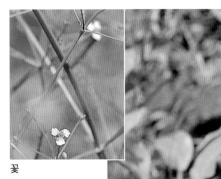

꽃

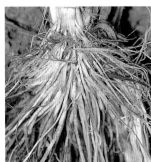
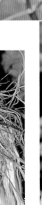

택사(지하부)

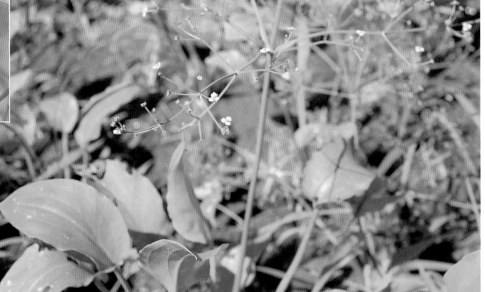

질경이택사   1993.7.20 전북 전주

358. 짚신나물

장미과

Agrimonia pilosa Ledeb.

Rosaceae

◆ 별명 : 등골짚신나물
◆ 약용 부위 : 전초, 뿌리
◆ 생약명 : 선학초(仙鶴草), 용아초(龍芽草), 선학초근(仙鶴草根), 용아초근(龍芽草根)
◆ 약효 : 지혈(토혈, 대·소변출혈), 습진, 세균성 하리
◆ 사용법 : 내복, 약주, 약차, 외용

▶ **생태** → 산과 들에서 흔하게 볼 수 있고, 일본, 중국, 몽골, 시베리아, 유럽에 분포하는 여러해살이풀. 높이 30~100cm. 전체에 털이 있다. 잎은 깃꼴겹잎으로 어긋난다. 꽃은 6~8월에 노란색으로 핀다. 열매는 수과로 꽃받침에 싸여 있으며, 갈고리털이 있어서 다른 물체에 잘 붙는다.

▶ **약용 부위, 약효** → 전초를 선학초(仙鶴草) 또는 용아초(龍芽草)라고 하는데, 지혈, 건위의 효능이 있으며, 폐결핵에 의한 토혈, 대·소변에 섞여 나오는 출혈, 위궤양 출혈을 치료한다. 피부의 습진, 옴, 종기에도 좋다. 뿌리를 선학초근(仙鶴草根) 또는 용아초근(龍芽草根)이라고 하는데, 세균성

하리, 무월경, 종독을 치료한다. 민간에서는 전초를 항암제로 사용하고 있다.

▶ **사용법** → 전초 또는 뿌리 5g을 각각 물 2컵(400mL)에 달여서 복용하거나 생즙을 내어 복용한다. 외용에는 짓찧어서 바른다.

▶ **참고** → 잎의 모양이 옛날 사람들이 신었던 짚신의 모양과 비슷하다 하여 붙여진 이름이다. 이 식물에 비하여 턱잎이 크고, 작은잎의 톱니가 둔하며, 잎 뒤에 반투명한 선점(腺點)이 있고 꽃이 드문드문 피는 산짚신나물 *A. pilosa*도 약효가 같다.

ㅈ

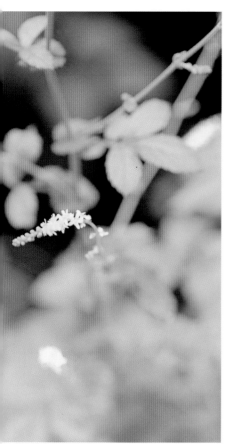

1994.8.1 백두산   산짚신나물

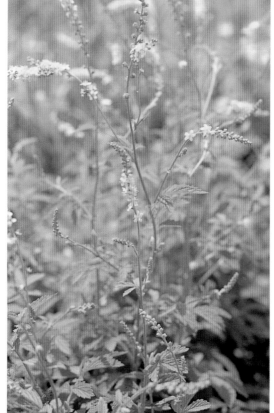

1998.8.4 지리산   짚신나물

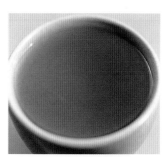

선학초(仙鶴草) 달인 액

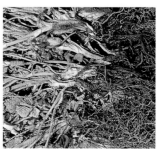

선학초(仙鶴草)

359. 쪽

마디풀과

Persicaria tinctoria H. Gross

Polygonaceae

◆ 별명 : 남(藍)
◆ 약용 부위 : 잎, 열매, 줄기
◆ 생약명 : 청대(靑黛), 남실(藍實), 대청엽(大靑葉)
◆ 약효 : 기침, 피부 발진, 인후통, 급성 간염
◆ 사용법 : 내복, 외용, 욕탕제

▶**생태** → 우리 나라에서 재배하고, 베트남이 원산지로서 중국을 거쳐 들어온 한해살이풀. 높이 50~60cm. 꽃은 8~9월에 붉은색 또는 흰색으로 핀다. 열매는 수과로 흑갈색이고, 꽃덮이로 싸여 있으며, 세모진 달걀 모양이다. 길이는 2mm이다.

▶**약용 부위, 약효** → 잎을 물에 3일 동안 담갔다가 짓찧어서 찌꺼기는 버리고, 즙 1kg에 석회 100g을 넣고 충분히 저은 다음 위에 뜬 거품을 걷어 버리고 햇볕에 말린 것을 청대(靑黛)라고 하는데, 기침이 심하고 끈끈한 가래가 나오는 사람에게 좋다. 그리고 습진이나 피부가 붉게 부어오르는 증상이나 구내염에 좋다. 열매를 남실(藍實)이라고 하며, 인후통을 풀어 준다. 잎과 줄기를 대청엽(大靑葉)이라고 하며, 열을 내리고 출혈을 멈추게 하는 효능이 있다. 유행성 감기, 급성 간염, 설사, 토혈을 치료한다.

▶**사용법** → 청대 3g에 물 2컵(400mL)을 넣고 $\frac{1}{3}$의 양이 되도록 달여서 복용하고, 외용에는 가루를 내어 상처에 바른다. 열매 또는 잎과 줄기 5g에 물 2컵(400mL)을 부어 달이고, 달인 액이 $\frac{1}{3}$이 되도록 하여 복용한다.

▶**참고** → 염료 식물로도 많이 이용하며, 특히 잎은 남색 염료로 사용되고 있다.

▶**한약 처방명** → 청대석고탕(靑黛石膏湯), 청금산(靑金散), 당귀용뇌환(當歸龍腦丸)

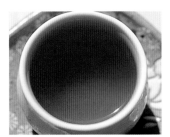

대청엽(大靑葉) 달인 액

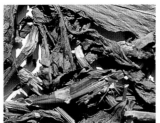

대청엽(大靑葉)

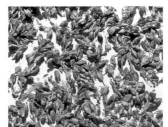

남실(藍實)

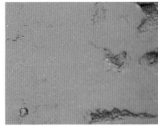

청대(靑黛)

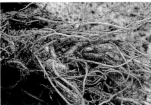

쪽(뿌리)

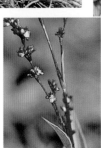

꽃

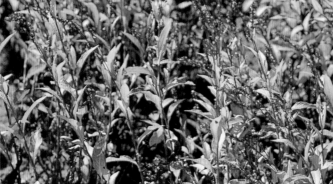

쪽

2002.10.5 경기 수원 농촌진흥청

360. 차가버섯 | 구멍장이버섯과

Inonotus obliqua   Polyporaceae

◆ 별명 : 없음
◆ 약용 부위 : 자실체
◆ 생약명 : 합수균(合樹菌)
◆ 약효 : 소화불량, 중풍, 암
◆ 사용법 : 내복

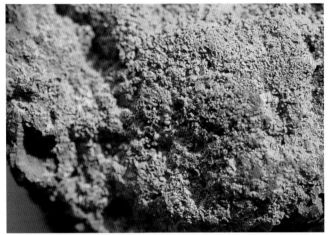
차가버섯(안쪽)

▶**생태** → 우리 나라에서 재배하고, 일본, 중국에 분포하는 버섯. 갓은 지름 1~4cm, 두께 0.1~0.3cm의 반원형이나 갓 끝은 수축되어 아래로 굽은 모양이 되며, 표면에는 황갈색 내지 적갈색의 거친 털이 빽빽하게 있어서 환문을 이루나 후에 탈락한다. 조직은 부드러우나 마르면 딱딱해지고, 아랫면의 자실층은 생장하는 동안에는 황백색 내지 담황색이고 후에 갈색으로 변한다. 관공은 길이가 1cm이고, 관공구는 둥글며 1mm에 2~3개가 있다.

▶**약용 부위, 약효** → 자실체를 합수균(合樹菌)이라고 하는데, 정신을 맑게 하고 풍(風)을 몰아내며 종류(腫瘤)를 삭이는 효능이 있다. 최근의 실험 결과 항종양 작용(쥐에게 이식한 Sarcoma 180에 대한 실험), 면역 증강의 효과가 있음이 입증되고 있다. 소화불량, 중풍, 각종 암을 치료한다.

▶**사용법** → 자실체 5g을 물 3컵(600mL)에 달여서 1일 2회 식후에 차게 복용한다.

▶**참고** → 복용량을 초과하면 현기증이 일어나므로 반드시 1일의 사용량을 엄수하여야 한다. 자실체를 배양한 균사체를 제품화하여, 일본 및 국내에서 항암 치료제로 보급되고 있으며, 최근에는 원목 재배에 성공하여 민간적으로 암 치료에 널리 이용되고 있다.

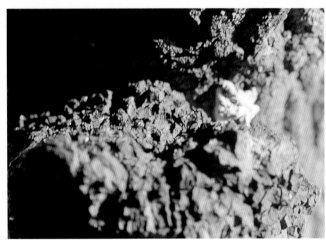
2002.10.15 충남대약초원 사진/정경수   차가버섯

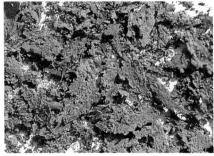
합수균(合樹菌)

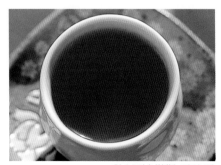
합수균(合樹菌) 달인 액

361. 차나무

차나무과

Thea sinensis L.

Theaceae

◆ 별명 : 오차나무
◆ 약용 부위 : 잎, 열매
◆ 생약명 : 차엽(茶葉), 다자(茶子)
◆ 약효 : 혈액 순환, 가래, 이뇨, 천식
◆ 사용법 : 내복, 약차

▶**생태** → 전남북, 경남의 산기슭에서 자라고, 일본, 중국에 분포하는 늘푸른작은키나무. 높이 1~2m. 꽃은 10~11월에 흰색으로 피고, 1~3개씩 달리며, 꽃받침잎은 5개, 꽃잎은 6~8개이다. 꽃대는 밑으로 꼬부라지고 위끝이 비대해지며, 열매는 납작한 구형이다.

▶**약용 부위, 약효** → 잎을 차엽(茶葉)이라고 하는데, 피를 맑게 하고 열을 내리며, 가슴이 답답한 증상을 풀어 주고, 가래를 삭이고, 소화를 도우며, 독을 풀어 주는 효능이 있다. 늘 머리가 무겁고 아프며 현기증이 있는 증상, 갈증이 나는 증상에 좋고, 간염을 치료하고 소변을 잘 보게 하며 소

화력을 높여 준다. 몸이 허약하여 늘 졸리는 상태나 너무 잠을 많이 자는 증상에도 좋다. 열매를 다자(茶子)라고 하는데, 거담의 효능이 있고 천식, 해수를 치료한다.

▶**사용법** → 잎이나 열매 5g을 물 2컵(400mL)에 달여서 복용하거나 차로 마신다.

▶**참고** → 어린 잎을 볶아서 말린 것을 녹차(綠茶)라고 하는데, 우리 나라와 일본 사람이 즐겨 마신다. 따뜻한 온도에서 완전히 발효시킨 것을 홍차(紅茶)라고 하는데, 유럽 사람들이 즐겨 마신다. 반쯤 발효시킨 것을 오룡차(烏龍茶)라고 하는데, 중국 사람들이 좋아한다.

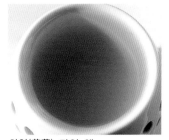

차엽(茶葉) 달인 액

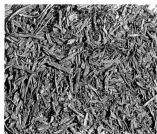

차엽(茶葉)

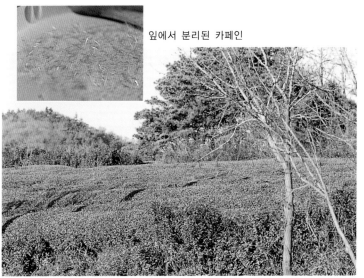

잎에서 분리된 카페인

차 재배 단지　　　　　　1997.8.20 전남 보성

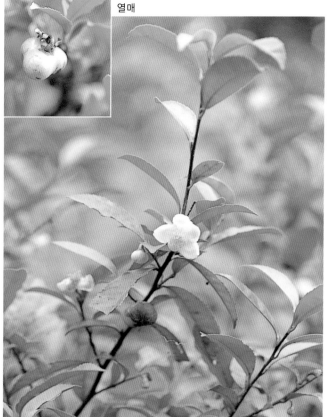

열매

차나무　　　　　　1997.8.20 전남 보성

362. 차즈기

꿀풀과

Perilla frutescens (L.) Britton
var. *acuta* Kudo

Labiatae

◆ 별명 : 차조기, 소엽
◆ 약용 부위 : 잎, 종자
◆ 생약명 : 자소엽(紫蘇葉), 자소자(紫蘇子), 소자(蘇子)
◆ 약효 : 감기, 소화불량, 변비
◆ 사용법 : 내복, 약차, 외용

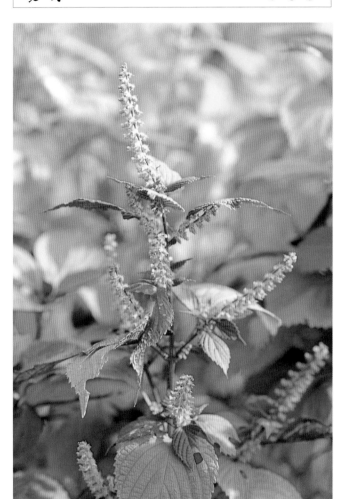

1997.9.30 경북 영주   차즈기

▶**생태** → 우리 나라에서 재배하는 귀화 식물이고, 중국이 원산지인 한해살이풀. 높이 50~80cm. 꽃은 8~9월에 연한 자줏빛으로 피고, 줄기와 가지의 끝, 잎겨드랑이에 달린다. 꽃받침은 2개로 갈라지는데, 위쪽 것은 다시 3개로 갈라지고 아래쪽 것은 2개로 갈라지며, 통부에는 털이 있다. 꽃통은 통부가 짧고, 수술은 4개, 분과는 꽃받침 안에 들어 있으며, 지름은 1.5mm로서 둥글다.

▶**약용 부위, 약효** → 잎을 자소엽(紫蘇葉)이라고 하는데, 감기로 열이 나고 춥고 코가 막히며, 땀이 잘 나지 않고 기침이 나는 증상, 소화가 잘 안 되고 구토가 나며 속이 답답한 증상을 치료한다. 종자를 자소자(紫蘇子) 또는 소자(蘇子)라고 하는데, 폐의 기능을 좋게 하여 기침과 가래에 효과가 있고, 장을 튼튼하게 하여 변비를 치료한다.

▶**사용법** → 잎 또는 종자 5g을 물 2컵(400mL)에 달여서 복용한다. 오래 된 기관지염에는 말린 생강과 같은 양으로 배합하여 물에 달여 복용해도 좋다. 구내염에는 달인 액으로 입 안을 헹구면 좋다.

▶**참고** → 중국 사람들은 옛날에 이 식물을 소(蘇)라고 하였으나, 전체가 자줏빛을 띠고 있으므로 뒤에는 자소(紫蘇)라고 하였다. 자소자(紫蘇子)는 명의별록(名醫別錄)의 중품에 소(蘇)로 수재되어 있다.

▶**한약 처방명** → 곽향정기산(藿香正氣散), 반하사심탕(半夏瀉心湯), 모과탕(木瓜湯), 청금환(淸金丸)

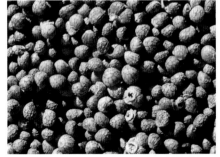

자소자(紫蘇子)

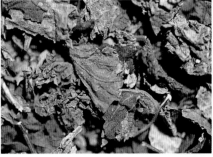

자소엽(紫蘇葉)

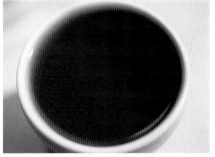

자소엽(紫蘇葉) 달인 액

363. 참깨

참깨과

Sesamum indicum L. Pedaliaceae

◆ 별명 : 없음
◆ 약용 부위 : 종자, 줄기, 잎
◆ 생약명 : 호마인(胡麻仁), 흑지마(黑脂麻), 마갈(麻秸), 호마엽(胡麻葉)
◆ 약효 : 현기증, 변비, 천식, 부종, 토혈
◆ 사용법 : 내복, 외용

▶ **생태** → 우리 나라에서 재배하는 귀화 식물이며, 인도 및 이집트가 원산지인 한해살이풀. 높이 1m. 원줄기는 사각형이고, 잎과 더불어 털이 많다. 잎은 마주난다. 꽃은 7~8월에 연한 자줏빛으로 피는데, 꽃받침은 5개로 깊게 갈라지며, 꽃통은 길이 2.5cm로 양순형이다. 열매는 짧은 원주형, 길이 2.5cm, 4실이고, 종자는 흰색, 노란색, 검은색이다.

▶ **약용 부위, 약효** → 종자를 호마인(胡麻仁) 또는 흑지마(黑脂麻)라고 하는데, 간장과 신장을 튼튼하게 하는 효능이 있다. 간장과 신장의 기능이 허약하여 몸이 나른하고 현기증이 있는 증상과 변비를 치료한다. 줄기를 마갈(麻秸)이라고 하는데, 천식, 부종, 중이염을 치료한다. 잎을 호마엽(胡麻葉)이라고 하는데, 풍한습비, 토혈, 생식기 외부에 나타나는 습진과 가려움증을 치료한다.

▶ **사용법** → 종자 5g을 물 2컵(400mL)에 달여서 복용하고, 외용에는 짓찧어서 바른다.

▶ **참고** → 호마인은 신농본초경(神農本草經)의 상품에 수재되어 있다. 옛날 중국에는 대마(大麻)만 있었는데, 이것과 닮은 참깨가 서쪽 나라[胡]에서 들어왔으므로 호마(胡麻)라고 하였다. 지상부의 물 추출물을 토끼의 적출 자궁에 투여하면 흥분 작용이 있고, 종자의 물 추출물을 쥐에게 먹이면 혈당을 강하시킨다.

▶ **한약 처방명** → 상마환(桑麻丸)

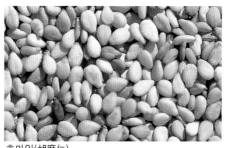

호마인(胡麻仁)

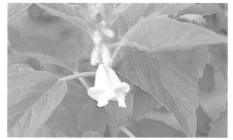

참깨(꽃)   1999.7.4 경남 사천

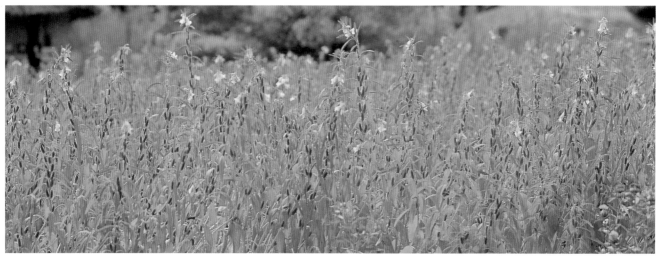

참깨 재배 단지   2002.7.31 경북 안동 하회마을

364. 참나무버섯 | 느타리과

Lentinus edodes (Berk.) Sing.　　　　Pleurotaceae

◆ 별명 : 표고, 표고버섯
◆ 약용 부위 : 자실체
◆ 생약명 : 향고(香菇)
◆ 약효 : 권태, 소화불량, 만성 간염, 고혈압
◆ 사용법 : 내복, 외용

▶**생태** → 산 속의 신갈나무, 졸참나무, 너도밤나무 등 활엽수의 나무 토막, 그루터기에 홀로 또는 군생하며, 동아시아, 동남 아시아, 뉴질랜드 등에 분포하는 목재 흰색 부후균이다.

▶**약용 부위, 약효** → 자실체 말린 것을 향고(香菇)라고 하는데, 몸을 보하고 비위를 튼튼하게 하며, 풍(風)을 몰아내고 해독 작용과 항암의 효능이 있다. 몸이 쇠약하고 정신이 피로하며 권태롭고, 소화가 잘 안 되며, 빈혈이 자주 오는 증상, 고혈압, 고지혈증, 만성 간염, 식은땀을 자주 흘리고, 소변을 참지 못하는 증상, 부종, 담마진을 치료한다.

▶**사용법** → 자실체 5g을 물 2컵(400mL)에 달여서 복용하고, 알약이나 가루약으로 만들어 복용한다. 외용에는 고약으로 만들어 바른다.

▶**참고** → 다당류 성분 추출물을 이용하여 암 치료에 응용하고 있다.

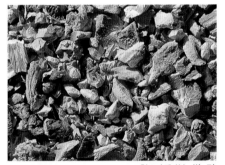
향고(香菇) 썬 것

향고(香菇) 가루

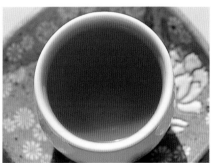
향고(香菇) 달인 액

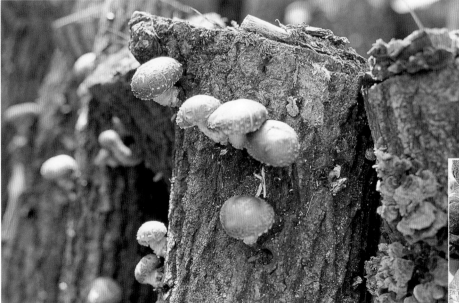

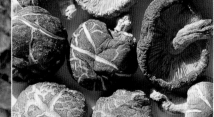
말린 것

2002.10.10 충남 조치원　사진/정경수　　　　　참나무버섯

365. 참죽나무 | 멀구슬나무과

Cedrela sinensis Jussieu　　　　　Meliaceae

◆ 별명 : 고목창, 춘목피, 춘근백피
◆ 약용 부위 : 줄기 껍질, 뿌리 껍질, 열매, 잎
◆ 생약명 : 춘백피(椿白皮), 향춘자(香椿子), 춘엽(椿葉)
◆ 약효 : 설사, 장출혈, 자궁출혈, 옴, 습진
◆ 사용법 : 내복, 외용

▶**생태** → 중부 이남에서 재식하고, 중국이 원산지인 갈잎 큰키나무. 높이 15m. 줄기 껍질은 회흑색이며, 잎은 어긋나고 깃꼴겹잎이며, 작은잎은 10~22개로 긴 타원형이다. 꽃은 양성화로 6월에 흰색으로 피고, 가지 끝에 원추화서로 달리며, 화서의 끝이 밑으로 처진다. 꽃받침잎과 꽃잎은 각각 5개, 수술은 5개이다. 열매는 삭과, 달걀 모양, 5개로 갈라지며, 10월에 익는다.

▶**약용 부위, 약효** → 줄기 껍질 또는 뿌리 껍질을 춘백피(椿白皮)라고 하는데, 설사와 출혈을 멎게 하고, 열을 내리고 습(濕)을 없애며, 살충의 효능이 있다. 설사, 이질, 장출혈, 자궁출혈, 정액이 저절로 흘러나오는 증상, 피부가 까칠까칠하고 가려운 증상, 옴, 부스럼, 습진에 효과가 있고, 장내 기생충을 구제한다. 열매를 향춘자(香椿子), 잎을 춘엽(椿葉)이라고 하는데, 약효가 비슷하다.

▶**사용법** → 춘백피 3g을 물 1컵(200mL)에 달여서 복용하거나 알약이나 가루약으로 만들어 복용한다. 외용으로 사용할 때에는 달인 액으로 씻거나 가루를 내서 참기름 등 기초 약제에 개어서 바른다. 열매와 잎도 사용 방법이 같다.

▶**참고** → 멀구슬나무에 비하여 짝수 깃꼴겹잎이고, 수술 밑이 떨어져 있으며, 종자에 세로로 날개가 있다.

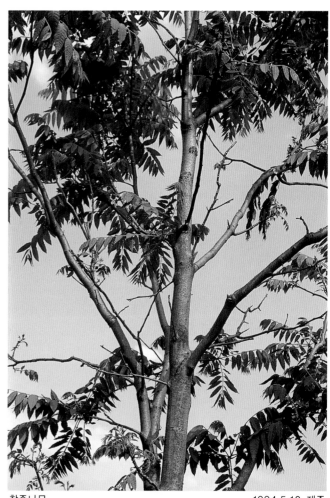

참죽나무　　　　　　　　　　　　　1994.5.10 제주

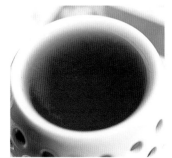

춘백피(椿白皮) 달인 액

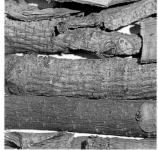

춘백피(椿白皮)

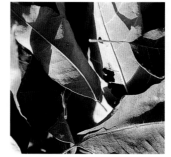

춘엽(椿葉)

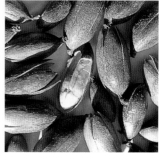

향춘자(香椿子)

366. 창포

천남성과

Acorus calamus L. var. *angustatus* Besser [*A. asiaticus* Nakai]

Araceae

◆ 별명 : 장포, 향포
◆ 약용 부위 : 뿌리줄기, 잎
◆ 생약명 : 창포(菖蒲), 백창(白菖)
◆ 약효 : 가래, 건망증, 관절염, 옴, 버짐
◆ 사용법 : 내복, 약주, 외용, 욕탕제

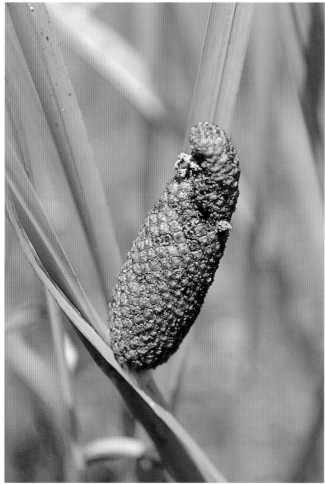

2001.7.15 경기 용인 한택식물원
창포

▶**생태** → 일본, 중국, 타이완, 인도, 베트남, 시베리아에 분포하며, 못, 도랑, 강가에서 자라는 여러해살이풀. 6~7월에 연한 황록색 꽃이 수상화서로 빽빽하게 달리며, 수술은 6개, 암술은 1개이다.

▶**약용 부위, 약효** → 뿌리줄기를 창포(菖蒲) 또는 백창(白菖)이라고 하는데, 가래를 삭이고 건망증을 치료하며 설사, 류머티스성 관절염, 피부에 생기는 옴, 버짐 등을 치료한다. 잎은 옴, 버짐, 종기를 치료하는 데 사용한다.

▶**사용법** → 뿌리줄기 5g을 물 2컵(400mL)에 달여서 복용하거나 술에 담가서 복용하며, 외용에는 짓찧어서 바른다. 뿌리줄기와 잎을 썰어서 목욕탕에 넣어 사용하면 혈액 순환을 좋게 하므로 신경통, 관절염 치료에 도움이 된다. 잎을 달인 물로 피부병이 있는 곳을 씻는다.

▶**참고** → 창포(菖蒲)는 신농본초경(神農本草經)의 상품에 수재되어 있으며, 본초강목(本草綱目)에는 형태가 부들〔蒲〕과 비슷하고, 연못에서 잘 자라고 번식〔昌盛〕하므로 창포(菖蒲)라 하였다고 한다. 옛날에는 창포 뿌리줄기를 짓찧은 즙액으로 머리를 감았는데, 뿌리줄기에는 사포닌 성분이 많아서 요즘의 비누와 같은 역할을 하기 때문이다.

▶**한약 처방명** → 상표초산(桑螵蛸散)

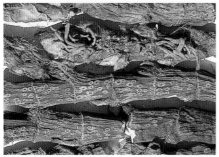

창포(菖蒲)

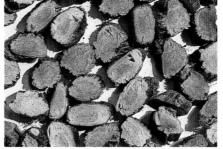

창포(菖蒲) 썬 것

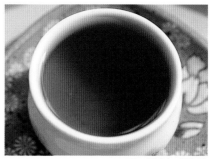

창포(菖蒲) 달인 액

379

367. 천궁 | 미나리과

Cnidium officinale Makino Umbelliferae

◆ 별명 : 궁궁이풀
◆ 약용 부위 : 뿌리줄기
◆ 생약명 : 천궁(川芎)
◆ 약효 : 요통, 복통, 월경통, 사지통
◆ 사용법 : 내복, 약주

▶ **생태** → 울릉도를 비롯하여 우리 나라에서 재배하는 귀화 식물이며, 일본이 원산지인 여러해살이풀. 높이 30~60cm. 뿌리줄기는 굵다. 꽃은 8월에 흰색으로 피며, 가지 끝과 원줄기 끝에 달리고, 꽃잎은 5개, 5개의 수술과 1개의 암술이 있다. 열매는 타원형이고, 날개 같은 흰색 능선이 10개 있다.

▶ **약용 부위, 약효** → 뿌리줄기를 천궁(川芎)이라고 하는데, 혈액 순환을 활발하게 하므로 요통과 복통을 치료하고, 월경통, 팔다리가 아픈 증상, 산전 산후 보혈약으로 사용하고 있다.

▶ **사용법** → 천궁 10g에 물 3컵(600mL)을 넣고 달인 액을 반씩 나누어 아침 저녁으로 복용하거나, 알약이나 가루약으로 만들어 복용한다. 월경통에는 향부자(香附子)와 배합하여 물에 달여 복용하면 좋다.

▶ **참고** → 천궁(川芎)은 신농본초경(神農本草經)의 상품에 수재되어 있으며, 쓰촨성(四川省)에서 자라는 궁궁이풀[芎]이 다른 지방에서 자라는 것보다 약효가 좋아서 천궁(川芎)이라고 한다. 중국산 천궁은 *Ligusticum chuanxiong*의 뿌리줄기를 사용하며, 우리 나라에서도 수입하여 사용하고 있다.

▶ **한약 처방명** → 사물탕(四物湯), 천궁차조산(川芎茶調散), 궁귀교애탕(芎歸膠艾湯), 당귀작약산(當歸芍藥散)

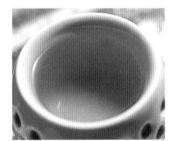
천궁(川芎) 달인 액

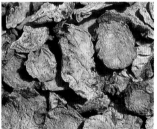
천궁(川芎) (한국산)

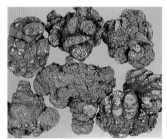
천궁(川芎) (중국산)

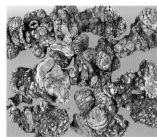
천궁(川芎) (일본산)

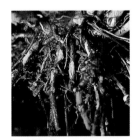
천궁(뿌리)

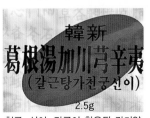
천궁, 신이, 갈근이 함유된 감기약

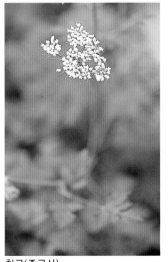
천궁(중국산)

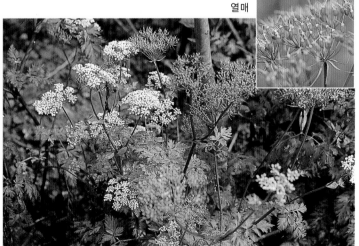
열매

천궁 2002.10.4 충남대약초원

368. 천남성

천남성과

Arisaema amurense Max. for.
serratum (Nakai) Kitagawa

Araceae

◆ 별명 : 청사두초, 가새천남성
◆ 약용 부위 : 뿌리줄기
◆ 생약명 : 천남성(天南星)
◆ 약효 : 중풍, 기침, 가래
◆ 사용법 : 내복, 외용

▶**생태** → 산 속 그늘진 곳에서 자라고, 중국, 우수리에 분포하는 여러해살이풀. 높이 15~30cm. 덩이줄기는 구형, 지름 3~4cm, 주위에 작은 덩이줄기가 2~3개 달리며, 윗부분에 수염뿌리가 달려 사방으로 퍼지고, 줄기는 곧게 선다. 꽃은 암수 딴그루로서 5~7월에 핀다. 열매는 장과로서 붉은색으로 익고 옥수수알처럼 달린다.

▶**약용 부위, 약효** → 둥근 뿌리줄기를 천남성(天南星)이라고 하는데, 습(濕)과 담(痰)을 없애고, 풍을 제거하며, 염증을 치료하는 효능이 있다. 기침을 자주 하고 가래가 많이 나오며 가슴이 답답하고 등이 찬 증상, 반신불수, 구안와사, 경련 등의 중풍을 치료하고, 구토를 하며 가슴이 답답하고 졸리는 증상, 종기, 타박상, 관절염을 치료한다.

▶**사용법** → 뿌리줄기를 하루 2~3회 반복하여 물에 담가 흰 거품이 나오면 뿌리줄기 50g에 백반 100g을 가한 다음 1개월 정도 지나서 아린 맛이 없어질 때까지 물을 갈아 준다. 아린 맛이 없어지면 생강 조각과 백반가루를 층층으로 넣고 물이 잠길 때까지 부어, 3~4주 후 내부에 흰 것이 없

어질 때까지 쪄서 말린 것을 사용한다. 이와 같이 쪄서 말린 것 3g을 물 2컵(400mL)에 달여서 복용하거나 알약이나 가루약으로 복용하고, 외용에는 가루로 하여 바른다.

▶**참고** → 천남성(天南星)은 신농본초경(神農本草經)의 하품에 호장(虎掌)의 이름으로 수재되어 있다. 뿌리줄기가 둥글기 때문에 남쪽 하늘의 별을 닮았다고 하여 천남성(天南星)이라는 이름을 붙였다고 한다. 독성이 있으므로 복용에 주의하여야 한다. 큰천남성 *A. ringens*, 두루미천남성 *A. heterophyllum*의 뿌리줄기도 약효는 같다.

▶**한약 처방명** → 오공성풍산(蜈蚣聖風散), 이출탕(二朮湯)

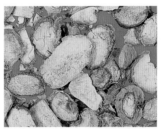

천남성(天南星)

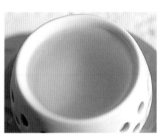

천남성(天南星) 달인 액

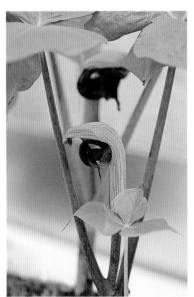

2001.5.8 충남대약초원   큰천남성

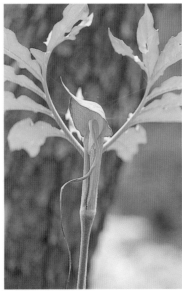

2000.6.10 제주 서귀포   두루미천남성

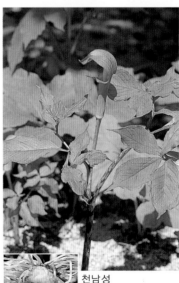

천남성
(뿌리와 뿌리줄기)
1999.7.1 계룡산

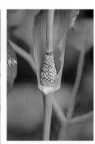

천남성(수꽃)

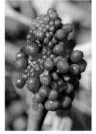

천남성(열매)

381

369. 천마

난초과

Gastrodia elata Blume   Orchidaceae

◆ 별명 : 적전(赤箭), 수자해좆
◆ 약용 부위 : 뿌리줄기, 지상부
◆ 생약명 : 천마(天麻), 정풍초(定風草)
◆ 약효 : 경련 발작, 현기증, 신경쇠약, 옹종
◆ 사용법 : 내복, 약주, 약차, 외용

▶**생태** → 숲 속에서 자라고, 일본, 중국, 타이완, 아무르, 우수리에 분포하는 여러해살이풀. 높이 60∼100cm. 잎은 퇴화되어 없고, 땅 속에 있는 덩이줄기는 고구마 같으며, 길이 15∼20cm, 지름 5∼7cm, 줄기는 곧게 서고, 잎은 비늘 같다. 꽃은 6∼7월에 황갈색으로 피고, 화서는 길이 10∼30cm로서 많은 꽃이 달린다. 열매는 길이 3cm 정도이고 짧은 자루가 있다.

▶**약용 부위, 약효** → 뿌리줄기를 천마(天麻)라고 하는데, 경련 발작, 현기증, 신경쇠약, 사지마비, 반신불수, 언어장애, 류머티스성 관절염을 치료한다. 또, 지상부를 정풍초(定風草)라고 하는데, 옹종을 치료한다.

▶**사용법** → 뿌리줄기 5g을 물 2컵(400mL)에 달여서 복용하거나 알약이나 가루약으로 복용한다. 지상부는 짓찧어서 환부에 붙인다. 약주나 약차로도 이용하고 있다.

▶**참고** → 신농본초경(神農本草經)에는, 줄기가 붉고 화살대처럼 길다고 하여 적전(赤箭)이라는 이름으로 실려 있었으나, 송나라 때부터 천마(天麻)라는 이름으로 불리고 있다. 최근에는 인공 재배에 성공하여 시장에 출하하고 있으며, *Armillaria*균과 공생한다.

▶**한약 처방명** → 침향천마탕(沈香天麻湯), 반하백출천마탕(半夏白朮天麻湯), 천마방풍환(天麻防風丸)

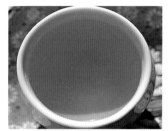
천마(天麻) 달인 액

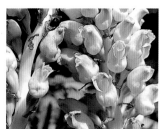
천마(꽃)

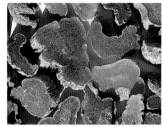
천마(天麻) 썬 것(중국 창사)

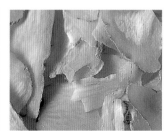
천마(天麻) 썬 것(중국 청두)

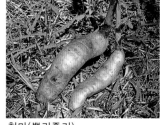
천마(뿌리줄기)

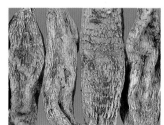
천마(天麻)

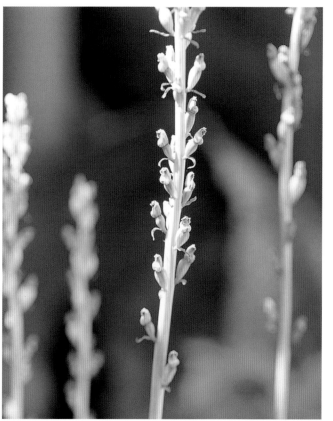
천마   1991.7.1 계룡산

370. 천문동 | 백합과

Asparagus cochinchinensis Merr.   Liliaceae

◆ 별명 : 전륵
◆ 약용 부위 : 뿌리줄기
◆ 생약명 : 천문동(天門冬)
◆ 약효 : 심한 가래, 갈증, 변비
◆ 사용법 : 내복, 약주, 약차

▶ **생태** → 전남, 경남, 울릉도, 충남, 경기도의 바닷가 산기슭에서 자라고, 일본, 중국, 타이완에 분포하는 덩굴성의 여러해살이풀. 뿌리줄기는 짧고, 많은 방추형의 뿌리가 사방으로 퍼지며, 줄기는 길이 1~2m, 잎은 가시 모양이다. 꽃은 5~6월에 연한 노란색으로 피는데, 잎겨드랑이에 1~3개씩 달리며, 길이는 3mm이다. 열매는 흰색이고 지름 6mm 정도이다.

▶ **약용 부위, 약효** → 뿌리줄기를 천문동(天門冬)이라고 하는데, 생체액의 분비를 촉진하고 폐의 기능을 돕는 효능이 있다. 폐의 기능이 약화되어 나오는 기침과 가래를 제거하고, 열감기를 앓고 난 뒤 목이 가렵고 건조하며 갈증이 있는 증상, 대장에 생체액이 부족하여 생기는 변비를 치료한다.

▶ **사용법** → 뿌리줄기 5g을 물 2컵(400mL)에 달여서 복용한다. 끈끈한 가래가 피와 섞여 나오면 상엽(桑葉), 사삼(沙蔘), 행인(杏仁)과 같은 양으로 배합하여 물에 달여 복용한다.

▶ **참고** → 천문동(天門冬)은 신농본초경(神農本草經)의 상품에 수재되어 있으며, 설사와 감기로 인한 기침과 가래에는 사용하지 않는다.

▶ **한약 처방명** → 천왕보심단(天王補心丹), 마황승마탕(麻黃升麻湯), 자음강화탕(滋陰降火湯), 영지환(靈芝丸)

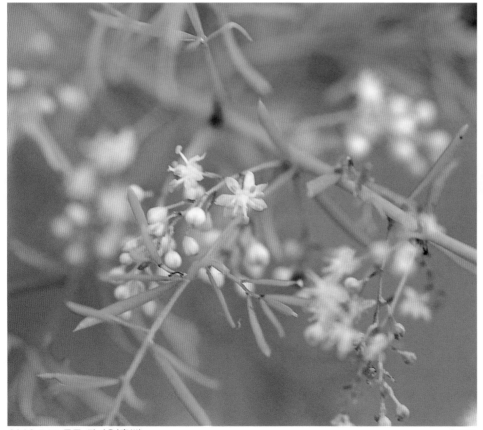

2002.7.14 중국 광저우(廣州)

천문동

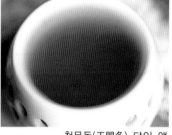

천문동(天門冬) 달인 액

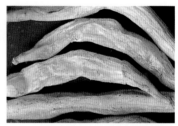

천문동(天門冬)

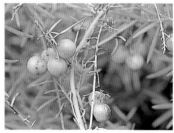

천문동(열매)

371. 천산갑

천산갑과

Manis pentadactyla L.   Munidae

◆ 별명 : 능리갑
◆ 약용 부위 : 비늘
◆ 생약명 : 천산갑(穿山甲)
◆ 약효 : 염증 제거, 신경통, 유즙 불통
◆ 사용법 : 내복, 외용

▶**생태** → 열대 및 아열대 지방의 습지대에서 서식하는 짐승. 몸 길이 1m. 머리는 가늘고 긴 원추형, 주둥이는 뾰족하고 눈은 작으며, 혀는 가늘면서 길다. 이는 없고, 꼬리는 길고 편평하며, 네 다리는 굵고 짧다. 비늘은 마름모꼴이며, 가운데에는 돌기가 있다.

▶**약용 부위, 약효** → 비늘을 천산갑(穿山甲)이라고 하는데, 염증을 없애고 몸을 풀어 주며, 월경이 잘 나오게 하고 젖 분비를 촉진하는 효능이 있다. 월경이 없는 증상, 산모가 젖이 안 나오거나 부족한 증상, 옴이나 습진, 손발 놀리는 것이 자유롭지 못하고 온몸이 쑤시는 증상을 치료한다.

▶**사용법** → 비늘 2g을 물 1컵(200mL)에 달여서 복용하거나 알약 또는 가루약으로 만들어 복용한다. 옴이나 습진에는 가루를 내어 참기름에 개어서 바른다.

▶**참고** → 천산갑(穿山甲)은 도경본초(圖經本草)에 수재되어 있다. 부은 것을 없애고 고름을 빼며 젖이 잘 나오게 하는 데 탁월한 효능이 있다.

▶**한약 처방명** → 왕불류행탕(王不留行湯)

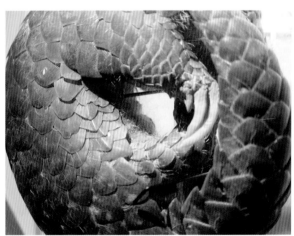

천산갑(박제품)   1998.8.1 중국 안국(安國)약재시장

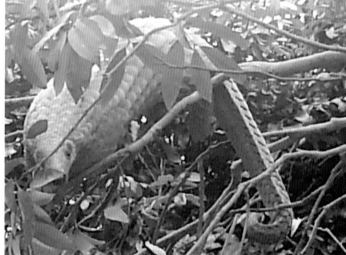

천산갑   2000.7.15 중국 청두(成都)

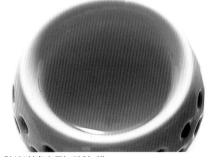

천산갑(穿山甲) 달인 액

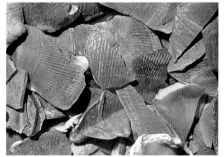

천산갑(穿山甲)

천산갑(穿山甲) 가루

372. 청미래덩굴 | 백합과

Smilax china L.   Liliaceae

◆ 별명 : 명감나무
◆ 약용 부위 : 뿌리줄기, 잎, 열매
◆ 생약명 : 발계(菝葜), 토복령(土茯苓), 발계엽(菝葜葉), 발계실(菝葜實)
◆ 약효 : 관절동통, 근육마비, 종기, 초기 감기
◆ 사용법 : 내복, 약주

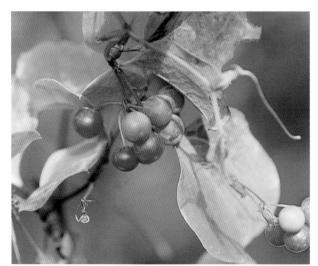

1994.10.1 계룡산   청미래덩굴

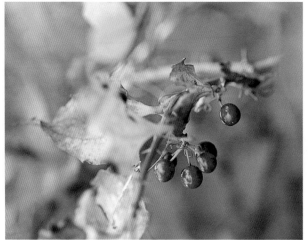

1996.10.10 지리산   청가시덩굴

▶**생태** → 황해, 평남 이남에서 흔하게 볼 수 있고, 일본, 중국, 타이완, 필리핀에 분포하는 덩굴나무. 뿌리줄기는 굵고 꾸불꾸불 옆으로 뻗으며, 줄기는 길이 3m 정도로 마디에서 이리저리 굽어지며 자라고, 갈고리 같은 가시가 있다. 잎은 어긋난다. 꽃은 암수 딴그루로 5월에 황록색으로 피고 꽃덮이는 6개이다. 열매는 9~10월에 붉은색으로 익고, 종자는 황갈색이며 5개이다.

▶**약용 부위, 약효** → 뿌리줄기를 중국에서는 발계(菝葜), 우리나라에서는 토복령(土茯苓)이라고 하는데, 관절동통, 근육마비, 요도염, 방광염을 치료한다. 잎을 발계엽(菝葜葉)이라고 하는데, 풍습(風濕)과 종기, 초기 감기를 치료한다. 열매를 발계실(菝葜實)이라고 하며, 잎과 같은 효능이 있다.

▶**사용법** → 뿌리줄기 10g을 물 3컵(600mL)에 달여서 복용하거나 술에 담가서 복용한다. 초기 감기에는 잎 또는 열매 5g을 물 2컵(400mL)에 달여서 복용한다.

▶**참고** → 중국에서 수입되는 토복령은 대부분 마속 *Dioscorea* sp.의 뿌리줄기인 토비해(土萆薢)인 것으로 생각된다. 잎이 얇고 잎의 끝이 서서히 뾰족하며, 열매가 검게 익는 청가시덩굴 *S. sieboldii*도 약효가 같다.

▶**한약 처방명** → 수풍해독탕 (搜風解毒湯)

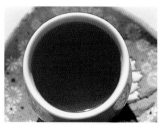

발계실(菝葜實) 달인 액

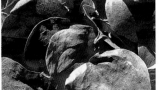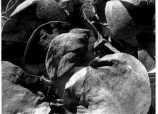

토복령(土茯苓)   발계엽(菝葜葉)

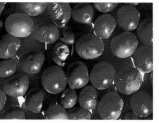

발계실(菝葜實)

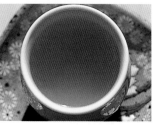

발계엽(菝葜葉) 달인 액

373. 초과 | 생강과

Amomum tsao-ko Crevost et Lemaire

Zingiberaceae

◆ 별명 : 없음
◆ 약용 부위 : 열매
◆ 생약명 : 초과(草果)
◆ 약효 : 소화장애, 학질
◆ 사용법 : 내복

▶**생태** → 우리 나라에는 자라지 않고, 중국의 남부 지방, 인도네시아, 말레이시아, 필리핀, 타이, 타이완, 베트남 등 열대 지방에서 자라는 여러해살이풀. 높이 2~3m. 뿌리줄기는 짧고 굵으며 녹백색을 띠고, 식물체가 모여 나며, 매운 향기가 난다. 잎은 두 줄로 나오고, 잎집이 벌어져서 줄기를 싸고 있으며, 잎몸은 긴 타원형, 화서가 줄기의 밑부분에서 나오고 화관은 흰색이다. 열매는 삭과로서 타원상 원형이다.

▶**약용 부위, 약효** → 성숙한 열매를 초과(草果)라고 하는데, 중초(中焦)를 편안하게 하고 한사(寒邪)를 없애며, 기(氣)를 내리고 통증을 멎게 하는 효능이 있다. 가슴과 배가 차고 아픈 증상, 신물을 게우는 증상, 설사, 학질을 치료한다.

▶**사용법** → 열매 5g을 물 2컵(400mL)에 달여서 복용한다.

▶**참고** → 초과(草果)는 중국 약전품이며, 초두구(草荳蔲)와 형태 및 약효가 비슷하다. 이시진(李時珍) 선생은, 초두구는 크기가 용안(龍眼)과 같고 껍질은 황백색을 띠며 속씨는 사인(砂仁)과 같은 데 반해, 초과는 길고 커서 가자(訶子)와 같고, 껍질은 흑색을 띠며 능(稜)이 많으므로 구분할 수 있다고 하였다.

▶**한약 처방명** → 인삼양위탕(人蔘養胃湯), 과부탕(果附湯), 청비음(淸脾飮)

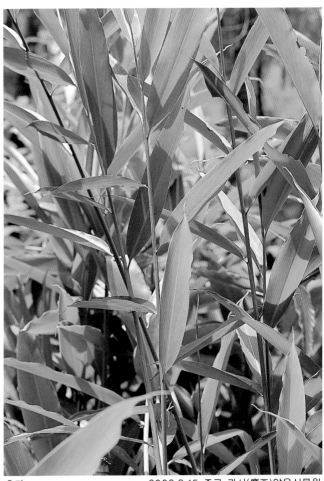

초과   2002.8.15 중국 광시(廣西)약용식물원

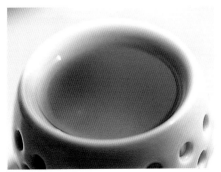

초과(草果) 달인 액

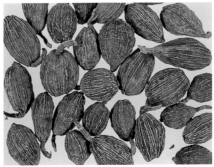

초과(草果)

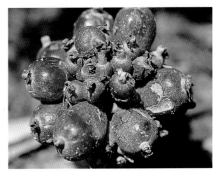

초과(열매)

374. 초두구 | 생강과

Alpinia katusmadai Hayata　　　Zingiberaceae

◆ 별명 : 없음
◆ 약용 부위 : 열매
◆ 생약명 : 초두구(草荳蔲)
◆ 약효 : 소화불량
◆ 사용법 : 내복, 약주

▶**생태** → 중국 남부, 인도, 베트남, 말레이시아 등 열대 지방 원산의 여러해살이풀. 줄기는 곧게 자라고, 뿌리줄기는 굵고 짧으며, 잎이 2줄로 나온다. 꽃은 총상화서로 달리며, 꽃잎과 꽃받침이 흰색이다. 열매는 장과로 둥글고 황록색으로 익는다.

▶**약용 부위, 약효** → 열매를 초두구(草荳蔲)라고 하는데, 속을 따뜻하게 하고 습(濕)을 몰아내는 효능이 있다. 복부가 아프고 차며 소화가 잘 되지 않고, 식욕이 없고 대변이 묽게 나오는 증상, 가슴이 아프고 시리며 구역질을 자주 하는 증

상을 치료한다.

▶**사용법** → 열매 3g을 물 2컵(400mL)에 달여서 복용하거나 술에 담가서 복용한다.

▶**참고** → 초두구(草荳蔲)는 신농본초경(神農本草經)의 상품에 두구(荳蔲)라는 이름으로 수재되어 있다. 생강과의 백두구 *Ammomum cardamomum*의 열매를 백두구(白荳蔲)라고 하는데, 열매 모양과 약효가 초두구와 비슷하다.

▶**한약 처방명** → 초두구산(草荳蔲散), 백두구탕(白荳蔲湯), 향사평위산(香砂平胃散)

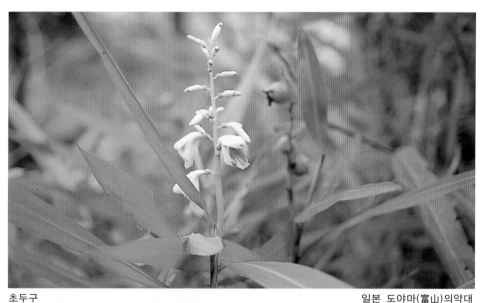

초두구　　　　　　　　　　　　　　　　　일본 도야마(富山)의약대

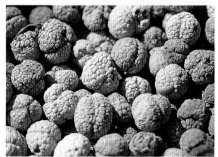

초두구(草荳蔲)

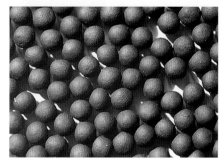

초두구(草荳蔲)가 함유된 소화불량 치료약

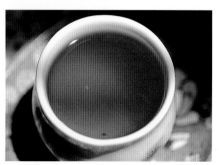

초두구(草荳蔲) 달인 액

387

375. 초종용 | 열당과

Boschniakia rossica (Chamisso et Schlecht) B. Fedtsch.

Orobanchaceae

- ◆ 별명 : 오리나무더부살이
- ◆ 약용 부위 : 전초
- ◆ 생약명 : 초종용(草蓯蓉)
- ◆ 약효 : 성기능 저하, 소변출혈
- ◆ 사용법 : 내복, 약주

▶**생태** → 백두산 주변에서 두메오리나무의 뿌리에 기생하고, 일본, 중국 둥베이(東北), 아무르, 사할린, 시베리아, 유럽, 북아메리카에 분포하는 한해살이풀. 황갈색 육질 식물이고, 줄기는 곧게 서며, 높이 20~30cm. 밑부분은 괴상(塊狀)이고, 비늘 같은 잎이 겹쳐 있으며, 비늘조각잎은 좁은 삼각형이고 약간 두껍고 끝이 둔하며, 길이 0.7~1cm로서 털이 없다. 꽃은 7~8월에 암자색으로 피며, 많은 꽃이 이삭화서에 달린다. 화서는 전체 길이의 반 정도이고, 꽃받침은 술잔 모양이며, 가장자리가 불규칙하게 갈라지고, 꽃통은 양순형이며, 윗입술은 끝이 파지고, 수술은 2개가 크다. 열매는 2개로 갈라진다.

▶**약용 부위, 약효** → 전초를 초종용(草蓯蓉)이라고 하며, 장을 튼튼하게 하고 출혈을 멎게 하는 효능이 있다. 성기능이 크게 둔화되는 증상, 허리와 무릎이 시리고 아픈 증상, 노인들의 변비, 방광염, 소변을 볼 때 피가 섞여 나오는 증상을 치료한다.

▶**사용법** → 전초 5g을 물 3컵(600mL)에 달여서 복용하거나 술에 담가서 복용한다.

▶**참고** → 초종용(草蓯蓉)은 백두산 주변에 사는 우리 나라 동포들이 인삼과 같이 진귀하게 여기는 약재이다. 바닷가에서 드물게 자라며, 사철쑥 뿌리에 기생하는 쑥더부살이 *Orobanche coerulescens*를 초종용이라 하기도 하는데, 이는 잘못이며, 같은 목적으로 사용한다.

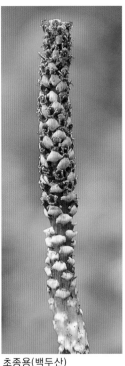

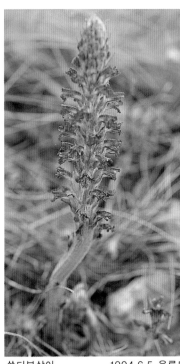

초종용(백두산)　　　　쑥더부살이　　　　1994.6.5 울릉도

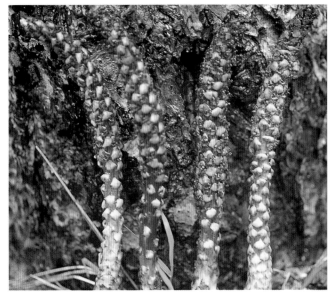

초종용(草蓯蓉) 생것　　　　　　　　　1994.8.1 백두산

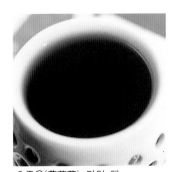

초종용(草蓯蓉) 달인 액

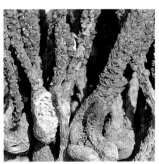

초종용(草蓯蓉)

376. 축사 | 생강과

Alpinia oxyphylla Miq.   Zingiberaceae

◆ 별명 : 축사밀
◆ 약용 부위 : 열매
◆ 생약명 : 축사(縮砂), 축사인(縮砂仁), 사인(砂仁)
◆ 약효 : 소화불량, 임신 중 구토
◆ 사용법 : 내복, 약주

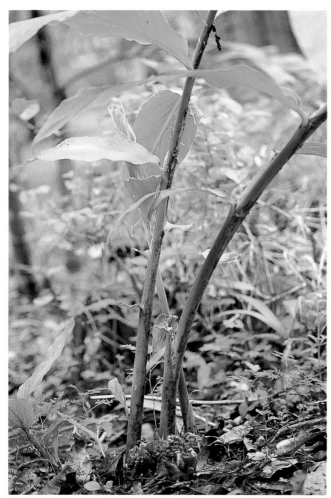

2002.8.15 중국 광시(廣西)약용식물원   축사

▶ **생태** → 중국 남부, 인도, 베트남, 말레이시아 등 열대 지방 원산의 여러해살이풀. 줄기가 곧게 자라며, 잎은 2갈래로 갈라진다. 꽃은 수상화서로 달리고 뿌리줄기에서 나오며 둥글다. 꽃받침은 흰색이다. 삭과는 타원상 구형이고, 건조되면 적갈색으로 변하며, 부드러운 털이 있다.

▶ **약용 부위, 약효** → 열매를 축사(縮砂), 축사인(縮砂仁), 또는 사인(砂仁)이라고 하는데, 비위를 튼튼하게 하고 속을 따뜻하게 하며 태아를 안정시키는 효능이 있다. 소화 기능이 약하여 항상 배가 차고 아프며 꽉 차 있는 듯한 증상, 속이 차서 나오는 설사, 임신 중 나오는 구토나 뱃속이 아픈 증상을 치료한다.

▶ **사용법** → 열매 5g을 물 2컵(400mL)에 달여서 복용하거나 술에 담가서 복용한다.

▶ **참고** → 축사(縮砂)는 개보본초(開寶本草)에 축사밀(縮砂蔤)이라는 이름으로 수재되어 있으며, 종자가 모래알[砂]처럼 작고, 또 열매 안에 빽빽하게[縮] 차 있으므로 축사(縮砂), 축사인(縮砂仁), 또는 사인(砂仁)이라고 한다.

▶ **한약 처방명** → 향사평위산(香砂平胃散), 향사양위탕(香砂養胃湯), 단삼음(丹蔘飮), 안중산(安中散)

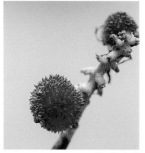

축사(열매)

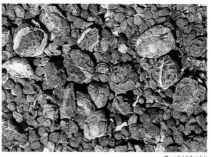

축사(縮砂)

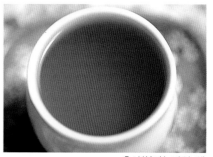

축사(縮砂) 달인 액

389

377. 측백나무 | 측백나무과

Thuja orientalis L.　　　　　　Cupressaceae

◆ 별명 : 없음
◆ 약용 부위 : 잎, 뿌리 껍질, 종자
◆ 생약명 : 측백엽(側柏葉), 백근백피(柏根白皮), 백자인(柏子仁)
◆ 약효 : 청혈, 지혈, 기침, 가래, 화상, 발모, 불면증
◆ 사용법 : 내복, 약주, 약차

▶ **생태** → 경북(대구, 울진), 충북(단양, 진천)의 산비탈에서 자라고, 일본, 중국에 분포하는 늘푸른큰키나무. 흔하게 작은 키로 자란다. 수꽃은 둥글고, 황갈색으로 가지 끝에 1개 달리며, 암꽃은 구형이고 연한 자갈색이다. 열매는 구과(毬果)로 달걀 모양이다.

▶ **약용 부위, 약효** → 잎을 측백엽(側柏葉)이라고 하는데, 피를 맑게 하고 지혈 작용이 있으며 기침과 가래를 그치게 하는 효능이 있다. 코피가 자주 터지거나 피를 토하거나 소변에 피가 섞여 나오는 증상에 좋고, 기침과 가래를 멎게 한다. 뿌리 껍질을 백근백피(柏根白皮)라고 하는데, 뜨거운 물에 데었을 때 사용하고, 머리털을 자라게 한다. 종자를 백자인(柏子仁)이라고 하는데, 불면증 및 변비 치료에 이용한다.

▶ **사용법** → 잎 또는 종자 5g을 물 2컵(400mL)에 달여서 복용하거나 알약으로 만들어 복용한다. 머리가 빠지는 증상에는 민간 요법으로 잎 또는 뿌리 껍질에 부자와 참기름을 섞어서 머리를 감기도 한다.

▶ **참고** → 측백엽은 명의별록(名醫別錄)의 상품에 백엽(柏葉)이라는 이름으로 수재되어 있다. 본초강목(本草綱目)에는 백(柏)에는 여러 종류가 있으며, 약으로 사용하는 것은 잎이 한쪽으로 치우쳐서 자라는 것을 사용하므로 측백(側柏)이라 한다고 하였다.

▶ **한약 처방명** → 백엽탕(柏葉湯), 천왕보심단(天王補心丹), 사생환(四生丸), 오인환(五仁丸)

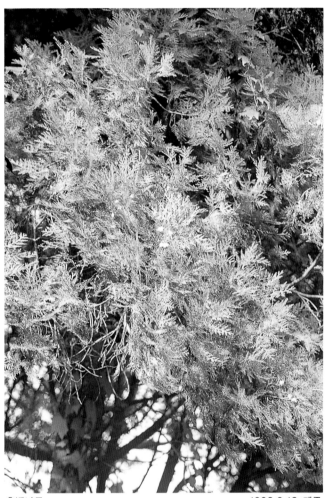

측백나무　　　　　　　　　　　　1998.9.18 제주

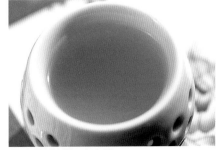

측백엽(側柏葉) 달인 액

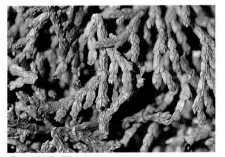

측백엽(側柏葉)

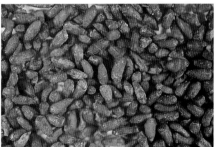

백자인(柏子仁)

378. 층층갈고리둥굴레 | 백합과

Polygonatum sibiricum Red.   Liliaceae

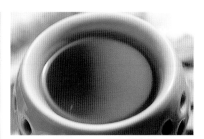

◆ 별명 : 대잎둥굴레, 죽대둥굴레
◆ 약용 부위 : 뿌리줄기
◆ 생약명 : 황정(黃精)
◆ 약효 : 자양 강장, 병후 회복
◆ 사용법 : 내복, 약주, 약차

▶**생태** → 백두산 주변의 산에서 자라고, 중국, 다후리아에 분포하는 여러해살이풀. 뿌리줄기는 옆으로 벋고, 마디와 마디 사이가 좁아 마디가 염주 모양으로 부풀며, 줄기는 둥글고 높이 50~80cm로서 위는 활같이 굽는다. 잎은 어긋나고 긴 타원형이다. 열매는 둥글며 흑자색으로 익는다.

▶**약용 부위, 약효** → 뿌리줄기를 황정(黃精)이라고 하는데, 자양 강장제로서 몸을 보하고 심장과 폐장의 기능을 도우며, 뼈와 근육을 튼튼히 하는 효능이 있다. 병을 오래 앓아서 쇠약한 상태, 폐결핵으로 인한 객혈, 뼈와 근육이 튼튼하지 못하여 기운이 없는 상태, 풍습(風濕)에 의한 통증을 치료한다.

▶**사용법** → 뿌리줄기 10g을 물 3컵(600mL) 달여서 복용하거나 술에 담가서 복용한다.

▶**참고** → 황정은 명의별록(名醫別錄)의 상품에 수재되어 있으며, 본초강목(本草綱目)에는 이 약은 정신을 수양하는 사람들에게 필요하므로 황정(黃精)이라 한다고 하였다. 둥굴레에 비하여 잎이 좁고 줄기가 둥글며 뿌리줄기의 마디와 마디 사이가 짧다. 층층둥굴레 *P. stenophyllum*의 뿌리줄기도 약효가 같다.

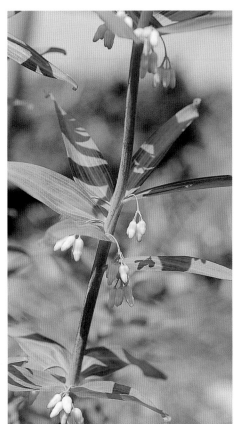

2001.7.1 충남대약초원   층층둥굴레

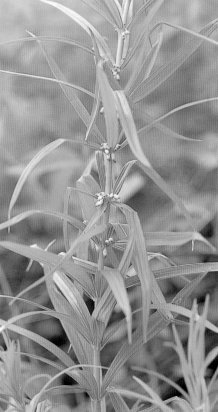

1997.6.5 중국 룽징(龍井)   층층갈고리둥굴레

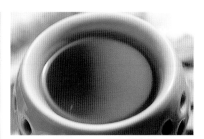

황정(黃精) 달인 액

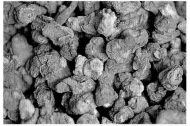

황정(黃精)

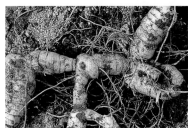

층층갈고리둥굴레(뿌리줄기)

391

379. 치마버섯

치마버섯과

Schizophyllum commune Fr. et Fr.

Schizophyllaceae

- ◆ 별명 : 나무꽃버섯
- ◆ 약용 부위 : 자실체
- ◆ 생약명 : 수화(樹花)
- ◆ 약효 : 소화기계 암, 백대하
- ◆ 사용법 : 내복

▶**생태** → 우리 나라의 산과 들에서 자라는 느릅나무, 버드나무와 침엽수의 고목, 나무 토막, 그루터기 위에 속생하는 버섯. 일본과 중국에 분포한다. 갓은 지름 1~3cm로 부채 모양이나 조개 모양이다. 갓 표면에 흰색이나 회색의 털이 빽빽하게 나 있으며, 갓 둘레는 불규칙하게 갈라진다. 조직은 유백색이고 가죽질이며, 주름살은 흰색, 회색, 또는 담자갈색이며, 주름살날은 부드럽고 작은 털이 있다. 자실체는 마르면 수축되고 물에 담그면 다시 원래의 모양이 된다.

▶**약용 부위, 약효** → 자실체를 수화(樹花)라고 하며, 항종양(쥐에게 이식한 Sarcoma 180), 면역 증강의 효능이 있

다. 소화기계 암을 비롯하여 각종 암 치료에 널리 이용하고 있으며, 백대하를 치료한다.

▶**사용법** → 자실체 5g을 물 3컵(600mL)에 달여서 1일 2회 식후에 차게 복용한다.

▶**참고** → 복용량을 초과하면 현기증이 일어나므로 반드시 1일의 사용량을 꼭 지켜야 한다. 자실체를 배양한 균사체를 제품화하여 일본 및 국내에서 항암 치료제로 보급되고 있다. 최근에는 원목 재배에 성공하여 민간적으로 암 치료에 널리 이용되고 있다.

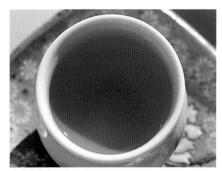

수화(樹花) 달인 액

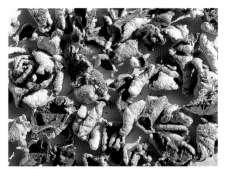

수화(樹花)

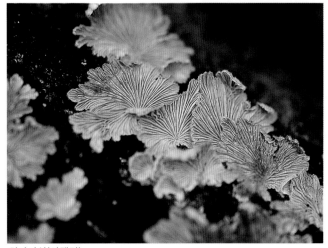

치마버섯(아랫면)

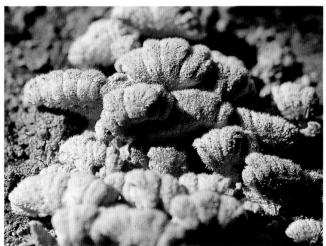

치마버섯

2002.10.15 충남 조치원

392

380. 치자나무 | 꼭두서니과

Gardenia jasminoides Ellis   Rubiaceae

◆ 별명 : 산치자, 목단, 월도
◆ 약용 부위 : 열매, 잎
◆ 생약명 : 치자(梔子), 치자엽(梔子葉)
◆ 약효 : 속이 답답하고 팔다리가 아픈 증상, 관절염
◆ 사용법 : 내복, 약주, 외용

▶ **생태** → 남부 지방에서 흔히 심는 귀화 식물이며, 일본, 타이완, 중국, 인도차이나에 분포하는 늘푸른작은키나무. 높이 1.5~2m. 잎은 마주난다. 꽃은 6~7월에 흰색으로 피며, 가지 끝에 달리고 향기가 좋다. 꽃받침은 능각이 있고 끝이 6~7갈래, 꽃잎도 6~7갈래로 갈라지며, 수술은 6~7개이다. 열매는 긴 타원형으로 9월에 노란빛을 띤 붉은색으로 익는다.

▶ **약용 부위, 약효** → 열매를 치자(梔子)라고 하는데, 열이 심하여 속이 답답하고 팔다리가 쑤시며 아픈 증상, 소변의 빛깔이 붉고 양이 적은 증상, 코피가 자주 나고 대·소변에 피가 섞여 나오는 증상, 류머티스성 관절염을 치료한다. 잎을 치자엽(梔子葉)이라고 하며, 염증을 제거하는 효능이 있어서 타박상이나 삐었을 때 사용한다.

▶ **사용법** → 열매 5g을 물 2컵(400mL)에 달여서 복용하거나 알약 또는 가루약으로 만들어 복용한다. 타박상이나 삐었을 때에는 치자 3~4개를 가루를 내어 달걀 1개를 넣고 섞어서 아픈 곳에 붙인 다음 헝겊이나 거즈로 싸맨다.

▶ **참고** → 치자는 신농본초경(神農本草經)의 중품에 치자(巵子)라는 이름으로 수재되어 있으며, 열매의 모양이 술잔을 닮았다 하여 치자(梔子)라고 한다. 치자나무보다 작고 꽃잎이 많은 꽃치자 var. *radicans*는 원예용으로 재식하고 있다.

▶ **한약 처방명** → 치자시탕(梔子豉湯), 가미귀비탕(加味歸脾湯), 용담사간탕(龍膽瀉肝湯)

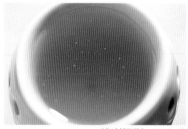

치자(梔子) 달인 액

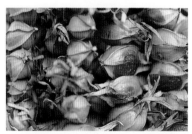

치자(梔子)

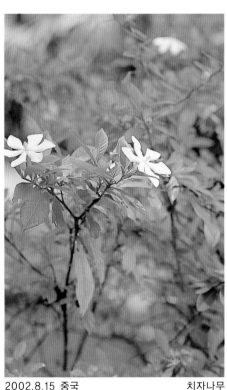

2002.8.15 중국
광시(廣西)약용식물원   치자나무

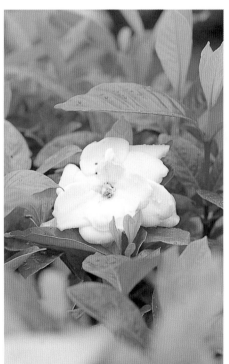

꽃치자

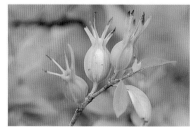

치자나무(열매)

381. 치커리

국화과

Cichorium intybus L.

Compositae

◆ 별명 : 없음
◆ 약용 부위 : 전초
◆ 생약명 : 국거(菊苣)
◆ 약효 : 황달, 간염
◆ 사용법 : 내복, 약주

▶**생태** → 우리 나라에서 재배하고, 유럽, 북아프리카 원산의 여러해살이풀. 높이 1m. 곧게 자라며, 가지가 많이 갈라진다. 뿌리는 굵고 땅 속 깊이 들어간다. 밑부분의 잎은 깃모양으로 잎의 중앙까지 갈라지고 윗부분의 잎은 가장자리가 밋밋하다. 꽃은 7~9월에 피는데, 줄기 윗부분의 잎겨드랑이에 푸른색의 두화가 달린다. 열매는 능각이 있다.

▶**약용 부위, 약효** → 전초를 국거(菊苣)라고 하는데, 간장을 튼튼하게 하고, 담즙 분비를 촉진하는 효능이 있다. 황달 및 간염을 치료한다.

▶**사용법** → 전초 5g을 물 2컵(400mL)에 달여서 복용하거나 술에 담가서 복용한다. 깨끗이 씻어서 생것으로 먹기도 한다.

▶**참고** → 한때는 커피에 섞어 기호성 음료로 음용하였으나, 요즘은 고기를 구워 먹을 때 채소로 많이 이용하고 있다.

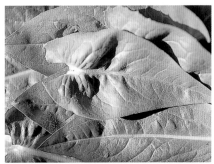

치커리(잎)

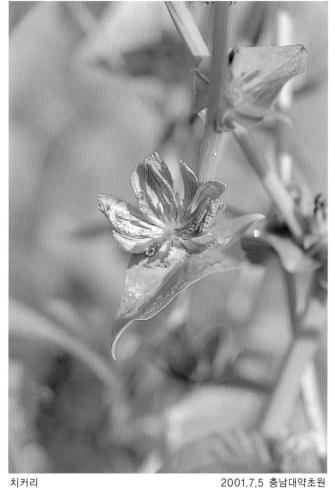

치커리   2001.7.5 충남대약초원

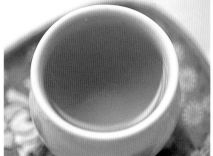

국거(菊苣) 달인 액

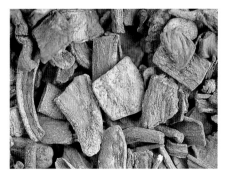

국거(菊苣)

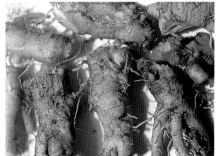

치커리(뿌리) 생것

382. 칠엽수 | 칠엽수과

Aesculus turbinata Blume   Hippocastaneaceae

◆ 별명 : 칠엽나무, 왜칠엽나무
◆ 약용 부위 : 열매, 종자
◆ 생약명 : 사라자(娑羅子)
◆ 약효 : 위장 기능 강화, 소염
◆ 사용법 : 내복, 약주

▶**생태** → 가로수나 관상용으로 재식하는 귀화 식물이며, 일본이 원산지인 갈잎큰키나무. 높이 30m. 잎은 손바닥 모양으로 작은잎이 5~7개 달린다. 꽃은 잡성으로 6월에 피고 꽃받침은 종형으로서 5개로 갈라지며, 꽃잎은 4개로 갈라진다. 열매는 삭과로 원추형, 종자는 적갈색으로 10월에 익는다.

▶**약용 부위, 약효** → 열매 또는 종자를 사라자(娑羅子)라고 하는데, 위장의 기능을 돕고 기(氣)의 순환을 원활하게 하며 살충의 효능이 있다. 위가 차고 아픈 증상, 배가 더부룩하고 뻣뻣한 증상, 장내 기생충에 의한 복통, 습진, 부스럼, 타박상 등 염증을 치료한다.

▶**사용법** → 열매 또는 종자를 잘게 부순 것 5g을 물 2컵(400mL)에 달여서 복용하거나 알약 또는 가루약으로 만들어 복용한다. 술에 담가서 복용하면 편리하다.

▶**참고** → 칠엽수나 서양칠엽수의 열매 또는 종자의 알코올 추출물은 염증 치료제로 제품화되어 세계에서 널리 사용되고 있다. 칠엽수에 비해 작은잎들이 보다 작고, 열매에 길고 거친 가시가 있는 서양칠엽수 *A. hippocastanum*의 열매도 약효가 같다. 민간에서는 잎도 종자와 같은 목적으로 사용하고 있다.

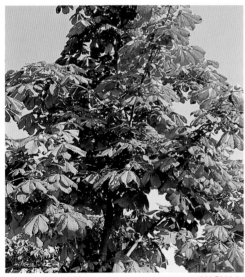

2002.8.10 스위스   서양칠엽수

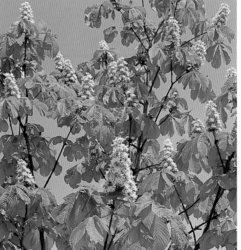

1998.5.1 대전   칠엽수

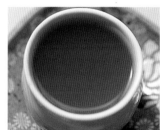

사라자(娑羅子) 달인 액

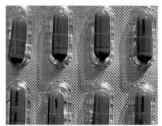

종자를 원료로 하여 만든 염증 치료제

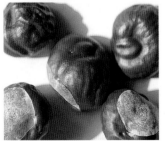

서양칠엽수(종자)

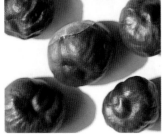

사라자(娑羅子)

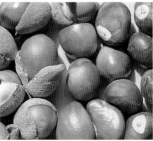

칠엽수(종자) 생것

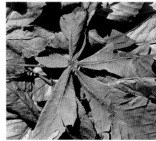

칠엽수(잎)

383. 칡

콩과

Pueraria lobata (Willd.) Ohwi
[*P. thunbergiana* Benth.]

Leguminosae

◆ 별명 : 칡덩불, 측
◆ 약용 부위 : 뿌리, 꽃
◆ 생약명 : 갈근(葛根), 갈화(葛花)
◆ 약효 : 감기, 설사, 주독
◆ 사용법 : 내복, 약차, 외용

▶ **생태** → 산기슭의 양지에서 흔하게 자라고, 일본, 중국, 우수리에 분포하는 덩굴나무. 8월에 홍자색 꽃이 잎겨드랑이에 총상화서로 달리고, 꽃잎은 나비 모양이다. 꼬투리는 긴 타원형으로 편평하며, 길이 4~9cm, 너비 8~10mm로서 길고, 굵고 퍼진 털이 있다. 열매는 9~10월에 익는다.

▶ **약용 부위, 약효** → 뿌리를 갈근(葛根)이라고 하는데, 땀을 내게 하므로 감기로 인한 발열, 두통, 목덜미 주위가 뻣뻣한 증상, 갈증을 해소시키는 작용이 있다. 속이 답답하고 팔다리를 가만두지 못하는 증상, 소화 기관이 약해서 설사를 자주 하는 증상, 고혈압으로 인한 두통, 중이염에 좋다.

꽃을 갈화(葛花)라고 하는데, 술을 많이 마신 후 일어나는 두통, 토할 것 같은 기분, 식욕부진, 그리고 피부 습진을 치료하는 데 좋다.

▶ **사용법** → 뿌리 또는 꽃 10g을 물 3컵(600mL)에 달여서 복용한다. 외용에는 짓찧어서 바른다.

▶ **참고** → 갈근은 신농본초경(神農本草經)의 중품에 수재되어 있으며, 대표적인 구황(救荒) 식물의 하나이다. 뿌리 또는 꽃을 원료로 하여 만든 많은 생약 제제들이 시판되고 있다.

▶ **한약 처방명** → 갈근탕(葛根湯)

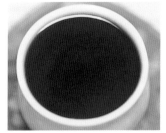

갈근(葛根) 달인 액

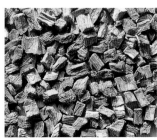

갈근(葛根) 썬 것

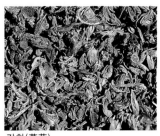

갈화(葛花)

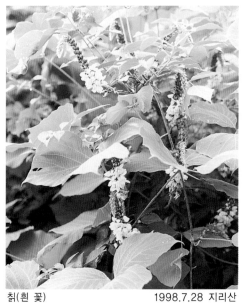

칡(흰 꽃)   1998.7.28 지리산

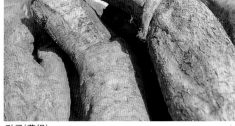

갈근(葛根)

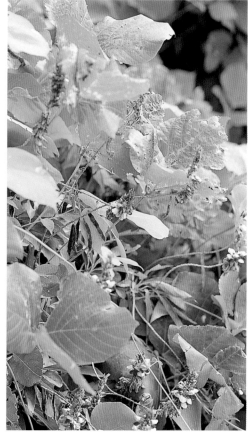

칡   1995.8.1 충남대약초원

384. 침향나무 　|　팥꽃나무과

Aquilaria sinensis (Lour.) Gilg.　　　Thymeleaceae

◆ 별명 : 없음
◆ 약용 부위 : 목재
◆ 생약명 : 침향(沈香)
◆ 약효 : 숨찬 증상, 기관지천식, 딸꾹질
◆ 사용법 : 내복, 약주

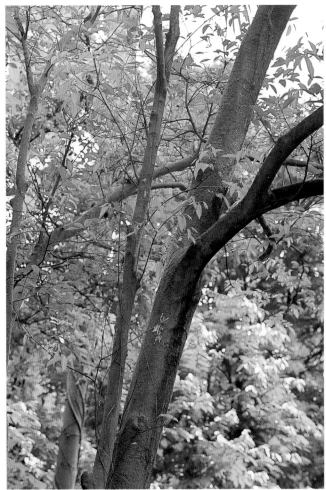

2002.8.11 중국 광시(廣西)약용식물원　　　침향나무

▶ **생태** → 우리 나라에는 없고, 중국의 광둥성(廣東省), 광시성(廣西省), 하이난(海南) 섬, 타이완에 분포하는 늘푸른 큰키나무. 줄기는 회갈색이고 잎은 어긋나며 두껍다. 꽃은 황록색으로 부드러운 털이 있고, 꽃덮이는 종 모양, 5개로 갈라지고, 수술은 10개이다. 열매는 달걀 모양으로 딱딱하며, 종자는 흑갈색으로 달걀 모양이다.

▶ **약용 부위, 약효** → 나뭇진을 함유한 목재를 침향(沈香)이라고 하는데, 기(氣)를 내리고 위장을 튼튼하게 하며, 통증을 멎게 하고 양기를 돋워 주는 효능이 있다. 기가 몰려 헛배가 부르면서 아픈 증상, 숨찬 증상, 기관지천식, 비위가 차서 토하거나 딸꾹질을 하는 증상, 허리와 무릎이 시리고 아픈 증상을 치료한다.

▶ **사용법** → 목재를 잘게 썬 것 2g을 물 1컵(200mL)에 달여서 복용하거나 술에 담가서 복용한다.

▶ **참고** → 명의별록(名醫別錄)의 상품에 수재되어 있다. 기원 식물이 여러 종이므로 품질 관리가 어렵다.

▶ **한약 처방명** → 기응환(奇應丸), 정향시체탕(丁香枾蔕湯), 양기환(陽起丸), 여지산(荔枝散), 사마탕(四磨湯)

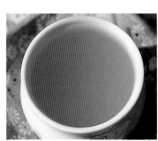

침향(沈香) 달인 액

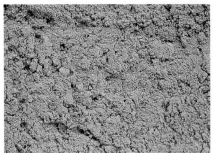

침향(沈香)　　　침향(沈香) 썬 것　　　침향(沈香) 가루

397

385. 카카오나무 | 벽오동나무과

Theobroma cacao L.　　　　　　　　　Sterculiaceae

- ◆ 별명 : 코코아나무
- ◆ 약용 부위 : 종자
- ◆ 생약명 : 카카오 유지
- ◆ 약효 : 이뇨, 부종
- ◆ 사용법 : 내복, 외용

▶ **생태** → 남아메리카의 에콰도르, 콜롬비아, 브라질 등에서 재식하는 늘푸른중간·큰키나무. 높이 5~10m. 잎은 어긋나고 긴 타원형, 길이 20~30cm. 꽃은 줄기에서 피고, 지름 1.5cm, 꽃받침은 연분홍색이고 꽃잎은 노란색이며 5개, 수술은 10개로 5개는 퇴화되어 있다. 열매는 방추형으로 길이 15~20cm, 지름 10cm, 표면은 세로로 난 긴 홈이 몇 개 있으며, 처음에는 녹백색이나 차츰 적황색으로 익는다. 내부는 5실로 나누어져 있고, 흰 점액으로 덮여 있는, 길이 2.5cm, 너비 1.5cm 정도의 종자가 30~50개씩 들어 있다.

▶ **약용 부위, 약효** → 종자를 압착하여 나오는 기름 성분을 카카오 유지(cacao butter)라고 하며, 좌약의 기초제로 널리 사용한다. 종자에는 theobromine, caffeine이 함유되어 있으므로 이뇨의 효능이 있다. 그러므로 부종을 치료한다.

▶ **사용법** → 해열제를 카카오 유지와 배합하여 만든 좌약은 어린이나 약을 복용할 수 없는 노인을 위하여 널리 사용하고 있다.

▶ **참고** → 중남미 원산으로 18세기에 유럽으로 전파되었다. 열매를 짧은 기간에 숙성시키면 종자가 빠져 나온다. 종자를 온도 40~45℃를 유지하는 실내에 1주일 동안 쌓아 두면 발효가 되고 쓴맛이 없어지며 흰색에서 적갈색으로 된다. 이 때 종자에서 수분이 제거된다. 발효 후의 종자를 물에 씻어서는 안 되며, 120~130℃에서 가열한 뒤 냉각시켜 껍질을 벗기면 50% 정도의 코코아 기름을 얻게 된다. 코코아 기름을 건조시켜 가루로 만들어서 설탕, 우유, 향료를 넣어서 초콜릿을 만든다.

가루를 압착하여 기름을 제거한 것을 코코아(cocoa)라고 하며, 이 때 나오는 기름을 카카오 유지라고 한다. 카카오 유지는 실내 온도에서는 딱딱하지만 체온에 의하여 액체로 변하므로 좌약의 기초제로 이용된다.

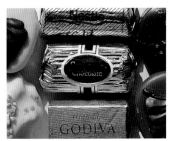

코코아 유지로 만든 초콜릿

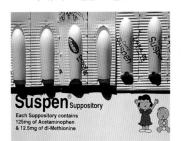

카카오 유지로 만든 좌약

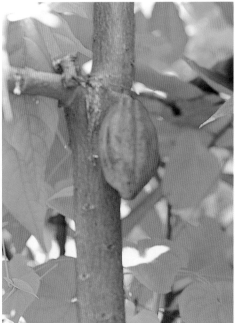

카카오나무(열매)　　2000.8.1 인도네시아

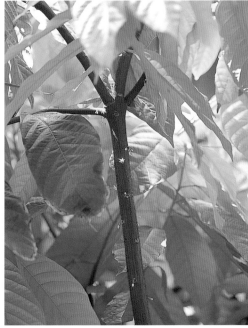

카카오나무(꽃) 1994.10.1 일본 교토 다케다(武田)약초원

386. 커피나무 | 꼭두서니과

Coffea arabica L.　　　　　　Rubiaceae

◆ 별명 : 없음
◆ 약용 부위 : 종자
◆ 생약명 : 가배(咖啡)
◆ 약효 : 정신 혼미, 권태감, 식욕부진
◆ 사용법 : 내복, 약차

▶**생태** → 우리 나라에서는 온실에서 재식하며, 아프리카 원산의 늘푸른작은키나무. 높이 4~5m. 잎은 긴 타원형이며 약간 두껍고, 열대에서는 수시로 꽃이 핀다. 꽃은 짧은 꽃자루를 가지며 잎겨드랑이에서 나오고, 화관의 밑부분은 통 모양으로 끝은 몇 개로 갈라진다. 열매는 둥글고, 처음에는 녹색이나 성숙하면서 붉은색을 거쳐 자줏빛이 되며, 종자는 반구형이다.

▶**약용 부위, 약효** → 종자를 가배(咖啡)라고 하는데, 정신을 맑게 하고 소변을 잘 보게 하며 위를 튼튼하게 하는 효능이 있다. 정신이 몽롱하거나 권태감이 있는 증상, 식욕부진을 치료한다.

▶**사용법** → 종자 3g을 물 1컵(200mL)에 달여서 복용한다.

▶**참고** → 커피나무의 주성분인 카페인은 이뇨 작용과 중추신경을 흥분시키는 작용이 있다. 커피콩의 생산은 브라질이 세계 1위, 콜롬비아를 중심으로 한 남아메리카가 2위이다.

1994.6.20
말레이시아

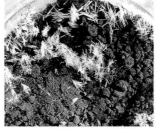
커피나무

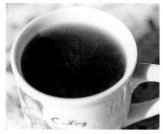
커피에서 분리된 카페인

커피

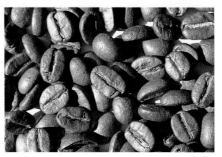
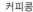
열매

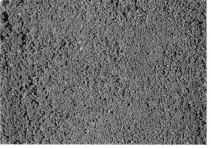
커피콩　　　　커피콩 가루

387. 코뿔소 | 코뿔소과

Rhinoceros unicornis L.　　　Rhinoceratidae

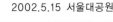

◆ 별명 : 없음
◆ 약용 부위 : 뿔
◆ 생약명 : 서각(犀角)
◆ 약효 : 해열, 정신이 흐려지고 헛소리를 하는 증상
◆ 사용법 : 내복

▶**생태** → 우리 나라에서는 동물원에서 키우고 있으며, 인도, 자바 섬, 수마트라 섬 등에 분포하는 동물. 몸집이 크고, 몸무게는 코끼리, 하마 다음으로 무겁다. 몸 길이 3.2~3.5m, 어깨 높이 1.8m. 머리가 크고 목이 짧으며, 귀는 길고 눈이 작으며 콧구멍이 크다. 피부가 두껍고 단단하며, 표면에는 사마귀 같은 돌기가 있다. 네 다리가 굵고, 3개의 발가락이 있다.

▶**약용 부위, 약효** → 뿔을 서각(犀角)이라고 하는데, 열을 내리고 피를 맑게 하며, 경련을 멎게 하고 독을 풀어 주는 효능이 있다. 열이 몹시 나면서 정신이 흐려지고 헛소리를 하는 증상, 발진이 돋고 열이 많아서 피를 토하는 증상, 부스럼이 심한 증상을 치료한다.

▶**사용법** → 서각 1g을 물 1컵(200mL)에 달여서 복용하거나 알약 또는 가루약으로 만들어 복용한다.

▶**참고** → 서각은 신농본초경(神農本草經)의 중품에 수재되어 있다. 코뿔소의 걸음은 느리고 뿔을 약으로 사용하기 때문에 약재의 이름을 서각(犀角)이라고 한다. 요즘은 희귀한 동물이므로 서각 대신에 우각(牛角)을 사용하는데, 우각으로 대용할 때에는 용량을 8~10배로 해야 한다.

▶**한약 처방명** → 서각탕(犀角湯), 서각지황탕(犀角地黃湯), 지보단(至寶丹), 우황청심환(牛黃淸心丸)

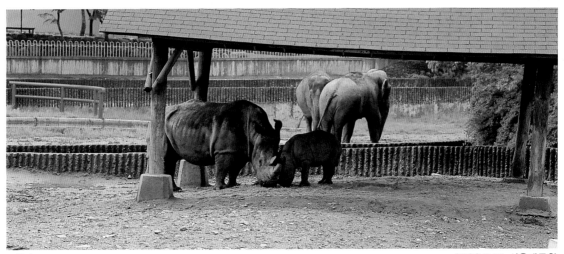

코뿔소　　　　　　　　　　　　　　　　　　　2002.5.15 서울대공원

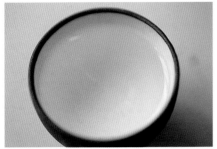

서각(犀角) 달인 액

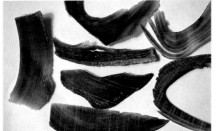

서각(犀角)

서각(犀角) 가루

388. 콩

콩과

Glycine max (L.) Merr.　　　　　Leguminosae

◆ 별명 : 대두
◆ 약용 부위 : 종자
◆ 생약명 : 향시(香豉), 두시(豆豉), 대두황권(大豆黃卷)
◆ 약효 : 감기, 가슴이 답답한 증상, 해독
◆ 사용법 : 내복

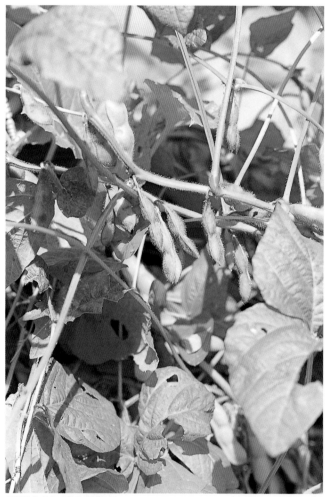

1997.9.30 경북 영주　　　　　　　　　　　　　콩

▶ **생태** → 우리 나라에서 재배하며, 중국이 원산지인 한해살이풀. 높이 50~60cm. 줄기는 곧게 서고, 황갈색의 딱딱한 털이 있다. 잎은 어긋나고 잎자루는 길며 3출엽이다. 꽃은 7월에 자줏빛이 도는 붉은색 또는 흰색으로 피며, 잎겨드랑이에 총상화서로 2~10개의 꽃이 달린다. 열매는 협과, 긴 타원형이고 편평하며, 5~6개의 종자가 들어 있다.

▶ **약용 부위, 약효** → 종자를 삶아서 발효시킨 것을 향시(香豉) 또는 두시(豆豉)라고 하는데, 표(表)에 머물고 있는 병을 없애고, 가슴이 답답한 증상을 낫게 하는 효능이 있다. 열이 심하고 기침과 갈증이 심한 감기, 가슴이 답답한 증상을 치료한다. 종자를 발아시킨 것을 대두황권(大豆黃卷)이라고 하는데, 풍(風)을 없애고 독(毒)과 종기를 풀어 주는 효능이 있다. 옹종, 창독, 옴을 치료한다.

▶ **향시 조제법** → 종자 150g을 삶아서 익힌 다음 소금 60g, 산초 열매 1.5g을 섞어서 방 안에 3일 동안 둔다. 여기에 생강 2g을 잘게 썰어 넣고 고루 섞어서 항아리에 넣은 다음 뚜껑을 닫고 35℃의 온도에서 10일 동안 발효시킨다.

▶ **사용법** → 향시, 대두황권 5g을 물 2컵(400mL)에 달여서 복용하거나 알약 또는 가루약으로 만들어 복용한다.

▶ **참고** → 명의별록(名醫別錄)의 중품에는 시(豉)로, 본초강목(本草綱目)에는 대두시(大豆豉)로 수재되어 있다.

▶ **한약 처방명** → 은교산(銀翹散), 치자시탕(梔子豉湯), 서각탕(犀角湯)

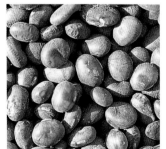

검은콩

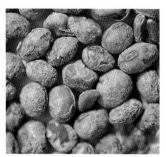

향시(香豉)

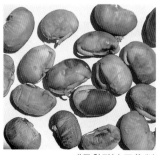

대두황권(大豆黃卷)

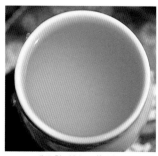

대두황권(大豆黃卷) 달인 액

401

389. 큰물레나물 | 물레나물과

Hypericum ascyron L.　　　　　　　Hypericaceae

◆ **별명** : 물레나물, 금사도, 매대체
◆ **약용 부위** : 전초
◆ **생약명** : 홍한련(紅旱蓮)
◆ **약효** : 간장 보호, 지혈, 소염, 불면증
◆ **사용법** : 내복, 외용

▶**생태** → 전국의 산과 들에서 자라고, 일본, 중국, 시베리아에 분포하는 여러해살이풀. 높이 0.7~1m. 줄기는 갈라지며 네모진다. 잎은 마주나고, 넓은 바늘 모양, 끝은 뾰족하고 밑부분은 줄기를 약간 감싸고, 가장자리는 밋밋하고 투명한 점이 있다. 꽃은 6~8월에 피고, 지름 4~6cm로서 노란색 바탕에 붉은빛이 돌며, 가지 끝에 1개씩 달린다. 꽃받침은 5개로 길이 1cm 정도, 달걀 모양, 꽃잎은 낫같이 굽고, 암술대는 길이 6~8mm이고 중앙까지 5개로 갈라지며, 수술은 많고 5체(體)로 된다. 삭과는 달걀 모양, 종자에 작은 그물맥이 있다.

▶**약용 부위, 약효** → 전초를 홍한련(紅旱蓮)이라고 하는데, 간장을 튼튼하게 하고 출혈을 그치게 하며, 독을 풀어 주고 염증을 없애는 효능이 있다. 심한 두통, 토혈, 타박상, 피부병, 불면증, 갱년기 장애를 치료한다.

▶**사용법** → 전초 5g을 물 2컵(400mL)에 달여서 복용하고, 외용에는 짓찧어서 바른다.

▶**참고** → 꽃잎은 낫같이 굽어서 물레방아처럼 보이고, 꽃이 크기 때문에 큰물레나물이라고 하게 되었다. 서양물레나물 *H. perforatum*을 알코올로 추출한 의약품이 우울증 환자 및 갱년기에 오는 근육통, 월경통, 정신 장애 치료에 사용되고 있으며, 국내에서도 원료 또는 제품이 수입되고 있다. 약초원에서 재배하는 중국 원산의 여러해살이풀인 큰고추나물 *H. chinense*의 전초를 금사도(金絲桃)라고 하며, 약효가 같다.

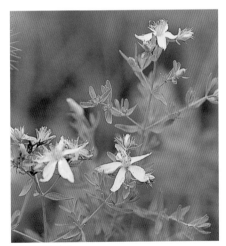
서양물레나물

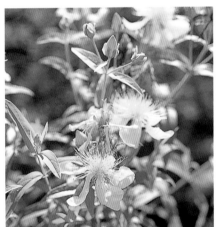
큰고추나물

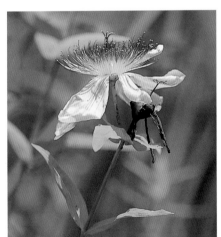
큰물레나물

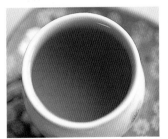
홍한련(紅旱蓮) 달인 액

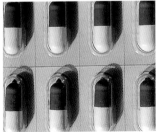
갱년기 장애 치료 의약품

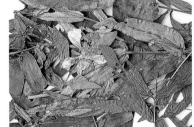
홍한련(紅旱蓮)

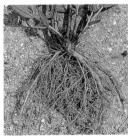
큰물레나물(뿌리)

390. 큰바꽃 | 미나리아재비과

Aconitum carmichaelli Debx.　　　Ranunculaceae

◆ 별명 : 부자
◆ 약용 부위 : 뿌리줄기
◆ 생약명 : 부자(附子)
◆ 약효 : 강심, 손발이 찬 증상, 진통
◆ 사용법 : 내복

▶**생태** → 농가에서 재배하고, 중국이 원산지인 여러해살이 풀. 높이 60~120cm. 뿌리줄기는 방추형이고 흑갈색이다. 잎은 어긋나고 꽃은 9~10월에 핀다. 꽃받침잎은 남자색으로 5개, 꽃잎 같고, 위쪽의 것은 고깔 같고, 앞이마 쪽이 나와 있으며, 옆의 것은 거의 둥글며 옆으로 서고, 밑부분의 2개는 비스듬히 밑으로 퍼진다. 꽃잎은 2개로 긴 발톱을 구부린 것 같다. 열매는 골돌로 길이 1.5~1.8cm이다.

▶**약용 부위, 약효** → 뿌리줄기를 부자(附子)라고 하는데, 심장과 신장의 기능을 돕고, 경락을 따뜻하게 하여 찬 기운을 몰아 내는 효능이 있다. 식은땀이 나고 숨이 가쁘며 손발이 차고 맥이 약한 증상을 치료한다. 강심 작용이 있으므로 작은 일에도 가슴이 두근거리는 증상을 치료하고, 관절이 아프고 찬 증상을 치료한다.

▶**사용법** → 뿌리줄기 2g에 물 1컵(200mL)을 넣고 달인 액을 반으로 나누어 아침 저녁으로 복용한다.

▶**참고** → 신농본초경(神農本草經)의 하품에 부자, 오두(烏頭), 천웅(天雄)이 따로따로 수재되어 있으며, 현재 시장품은 대부분 부자이고 가끔 오두가 출하되고 있다. 원뿌리줄기를 오두라고 하는데, 원뿌리줄기에서 새로 돋아난 뿌리줄기를 부자라고 한다. 독성이 있으므로 반드시 수치(修治)하여 사용한다. 뿌리줄기를 가을에 채취하여 말린 것을 찬물에 담가 매일 2~3회씩 물을 갈아 주며 맛을 보아, 아린 맛이 적어지면 건져서 부자 5kg에 감초 0.3kg과 검은콩 0.5kg을 가하여 삶는다. 감초와 검은콩을 제거하고, 부자가 약간 건조되면 잘라서 햇볕에 말려 사용한다. 수치 방법에 따라 오두, 염부자(鹽附子), 흑순편(黑順片), 백부편(白附片), 포부편(炮附片), 포부자(炮附子)로 나눌 수 있다.

▶**한약 처방명** → 감초부자탕(甘草附子湯), 진무탕(眞武湯), 부자이중탕(附子理中湯)

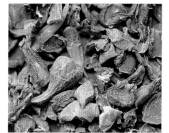
흑순편(黑順片)

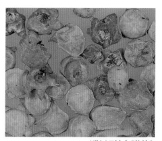
백부편(白附片)

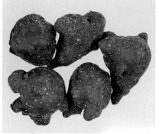
염부자(鹽附子)

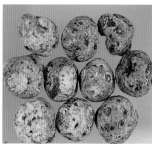
포부편(炮附片)

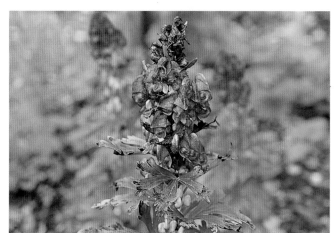
1994.10.20 충남 태안　　　큰바꽃

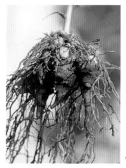
큰바꽃(뿌리와 뿌리줄기)

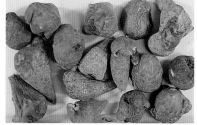
오두(烏頭)

ㅋ

403

391. 큰삽주 | 국화과

Atractylodes ovata DC.
[*A. macrocephala* Koidz.]

Compositae

◆ 별명 : 없음
◆ 약용 부위 : 뿌리줄기, 잎
◆ 생약명 : 백출(白朮)
◆ 약효 : 소화불량, 식은땀
◆ 사용법 : 내복, 약주, 약차

▶**생태** → 약초원이나 농가에서 재배하는 귀화 식물이며, 중국이 원산지인 여러해살이풀. 높이 50~60cm. 줄기는 바로 서고, 뿌리줄기가 굵으며 마디가 있다. 잎은 어긋나고 꽃은 7~10월에 피는데, 꽃통은 자색이고 끝이 5개로 갈라지며, 수술은 5개이다. 열매는 수과로 부드러운 털이 있다.

▶**약용 부위, 약효** → 뿌리줄기를 백출(白朮)이라고 하는데, 위장을 튼튼하게 하고 부종을 제거하며 땀을 멎게 하는 효능이 있다. 소화가 잘 되지 않아 속이 거북하고 가슴이 답답하며, 때로는 설사를 하고 모든 일이 권태로운 증상, 가래가 많고 땀이 저절로 나는 증상을 치료한다.

▶**사용법** → 뿌리줄기 5g을 물 2컵(400mL)에 달여서 복용하거나 술에 담가 복용한다. 잎은 더운물을 부어 차로 이용한다.

▶**참고** → 백출은 신농본초경(神農本草經)의 상품에 수재되어 있다. 우리 나라에서는 삽주의 뿌리줄기를 코르크층을 벗겨서 백출로 사용하고 있으나 이는 잘못이다. 삽주의 뿌리줄기인 창출은 땀이 나게 하는 반면 백출은 땀을 멎게 하는 작용이 있다.

▶**한약 처방명** → 비원전 (秘元煎), 반하백출천마탕 (半夏白朮天麻湯), 부자이 중탕(附子理中湯)

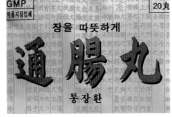
백출(白朮)이 함유된 정장제

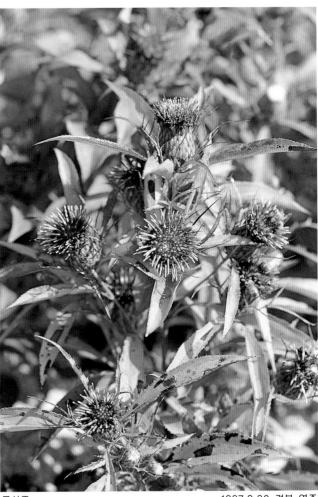
큰삽주
1997.9.30 경북 영주

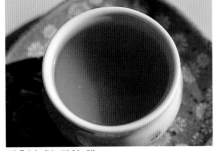
백출(白朮) 달인 액

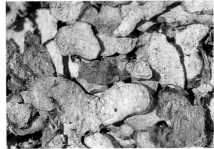
백출(白朮) 썬 것

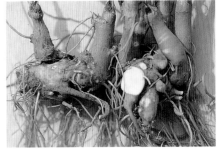
백출(白朮)

392. 큰잎용담

용담과

Gentiana macrophylla Pall.　　　Gentianaceae

- ◆ 별명 : 큰용담
- ◆ 약용 부위 : 뿌리
- ◆ 생약명 : 진교(秦艽)
- ◆ 약효 : 감기, 관절통, 황달 증상
- ◆ 사용법 : 내복, 약주

▶ **생태** → 약초원이나 농가에서 재배하고, 중국이 원산지인 여러해살이풀. 높이 50~60cm. 줄기는 바로 서고, 꽃통은 보랏빛으로 종 모양이며, 뿌리는 굵고 긴 원추형이다. 잎은 마주나고 꽃은 7~10월에 핀다. 열매는 타원상 구형이다.

▶ **약용 부위, 약효** → 뿌리를 진교(秦艽)라고 하는데, 풍습(風濕)을 몰아 내고 근육을 풀어 주며 열을 내려 주는 효능이 있다. 온몸이 쑤시고, 특히 관절이 아프며 열이 나고 몸이 붓는 증상, 손발이 시리고 아프며 불편한 증상, 어지럼증과 황달 증상을 치료한다.

▶ **사용법** → 뿌리 3g을 물 1컵(200mL)에 달여서 복용하거나 술에 담가서 복용한다.

▶ **참고** → 진교는 신농본초경(神農本草經)의 상품에 수재되어 있다. 본초강목(本草綱目)에는 진교는 진(秦)이라는 곳에서 생산되고, 뿌리에 무늬가 있는 것이 좋은 것이므로 진교(秦艽)라 한다고 하였다. 우리 나라에서는 진교나 흰진교의 뿌리를 진교(秦艽)라고 하여 사용하기도 한다.

▶ **한약 처방명** → 별갑전환(鱉甲煎丸)

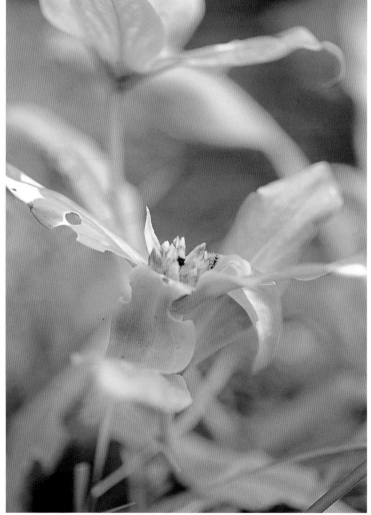

2000.7.9 중국 쿤밍(昆明)　　　　　　큰잎용담

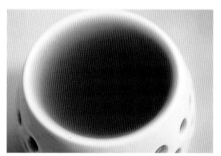

진교(秦艽) 달인 액

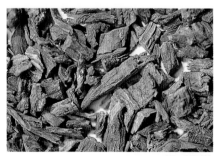

진교(秦艽)

393. 키나나무 | 꼭두서니과

Cinchona succirubra Pavon
et Kloisch

Rubiaceae

◆ 별명 : 말라리아나무
◆ 약용 부위 : 줄기 껍질
◆ 생약명 : 규나피(規那皮)
◆ 약효 : 말라리아, 건위, 해열, 식욕 증진, 양모
◆ 사용법 : 내복, 약주, 외용

▶**생태** → 주로 남아메리카에 40여 종이 분포하는 늘푸른 작은키 또는 큰키나무. 줄기 껍질은 어두운 적갈색을 띠고, 겉에는 이끼류가 많이 붙어 있으며, 작은가지는 맛이 아주 쓰다. 잎은 마주나고 잎자루가 있으며 두껍다. 꽃은 방사 상칭으로 5수성, 가지 끝에 여러 개가 모여서 원추형을 이룬다. 화관(花冠)은 통상으로 길이 6~17mm, 자방은 하위이고 2실이다. 열매는 방추형으로 길이 10~35mm, 성숙하면 벌어지고, 날개가 있는 작은 종자를 여러 개 낸다.

▶**약용 부위, 약효** → 줄기 껍질 말린 것을 규나피(規那皮)라고 하는데, 말라리아의 무성 생식체의 생육을 억제시키고, 위장을 튼튼하게 하며, 식욕을 증진시키고, 머리털을 나게 하고 대사를 촉진시키는 효능이 있다. 말라리아 치료, 건위제, 해열제, 양모제, 대사 촉진제로 사용하고 있다.

▶**사용법** → 줄기 껍질 5g을 물 3컵(600mL)에 달여서 복용하거나 술에 담가서 복용한다. 외용에는 달인 액으로 바른다.

▶**참고** → 키나나무를 붉은색키나라고도 하며, *C. leder-geriana*는 노란색키나라고 한다. 붉은색키나는 건위제, 해열제 등으로 사용하며, 노란색키나는 알칼로이드 함량이 15%에 달하고, 이 가운데서 quinine이 10%이어서 quinine 제조용으로 사용한다. quinine은 말라리아 치료제로 사용하고 있으며, 이 물질과 입체 이성질체인 quinidine은 심장 근육을 수축시키고 흥분을 조절하므로 부정맥 치료제로 사용하고 있다. 예부터 잉카에서는 줄기 껍질을 퀴나-퀴나(quina-quina)라고 하며 열병에 사용하였다. 17세기 초에 그 약효가 알려져, 스페인 총독 부인의 말라리아를 치료한 뒤로 유럽 국가들은 자국의 식민지에 재배하게 하였다. 그래서 오늘날 인도, 스리랑카, 인도네시아, 베트남, 중국 남부, 필리핀, 타이, 말레이시아, 미얀마, 캄보디아 등에서 재배하고 있다. 유독하므로 사용에 주의해야 한다.

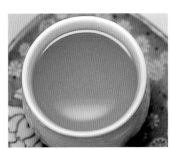

규나피(規那皮) 달인 액

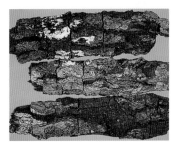

규나피(規那皮)

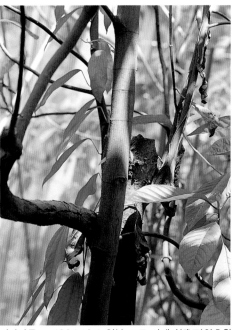

키나나무   1994.10.1 일본 교토 다케다(武田)약초원

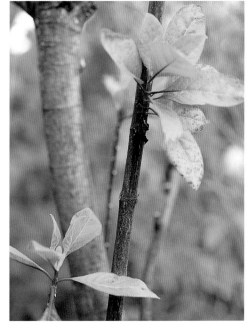

키나나무   1994.10.1 일본 교토 다케다(武田)약초원

394. 타래붓꽃 | 붓꽃과

Iris lactea Pallas var. *chinensis* (Fischer) Koidz. [*I. pallasii* var. *chinensis*]　　Iridaceae

◆ 별명 : 푸른붓꽃, 제비붓꽃
◆ 약용 부위 : 종자, 잎
◆ 생약명 : 마린자(馬藺子), 마린엽(馬藺葉)
◆ 약효 : 황달, 지혈, 주독, 임질
◆ 사용법 : 내복, 약차

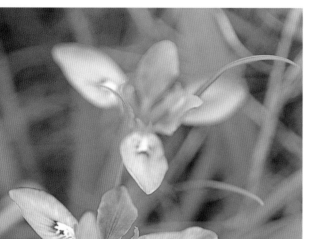

▶**생태** → 산에서 자라고 중국에 분포하는 여러해살이풀. 뿌리줄기는 짧고 수염뿌리는 황백색이며, 꽃줄기는 곧게 서고 높이는 20~30cm이다. 잎은 바늘 모양이다. 꽃은 5~6월에 벽자색으로 핀다. 열매는 길이 6cm 정도의 삭과로 중앙부가 지름 1cm이고 끝이 부리처럼 뾰족하다.

▶**약용 부위, 약효** → 종자를 마린자(馬藺子)라고 하는데, 열을 내리고 습(濕)을 없애며, 출혈을 멎게 하고 해독의 효능이 있다. 황달, 설사, 피를 토하는 증상, 대하증, 뿌리 깊은 옴, 주독(酒毒)을 치료하고, 뼈와 근육을 튼튼히 한다. 잎을 마린엽(馬藺葉)이라고 하는데, 목이 쉬고 아픈 증상, 임질, 대·소변이 잘 나오지 않는 증상을 치료한다.

▶**사용법** → 종자 3g을 물 1컵(200mL)에, 잎 5g을 물 2컵(400mL)에 달여서 복용하거나 알약 또는 가루약으로 만들어 복용한다.

▶**참고** → 마린자는 신농본초경(神農本草經)의 중품에 수재되어 있다. 이 식물에 함유된 pallosone A, B, C는 여러 암세포의 성장을 억제하고, 쥐에게 종자의 에탄올 추출물을 경구 투여하면 임신 억제 효과가 있다.

E

2000.5.10 한라산　　타래붓꽃

뿌리

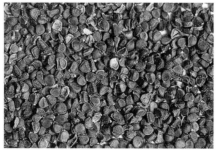
마린자(馬藺子)

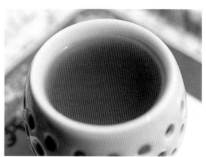
마린자(馬藺子) 달인 액

407

395. 탱자나무 | 운향과

Poncirus trifoliata Rafin.　　　Rutaceae

◆ 별명 : 탱자
◆ 약용 부위 : 열매, 잎
◆ 생약명 : 지실(枳實), 구귤(枸橘), 구귤엽(枸橘葉)
◆ 약효 : 소화불량, 식욕 증진
◆ 사용법 : 내복, 약주, 약차

▶**생태** → 중부 이남에서 재식하며, 중국이 원산지인 갈잎 작은키나무. 높이 3m. 잎은 어긋나며, 3출엽. 꽃은 흰색으로 5월에 잎겨드랑이에서 잎보다 먼저 피고, 1~2개씩 달리며, 꽃받침잎과 꽃잎은 5개이다. 열매는 둥글고, 지름 3~4cm로서 향기가 좋으며 먹을 수 있다.

▶**약용 부위, 약효** → 덜 익은 열매를 지실(枳實) 또는 구귤(枸橘)이라고 하는데, 간장과 위장의 기능을 튼튼하게 하고, 통증을 멎게 하는 효능이 있다. 배가 더부룩하고 트림이 자주 나며 배가 살살 아픈 증상, 식욕이 떨어지고 몸이 나른한 증상을 치료한다. 잎을 구귤엽(枸橘葉)이라고 하며, 같은 효능이 있다.

▶**사용법** → 열매 또는 잎 5g을 물 2컵(400mL)에 달여서 복용하거나 가루약 또는 알약으로 복용하고, 술에 담가서 복용하면 편리하다. 배가 아프고 복통이 있을 때에는 대황과 후박을 배합하여 사용한다.

▶**참고** → 중국에서는 산등(酸橙) *Citrus aurantium*의 열매를 지실(枳實)이라고 하여 사용하고 있다.

▶**한약 처방명** → 지실해백계지탕(枳實薤白桂枝湯), 대시호탕(大柴胡湯), 계강지실탕(桂薑枳實湯)

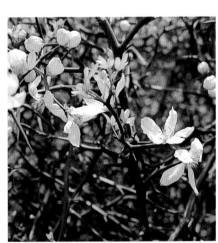

탱자나무(꽃)

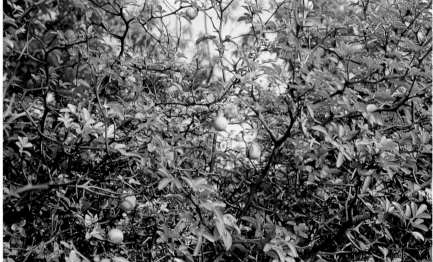

탱자나무　　　　　　　　　　　　　　1994.8.30 경남 사천

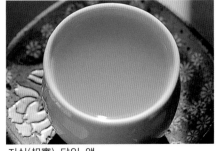

지실(枳實) 달인 액

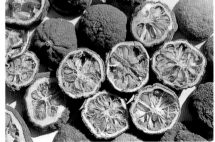

지실(枳實) 썬 것

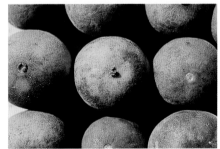

지실(枳實)

408

396. 토목향

국화과

Inula helenium L.

Compositae

- ◆ 별명 : 목향
- ◆ 약용 부위 : 뿌리
- ◆ 생약명 : 토목향(土木香)
- ◆ 약효 : 소화불량, 위장염
- ◆ 사용법 : 내복, 약차

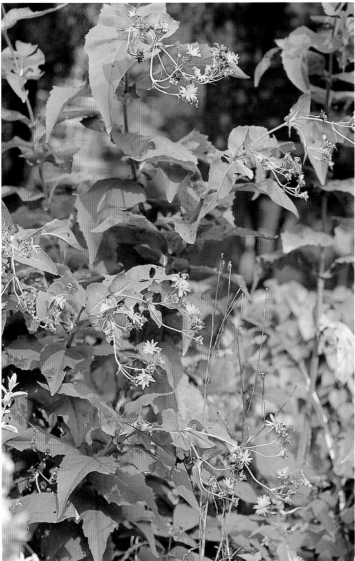

2002.8.12 중국 난징(南京)약용식물원

▶**생태** → 유럽이 원산지이며, 약초로 재배하는 여러 해살이풀. 높이 1~2m. 줄기는 곧게 서고 굵으며, 전체에 짧은 털이 밀생한다. 잎은 어긋나고, 꽃은 7~8월에 노란색으로 피는데, 지름 5~10cm로 윗부분에 달린다. 총포(總苞)는 반구형이고, 길이는 24mm이며, 바깥 포편은 달걀 모양이고 잎 같으며 짧은 털이 밀생한다. 수과는 연한 적갈색 관모가 있다.

▶**약용 부위, 약효** → 뿌리를 토목향(土木香)이라고 하는데, 소화 기능이 허약하여 가슴이 아프고 배가 답답할 때 좋다. 또, 만성 위장염에 효과가 있다. 뱃속에서 소리가 나고 설사를 할 때에는 사인과 후박을 배합하여 사용한다.

▶**사용법** → 뿌리 5g을 물 2컵(400mL)에 달여서 복용하거나 차로 이용한다.

▶**참고** → 뿌리가 나무처럼 딱딱하고 향기가 좋으므로 목향(木香)이라고 하며, 우리 나라에서 널리 재배하므로 토목향이라고 한다. 목향은 행기(行氣) 작용이 뛰어나고, 토목향은 건비(健脾) 작용이 우수하며, 청목향(靑木香)은 소염 작용이 뛰어나다.

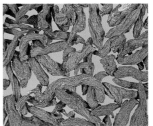

토목향(土木香)

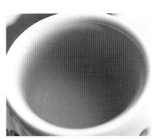

토목향(土木香) 달인 액

397. 톱풀　｜국화과

Achillea alpina L.　　Compositae

◆ 별명 : 가새풀, 배암세
◆ 약용 부위 : 전초
◆ 생약명 : 일지호(一枝蒿)
◆ 약효 : 류머티즘에 의한 통증, 옴 등의 피부병
◆ 사용법 : 내복, 외용

▶ **생태** → 우리 나라의 산속 풀밭에서 자라고, 일본, 중국, 아무르, 시베리아, 유럽에 분포하는 여러해살이풀. 높이 50～110cm. 줄기는 곧게 서고 흔하게 모여 나며, 윗부분에 털이 많고 뿌리줄기는 옆으로 길게 벋는다. 잎은 어긋나고, 바늘 모양, 길이 6～10cm, 너비 0.7～1.5cm, 밑부분이 줄기를 감싸고 빗살처럼 갈라지며, 갈라진 조각은 바늘 모양이다. 꽃은 7～10월에 흰색 또는 연한 붉은색으로 피며, 원줄기 끝의 산방화서에 달린다. 암꽃은 5～7개이며, 꽃통은 길이 3.5～4.5mm, 너비 2.5～3mm이고, 통부는 길이 1.5mm이고 양성화의 꽃통은 짧다. 수과는 길이 3mm, 양 끝이 편평하고 털이 없다.

▶ **약용 부위, 약효** → 전초를 일지호(一枝蒿)라고 하는데, 혈액 순환을 돕고 풍을 없애며, 통증을 멎게 하고 독을 푸는 효능이 있다. 타박상, 류머티즘에 의한 통증, 복강 내의 덩어리, 옴 등의 피부병을 치료한다.

▶ **사용법** → 전초 5g을 물 2컵(400mL)에 달여서 복용하고, 외용에는 짓찧어서 바르거나 술에 담근 액을 문질러 바른다.

▶ **참고** → 잎이 차츰 뾰족해지고 두화의 지름이 11mm인 큰톱풀 *A. acuminata*, 잎이 2회 바늘처럼 심하게 갈라지는 서양톱풀 *A. millefolium*도 약효가 같다. 톱풀에는 achillen, chamazulene, *d*-diacetyl matricarin, aconitic acid 등이 함유되어 있으며, 에탄올 추출물은 황색포도상구균, 녹농균, 대장균에 대하여 항균 작용이 있다.

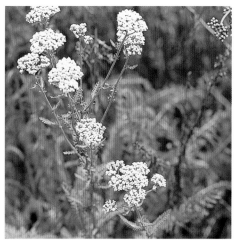

톱풀　　　　　　　1998.6.11 지리산

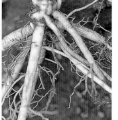

톱풀(뿌리)

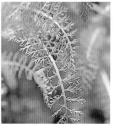

서양톱풀(잎)

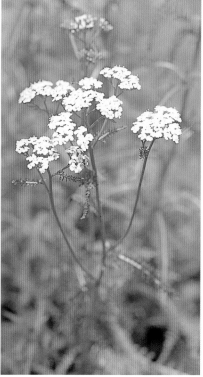
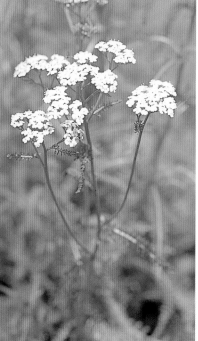

서양톱풀　1999.5.31 전북 전주수목원

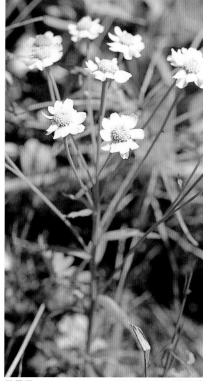

큰톱풀　　　　　2001.8.10 백두산

398. 통탈목 | 두릅나무과

Tetrapanax papyriferus K. Koch　　　Araliaceae

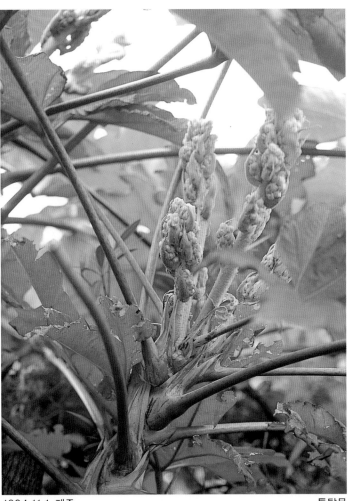

◆ 별명 : 등칡줄기, 통초
◆ 약용 부위 : 줄기, 가지
◆ 생약명 : 통초(通草)
◆ 약효 : 젖 분비 촉진, 요도염, 방광염
◆ 사용법 : 내복

▶**생태** → 제주도에서 재식하는 귀화 식물이며, 원산지는 중국 남부 및 타이완인 늘푸른작은키나무. 높이 3~4m. 잎은 가지 끝이나 원줄기 끝에서 모여 나고, 손바닥처럼 갈라진다. 꽃은 10월에 핀다. 열매는 둥글고 검은색으로 익는다.

▶**약용 부위, 약효** → 줄기나 가지를 통초(通草)라고 하는데, 수분 대사를 촉진하고 젖을 잘 나오게 하는 효능이 있다. 소변의 양이 적고 잘 나오지 않는 증상, 요도염, 방광염에 좋고, 산후에 젖이 잘 나오지 않을 때 사용하며, 축농증 환자에게도 좋다.

▶**사용법** → 줄기 10g을 물 3컵(600mL)에 달여서 아침 저녁으로 나누어 복용한다.

▶**참고** → 중국에서는 대통초(大通草)라는 약재로 불리며, 목통(木通)의 한 종류로 유통되고 있다. 소변과 젖을 잘 나오게 하므로 통초(通草)라고 한다. 중국이나 북한에서는 등칡 *Aristolochia manshuriensis*의 굵은 줄기를 통초로 사용하기도 한다.

E

1994.11.1 제주　　　　　　　　　　　　　　　　　통탈목

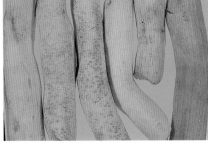

통초(通草)

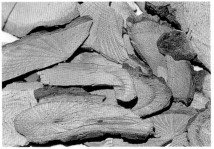

통초(通草, 등칡의 줄기) 썬 것

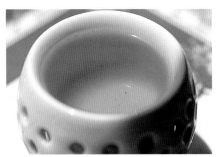

통초(通草) 달인 액

399. 투구꽃 | 미나리아재비과

Aconitum jaluense Komar.   Ranunculaceae

◆ 별명 : 지리바꽃, 진돌쩌귀, 그늘돌쩌기, 세잎돌쩌기
◆ 약용 부위 : 뿌리줄기
◆ 생약명 : 초오(草烏)
◆ 약효 : 진통, 신경통, 관절염
◆ 사용법 : 내복

▶ **생태** → 산 속 숲에서 자라고, 일본, 중국에 분포하는 여러해살이풀. 높이 1m. 잎은 어긋나고, 꽃은 9월에 자색으로 핀다. 꽃받침은 꽃잎 같고 털이 있는데, 위쪽 것은 고깔 같고 이마 쪽이 뾰족하게 나와 있으며, 중앙부의 것은 약간 둥글고 밑부분의 것은 긴 타원형이다. 꽃잎은 2개로 꽃받침 속에 들어 있으며, 자방은 3~5개로 털이 많다.

▶ **약용 부위, 약효** → 마늘쪽처럼 생긴 뿌리줄기를 초오(草烏)라고 하는데, 풍습(風濕)을 제거하고 경락을 잘 통하게 하여 통증을 멎게 하는 효능이 있다. 류머티스성 관절염, 신경통, 배가 차고 아픈 증상, 중풍으로 팔다리를 쓰지 못하는 증상을 치료한다.

▶ **초오 조제법** → 뿌리줄기를 가을에 채취하여 말리고, 말린 것을 찬물에 담가 놓고 매일 2~3회씩 물을 갈아 주며 맛을 보아, 아린 맛이 적어졌을 때 건져서 뿌리줄기 5kg에 감초 0.3kg, 검은콩 0.5kg을 넣고 삶는다. 감초와 검은콩을 제거하고 뿌리줄기가 약간 건조되면 잘라서 햇볕에 말린다.

▶ **사용법** → 조제한 초오 1g을 물 1컵(200mL)에 달여서 복용하거나 알약 또는 가루약으로 만들어 복용한다.

▶ **참고** → 열이 많은 사람, 허약한 사람이나 임산부는 복용해서는 안 된다.

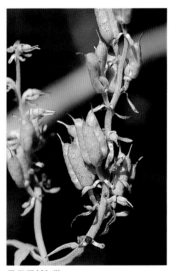
투구꽃(열매)

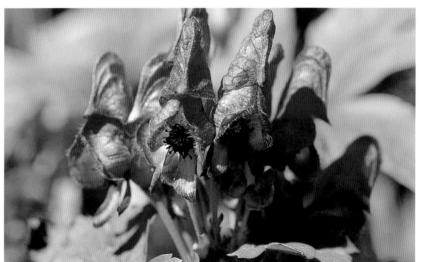
투구꽃

2001.9.27 덕유산

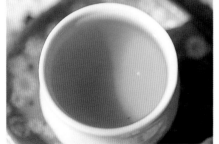
초오(草烏) 달인 액

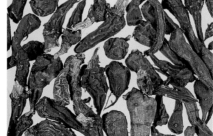
초오(草烏)

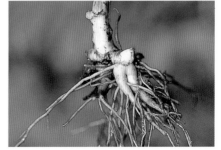
투구꽃(뿌리와 뿌리줄기)

400. 파

백합과

Allium fistulosum L.   Liliaceae

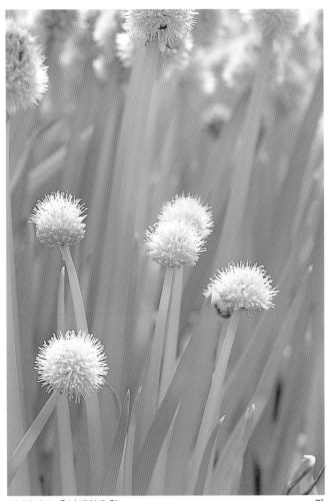

1999.6.1 충남대약초원   파

- ◆ 별명 : 굵은파, 쪽파
- ◆ 약용 부위 : 비늘줄기, 수염뿌리, 종자
- ◆ 생약명 : 총백(葱白), 총수(葱鬚), 총자(葱子)
- ◆ 약효 : 감기, 대·소변불통, 두통, 부종
- ◆ 사용법 : 내복

▶**생태** → 우리 나라에서 재배하는 귀화 식물이며, 시베리아가 원산지인 두해살이풀. 높이 60cm. 파를 자르면 끈끈한 액이 나오고 매운 냄새가 나며, 수염뿌리가 밑에서 사방으로 퍼진다. 잎은 5~7개로 두 줄로 자라며, 꽃은 6~7월에 흰색으로 핀다. 삭과는 3개의 삼각형으로 능선이 있으며, 검은색 종자가 들어 있다.

▶**약용 부위, 약효** → 비늘줄기를 총백(葱白)이라고 하는데, 찬 기운을 몰아 내고 독을 풀어 주며 염증을 제거하는 효능이 있다. 오싹오싹 추웠다가 열이 많이 나는 감기, 복통, 대·소변불통, 이질, 종기를 치료한다. 수염뿌리를 총수(葱鬚)라고 하는데, 두통, 코막힘, 부종을 치료한다. 종자를 총자(葱子)라고 하며, 성기능을 활성화하고 눈을 맑게 하는 데 사용한다.

▶**사용법** → 비늘줄기, 수염뿌리, 종자 각각 5g을 물 2컵(400mL)에 달여서 복용한다.

▶**참고** → 파나 양파를 먹으면 고기를 많이 먹는 식사로 일어나는 혈중 콜레스테롤의 상승을 억제하며, 또 fibrin의 용해 활성을 억제하므로 동맥경화증에도 좋다.

▶**한약 처방명** → 백신산(白神散)

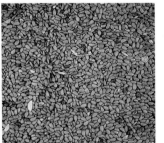
총자(葱子)

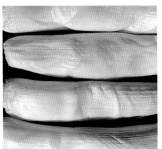
총백(葱白, 대파)

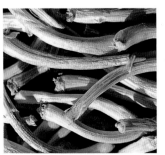
총백(葱白, 작은파)

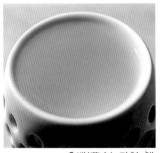
총백(葱白) 달인 액

401. 파극나무 | 꼭두서니과

Morinda officinalis How   Rubiaceae

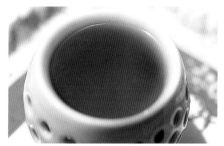

◆ 별명 : 파극
◆ 약용 부위 : 뿌리
◆ 생약명 : 파극천(巴戟天), 파극(巴戟)
◆ 약효 : 성기능 감퇴, 야뇨증, 요통
◆ 사용법 : 내복, 약주

▶ **생태** → 말레이시아, 타이, 인도네시아 등 동남 아시아의 열대에서 자라는 늘푸른 덩굴성 작은키나무. 뿌리는 육질로 비후하고 염주상이며, 잎은 마주난다. 꽃은 두상화서로 달리며, 잎겨드랑이에서 나와 2~10개가 핀다. 꽃잎은 흰색으로 육질이며, 수술은 4개이다. 열매는 장과로 둥글고 붉은 색으로 익는다.

▶ **약용 부위, 약효** → 뿌리를 파극천(巴戟天) 또는 파극(巴戟)이라고 하는데, 신장의 기능을 돕고 뼈와 근육을 튼튼하게 하며 풍습(風濕)을 없애는 효능이 있다. 몸이 약하여 정액이 저절로 흘러 나오는 증상, 성기능 감퇴, 야뇨증, 냉증으로 임신이 안 되는 증상, 허리와 무릎이 시리고 아픈 증상, 류머티스성 관절염을 치료한다.

▶ **사용법** → 뿌리 3g을 물 1컵(200mL)에 달여서 복용하거나 술에 담가서 복용하고, 알약이나 가루약으로 복용해도 좋다.

▶ **참고** → 신농본초경(神農本草經)의 상품에 수재되어 있다. 도홍경 선생은, 뿌리의 모양은 모란과 같으나 가늘고, 바깥은 붉고 안쪽은 검으며, 사용할 때에는 목부를 제거하고 사용한다고 하였다. 소경 선생은, 겨울을 지나도 시들지 않으며, 뿌리는 구슬을 연결시킨 것처럼 보인다고 하였다. 오래 된 뿌리는 파랗고, 어린뿌리는 백자색이나 효능은 같다고 하는 것을 보면 현재의 약재와 일치한다.

▶ **한약 처방명** → 파극환(巴戟丸), 이선탕(二仙湯), 연실환(蓮實丸), 영지환(靈芝丸), 호로파환(胡蘆巴丸)

파극천(巴戟天) 달인 액

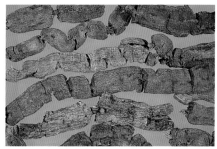

파극천(巴戟天)

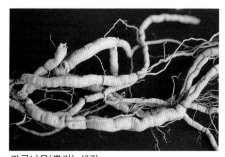

파극나무(뿌리) 생것

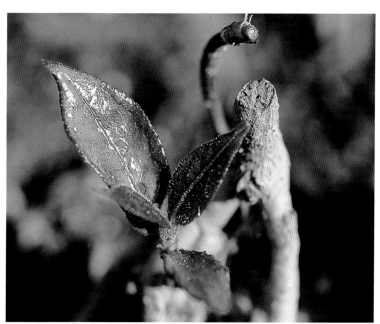

파극나무(새순이 올라오는 모습)   2002.10.2 충남대약초원

402. 파두나무 | 대극과

Croton tiglium L.   Euphorbiaceae

◆ 별명 : 없음
◆ 약용 부위 : 열매, 잎
◆ 생약명 : 파두(巴豆), 파두엽(巴豆葉)
◆ 약효 : 대 · 소변불리, 가래, 피부병
◆ 사용법 : 내복, 외용

▶**생태** → 말레이시아, 타이, 인도네시아 등 동남 아시아의 열대에서 자라는 늘푸른작은키나무. 높이 5m. 잎은 어긋난다. 꽃 피는 시기는 일정하지 않고 4~9월에 걸쳐 피며, 황백색의 작은 홀꽃이 많이 붙는다. 열매는 도란형(倒卵形)의 분과로서 3개의 종자가 들어 있고, 종자는 길이 1.5~2cm, 회갈색의 편평한 타원형이다.

▶**약용 부위, 약효** → 열매를 파두(巴豆)라고 하는데, 찬 기운을 몰아 내고 부종을 없애며 가래를 제거하는 효능이 있다. 위장에 머물고 있는 찬 기운 때문에 헛배가 부르고 아프며 대 · 소변을 보지 못하는 증상, 가래가 심하고 인후가 아프며 호흡이 곤란한 증상, 옴, 버짐, 습진, 무좀, 사마귀 등을 치료한다. 연한 잎을 파두엽(巴豆葉)이라고 하는데, 옴, 버짐, 습진, 무좀, 사마귀 등을 치료한다.

▶**사용법** → 열매에서 기름을 제거한 파두상(巴豆霜)을 만들어 1회 0.05g을 복용하고, 파두유(巴豆油)를 하제로 사용할 때에는 1회 0.01g을 복용한다. 외용할 때에는 파두상을 참기름에 개어서 환부에 붙이고, 잎은 짓찧어서 사용한다. 열매를 맷돌에 갈아서 여러 층의 종이로 싸서 약한 불을 가하며 압착하여, 유독 성분이 많이 함유되어 있는 기름을 제거한다. 이 같은 조작으로 기름이 나오지 않을 때까지 되풀이하여, 기름이 제거된 것을 맷돌로 곱게 갈아 체로 친 것을 파두상이라고 한다.

▶**참고** → 파두는 신농본초경(神農本草經)의 하품에 수재되어 있다. 유독하므로 사용에 주의하여야 한다.

▶**한약 처방명** → 주마탕(走馬湯), 비급원(備急圓), 길경백산(桔梗白散)

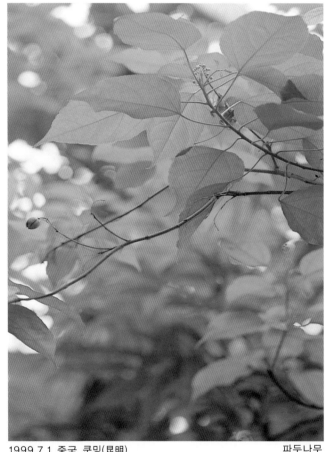

1999.7.1 중국 쿤밍(昆明)   파두나무

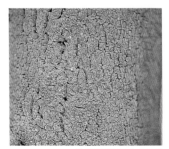

파두나무(줄기 껍질)

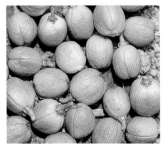

파두나무(열매)

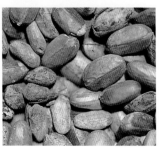

파두(巴豆)

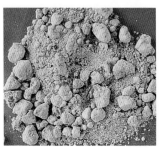

파두상(巴豆霜)

415

403. 팔각회향 | 붓순나무과

Illicium verum Hook. f.   Illiciaceae

◆ 별명 : 대회향
◆ 약용 부위 : 열매
◆ 생약명 : 팔각회향(八角茴香), 대회향(大茴香)
◆ 약효 : 구역질, 복통, 요통
◆ 사용법 : 내복

▶ **생태** → 우리 나라에는 없고, 중국의 광둥성(廣東省), 윈난성(雲南省), 타이완, 말레이시아, 베트남 등 열대 지방에 분포하는 늘푸른큰키나무. 높이 10~15m. 잎은 어긋난다. 꽃은 잎겨드랑이에 1개씩 피며, 심피(心皮)는 8~9개가 서로 떨어져서 둥글게 배열한다.

▶ **약용 부위, 약효** → 열매를 팔각회향(八角茴香) 또는 대회향(大茴香)이라고 하는데, 몸을 따뜻하게 하여 찬 기운을 없애 주는 효능이 있다. 위장이 차서 구역질을 자주 하고 배가 차며 아픈 증상, 신장 기능이 약하여 허리가 아픈 증상, 다리가 붓고 걷기가 불편한 증상을 치료한다.

▶ **사용법** → 열매 2g을 물 1컵(200mL)에 달여서 복용하거나 알약 또는 가루약으로 만들어 복용한다.

▶ **참고** → 우리 나라의 제주, 진도, 완도 및 남쪽 섬 산기슭의 물기 있는 곳이나 골짜기에 자라는 붓순나무 *I. religiosum*의 열매도 팔각회향(八角茴香)과 닮았으나 shikimin이라는 독성 물질이 함유되어 있어서 내복하지 않는다. 붓순나무의 잎이나 가지를 동독회(東毒茴)라고 하는데, 옴, 버짐, 습진 등에 짓찧어서 즙액을 바르면 효능이 있다.

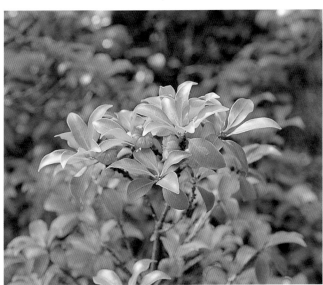

붓순나무   1997.8.7 제주

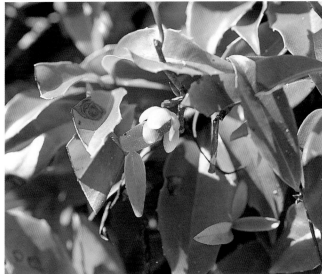

팔각회향   1995.7.1 일본 교토 다케다(武田)약초원

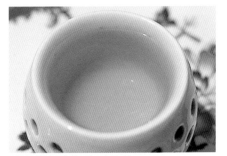

팔각회향(八角茴香) 달인 액

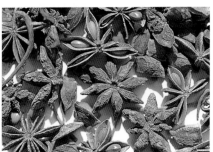

팔각회향(八角茴香)

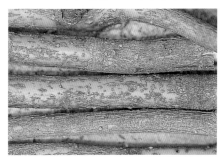

붓순나무(가지)

404. 팥꽃나무 | 팥꽃나무과

Daphne genkwa S. et Z.   Thymeleaceae

❀   ● ● ●

◆ 별명 : 이팥나무, 팟꽃나무, 넓은잎이팝나무
◆ 약용 부위 : 꽃봉오리
◆ 생약명 : 완화(莞花)
◆ 약효 : 천식, 해수, 피부가 붓고 소화가 안 되는 증상
◆ 사용법 : 내복, 외용

▶**생태** → 평남에서 전남에 이르는 바닷가에서 볼 수 있고, 중국과 타이완에 분포하며, 바닷가 산기슭에서 자라는 갈잎 작은키나무. 높이 1m. 잎은 마주나고, 꽃은 4월에 연한 자홍색으로 잎보다 먼저 피며, 꽃덮이〔花被〕는 통형이다. 열매는 7월에 익는데, 둥글고 흰색이다.

▶**약용 부위, 약효** → 꽃봉오리 말린 것을 완화(莞花)라고 하는데, 담음(痰飮)으로 인한 천식, 해수와 옆구리가 아픈 증상, 피부가 붓고 소화가 잘 안 되는 증상을 치료한다. 민간에서 벌레 물린 데, 버짐, 부스럼, 종기 등에 사용한다.

▶**사용법** → 꽃 1g을 물 1컵(200mL)에 달여서 복용한다. 피부병에는 가루를 내어 연고와 섞어 바르거나 물로 달인 액을 바른다.

▶**참고** → 완화는 신농본초경(神農本草經)의 하품에 수재되어 있으며, 거수(去水), 독어(毒魚) 등의 별명이 있다. 몸이 허약한 사람이나 임산부는 복용해서는 안 된다.

▶**한약 처방명** → 삼릉전(三稜煎), 십조탕(十棗湯)

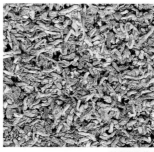

완화(莞花)

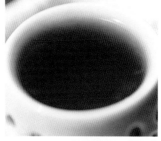

완화(莞花) 달인 액

Ⅱ

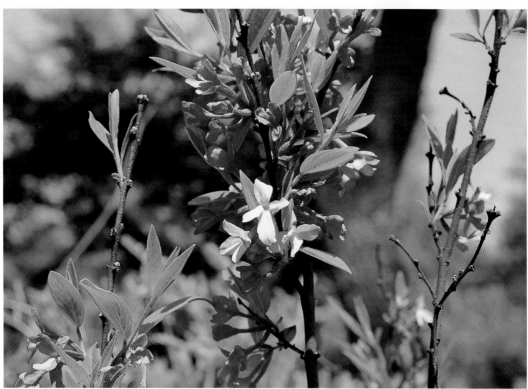

1997.4.20 충남 천리포수목원   팥꽃나무

405. 패랭이꽃 | 패랭이꽃과

Dianthus chinensis L.　　　　　　　Caryophyllaceae

◆ 별명 : 패랭이, 꽃패랭이
◆ 약용 부위 : 전초
◆ 생약명 : 구맥(瞿麥)
◆ 약효 : 방광염, 요도염, 피부병
◆ 사용법 : 내복, 약주, 약차, 외용

▶ **생태** → 낮은 지대의 건조한 곳이나 냇가의 돌밭에서 자라고, 중국에 분포하는 여러해살이풀. 높이 30cm. 꽃은 6～8월에 갈라진 가지 끝에서 1개씩 핀다. 열매는 삭과이고 끝이 4개로 갈라지며 꽃받침으로 싸여 있다.

▶ **약용 부위, 약효** → 전초를 구맥(瞿麥)이라고 하는데, 수분 대사를 잘 하게 하고 혈액 순환을 돕는 효능이 있다. 소변의 양이 적고 잘 나오지 않는 증상, 방광염, 요도염에 좋으며, 가려움증과 습진, 종기, 그리고 눈이 충혈되었을 때 사용한다.

▶ **사용법** → 전초 5g을 물 2컵(400mL)에 달여서 복용하고, 약주나 약차로도 이용한다. 외용에는 짓찧어서 상처에 바른다.

▶ **참고** → 구맥은 신농본초경(神農本草經)의 중품에 수재되어 있으며, 꽃이 피기 전에는 보리〔麥〕와 비슷한 모양이나 꽃이 피면 놀랄〔瞿〕 정도로 아름답기 때문에 구맥(瞿麥)이라고 한다. 난쟁이패랭이꽃 var. *morii*, 술패랭이꽃 *D. superbus* var. *longicalycinus*도 약효가 같다.

▶ **한약 처방명** → 과루구맥환(瓜蔞瞿麥丸), 구맥탕(瞿麥湯), 석위산(石葦散), 입효산(立效散)

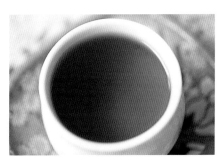
구맥(瞿麥) 달인 액

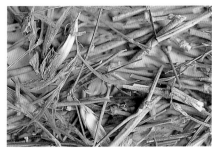
구맥(瞿麥)

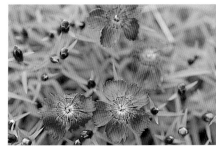
난쟁이패랭이꽃

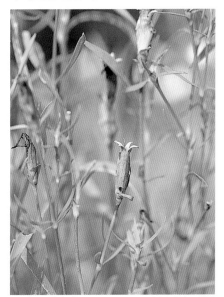
패랭이꽃(열매)　　　1997.9.9 대전

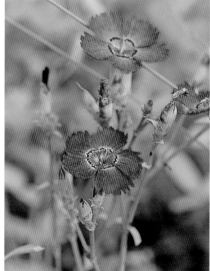
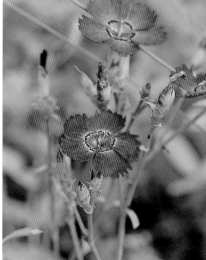
패랭이꽃　　　2001.8.10 백두산

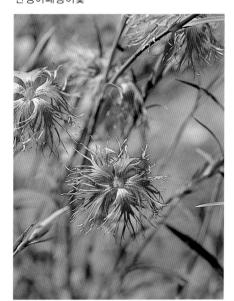
술패랭이꽃

418

406. 패모

백합과

Fritillaria thunbergii Miq.
[*F. verticillata* var. *thunbergii* Baker]

Liliaceae

◆ 별명 : 천패(川貝), 절패(浙貝)
◆ 약용 부위 : 비늘줄기
◆ 생약명 : 패모(貝母)
◆ 약효 : 기관지천식, 유방염
◆ 사용법 : 내복, 약주

▶**생태** → 남부 지방에서 재배하며, 중국이 원산지인 여러해살이풀. 비늘줄기는 흰색이고, 지름 1.5~3cm로서 2개의 육질 비늘 조각이 모여 둥글게 되며 수염뿌리가 달린다. 줄기는 곧게 서고, 높이 25~30cm. 꽃은 4~5월에 피고, 1~4개가 밑에 달린다. 삭과는 육각형으로 짧은 날개가 있다.

▶**약용 부위, 약효** → 비늘줄기를 패모(貝母)라고 하는데, 열을 내리고 가래를 없애며 기침을 멎게 하는 효능이 있다. 그러므로 감기에 의한 기침, 폐렴으로 인한 인후통, 나력, 유방염을 치료한다.

▶**사용법** → 비늘줄기 3g을 물 2컵(400mL)에 달여서 복용하거나 술에 담가 복용한다. 갑상선종양에는 하고초(夏枯草), 해조(海藻)와 배합하여 물에 달여서 복용한다.

▶**참고** → 패모(貝母)는 신농본초경(神農本草經)의 중품에 수재되어 있다. 본초강목(本草綱目)에는 땅 속의 비늘줄기의 모양이 조개[貝]가 어미[母]조개에 다닥다닥 붙어 있는 모양 같다고 하여 패모(貝母)라 한다고 하였다. 쓰촨성(四川省)에서 생산되는 것을 천패모(川貝母), 저장성(浙江省)에서 생산되는 것을 절패모(浙貝母)라고 한다.

▶**한약 처방명** → 당귀패모고삼환(當歸貝母苦蔘丸), 길경백산(桔梗白散)

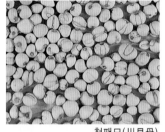
천패모(川貝母)

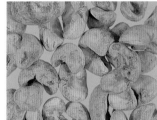
절패모(浙貝母)

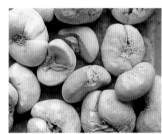
패모(貝母)

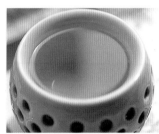
패모(貝母) 달인 액

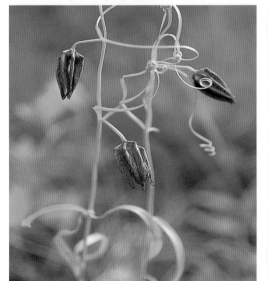
2001.6.1 백두산   패모

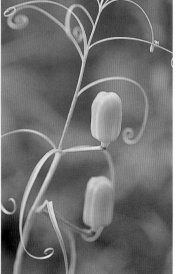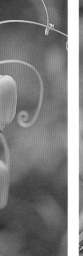
2002.8.15 중국 룽징(龍井)   패모(열매)

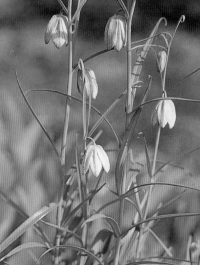
1995.5.15. 충북 옥천   패모(중국산)

407. 풀명자나무 | 장미과

Chaenomeles japonica (Thunb.)Lindl. Rosaceae

◆ 별명 : 산당화
◆ 약용 부위 : 열매
◆ 생약명 : 모과[木瓜]
◆ 약효 : 구토, 설사, 류머티스성 관절염
◆ 사용법 : 내복, 약주, 약차

▶ **생태** → 중부 이남에서 재식하며 중국이 원산지인 갈잎작은키나무. 높이 1~2m. 가지는 비스듬히 자라고, 작은가지는 매끈하며, 가시로 변하는 것도 있다. 잎은 짧은 가지에서 모여 난다. 꽃은 양성으로 4월에 붉은색으로 피며, 가지 끝에 몇 개씩 달린다. 꽃자루는 짧고, 꽃받침 조각은 타원형, 꽃잎은 달걀 모양이고, 수술은 30~50개, 암술대는 5개, 열매는 타원상 구형이다.

▶ **약용 부위, 약효** → 열매를 모과[木瓜]라고 하는데, 간장과 위장을 튼튼하게 하고 습(濕)을 제거하는 효능이 있다. 구토, 설사, 근경련, 류머티스성 마비, 각기, 수종을 치료한다.

▶ **사용법** → 열매 5g을 물 2컵(400mL)에 달이거나 술에 담가서 복용한다. 뜨거운 물에 우려내어 차로 이용하여도 좋다.

▶ **참고** → 모과[木瓜]는 명의별록(名醫別錄)의 중품에 수재되어 있을 정도로 오랫동안 사용하여 온 약재이다. 잎에 둔한 톱니가 있는 명자나무(산당화) *Chaenomeles speciosa* (Sweet) Nakai 도 약효가 같다.

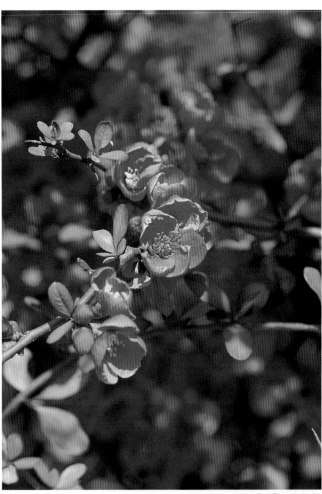

풀명자나무   1996.4.15 서울 홍릉수목원

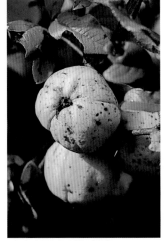

명자나무(산당화) 열매

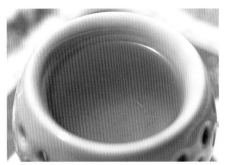

모과[木瓜] 달인 액

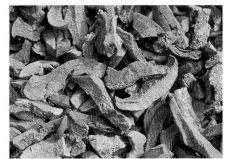

모과[木瓜]

408. 필발
후추과

Piper longum L.   Piperaceae

◆ 별명 : 서미(鼠尾)
◆ 약용 부위 : 열매이삭, 뿌리
◆ 생약명 : 필발(蓽茇, 蓽撥), 필발근(蓽茇根, 蓽撥根)
◆ 약효 : 소화 장애, 이질, 치주염
◆ 사용법 : 내복

▶ **생태** → 우리 나라에는 자라지 않고, 중국의 남부 지방, 인도네시아, 말레이시아, 필리핀, 타이, 타이완, 베트남 등 열대 지방에서 자라는 여러해살이풀. 높이 1~1.5m. 줄기의 밑부분은 기고 윗부분은 곧게 서면서 가지를 많이 낸다. 잎은 어긋나고 타원상 심장형, 암수 딴그루로서 수상화서는 잎겨드랑이에서 나며, 꽃은 단성으로서 꽃잎과 꽃받침이 없다. 수꽃의 이삭은 3~4cm이고, 수술은 2개이며, 암꽃의 꽃 이삭은 1.5cm이고 암술대가 없으며, 암술머리는 3개로 갈라진다. 열매는 장과로서 앞쪽의 끝이 뾰족하고 화서의 축 일부가 오목한데, 그 곳에 자방이 달린다.

▶ **약용 부위, 약효** → 덜 익은 열매이삭을 필발(蓽茇, 蓽撥)이라고 하는데, 중초(中焦)를 따뜻하게 해 주고 한사(寒邪)를 없애며 기(氣)를 내리고 통증을 멎게 하는 효능이 있다. 가슴과 배가 차고 아픈 증상, 신물을 게우는 증상, 설사, 이질, 두통, 축농증, 치통, 치주염을 치료한다. 뿌리를 필발근(蓽茇根, 蓽撥根)이라고 하며, 헛배가 부른 데, 허리가 시린 증상에 사용한다.

▶ **사용법** → 열매 이삭이나 뿌리 1g을 물 2컵(400mL)에 달여서 복용한다.

▶ **참고** → 구종석(寇宗奭) 선생은 필발(蓽茇)은 위장에 약효가 있으며, 냉기로 인한 구토 및 복통에 좋으나 많이 복용하면 진기(眞氣)를 상하게 하고, 내장이 약해지고 아랫배가 무겁게 느껴지게 한다고 하였다. 이시진(李時珍) 선생은 필발은 두통, 축농증, 치주 질환에 중요한 약으로 그 약성이 맵고 열이 있어서, 양명경(陽明經)에 들어가서 부열(浮熱)을 없애는 특징이 있다고 하였다. 민간에서는 양념을 하는 데 사용하기도 한다.

▶ **한약 처방명** → 기한환 (己寒丸)

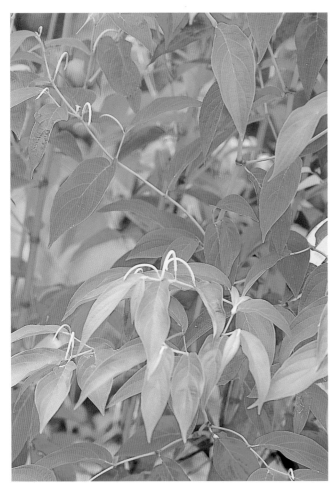

2001.9.5 인도네시아 파당   필발

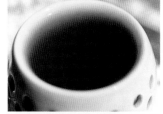

필발(蓽茇, 蓽撥) 달인 액

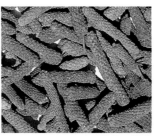

필발(蓽茇, 蓽撥)

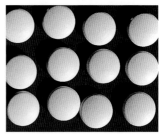

필발(蓽茇, 蓽撥)이 함유된 소화제

409. 하늘타리 | 박과

Trichosanthes kirilowii Max.　　　Curcurbitaceae

◆ 별명 : 하눌타리, 쥐참외
◆ 약용 부위 : 열매, 뿌리, 종자
◆ 생약명 : 괄루(栝蔞), 천화분(天花粉), 괄루인(栝蔞仁)
◆ 약효 : 기침, 가래, 소갈, 변비, 젖 분비 촉진
◆ 사용법 : 내복, 외용

▶ **생태** → 황해 이남의 산기슭이나 들에서 자라고, 중국, 몽골, 타이완, 인도차이나에 분포하는 덩굴성 여러해살이풀. 잎은 어긋나고 손바닥처럼 5~7개로 갈라진다. 꽃은 암수 딴 그루로서 7~8월에 핀다. 열매는 둥글고, 지름 7cm 정도로서 오렌지색으로 익으며, 많은 회갈색의 종자가 들어 있다.

▶ **약용 부위, 약효** → 열매를 괄루(栝蔞)라고 하는데, 폐의 기능을 활성화시켜 가래와 기침을 멎게 하고 갈증을 해소시킨다. 뿌리를 천화분(天花粉)이라고 하는데, 입 안이 마르고 혀가 건조하며 속이 답답한 증상, 피부 염증에 효능이 있다. 종자를 괄루인(栝蔞仁)이라고 하는데, 폐와 장의 기능을 튼튼하게 하여 가래와 기침을 멎게 하고 변비에 좋으며 젖을 잘 나오게 한다.

▶ **사용법** → 열매, 뿌리 또는 종자 5g을 물 2컵(400mL)에 달여서 복용하고, 외용에는 짓찧어 낸 즙을 바른다.

▶ **참고** → 괄루는 신농본초경(神農本草經)의 중품에 수재되어 있다. 덩굴 식물이어서 나무나 높은 울타리를 타고 올라가 높은 곳에서 꽃이 피므로 하늘타리라고 한다. 잎은 얕게 갈라지고, 열매는 타원상 구형이며, 종자가 연한 흑갈색인 노랑하늘타리 var. *japonica*도 약효는 같다.

▶ **한약 처방명** → 지실해백계지탕(枳實薤白桂枝湯), 사삼맥문동탕(沙蔘麥門冬湯), 사태산(蛇蛻散)

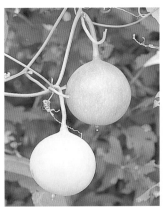

하늘타리(열매)

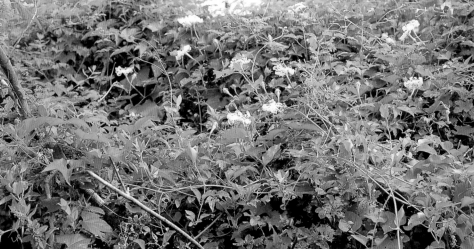

하늘타리　　　　　　　　　　　　　　　　　　1995.7.1 계룡산

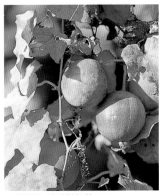

노랑하늘타리(열매)

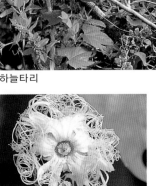

하늘타리(꽃)

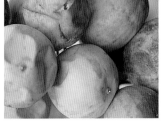

괄루(栝蔞)

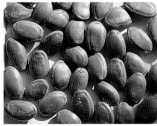

괄루인(栝蔞仁)

410. 하수오 | 마디풀과

Pleuropterus multiflorus Turcz.   Polygonaceae

◆ 별명 : 은조롱
◆ 약용 부위 : 뿌리줄기, 덩굴줄기, 잎
◆ 생약명 : 하수오(何首烏), 야교등(夜交藤), 하수오엽(何首烏葉)
◆ 약효 : 요통, 정력 감퇴, 현기증, 불면증, 피부병
◆ 사용법 : 내복, 약주, 약차(줄기), 외용

▶ **생태** → 우리 나라에서 재배하고, 중국이 원산지인 덩굴성 한해살이풀. 뿌리는 땅 속으로 벋고 둥근 뿌리줄기가 있으며, 잎은 어긋나고 심장형이다. 꽃은 8~9월에 흰색으로 피며, 가지 끝에 원추화서로 달린다. 꽃받침은 5개로 깊게 갈라지고 꽃잎은 없으며 수술은 8개이다. 수과는 3개의 날개가 있으며 꽃받침으로 싸인다. 열매는 세모진 달걀 모양이다.

▶ **약용 부위, 약효** → 둥근 뿌리줄기를 하수오(何首烏)라고 하는데, 요통과 무릎이 시리고 아픈 증상, 정력 감퇴, 현기증, 자궁출혈, 설사를 자주 하는 증상, 치질에 좋다. 덩굴줄기를 야교등(夜交藤)이라고 하는데, 불면증에 시달리고 식은땀을 많이 흘리며 온몸이 쑤시는 사람에게 좋다. 잎을 하수오엽(何首烏葉)이라고 하는데, 옴, 버짐 등 피부병에 효과가 있다.

▶ **사용법** → 뿌리줄기 또는 덩굴줄기 10g에 물 3컵(600mL)을 넣고 달인 액을 반으로 나누어 아침 저녁으로 복용한다. 외용에는 신선한 잎을 짓찧어 환부에 붙인다.

▶ **참고** → 본초강목(本草綱目)에 의하면 하전아(何田兒)라는 노인이 이 약초를 캐어 먹은 뒤 머리카락〔首〕이 까마귀〔烏〕처럼 검어졌다고 하여 하수오(何首烏)라 한다고 한다.

▶ **한약 처방명** → 하인음(何人飮)

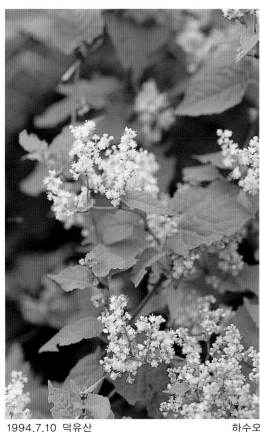

1994.7.10 덕유산   하수오

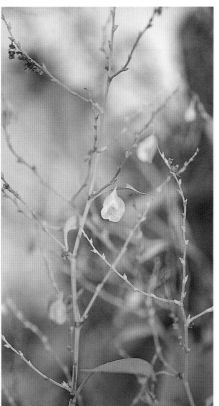

하수오(열매)

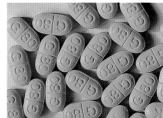

하수오(何首烏)가 함유된 강장약

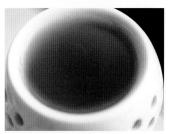

하수오(何首烏) 달인 액

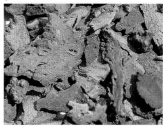

하수오(何首烏)

중

423

411. 한삼덩굴 | 뽕나무과

Humulus scandens (Lour.) Merr.　Moraceae
[*H. japonica* S. et Z.]

◆ 별명 : 환삼덩굴
◆ 약용 부위 : 지상부
◆ 생약명 : 율초(葎草)
◆ 약효 : 가려움증, 습진
◆ 사용법 : 내복, 외용

▶ **생태** → 들이나 산기슭에서 흔하게 볼 수 있고, 일본, 중국, 아무르에 분포하는 덩굴성 한해살이풀. 꽃은 5~8월에 피는데, 수꽃이삭은 원추화서로 잎겨드랑이에서 피며, 수꽃은 꽃받침잎과 수술이 각각 5개이다. 암꽃이삭은 구과(毬果) 모양으로 밑으로 처져 있다. 수과는 편구형이다.

▶ **약용 부위, 약효** → 전초를 율초(葎草)라고 하며, 열을 내리고 소변을 잘 보게 하고 해독 작용이 있으므로, 가려움증, 습진, 벌레에 물린 데 효능이 있고, 식은땀을 흘리며 기침과 가래가 많은 증상을 치료한다.

▶ **사용법** → 전초 5g을 물 2컵(400mL)에 달여서 복용한다. 피부병에는 즙액을 바르거나 가루를 내어 뿌린다.

▶ **참고** → 잎이 삼처럼 생겼으며, 덩굴이 길게 벋으므로 한삼덩굴이라는 이름이 붙었다.

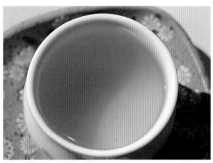
율초(葎草) 달인 액

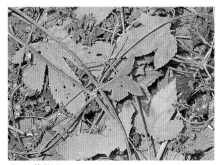
율초(葎草)

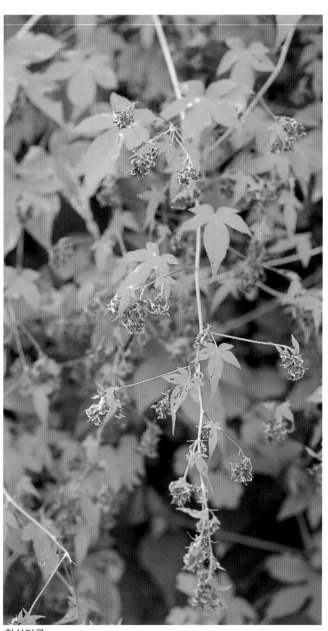
한삼덩굴

424

412. 할미꽃 | 미나리아재비과

Pulsatilla koreana Nakai

Ranunculaceae

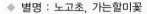

◆ 별명 : 노고초, 가는할미꽃
◆ 약용 부위 : 뿌리, 꽃
◆ 생약명 : 백두옹(白頭翁), 백두옹화(白頭翁花)
◆ 약효 : 이질, 치질, 인후염
◆ 사용법 : 내복, 약주, 외용

▶ **생태** → 산기슭에서 흔하게 자라고, 중국 둥베이(東北), 우수리, 아무르에 분포하는 여러해살이풀. 뿌리는 굵다. 꽃은 4~5월에 피는데, 1개의 꽃이 밑을 향해 달린다. 꽃받침조각은 6개, 겉에는 흰색 털이 많고 안쪽은 털이 없으며 적자색이다. 수과는 긴 달걀 모양, 길이 5mm, 겉에 흰색 털이 있다.

▶ **약용 부위, 약효** → 뿌리를 백두옹(白頭翁)이라고 하며, 열을 내리고 피를 맑게 하며 해독의 효능이 있다. 세균 및 아메바성 이질, 치질과 인후염을 치료한다. 꽃을 백두옹화(白頭翁花)라고 하며, 학질, 대머리, 종기를 치료한다.

▶ **사용법** → 뿌리와 지상부 각각 15g에 물 3컵(600mL)을 넣고 달인 액을 반씩 나누어 아침 저녁으로 복용하고, 수치질에는 짓찧어서 나오는 즙액을 마시고 바른다.

▶ **참고** → 백두옹은 신농본초경(神農本草經)의 하품에 수재되어 있다. 식물 전체에 흰 털이 많으므로 할미꽃이라고 하며, 중국 사람들은 흰 머리의 늙은이라는 뜻에서 백두옹(白頭翁)이라고 한다. 산할미꽃 *P. cernua* var. *koreana*, 가는잎할미꽃 *P. sernua*, 분홍할미꽃 *P. dahurica*, 노랑할미꽃 *P. cernua* var. *koreana* for. *flava*도 약효가 같다.

▶ **한약 처방명** → 백두옹탕(白頭翁湯)

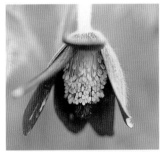
분홍할미꽃

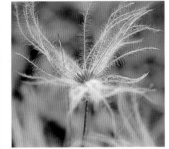
할미꽃(종자)

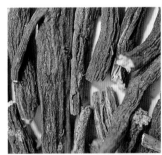
백두옹(白頭翁)

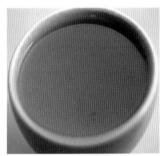
백두옹(白頭翁) 달인 액

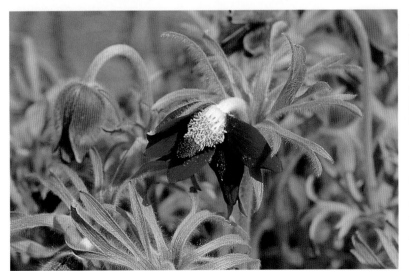
2001.4.10 충남대약초원

할미꽃

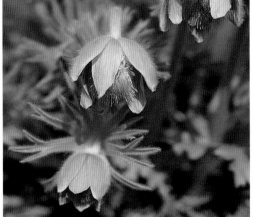
노랑할미꽃

425

413. 함박꽃

작약과

Paeonia lactiflora Pallas
[*P. albiflora* Pallas]

Paeoniaceae

- ◆ 별명 : 작약
- ◆ 약용 부위 : 뿌리
- ◆ 생약명 : 작약(芍藥), 적작약(赤芍藥)
- ◆ 약효 : 허약 체질, 월경불순, 현기증, 시력 감퇴
- ◆ 사용법 : 내복, 약주, 약차, 욕탕제

▶**생태** → 깊은 산에서 자라고, 일본, 중국, 아무르에 분포하는 여러해살이풀. 높이 50~80cm. 뿌리는 방추형이고 자르면 붉은빛이 돈다. 뿌리잎은 1~2회 깃꼴로 3출하며, 작은잎은 보통 3개로 갈라진다. 꽃은 5~6월에 흰색 또는 붉은색으로 피고, 줄기 끝에 1개씩 달린다. 꽃받침 조각은 5개, 꽃잎은 10개 정도이나 종종 겹꽃이고, 수술은 많으며 노란색, 자방은 3~5개이다. 열매는 골돌이다.

▶**약용 부위, 약효** → 뿌리를 작약(芍藥) 또는 적작약(赤芍藥)이라고 하는데, 몸이 허약한 사람들의 보약으로 사용한다. 월경불순, 땀을 많이 흘리는 증상, 손발이 떨리는 증상, 현기증, 시력 감퇴 등을 치료한다.

▶**사용법** → 뿌리 5g을 물 2컵(400mL)에 달여서 복용하거나 술에 담가서 복용한다. 약차나 욕탕제로도 이용한다.

▶**참고** → 꽃이 크고, 한꺼번에 여러 송이가 피므로 함박꽃이라고 한다. 작약은 신농본초경(神農本草經)의 중품에 수재되어 있다. 중국 사람들은 이 식물을 작(芍)이라고 하며, 뿌리를 약(藥)으로 사용하기 때문에 작약(芍藥)이라고 한다. 자방에 털이 많은 참작약 var. *trichocarpa*과 잎 뒷면에 털이 있고 열매가 뒤로 젖혀지는 산작약 *P. abovata*도 약효가 같다.

▶**한약 처방명** → 사물탕(四物湯), 계지가작약탕(桂枝加芍藥湯), 황금탕(黃芩湯), 작약감초탕(芍藥甘草湯)

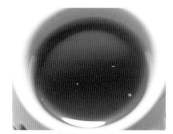

적작약(赤芍藥) 달인 액

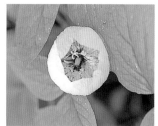

산작약

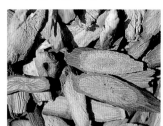

적작약(赤芍藥)

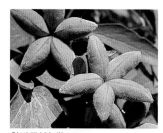

함박꽃(열매)

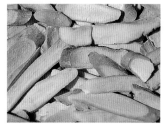

백작약(白芍藥)

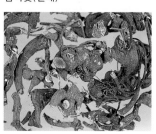

산작약(山芍藥)

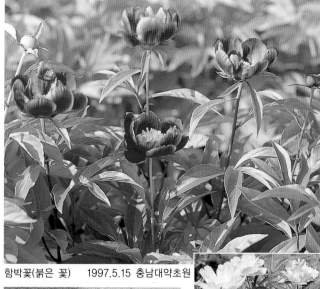

함박꽃(붉은 꽃)　　1997.5.15 충남대약초원

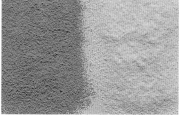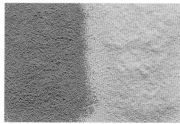

적작약 가루(왼쪽), 백작약 가루(오른쪽)

흰 꽃

414. 합개

도마뱀과

Gekko gecko L.　　　　　　　Gekkonidae

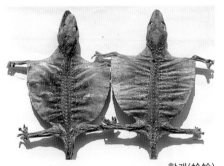

◆ 별명 : 합해(蛤蟹), 대벽호(大壁虎)
◆ 약용 부위 : 내장을 제거한 뒤 말린 몸체
◆ 생약명 : 합개(蛤蚧)
◆ 약효 : 기침, 성기능 활성화
◆ 사용법 : 내복, 약주

▶ **생태** → 우리 나라에는 없고, 중국의 푸젠성(福建省), 광둥성(廣東省), 윈난성(雲南省) 등에 분포하며, 바위굴이나 나무숲에 서식하고, 물과 뭍에서 생활하는 동물. 머리는 삼각형이고, 주둥이 끝은 둥글게 나왔으며, 콧구멍은 주둥이 끝 쪽에 있다. 눈은 크고 튀어나와 있으며, 꼬리는 굵다. 꼬리는 잘 끊어지지만 재생되며, 등은 검은색에 흰 반점이 있다.

▶ **약용 부위, 약효** → 내장을 제거한 뒤 몸체를 말린 것을 합개(蛤蚧)라고 하는데, 폐와 신장의 기능을 돕고, 숨가쁜 증상을 개선시키며, 성기능을 높여 주는 효능이 있다. 몸이 허약하여 기침을 자주 하는 증상, 남성의 성기능이 약하여

조루 현상이 있는 증상, 신경이 극도로 쇠약한 증상, 폐결핵 등을 치료한다.

▶ **사용법** → 가루로 만들어서 1회에 1g을 물로 복용하며, 알약으로 복용하기도 하고 술에 담가서 복용하기도 한다.

▶ **참고** → 개보본초(開寶本草)에 처음으로 수재되었으며, 암컷이 합(蛤), 수컷이 개(蚧)이기 때문에 합개(蛤蚧)라 한다는 이야기도 있고, 중국 발음으로 이 동물이 우는 소리가 사람에 따라서는 합(蛤)으로 또는 개(蚧)로 들리기 때문에 합개(蛤蚧)로 붙였다고 하기도 한다.

▶ **한약 처방명** → 합개탕(蛤蚧湯), 인삼합개탕(人蔘蛤蚧湯), 합개환(蛤蚧丸)

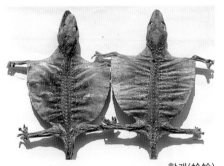
합개(蛤蚧)

합개(蛤蚧) 가루

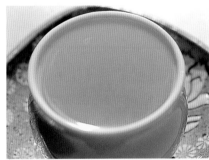
합개(蛤蚧) 달인 액

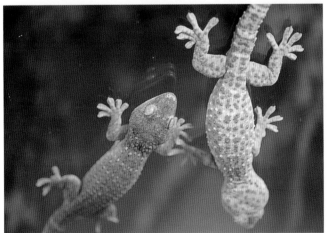
2002.10.1 서울 63빌딩 수족관　　　　합개(등 쪽)

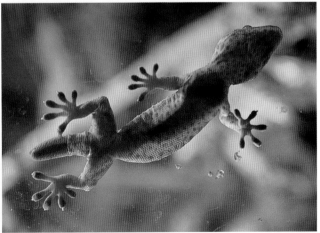
2002.10.1 서울 63빌딩 수족관　　　　합개(배 쪽)

415. 해당화 | 장미과

Rosa rugosa Thunb.　　　　　Rosaceae

✿ ✂ ⚘　　　　● ● ●

◆ 별명 : 매괴화나무
◆ 약용 부위 : 꽃, 열매, 뿌리
◆ 생약명 : 매괴화(玫瑰花), 매괴화근(玫瑰花根)
◆ 약효 : 혈액 순환, 속쓰림, 자양 강장, 당뇨병
◆ 사용법 : 내복, 약주, 약차

▶**생태** → 일본, 중국, 사할린, 북아메리카에 분포하며, 주로 바닷가 모래땅에서 자라는 갈잎작은키나무. 높이 1.5m. 꽃은 5~7월에 홍자색으로 핀다. 열매는 편구형이고 지름은 2~2.5cm로서 붉은색으로 익으며, 수과는 길이 4mm로서 털이 없다.

▶**약용 부위, 약효** → 꽃을 매괴화(玫瑰花)라고 하는데, 혈액 순환을 원활하게 하는 작용이 있다. 간장과 위장이 약하여 속이 쓰리고 아픈 증상, 여성의 월경불순과 월경에 앞서 젖가슴이 아프고 붓는 증상에 효력이 있다. 열매는 피로 회복 또는 자양 강장제로 사용한다. 뿌리를 매괴화근(玫瑰花根)이라고 하는데, 당뇨병 치료에 이용하고 있다.

▶**사용법** → 꽃 5g을 물 2컵(400mL)에 달여서 복용하고, 열매와 뿌리는 술에 담가 두었다가 자기 전에 소주잔으로 한 잔씩 복용한다. 중국에서는 꽃을 매괴차(玫瑰茶)라는 이름으로 시판하고 있다.

▶**참고** → 매괴화는 본초강목습유(本草綱目拾遺)에 수재되어 있으며, 불면증이나 저혈압에도 이용되고 있다.

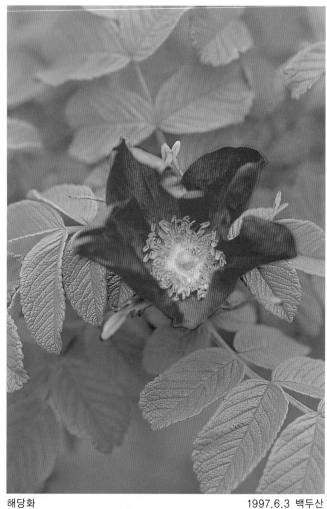

해당화　　　　　　　　　　1997.6.3 백두산

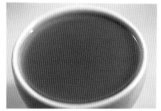

매괴화근(玫瑰花根) 달인 액

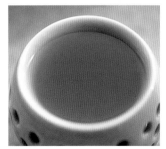

매괴화(玫瑰花) 달인 액

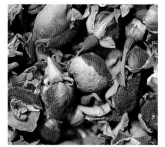

매괴화(玫瑰花)

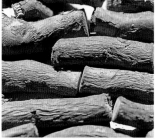

매괴화근(玫瑰花根)

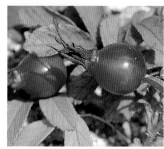

해당화(열매)

428

416. 해룡 | 실고기과

Solenognathus hardwickii Gray   Syngnathidae

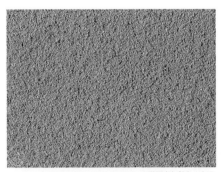

◆ 별명 : 수안(水雁)
◆ 약용 부위 : 외피막과 내장을 제거한 동물 전체
◆ 생약명 : 해룡(海龍)
◆ 약효 : 성기능 저하, 난산, 각종 피부병
◆ 사용법 : 내복, 약주

▶**생태** → 우리 나라에는 없고, 중국, 필리핀, 타이완, 타이 등의 연안 해역에 분포하는 경골어 동물. 체형은 가늘고 길며 납작하다. 전체의 길이는 40~50cm, 몸통은 오각형, 꼬리 부위는 육각형, 꼬리 끝은 사각형으로 굽는다. 몸은 담황색이고 몸 윗부분의 능척(稜脊)은 투박하고, 몸체의 체륜(體輪)은 25~26개, 꼬리 부분은 56~57개이다. 머리는 길고, 주둥이는 길면서 납작하며, 눈자위는 뒤통수(後頭) 길이의 2배이고 입은 작으며 이빨은 없다. 가슴지느러미는 짧고 넓으며, 꼬리지느러미는 없다.

▶**약용 부위, 약효** → 외피막과 내장을 제거한 동물 전체를 해룡(海龍)이라고 하며, 몸을 보하고, 어혈을 풀어 주고 염증을 제거하는 효능이 있다. 몸이 허약하고 성기능이 저하되는 증상, 타박상, 난산(難産), 각종 피부병과 종독을 치료한다.

▶**사용법** → 해룡(海龍) 5g을 물 2컵(400mL)에 달여서 복용하고, 알약이나 가루약으로 복용하거나 술에 담가 복용한다.

▶**참고** → 해룡(海龍)은 본초강목습유(本草綱目拾遺)에 처음으로 수재되었고, 중국 약전품이기도 하다.

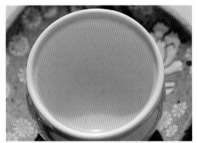

해룡(海龍) 달인 액

해룡(海龍) 가루

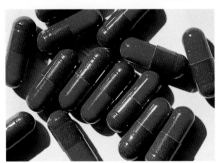

해룡(海龍)이 함유된 강장약

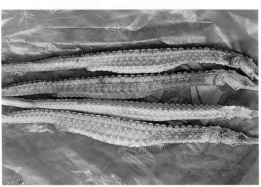

해룡(海龍)

429

417. 해마

실고기과

Hippocampus kelloggi Jordan et Snyder

Syngnathidae

◆ 별명 : 수룡(水龍)
◆ 약용 부위 : 내장을 제거한 몸체
◆ 생약명 : 해마(海馬)
◆ 약효 : 신장 기능 강화, 성기능 활성화, 피부병
◆ 사용법 : 내복, 약주, 외용

▶ **생태** → 우리 나라의 서남해와 일본, 중국 등지의 해안에 분포하는 바닷물고기. 몸이 납작하고 복부가 조금 튀어나와 있으며, 몸체에 11줄, 꼬리에 39~40줄의 둥근 마디가 있다. 주둥이는 가늘고 길며 눈이 다소 크다.

▶ **약용 부위, 약효** → 내장을 제거한 다음 몸체를 말린 것을 해마(海馬)라고 하는데, 신장의 기능을 튼튼하게 하고 염증을 제거하는 효능이 있다. 남성의 조루증, 오줌이 저절로 나오는 증상, 타박상이나 옴, 종기, 버짐 등의 피부병을 치료한다.

▶ **사용법** → 가루로 만들어서 1회 1g을 물로 복용하며, 알약으로 또는 술에 담가서 복용한다. 외용에는 가루로 만들어 참기름을 넣고 개어서 상처에 바르거나 붙인다.

▶ **참고** → 당나라 때 편찬된 본초강목습유(本草綱目拾遺)에 처음으로 수재되었으며, 머리가 말(馬)처럼 생기고 바다에 산다고 하여 해마(海馬)라고 한다.

▶ **한약 처방명** → 해마탕(海馬湯), 해마발독산(海馬拔毒散)

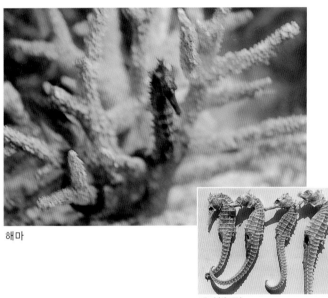

해마

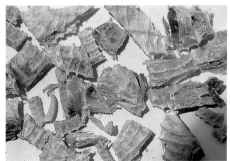

해마(海馬)

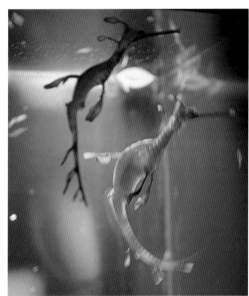

해마   2002.10.10 서울 63빌딩 수족관

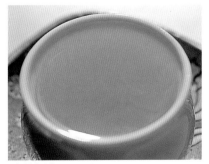

해마(海馬) 달인 액

해마(海馬) 가루

해마(海馬) 썬 것

418. 해삼

해삼과

Stichopus japonicus Selenka

Holothuriidae

◆ 별명 : 바다인삼
◆ 약용 부위 : 동물 전체
◆ 생약명 : 해삼(海蔘)
◆ 약효 : 성기능 저하, 변비, 위궤양, 빈혈
◆ 사용법 : 내복, 약주

▶**생태** → 우리 나라의 동·서·남해에 널리 자라고, 일본, 중국, 타이완, 타이, 베트남 등에 분포하는 극피동물. 몸의 앞 끝에 입과 촉수, 뒤 끝에 항문이 있으며, 바위나 모래 위를 천천히 기어다닌다. 몸은 통형이며, 배 쪽이 납작하고 등 쪽이 볼록한 것이 많은데, 등과 배의 구별이 없는 것도 있다. 세계에 1500종이 알려져 있다.

▶**약용 부위, 약효** → 동물 전체를 해삼(海蔘)이라고 하며, 신장과 위장을 보하고 혈액 생성의 효능이 있다. 허혈, 몸이 쇠약한 사람들에게 좋은데, 특히 부인들의 보약으로 많이 사용한다. 성기능이 저하된 사람, 변비, 위궤양을 치료하고, 치아와 골격의 형성, 근육 마비, 출혈 과다로 오는 빈혈 등에 좋다.

▶**사용법** → 해삼 10g을 물 3컵(600mL)에 달여서 복용하고, 알약이나 가루약 또는 술에 담가서 복용한다. 설사나 이질 증상이 있는 사람에게는 사용하지 않는다.

▶**참고** → 해삼(海蔘)은 본초강목습유(本草綱目拾遺)에는 생백맥혈(生百脈血), 본초종신(本草從新)에는 보신익정(補身益精), 장양료위(壯陽療痿)의 효능이 있다고 하였다.

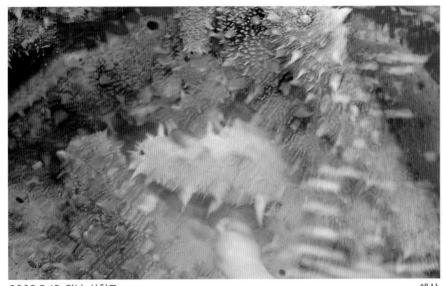

2002.5.18 경남 삼천포

해삼

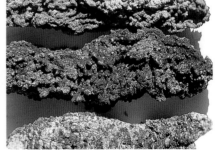

해삼(海蔘)

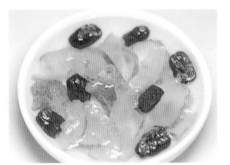

대추를 넣어 달인 것

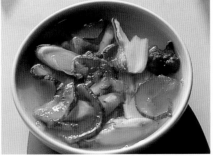

인삼을 넣어 달인 것

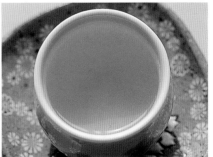

해삼(海蔘) 달인 액

중

431

419. 향부자 | 꿀풀과

Cyperus rotundus L.   Labiatae

◆ 별명 : 갯뿌리방동사니, 약방동사니
◆ 약용 부위 : 뿌리줄기
◆ 생약명 : 향부자(香附子), 향부(香附)
◆ 약효 : 우울증, 가려움증, 신경통
◆ 사용법 : 내복, 약주

▶**생태** → 제주, 전남의 바닷가에서 자라고, 일본, 중국, 타이완, 열대와 아열대에 분포하는 여러해살이풀. 높이 15~40cm. 땅 속의 뿌리줄기가 옆으로 길게 벋으며, 끝 부분에 덩이줄기가 생긴다. 잎은 모여 나고, 꽃은 7~8월에 피며, 꽃줄기 키는 20~30cm이다. 수과는 흑갈색으로 긴 타원형이다.

▶**약용 부위, 약효** → 뿌리줄기를 향부자(香附子) 또는 향부(香附)라고 하는데, 간기능을 원활하게 하고 월경 조절 작용이 있으며 통증을 멈추게 하는 효능이 있다. 가슴이 답답하고 아프며, 우울증에 빠져 의욕이 없는 증상, 피부에 난 옴과 가려움증을 치료한다. 민간에서는 신경통 치료제로 널리 사용되고 있다.

▶**사용법** → 뿌리줄기 5g을 물 2컵(400mL)에 달여서 복용하거나 술에 담가서 복용한다. 독성이 있으므로 물에 담가 두었다가 사용한다. 돌절구에 짓찧어 낸 향부자(香附子)에 막걸리와 식초를 넣어 혼합하고, 설탕물을 가하면서 볶은 것을 제향부(製香附)라고 한다. 향부자(香附子)에 식초를 가하여 하룻밤 담갔다가 노란 색이 될 정도로 볶는 것을 초향부(醋香附)라고 하며, 겉이 검은색이 되도록 볶은 것을 향부탄(香附炭)이라고 한다.

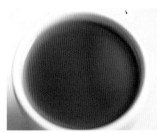

향부자(香附子) 달인 액

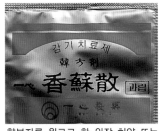

향부자를 원료로 한 위장 허약 또는 감기 치료제

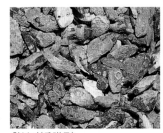

향부자(香附子)

▶**참고** → 향부자(香附子)는 명의별록(名醫別錄)의 중품에 사초(莎草)라는 이름으로 수재되어 있다. 뿌리줄기에서 향긋한 냄새가 나고 부자(附子)처럼 생겼다 하여 향부자(香附子)라고 하며, 우리 나라에서는 방동사니 식물 가운데에서 뿌리줄기가 크고 갯가에서 자라므로 갯뿌리방동사니라고 한다.

▶**한약 처방명** → 향소산(香蘇散), 향사평위산(香砂平胃散), 향사양위탕(香砂養胃湯), 양부탕(良附湯)

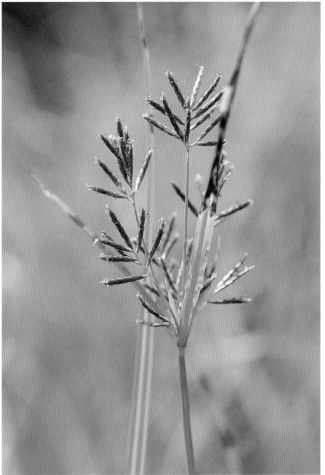

향부자   1997.10.1 충남 태안

ㅎ

420. 향유

꿀풀과

Elsholtzia ciliata (Thunb.) Hylander

Labiatae

◆ 별명 : 노야기
◆ 약용 부위 : 전초
◆ 생약명 : 향유(香薷)
◆ 약효 : 여름철 감기, 배앓이, 소변불리
◆ 사용법 : 내복, 약주, 약차

▶ **생태** → 산에서 흔하게 자라고, 일본, 중국, 몽골, 사할린, 유럽에 분포하는 한해살이풀. 높이 30~60cm. 꽃은 8~9월에 홍자색으로 피는데, 한쪽으로 치우쳐 빽빽하게 달리며, 꽃받침은 5개로 갈라지고 꽃통은 4개로 갈라지며 털이 있다. 수술은 4개이고, 분과는 달걀 모양이다.

▶ **약용 부위, 약효** → 우리 나라에서는 전초를 향유(香薷)라고 하는데, 열이 심하게 나고 오슬오슬 춥고 떨리며, 두통은 있으나 땀이 나지 않는 여름철 감기에 좋다. 여름철 배앓이로 열이 나고 설사를 할 때, 소변을 잘 보지 못하는 증상에도 효과가 있다.

▶ **사용법** → 전초 5g을 물 2컵(400mL)에 달여서 복용한다. 배앓이로 설사를 할 때에는 백편두(白扁豆)와 같은 양으로 배합하여 물에 달여 복용하고, 소변을 잘 보지 못할 때에는 백출(白朮)과 같은 양으로 배합하여 물에 달여 복용한다.

▶ **참고** → 명의별록(名醫別錄)의 중품에 수재되어 있다. 꽃향유 *E. pseudocristate* var. *splendens*, 가는잎향유 *E. angustifolia*, 애기향유 *E. serotina*, 좀향유 *E. minima* 도 약효가 같다.

▶ **한약 처방명** → 향유산(香薷散), 향유음(香薷飮)

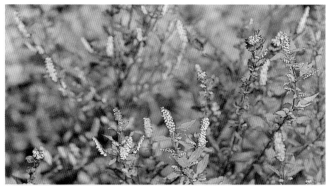

2002.10.1 경기 수원　　　　　　　　　　향유

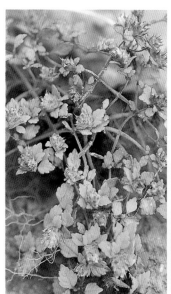

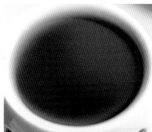

향유(香薷) 달인 액

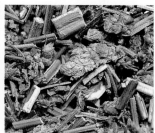

좀향유　　　　　　　향유(香薷)

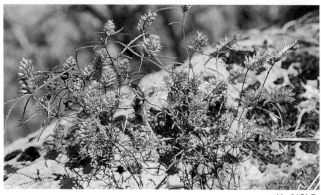

2002.10.5 계룡산　　　　　　　　　　꽃향유

가는잎향유

433

421. 헛개나무 | 갈매나무과

Hovenia dulcis Thunb.　　　　　Rhamnaceae

◆ 별명 : 호리깨나무, 홋개나무, 볼게나무
◆ 약용 부위 : 열매, 줄기 껍질
◆ 생약명 : 지구자(枳椇子), 지구목피(枳椇木皮)
◆ 약효 : 류머티즘, 딸꾹질, 혈액 순환, 근육통
◆ 사용법 : 내복, 약주

▶**생태** → 중부 지방 이남의 산에서 자라고, 일본, 중국에 분포하는 갈잎큰키나무. 높이 10m. 잎은 어긋나고, 꽃은 양성으로서 5수이며, 지름 7mm 정도의 녹색이다. 꽃받침은 달걀 모양, 꽃잎은 비틀리며, 밑부분이 뾰족하고 화반에 털이 있으며 암술대가 3개로 갈라진다. 열매는 둥글고 갈색이 돌며, 지름 8mm 정도로서 3실에 각각 1개의 종자가 들어 있다. 열매줄기는 불규칙하게 울퉁불퉁한 것이 특징이다.

▶**약용 부위, 약효** → 열매를 지구자(枳椇子)라고 하는데, 류머티즘, 딸꾹질과 구토를 치료한다. 줄기 껍질을 지구목피(枳椇木皮)라고 하는데, 혈액 순환을 돕고 근육통을 풀어 준다.

▶**사용법** → 열매 또는 줄기 껍질 5g을 물 2컵(400mL)에 달여서, 또는 술에 담가서 복용한다.

▶**참고** → 꽃대는 열매가 성숙할 때 이상한 모양으로 굵어지므로 헛개나무라고 한다. 요즘에는 알코올 중독으로 인한 간장 치료제로 널리 사용되고 있다.

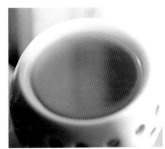
지구목피(枳椇木皮) 달인 액

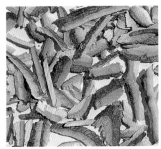
지구목피(枳椇木皮)

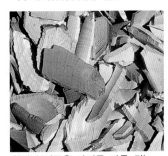
헛개나무(굵은 가지를 자른 것)

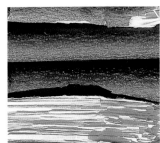
헛개나무(가지)

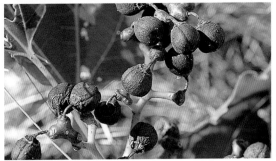
지구자
(枳椇子)

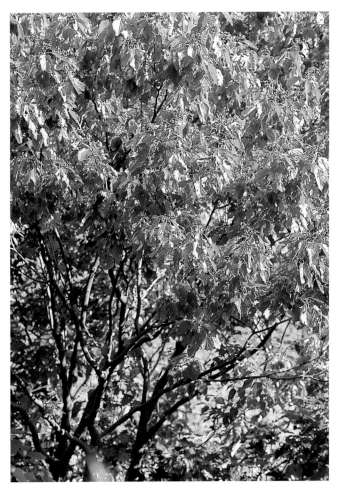
헛개나무　　　　　　　　　　2001.9.1 울릉도

422. 현삼

현삼과

Scrophularia buergeriana Miq.　　　Scrophulariaceae

◆ 별명 : 현대, 정마, 중마, 녹장
◆ 약용 부위 : 뿌리
◆ 생약명 : 현삼(玄蔘)
◆ 약효 : 해열, 헛소리, 마른기침, 변비
◆ 사용법 : 내복, 약주, 외용

▶**생태** → 산에서 자라고, 일본, 중국, 아무르, 우수리에 분포하는 여러해살이풀. 높이 80~150cm. 잎은 마주나고 긴 달걀 모양이다. 꽃은 8~9월에 황록색으로 피고, 꽃받침은 5개로 갈라지며, 꽃통은 길이 6~7mm로서 통부가 단지 모양이다. 열매는 삭과로 달걀 모양이다.

▶**약용 부위, 약효** → 뿌리를 현삼(玄蔘)이라고 하는데, 열을 내리고 몸 안의 체액을 보충하는 효능이 있다. 열병으로 입 안이 마르고 혀가 붉어지며 헛소리를 하는 증상에 좋고, 열이 나면서 마른기침을 하는 증상, 피부가 벌겋게 부어오르고 염증이 생기는 증상에 좋으며, 체액이 부족하여 생기는 변비를 치료한다.

▶**사용법** → 뿌리 5g을 물 2컵(400mL)에 달여서 복용하거나 술에 담가서 복용한다. 외용에는 짓찧어서 바른다.

▶**참고** → 큰개현삼 *S. kakudensis*, 토현삼 *S. koraiensis*, 섬현삼 *S. takesimensis*도 약효는 같다.

▶**한약 처방명** → 현삼승마탕(玄蔘升麻湯), 현삼해독탕(玄蔘解毒湯), 천왕보심단(天王補心丹), 석곡탕(石斛湯), 누로산(漏蘆散)

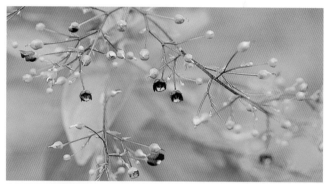
2001.9.10 백두산　　　　　　　　　　　큰개현삼

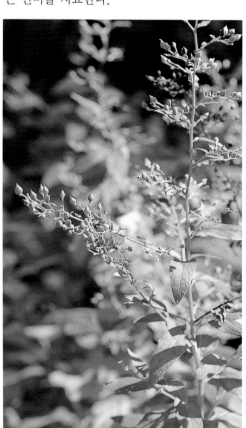
1999.8.15 서울 홍릉　　　　　현삼

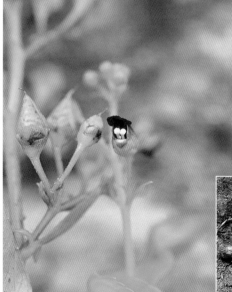
2001.9.1 울릉도　　　　　섬현삼

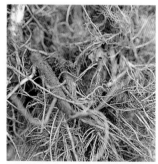
현삼(뿌리)

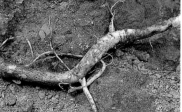
뿌리

423. 현호색 | 양귀비과

Corydalis turtschaninovii
Besser

Papaveraceae

◆ 별명 : 조선현호색, 소엽현호색
◆ 약용 부위 : 덩이줄기
◆ 생약명 : 현호색(玄胡索)
◆ 약효 : 혈액 순환 개선, 관절염, 월경통
◆ 사용법 : 내복

▶**생태** → 산과 들에서 흔하게 자라고, 일본, 중국 둥베이(東北), 아무르, 우수리에 분포하는 여러해살이풀. 높이 20cm. 땅 속에 지름 1cm의 덩이줄기가 있다. 꽃은 4월에 연한 홍자색으로 피는데, 5~10개가 원줄기 끝의 총상화서로 달린다. 열매는 삭과로 편평하고 긴 타원형이다.

▶**약용 부위, 약효** → 덩이줄기를 현호색(玄胡索)이라고 하는데, 혈액 순환을 원활하게 하고 기(氣)의 순환을 도우며 진통의 효능이 있다. 가슴과 배가 아픈 증상, 무릎과 허리가 시리고 아픈 증상, 월경불순이나 월경통을 치료한다.

▶**사용법** → 외피를 벗긴 다음 끓는 물 속에 넣고, 속의 흰색이 없어지고 노랗게 될 때까지 삶아 말린 덩이줄기 3g을 물 2컵(400mL)에 달여서 복용하거나 알약 또는 가루약으로 만들어 복용한다. 월경통에는 향부자(香附子)와 같은 양으로 배합하여 물에 달여서 복용한다.

▶**참고** → 당나라 때의 본초강목습유(本草綱目拾遺)에 처음으로 수재되었다. 송나라 진종(眞宗)의 이름이 현(玄)이었기 때문에, 왕의 이름을 함부로 사용할 수가 없어서 현호색(玄胡索)을 연호색(延胡索)으로 부르기도 한다. 들현호색 *C. ternata*, 왜현호색 *C. ambigua*, 애기현호색 *C. fumariaefolia*, 댓잎현호색 var. *linearis*, 빗살현호색 var. *pectinata* 도 약용으로 쓸 수 있다.

▶**한약 처방명** → 안중산(安中散), 여지귤핵탕(荔枝橘核湯), 현호색산(玄胡索散)

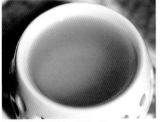

현호색(玄胡索) 달인 액

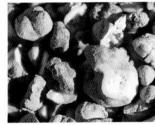

현호색(玄胡索)

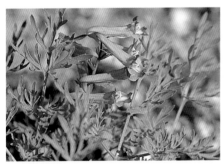

애기현호색

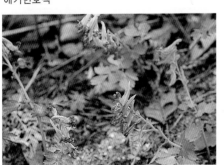

들현호색

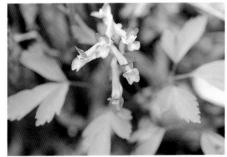

빗살현호색

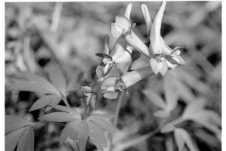

현호색

1994.4.10 계룡산

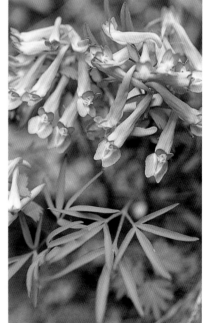

댓잎현호색

424. 형개

꿀풀과

Schizonepeta tenuifolia Briquet
var. *japonica* Kitagawa

Labiatae

◆ 별명 : 형개수
◆ 약용 부위 : 전초
◆ 생약명 : 형개(荊芥), 형개수(荊芥穗)
◆ 약효 : 감기, 가려움증, 습진
◆ 사용법 : 내복, 약주, 약차, 외용

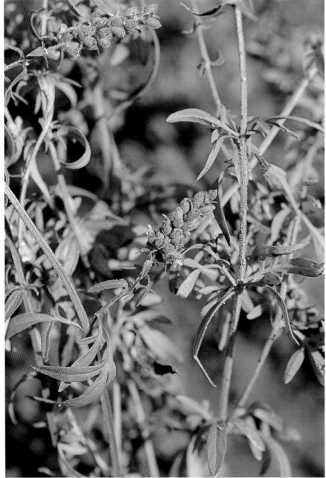

2002.10.1 경기 수원 농촌진흥청   형개

▶**생태** → 우리 나라에서 재배하고, 중국이 원산지인 한해살이풀. 높이 60cm. 원줄기는 곧게 서며 네모지고, 잎은 마주난다. 꽃은 8~9월에 피며, 원줄기 윗부분에는 층층으로 달린다. 꽃받침은 통형, 끝이 5개로 규칙적으로 갈라지고 잔털이 있다. 수술은 4개, 분과는 4개로 달걀 모양이다.

▶**약용 부위, 약효** → 꽃이 달려 있는 전초를 형개(荊芥)라고 하는데, 감기로 열이 나고 춥고 떨리며, 두통이 있으나 땀이 나지 않을 때 효과가 있고, 피부 가려움증과 옴, 습진, 부스럼을 치료하며, 코피가 자주 터지거나 대·소변출혈과 자궁출혈을 멎게 한다.

▶**사용법** → 전초 5g을 물 2컵(400mL)에 달여서 복용하거나 알약 또는 가루약으로 만들어 복용하고, 약주나 약차로 이용하기도 한다. 출혈에는 볶아서 사용하면 효과가 더욱 좋으며, 외용에는 짓찧어서 바른다.

▶**참고** → 형개(荊芥)는 신농본초경(神農本草經)의 중품에 가소(假蘇)라는 이름으로 수재되어 있다. 몸이 약하여 식은땀을 자주 흘리는 사람은 복용해서는 안 된다. 중국에서는 꽃 부분을 형개수(荊芥穗)라고 하여 약재로 사용하고 있으며, 약효와 사용법은 형개와 같다.

▶**한약 처방명** → 은교산(銀翹散), 상륙고(商陸膏), 석결명산(石決明散), 형개연교산(荊芥連翹散)

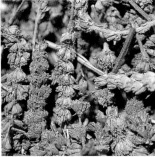

형개(荊芥) (중국산)

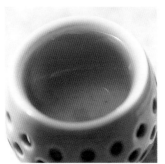

형개(荊芥) (중국산) 달인 액

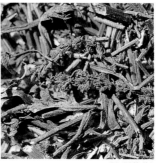

형개(荊芥)

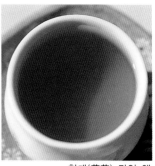

형개(荊芥) 달인 액

437

425. 호랑이 | 고양이과

Panthera tigris L.　　　　　Felidae

◆ 별명 : 범
◆ 약용 부위 : 뼈
◆ 생약명 : 호골(虎骨)
◆ 약효 : 류머티스성 관절염, 신경통
◆ 사용법 : 내복, 약주

▶ **생태** → 우리 나라에서는 동물원에서 사육하고 있으며, 동남 아시아에 분포하는 동물. 몸 길이 1.4~1.8m, 꼬리 길이 0.6~0.9m, 몸무게 180~240kg. 몸의 바탕색은 담황갈색 및 적갈색이며, 검은색 및 흑갈색의 옆줄 무늬가 있다. 귀는 좁고, 중앙에 크고 흰 반점이 있다. 수컷은 갈기나 하복부의 긴 털이 거의 없다. 사자에 비하여 몸통이 길고 다리가 짧으며, 코와 입 끝의 너비가 좁다.

▶ **약용 부위, 약효** → 뼈를 호골(虎骨)이라고 하는데, 풍(風)을 없애고 통증을 진정시키며 힘줄과 뼈를 튼튼하게 하고 경련을 멎게 하는 효능이 있다. 류머티스성 관절염, 신경통, 팔다리가 오그라드는 증상, 뼈마디의 운동 장애, 가슴이 두근거리는 증상, 간질을 치료한다.

▶ **사용법** → 뼈 3g에 물 1컵(200mL)을 넣고 달여서 복용하거나 알약이나 가루약으로, 또는 술에 담가서 복용한다.

▶ **참고** → 호골은 명의별록(名醫別錄)의 중품에 수재되어 있으며, 별명을 호경골(虎脛骨), 호신골(虎身骨)이라고 한다.

▶ **한약 처방명** → 호골산(虎骨散), 호잠환(虎潛丸), 몰약산(沒藥散), 호골모과주〔虎骨木瓜酒〕, 예지산(預知散)

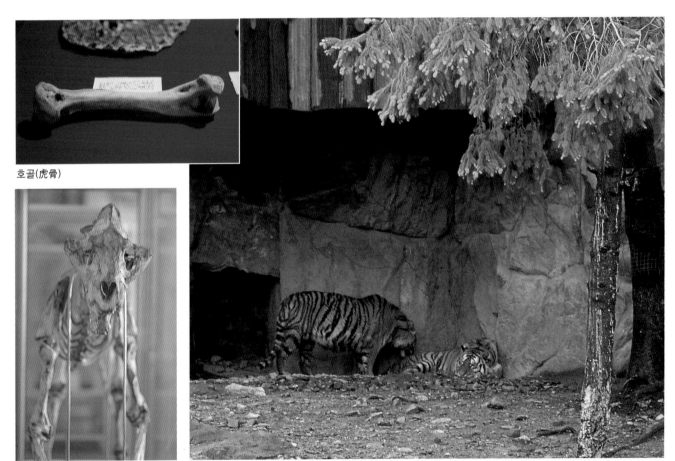

호골(虎骨)

호골(虎骨)　　　　　호랑이　　　　　2002.5.3 서울대공원

438

426. 호로파

콩과

Trigonella foenum-graecum L.　　Leguminosae

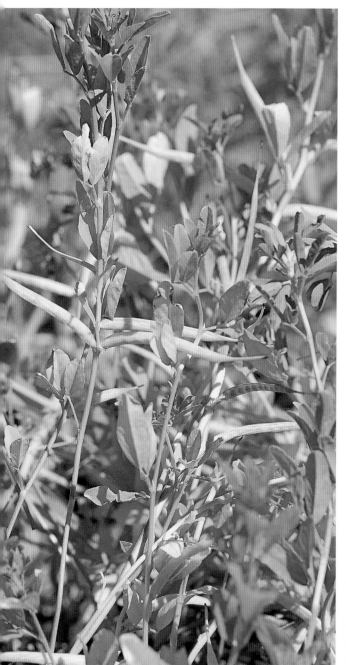

◆ 별명 : 호파(胡巴), 노파(蘆巴)
◆ 약용 부위 : 종자
◆ 생약명 : 호로파(胡蘆巴)
◆ 약효 : 성기능 강화, 요통, 복통
◆ 사용법 : 내복, 약주, 약차

▶**생태** → 우리 나라에서 재배하며, 중국이 원산지인 한해살이풀. 높이 50~80cm. 향기가 나고 줄기는 곧게 서며 잎은 어긋난다. 꽃은 흰색으로 밑부분이 자색을 띠며, 나비 모양으로 1~2개씩 잎겨드랑이에 달린다. 꼬투리는 가늘며, 길이 7~11cm, 세로의 그물맥이 뚜렷하고, 종자는 다갈색이다.

▶**약용 부위, 약효** → 종자를 호로파(胡蘆巴)라고 하는데, 신장의 기능을 돕고 찬 기운을 풀어 주며 통증을 멎게 하는 효능이 있다. 성기능이 저하된 증상, 허리와 무릎이 시리고 아픈 증상, 아랫배가 아픈 증상을 치료한다.

▶**사용법** → 종자 5g을 물 2컵(400mL)에 달여서 복용하거나 알약 또는 가루약으로 만들어 복용한다. 또, 술에 담가서 복용하거나 뜨거운 물에 차로 만들어 이용한다.

▶**참고** → 송나라 때의 가우본초(嘉祐本草)에 수재되어 있다.

ㅎ

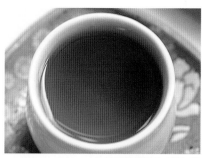

호로파(胡蘆巴) 달인 액

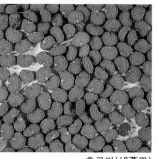

호로파(胡蘆巴)

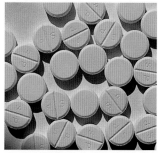

호로파(胡蘆巴)가 함유된 강장약

1994.9.1 대전 인삼연초연구소　　　　　호로파

427. 호제비꽃 | 제비꽃과

Viola yedoensis Makino   Violaceae

◆ 별명 : 제비꽃
◆ 약용 부위 : 전초
◆ 생약명 : 지정(地丁), 자화지정(紫花地丁)
◆ 약효 : 해열, 해독, 설사
◆ 사용법 : 내복, 약주, 외용

▶ **생태** → 전남, 충북, 경기, 황해, 함경 남북의 들이나 밭에서 자라고, 일본, 중국에 분포하는 여러해살이풀. 뿌리줄기는 짧고 뿌리는 흰색이며 전체에 퍼진 털이 있다. 잎은 뿌리에서 모여 나고 삼각상, 넓은 바늘 모양. 꽃이 필 때에는 길이 4~6cm, 너비 1~2cm이고, 열매가 익을 때에는 길이 8cm, 너비 3cm에 이르며, 끝은 둔하고 밑은 약간 들어가고 잎자루는 잎몸보다 짧으며, 윗부분에 날개가 약간 있다. 꽃줄기는 잎과 길이가 비슷하고, 꽃은 자줏빛이고 꽃받침잎은 바늘 모양이며, 부속체는 둥글다. 꽃잎 측판에는 털이 없고 꽃뿔은 둥글다. 열매는 삭과로서 달걀 모양이고 털이 없다.

▶ **약용 부위, 약효** → 전초를 지정(地丁) 또는 자화지정(紫花地丁)이라고 하는데, 열을 내리고 습(濕)을 없애며 독을 풀어서 종기를 없애는 효능이 있다. 온갖 부스럼(瘡腫), 나력, 황달, 이질, 심한 설사, 눈의 충혈, 인후염, 독사에 물린 상처를 치료한다.

▶ **사용법** → 전초 5g을 물 2컵(400mL)에 달여서 복용하거나 술에 담가서 복용하고, 외용에는 짓찧어서 바른다.

▶ **참고** → 중국 사람들은, 이 식물이 키가 작아서 땅에 깔린 것 같고, 꽃이나 잎의 모양이 정(丁)이라는 글자와 닮았다고 하여 지정(地丁)이라고 한다. 자색 꽃이 피는 것을 자화지정(紫花地丁), 노란색 꽃이 피는 것을 황화지정(黃花地丁)이라고 한다. 북한에서는 제비꽃을 지정(地丁)이라고 한다.

▶ **한약 처방명** → 오미소독음(五味消毒飮), 삼선산(三仙散)

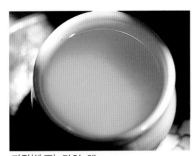
지정(地丁) 달인 액

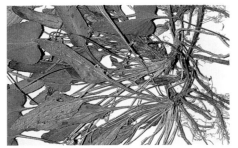
지정(地丁)

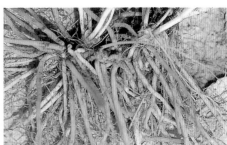
호제비꽃(뿌리)

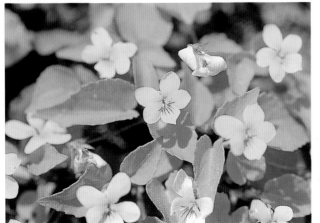
노랑제비꽃

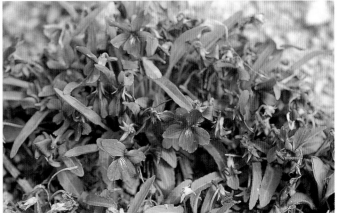
호제비꽃   1994.7.1 충남대약초원

428. 홀아비꽃대 | 홀아비꽃대과

Chloranthus japonicus Sieb.   Chloranthaceae

◆ 별명 : 없음
◆ 약용 부위 : 지상부, 뿌리줄기
◆ 생약명 : 은선초(銀線草), 은선초근(銀線草根)
◆ 약효 : 기침, 가래, 무월경, 가려움증, 류머티즘
◆ 사용법 : 내복, 약주, 외용

▶ **생태** → 우리 나라의 산 속에서 드물게 자라고, 일본, 중국 둥베이(東北), 사할린, 아무르에 분포하는 여러해살이풀. 높이 20~30cm. 밑부분의 마디에 비늘 조각 같은 잎이 마주나며, 뿌리줄기는 마디가 많고 덩이처럼 되며 회갈색 뿌리가 난다. 잎은 4개가 줄기 끝에서 모여 나고, 길이 7~12cm, 너비 3~6cm, 끝이 뾰족하고 톱니가 있다. 꽃은 흰색으로 양성, 4월에 피며, 수상화서는 길이 2~3cm, 꽃잎이 없다. 수술대는 3개, 밑부분이 짧게 합쳐져서 자방 뒷면에 붙어 있으며, 선형으로 흰색이고 바깥쪽 밑부분에 꽃밥이 달린다. 열매는 길이 2.5~3mm로 달걀 모양이다.

▶ **약용 부위, 약효** → 전초를 은선초(銀線草)라고 하는데, 찬 것을 몰아내고 풍을 제거하며 어혈을 풀어 주고 해독의 효능이 있다. 풍한(風寒)에 의한 기침과 가래, 월경이 불규칙한 증상, 몸이 근질거리는 증상, 타박상을 치료한다. 뿌리줄기를 은선초근(銀線草根)이라 하며, 혈액 순환을 원활하게 하는 효능이 있고, 류머티즘, 과로, 감기몸살, 위통, 월경폐지, 백대하, 타박상, 옹종을 치료한다.

▶ **사용법** → 지상부나 뿌리줄기 5g을 물 3컵(600mL)에 달여 복용하거나 술에 담가서 복용한다. 외용에는 생것을 짓찧어서 바르거나 달인 액으로 씻는다.

▶ **참고** → sesquilactone 화합물들은 쥐의 백혈병 암세포인 L-5178Y cells에 대하여 성장 억제 작용이 있다고 한다. 수술대가 길고 밑이 붙으며 꽃이 많이 붙어 있는 것이 1개인 쌍꽃대(꽃대) *C. serratus*도 약효가 같다.

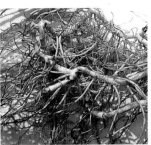
홀아비꽃대(뿌리)

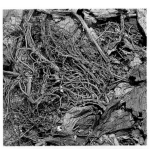
은선초(銀線草)

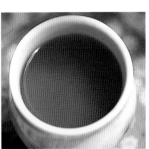
은선초(銀線草) 달인 액

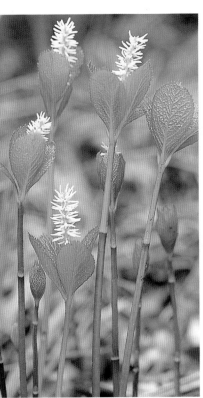
1997.6.14 백두산   홀아비꽃대

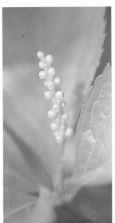
홀아비꽃대(열매)

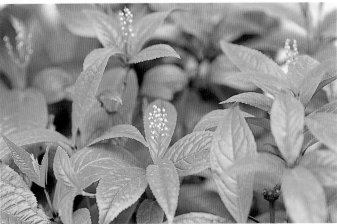
2000.4.9 중국 쿤밍(昆明)   쌍꽃대(꽃대)

441

429. 홉

뽕나무과

Humulus lupulus L.

Moraceae

◆ 별명 : 맥주풀
◆ 약용 부위 : 자화서(雌花序), 줄기, 잎
◆ 생약명 : 홀포(忽布)
◆ 약효 : 소화불량, 부종, 방광염, 불면증
◆ 사용법 : 내복, 약주

▶**생태** → 강원도에서 주로 재배하고, 유럽 원산인 덩굴성 여러해살이풀. 덩굴은 오른쪽으로 감으면서 올라가고, 잎은 마주난다. 꽃은 암수 딴그루. 수꽃은 원추화서로 길이 5~15cm이고, 꽃덮이는 5개, 수술 5개, 자화서(雌花序)는 거의 둥글거나 달걀 모양이다. 포는 잎 같으며, 과수는 구과 같다.

▶**약용 부위, 약효** → 자화서를 홀포(忽布)라고 하며, 건위, 소변을 잘 보게 하는 효능이 있다. 소화불량, 헛배가 부른 증상, 부종, 방광염, 불면증을 치료한다. 줄기와 잎도 같은 약효로 사용한다.

▶**사용법** → 자화서 5g을 물 2컵(400mL)에 달여서 복용하거나 술에 담가서 복용한다.

▶**참고** → 근연식물인 한삼덩굴 *H. scandens*의 전초를 율초(葎草)라고 하는데, 이질, 폐결핵, 폐렴, 문둥병, 치질을 치료하는 데 사용한다. 전초 10g을 물 3컵(600mL)에 달여서 복용하고, 외용에는 짓찧어서 바른다.

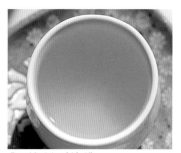
홀포(忽布) 달인 액

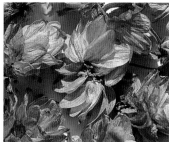
홀포(忽布)

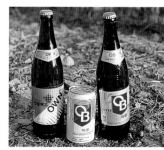
홉으로 만든 맥주

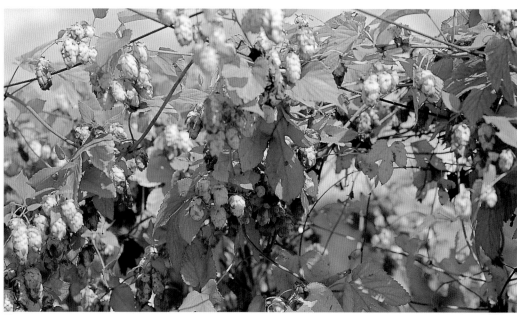
홉
2002.9.30 경기 수원 농촌진흥청

430. 화살나무 | 노박덩굴과

Euonymus alatus (Thunb.)
Sieb.

Celastraceae

◆ 별명 : 홋잎나무, 참빗나무
◆ 약용 부위 : 가지에 달린 날개
◆ 생약명 : 귀전우(鬼箭羽)
◆ 약효 : 월경불순, 사지무력증, 류머티스성 관절염
◆ 사용법 : 내복, 약주

▶ **생태** → 산기슭에서 자라고, 일본, 중국에 분포하는 갈잎 작은키나무. 높이 3m. 작은가지는 녹색이고, 오래 되면 2~4줄의 코르크질 날개가 생긴다. 잎은 마주나고, 꽃은 황록색으로 5~6월에 피며 잎겨드랑이에 달린다. 꽃받침잎, 꽃잎 및 수술은 각각 4개이고, 자방은 1~2실이다. 열매는 삭과로서 10월에 붉은색으로 익는다.

▶ **약용 부위, 약효** → 가지에 달린 날개를 귀전우(鬼箭羽)라고 하는데, 월경불순, 산후복통에 효과가 있고, 손발이 저리고 아픈 증상을 치료하며, 류머티스성 관절염에 효과가 있다. 민간에서는 암 치료제로 널리 사용되고 있다.

▶ **사용법** → 가지에 달린 날개 5g을 물 2컵(400mL)에 달여서 복용하거나 술에 담가서 복용한다.

▶ **참고** → 오래 된 가지에 코르크로 된 날개가 달리는데, 이 모양이 화살의 뒷부분처럼 생겼다 하여 화살나무라고 한다.

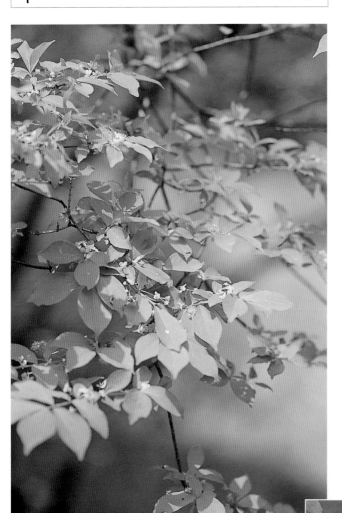

1990.6.1 계룡산   화살나무

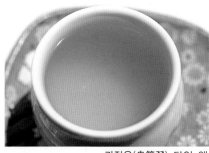

귀전우(鬼箭羽) 달인 액

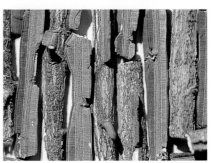

열매   귀전우(鬼箭羽)

443

431. 화초나무

운향과

Zanthoxylum bungeanum Maxim.

Rutaceae

◆ 별명 : 화추나무, 천초나무
◆ 약용 부위 : 열매 껍질, 잎
◆ 생약명 : 화초(花椒), 화초엽(花椒葉)
◆ 약효 : 소화불량, 생선독, 음부소양증
◆ 사용법 : 내복, 약주, 욕탕제

▶**생태** → 우리 나라에는 자라지 않고 중국의 대부분 지역에서 자라는 갈잎떨기나무. 높이 3~6m. 줄기와 가지에는 가시가 드문드문 나 있고, 잎은 어긋나며, 홀수 1회 깃꼴겹잎, 작은잎은 5~9개, 달걀 모양이며, 가장자리에는 작은 거치가 있는데, 거치 끝에는 투명한 선점(腺點)이 있다. 잎자루 양측의 밑부분이 납작하고 잎 뒷면에는 털이 있다. 꽃은 단성으로서 3~5월에 취산상 원추화서로 가지 끝에 피는데, 수꽃은 수술이 5~7개이고, 암꽃의 심피는 3~4개, 꽃덮이는 4~8개이다. 열매는 돌기가 있고 자홍색으로 7~10월에 익으며, 종자는 1개이고 광택이 있다.

▶**약용 부위, 약효** → 열매 껍질을 화초(花椒)라고 하는데, 속을 따뜻하게 하고(溫中) 찬 것을 물리치며(散寒) 통증을 멎게 하고 살충 효능이 있다. 게나 생선의 독을 풀어 주는 효능이 있다. 소화불량, 위내정수(胃內停水), 심복냉통, 구토, 하리, 음부소양증을 치료한다. 잎을 화초엽(花椒葉)이라 하며, 같은 목적으로 사용한다.

▶**사용법** → 열매 껍질 또는 잎 2g을 물 2컵(400mL)에 달여서 복용하거나 술에 담가서 복용한다. 적당량을 목욕물에 넣어서 이용하면 근육통, 류머티즘, 근무력증, 과로를 푸는 데 도움이 된다.

▶**참고** → 신농본초경(神農本草經) 하품에 촉초(蜀椒)가, 중품에는 진초(秦椒)라는 이름으로 수재되어 있는 것을 보면 촉이나 진나라의 특산품으로 취급된 것을 알 수 있다. 실제로 화초(花椒)라는 이름은 이시진 선생의 본초강목(本草綱目)에 처음으로 등장하며, 열매의 크기가 크고 색깔이 곱기 때문에 붙여진 것으로 생각된다. 현재 중국에서는 화초나무를 비롯하여 개산초 *Z. schnifolium*, 병과화초(柄果花椒) *Z. simulans*, 죽엽초(竹葉椒) *Z. planispium* 등의 열매가 출하되고 있다. 에탄올 엑스는 국소 마취 작용, 정유 성분은 구충 작용이 있다. 일반적으로 중국산 화초(花椒)가 우리 나라의 초피나무나 산초나무의 열매보다 크다.

▶**한약 처방명** → 초매탕(椒梅湯), 대건중탕(大健中湯), 오매환(烏梅丸)

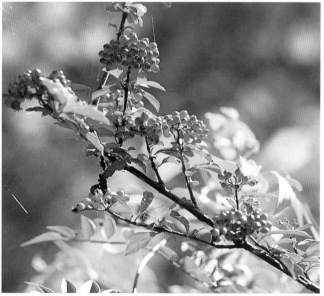

화초나무
1997.8.20 중국 쿤밍(昆明)

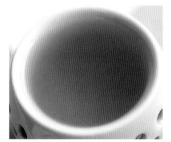

화초(花椒) 달인 액

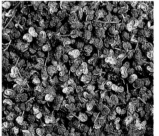

화초(花椒)

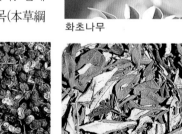

화초엽(花椒葉)

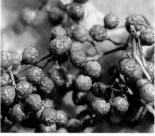

화초나무(열매)

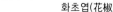

432. 황기

콩과

Astragalus membranaceus (Fischer) Bunge

Leguminosae

◆ 별명 : 단녀삼
◆ 약용 부위 : 뿌리
◆ 생약명 : 황기(黃耆)
◆ 약효 : 사지무력증, 허약 체질
◆ 사용법 : 내복, 약주, 약차

▶**생태** → 경북, 강원, 함경 남북의 산에서 자라고, 중국 둥베이(東北), 몽골, 일본, 시베리아, 중앙 아시아에 분포하는 여러해살이풀. 높이 1m. 꽃은 연한 노란색으로 7~8월에 잎겨드랑이에서 나오는 총상화서로 핀다. 꽃받침은 종 모양, 끝이 5개로 갈라지고, 꽃잎은 나비 모양으로 길고 가늘며, 길이 1.5~1.8cm, 수술은 10개이다. 꼬투리는 달걀 모양으로 길이 2~3cm이다.

▶**약용 부위, 약효** → 뿌리를 황기(黃耆)라고 하는데, 손발이 차고 아프며 힘이 없고, 대변이 묽게 나오는 사람, 식은 땀을 많이 흘리고 입이 마르는 사람에게 좋다.

▶**사용법** → 뿌리 10g에 물 700mL를 넣고 달인 액을 반씩 나누어 아침 저녁으로 복용한다. 약주나 약차로도 이용한다.

▶**참고** → 신농본초경(神農本草經)의 상품에 수재되어 있다. 뿌리가 노랗고[黃], 노인에게 특히 효과가 있어서 수명을 연장시키는 작용[耆]이 있으므로 황기(黃耆)라고 한다.

▶**한약 처방명** → 황기건중탕(黃耆健中湯), 계지가황기탕(桂枝加黃耆湯), 황기계지오물탕(黃耆桂枝五物湯), 가미귀비탕(加味歸脾湯)

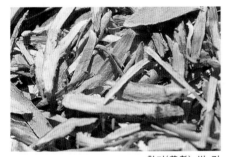

황기(黃耆) 썬 것

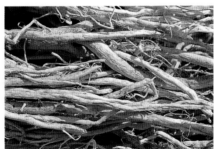

황기(黃耆)

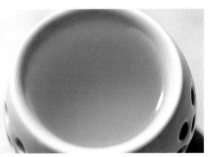

황기(黃耆) 달인 액

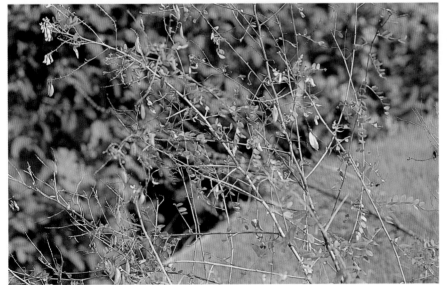

2002.10.1 충북 옥천약용식물원

황기

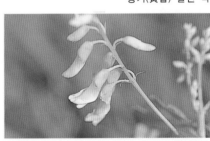

황기(꽃)

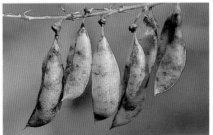

황기(열매)

445

433. 황련

미나리아재비과

Coptis japonica (Thunb.)
Makino

Ranunculaceae

◆ 별명 : 천련(川連), 왕련(王連)
◆ 약용 부위 : 뿌리줄기
◆ 생약명 : 황련(黃連)
◆ 약효 : 설사, 소화불량, 눈과 귀의 염증
◆ 사용법 : 내복, 외용

▶**생태** → 우리 나라에서 재배하며, 일본이 원산지인 늘푸른여러해살이풀. 높이 50cm. 땅속줄기는 옆으로 벋으며, 속은 노란색이고 많은 잔뿌리가 있다. 꽃은 3~4월에 흰색으로 피는데, 암수 딴그루 또는 암수 한그루이며, 꽃대에 1~3개가 달린다. 열매는 대과로서 1개의 종선이 있다.

▶**약용 부위, 약효** → 뿌리줄기를 황련(黃連)이라고 하는데, 위장이 약하여 자주 설사를 하고 구토를 하며 명치가 갑갑하고 통증이 있는 증상, 평소에 소화가 잘 안 되는 증상, 눈과 귀에 열이 나면서 염증이 있는 증상에 좋다.

▶**사용법** → 뿌리줄기 5g에 물 2컵(400mL)을 넣고 달인 액을 반씩 나누어 아침 저녁으로 복용하거나 알약 또는 가루약으로 만들어 복용하고, 외용에는 가루를 내어 붙인다. 눈과 귀의 염증에는 달인 액으로 씻는다.

▶**참고** → 황련(黃連)은 신농본초경(神農本草經)의 상품에 수재되어 있다. 이시진(李時珍) 선생의 본초강목(本草綱目)에는 노란색의 뿌리가 염주처럼 길게 이어져 있다 하여 황련(黃連)이라 하였다. 중국산은 황련 *C. chinensis*의 뿌리줄기를 말한다.

▶**한약 처방명** → 황련탕(黃連湯), 황련해독탕(黃連解毒湯), 황련아교탕(黃連阿膠湯), 삼황사심탕(三黃瀉心湯)

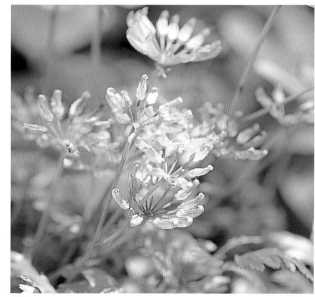

황련   1999.6.11 청주

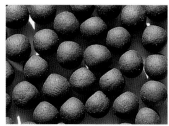

황련(黃連)이 함유된 건위 정장제

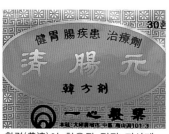

황련(黃連)이 함유된 정장 지사제

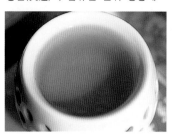

황련(黃連) 달인 액

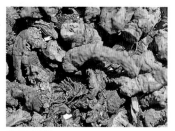

황련(黃連)

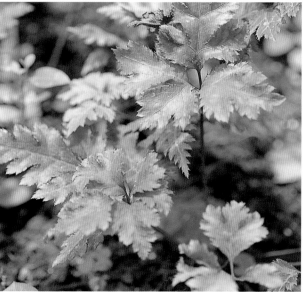

황련(중국산)   1993.8.22 중국 청두(成都)

434. 황벽나무 | 운향과

Phellodendron amurense Rupr.　　　Rutaceae

- ◆ 별명 : 황경피나무
- ◆ 약용 부위 : 줄기 껍질, 열매
- ◆ 생약명 : 황백(黃柏), 황백실(黃柏實)
- ◆ 약효 : 설사, 황달, 무릎 부종, 눈의 충혈
- ◆ 사용법 : 내복, 외용

▶ **생태** → 제주, 전남을 제외한 우리 나라의 산에서 자라고, 일본, 중국, 우수리에 분포하는 갈잎중간키나무. 높이 7~10m. 줄기 껍질은 연한 회색이나 코르크층이 발달하여 깊이 갈라지며, 코르크층을 벗긴 내피는 노란색이다. 잎은 마주나고 홀수 1회 깃꼴겹잎이다. 꽃은 5~6월에 노란색으로 핀다. 열매는 둥글고 9~10월에 검은색으로 익는다.

▶ **약용 부위, 약효** → 줄기 껍질을 황백(黃柏)이라고 하는데, 설사, 황달, 다리와 무릎이 붓고 마비되는 증상, 화상이나 눈의 충혈, 부스럼, 습진, 옴 등에 좋다. 열매를 황백실(黃柏實)이라고 하며, 열이 심하고 목이 아픈 증상을 치료하는 데 이용한다.

▶ **사용법** → 줄기 껍질 5g을 물 2컵(400mL)에 달여서 복용하거나 알약으로 만들어 복용하고, 외용에는 가루로 만들어 붙이거나 달인 액에 아픈 부위를 담근다. 열매 3g을 물 2컵(400mL)에 달여서 복용하거나 가루를 내어 복용한다.

▶ **참고** → 황백은 신농본초경(神農本草經)의 중품에 벽목(蘗木)의 이름으로 수재되어 있다. 노란색 껍질을 가진 측백나무[柏]라는 뜻에서 황백(黃柏)이라 하고, 우리 나라나 일본에서 황벽나무라고 하는 것은 노란색[黃]의 줄기 껍질[蘗]을 가진 나무라는 뜻이다.

▶ **한약 처방명** → 반하백출천마탕(半夏白朮天麻湯), 황련해독탕(黃連解毒湯), 자음강화탕(滋陰降火湯), 치자벽피탕(梔子蘗皮湯)

황백(黃柏) 가루

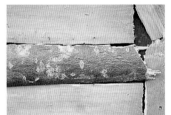
황백(黃柏)

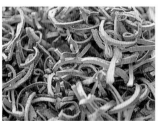
황백(黃柏) 썬 것

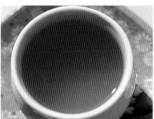
황백(黃柏) 달인 액

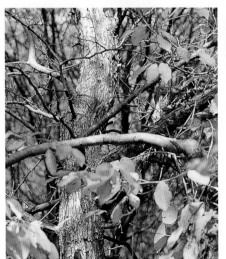
1994.10.1 치악산　　　황벽나무

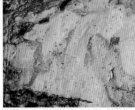
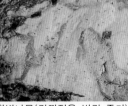
황벽나무(겉껍질을 벗긴 줄기)

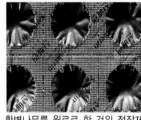
황백실(黃柏實)

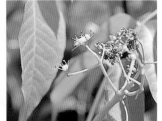
황벽나무를 원료로 한 건위 정장제

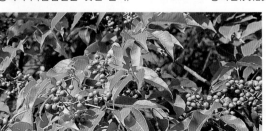
황벽나무(열매)　　　황벽나무(꽃)

447

435. 회향

미나리과

Foeniculum vulgare Gaertner   Umbelliferae

◆ 별명 : 대회향
◆ 약용 부위 : 열매
◆ 생약명 : 회향(茴香)
◆ 약효 : 소화불량, 고환염
◆ 사용법 : 내복, 약주, 약차, 욕탕제

▶**생태** → 약용 식물로 재배하는 귀화 식물이며, 유럽 남부가 원산지인 여러해살이풀. 높이 2m. 잎은 어긋나고, 꽃은 7~8월에 핀다. 긴 달걀 모양의 열매는 분과로서 향기가 강하다.

▶**약용 부위, 약효** → 열매를 회향(茴香)이라고 하는데, 위장이 항상 차서 소화가 잘 안 되고 설사를 하는 증상을 치료하고, 하초(下焦)에 있는 냉증을 풀어 주므로 고환염에 좋으며, 허리가 아프고 팔다리가 쑤시는 증상을 치료한다.

▶**사용법** → 열매 3g에 물 2컵(400mL)을 넣고 달인 액을 반씩 나누어 아침 저녁으로 복용한다. 뜨거운 물에 열매 10개 정도를 넣어 우려서 마시기도 한다. 허리가 아프고 팔다리가 쑤실 때에는 두충과 배합하여 달여 먹는다. 목욕물에 넣어서 사용하면 근육통을 풀어 준다.

▶**참고** → 당나라 때의 신수본초(新修本草)에 처음으로 수재되어 있으며, 향기가 강하여 한번 퍼져 나갔던 향기가 돌아올 정도라고 하여 회향(茴香)이라 하였다. 북한에서는 젖이 잘 나오지 않을 때, 월경통, 음부가 차고 아랫배가 시린 여성에게 사용하고 있다. 유럽과 미국에서는 향기가 아주 강하고 좋으므로 향료 요법에도 자주 이용하고 있다.

▶**한약 처방명** → 안중산(安中散), 난간탕(暖肝湯), 선모환(仙茅丸), 호로파환(胡蘆巴丸)

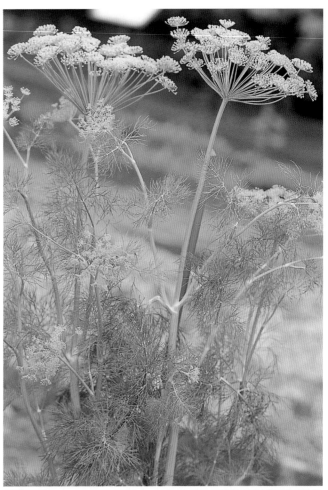

회향   1997.7.1 충남대약초원

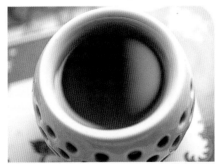

회향(茴香) 달인 액

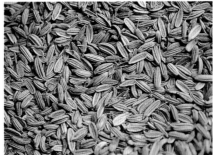

회향(茴香)

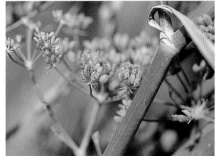

회향(열매)

436. 회화나무 | 콩과

Sophora japonica L.　　　　　　　Leguminosae

◆ 별명 : 괴화나무
◆ 약용 부위 : 꽃봉오리, 꽃, 열매
◆ 생약명 : 괴미(槐米), 괴화(槐花), 괴각(槐角)
◆ 약효 : 지혈(대 · 소변, 치질), 변비
◆ 사용법 : 내복, 약주, 약차

▶**생태** → 우리 나라에서 재식하며, 중국이 원산지인 갈잎 큰키나무. 높이 15~20m. 꽃은 8월에 황백색으로 피는데, 길이 12~15mm로 가지 끝에 원추화서로 달리며, 꽃받침은 길이 3~4mm로 둔한 5개의 톱니가 있다. 꼬투리는 잘록잘록하고 길이는 5~8cm로서 약간 육질이다. 열매는 10월에 익는다.

▶**약용 부위, 약효** → 꽃봉오리를 괴미(槐米)라고 하고, 꽃을 괴화(槐花)라고 하는데, 대 · 소변출혈, 치질출혈, 코피가 자주 터지는 증상을 치료하고, 변비에도 효과가 있다. 열매

를 괴각(槐角)이라고 하며, 꽃과 같은 약효를 가지고 있다.

▶**사용법** → 꽃 또는 열매 10g에 물 3컵(600mL)을 넣고 달인 액을 반씩 나누어 아침 저녁으로 복용한다. 약주나 약차로도 이용한다.

▶**참고** → 괴화는 신농본초경(神農本草經)의 상품에 수재되어 있다. 열매가 울퉁불퉁하고 꼬부라진 모양을 보고, 이상한 나무라고 하여 괴(槐)라고 한다. rutin이 많이 함유되어 있으므로 고혈압에도 좋은 효과가 있다.

▶**한약 처방명** → 괴화산(槐花散), 괴각환(槐角丸)

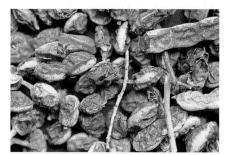
괴각(槐角)

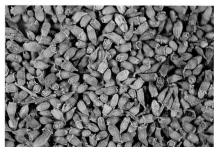
괴화(槐花)

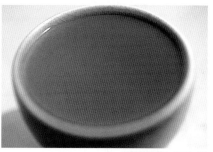
괴화(槐花) 달인 액

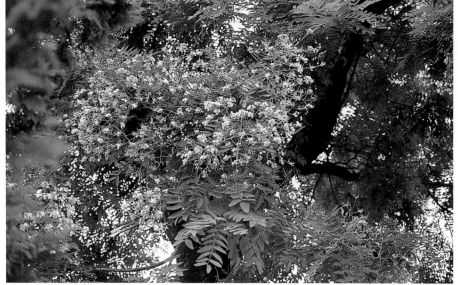
1989.7.25 계룡산　　　　　　　　　　회화나무

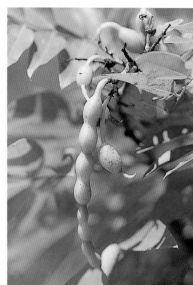
회화나무(열매)

449

437. 후박나무 | 목련과

Magnolia officinalis Rehd. et Wils.

Megnoliaceae

◆ 별명 : 없음
◆ 약용 부위 : 줄기 껍질, 꽃, 열매
◆ 생약명 : 후박(厚朴), 후박화(厚朴花), 후박자(厚朴子)
◆ 약효 : 소화불량, 복부 팽만
◆ 사용법 : 내복

▶**생태** → 중부 이남에서 흔하게 재식하고, 일본이 원산지인 갈잎큰키나무. 높이 20m. 줄기 껍질은 회백색이고, 잎은 새로 나온 가지 끝에 모여서 어긋난다. 꽃은 5월에 잎이 나온 다음 가지 끝에 1개씩 달리는데, 연한 누른빛이 도는 흰색이다. 꽃받침잎은 3개, 꽃잎은 6~9개, 수술과 암술이 많고, 수술대는 밝은 붉은색, 꽃밥은 황백색이며, 긴 타원형의 열매는 홍자색으로 익는다.

▶**약용 부위, 약효** → 줄기 껍질을 후박(厚朴)이라고 하는데, 속을 따뜻하게 하고 위장을 튼튼하게 하므로, 소화가 잘 안 되고 복부가 그득한 느낌이 들며 때로는 구토를 하는 증상, 가벼운 설사, 기침과 가래를 치료하는 데 사용한다. 꽃을 후박화(厚朴花), 열매를 후박자(厚朴子)라고 하며, 줄기 껍질과 같은 용도로 사용한다.

▶**사용법** → 줄기 껍질 10g에 물 4컵(800mL)을 넣고 달인 액을 반씩 나누어 아침 저녁으로 복용하거나 알약 또는 가루약으로 하여 복용한다. 꽃과 열매 5g을 물 2컵(400mL)에 달여서 복용한다.

▶**참고** → 후박은 신농본초경(神農本草經)의 중품에 수재되어 있으며, 줄기 껍질이 두꺼우므로 후박(厚朴)이라고 한다. 일본목련 *M. obovata*의 줄기 껍질을 화후박(和厚朴)이라고 하며, 소화불량에 쓰는 중요한 약초이다. 우리 나라의 남부 지방이나 섬에서 자라는 후박나무 *Machilus thunbergii*는 녹나무과에 속하며, 줄기 껍질을 홍남피(紅楠皮)라고 한다. 근육통과 토하고 설사하는 데 사용해야 하는데, 우리 나라에서는 이것을 토후박(土厚朴)이라 하여 후박(厚朴)으로 사용하고 있다.

▶**한약 처방명** → 후박삼물탕(厚朴三物湯), 반하후박탕(半夏厚朴湯), 대승기탕(大承氣湯), 치자후박탕(梔子厚朴湯)

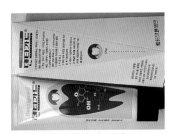
후박(厚朴)이 함유된 치약

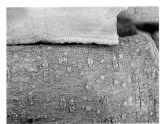
후박(厚朴)

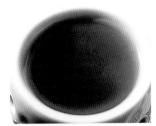
후박(厚朴) 달인 액

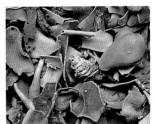
후박화(厚朴花)

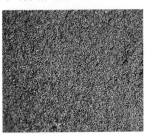
후박(厚朴) 가루

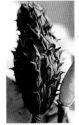
후박나무(열매)

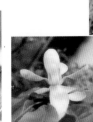
꽃

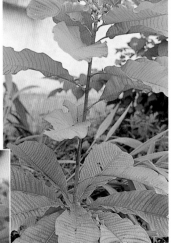
후박나무 2000.7.12 중국 청두(成都)

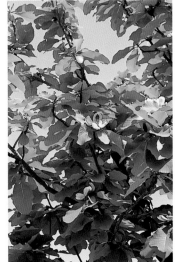
일본목련 2002.5.20 계룡산

438. 후추나무 | 후추과

Piper nigrum L.　　　　　　　Piperaceae

◆ 별명 : 호초나무
◆ 약용 부위 : 열매
◆ 생약명 : 후추〔胡椒〕
◆ 약효 : 복부냉증, 설사, 이질, 잇몸 질환
◆ 사용법 : 내복, 약주, 약차, 외용

▶ **생태** → 인도, 타이, 말레이시아 등에서 자생하는 늘푸른덩굴식물. 길이 4~5m. 잎은 어긋나고 끝이 뾰족하며 가장자리가 밋밋하다. 꽃은 단성으로 암수 딴그루, 화서는 약 10cm. 열매는 둥글고 지름 4~5mm로 빽빽하게 배열되어 황적색으로 익으며, 결실기는 10월에서 다음 해 4월까지이다.

▶ **약용 부위, 약효** → 열매를 후추〔胡椒〕라고 하는데, 위장을 따뜻하게 하는 효능이 있으므로, 배가 항상 차고 설사가 나고 아프며 구토를 자주 하는 증상, 잇몸이 붓고 충치로 인한 통증, 그리고 이질을 치료한다.

▶ **사용법** → 열매 3g을 물 2컵(400mL)에 달여서 복용하거나 알약 또는 가루약으로 하여 사용한다. 잇몸 질환이나 충치에는 가루를 내어 붙이거나 달인 액을 바른다. 설사, 이질에는 녹두와 같은 양으로 배합하여 물에 달여 복용한다.

▶ **참고** → 당나라 때의 신수본초(新修本草)에 처음으로 수재되어 있으며, 후추〔胡椒〕는 고추〔蕃椒〕나 산초(山椒)와 같이 매운맛이 나고, 중국의 서쪽 변방 오랑캐 나라〔胡〕에서 생산이 된다고 하여 붙여진 이름이다.

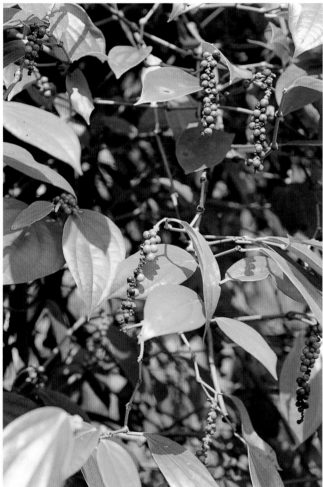

1994.6.10 말레이시아　　　　　　　　　　후추나무

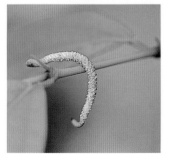

후추나무(꽃)

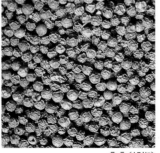

후추〔胡椒〕

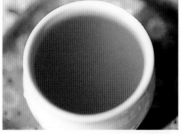

후추〔胡椒〕 달인 액

후춧가루

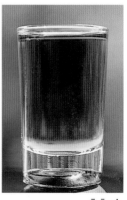

후추 술

흥

451

439. 흑삼릉 | 흑삼릉과

Sparganium stoloniferum
Hamilton

Sparganiaceae

◆ 별명 : 호흑삼릉
◆ 약용 부위 : 뿌리줄기
◆ 생약명 : 삼릉(三稜)
◆ 약효 : 월경불순, 적백대하, 월경통
◆ 사용법 : 내복, 약주

▶**생태** → 연못이나 도랑에서 자라고, 일본, 중국, 타이완, 아무르, 우수리, 몽골에 분포하는 여러해살이풀. 땅속줄기가 옆으로 벋어 군락을 이루고, 줄기는 곧게 서며, 높이 1m. 잎은 바늘 모양, 꽃은 6∼7월에 피고, 화서는 길이 30∼50cm, 밑에는 암꽃, 위에는 수꽃이 달린다.

▶**약용 부위, 약효** → 뿌리줄기를 삼릉(三稜)이라고 하는데, 혈액을 맑게 하고 기(氣)의 순환을 도우며 통증을 멎게 하는 효능이 있다. 월경불순, 적백대하, 월경통을 치료하고, 헛배가 부르며 먹은 음식을 소화하지 못할 때 사용한다.

▶**사용법** → 뿌리줄기 5g을 물 2컵(400mL)에 달여서 복용하거나 술에 담가서 복용한다.

▶**참고** → 송나라 때의 개보본초(開寶本草)에 경삼릉(京三稜)이라는 이름으로 수재되어 있으며, 따로 오매(烏梅)보다 큰 흑삼릉(黑三稜)이 있다고 기록하고 있다. 허약 체질인 사람이나 임산부는 복용해서는 안 된다.

▶**한약 처방명** → 삼릉전(三稜煎), 아출환(莪尤丸)

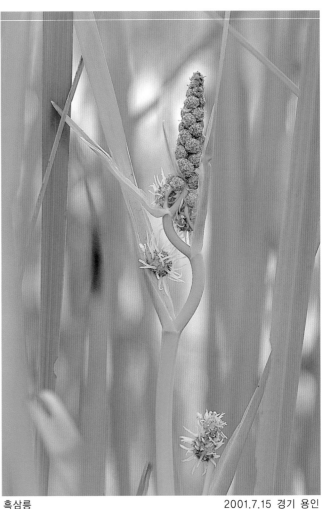
흑삼릉 | 2001.7.15 경기 용인

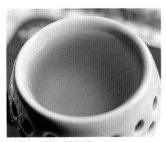
삼릉(三稜) 달인 액

삼릉(三稜) 가루

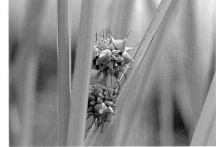
흑삼릉(열매)

삼릉(三稜) 썬 것

삼릉(三稜)

452

440. 흑아차나무 | 콩과

Acacia catechu (L.) Willd.　　　Leguminosae

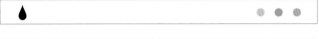

◆ 별명 : 아차나무, 아선약나무
◆ 약용 부위 : 가지의 물 추출물
◆ 생약명 : 아선약(阿仙藥), 아차(兒茶), 해아차(孩兒茶)
◆ 약효 : 기침, 가래, 소염, 구내염
◆ 사용법 : 내복, 약주, 외용

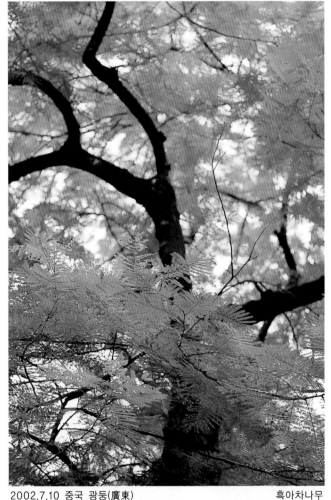

2002.7.10 중국 광둥(廣東)　　　흑아차나무

▶**생태** → 우리 나라에는 없고, 중국의 윈난성(雲南省), 광시성(廣西省), 광둥성(廣東省), 푸젠성(福建省), 쓰촨성(四川省) 등에서 자라는 큰키나무. 높이 10m. 작은가지는 가늘고 연약하며 가시가 있다. 잎은 어긋나고, 2회 깃꼴겹잎, 작은잎은 15~20쌍, 총상화서는 잎겨드랑이에서 나오며, 화판은 5개로 연한 노란색, 수술은 다수이고 암술 1개, 꼬투리는 편평하고 얇으며 자갈색에 광택이 있고, 7~8개의 종자가 들어 있다.

▶**약용 부위, 약효** → 가지에서 나오는 물을 추출하여 농축한 것을 아선약(阿仙藥), 아차(兒茶) 또는 해아차(孩兒茶)라고 하는데, 열을 내리고 진액(津液) 분비를 촉진하며, 가래를 제거하고 소화를 잘 시키며, 피부 조직의 재생을 촉진하는 효능이 있다. 열이 나면서 가래와 기침이 심한 증상, 오줌에 피가 섞여 나오는 증상, 구내염 등을 치료한다.

▶**사용법** → 추출물 1~2g을 물 1컵(200mL)에 달여서 복용하거나 술에 담가서 복용하고, 외용에는 물에 타서 바른다.

▶**참고** → 본초강목(本草綱目)에 수재되어 있으며, 제약 산업에서는 구강 청정제(가글제)의 원료로, 도료 공업에서는 갈색 물감의 원료로 사용하고 있다. 서양에서는 꼭두서니과 *Uncaria catechu*의 잎과 가지에서 나오는 물 추출물을 갬비어(gambir)라 하여 구강 청정제의 원료나 염증 치료제로 500년 이상 사용하고 있다.

▶**한약 처방명** → 용골아차산(龍骨兒茶散)

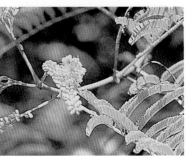

흑아차나무(꽃)

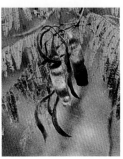

흑아차나무(열매)

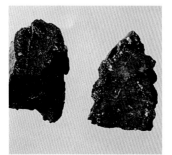

아선약(阿仙藥)

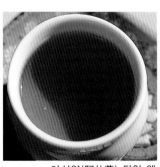

아선약(阿仙藥) 달인 액

441. 노감석(爐甘石)

▶**형태** → 함수탄산염류의 능아연광이다. 삼방정계(三方晶系)로 결정체는 토괴상, 종유상, 다공괴상을 하고, 순수한 것은 흰색이다. 유리 광택이 있고, 투명하거나 또는 반투명하며, 경도는 4.5~5, 비중은 4~4.5이다.

▶**약효** → 맛은 달고 성은 보통이다. 습(濕)을 제거하고, 살갗이 돋아나게 하며, 눈을 맑게 하는 효능이 있다. 눈이 벌겋게 되어 염증이 있는 증상, 피부가 가렵고 붓는 증상, 타박상에 의한 출혈, 진물이 나는 종기를 치료한다.

▶**사용법** → 1회의 양은 0.1g이며, 외용에는 가루를 내어 상처에 뿌리거나 연고와 개어서 바른다.

▶**참고** → 본초강목(本草綱目)에 수재되어 있으며, 서양에서는 smithsonite라고 한다. 항균과 수렴 작용이 있다. 부분 용해하여 상처의 분비물을 흡수하는 수렴 보호 작용이 있고, 국부의 포도상구균의 살균과 번식을 억제하는 작용이 있다.

▶**한약 처방명** → 노감석산(爐甘石散), 팔보단(八寶丹)

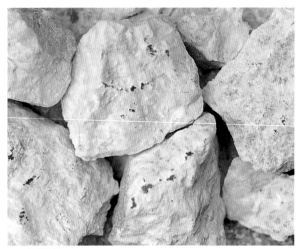

노감석(爐甘石)

442. 대자석(代赭石)

▶**형태** → 산화물류(酸化物類)의 광물인 적철광이다. 삼방정계(三方晶系)로 결정체는 판상이고, 보통은 모양이 일정하지 않은 결정형으로 치밀한 괴상이거나 콩 모양이다. 적철광 결정은 광택이 있고, 잡질이 들어 있는 것은 붉은색을 띤다. 조흔(條痕)은 앵두색이며, 경도는 5.5~6, 비중은 5~5.3이다.

▶**약효** → 맛은 쓰고 성은 차다. 양기가 너무 왕성한 것을 삭이고, 토하는 것과 출혈을 멈추게 하는 효능이 있다. 두통이 있고 머리가 어지러운 증상, 트림, 딸꾹질, 구토, 천식, 자궁출혈 등을 치료한다.

▶**사용법** → 1회의 양은 1g이며, 외용에는 가루를 내어 상처에 뿌리거나 연고와 개어서 바른다.

▶**참고** → 신농본초경(神農本草經)에 수재되어 있으며, 중국 약전에도 수록되어 있다. 서양에서는 hematite라고 한다.

▶**한약 처방명** → 선복화대자석탕(旋覆花代赭石湯), 활석대자석탕(滑石代赭石湯)

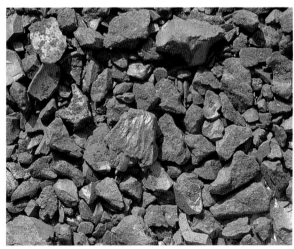

대자석(代赭石)

443. 망초(芒硝)

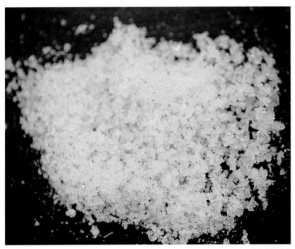

망초(芒硝)

▶ **형태** → 황산염류(黃酸鹽類)의 망초족(芒硝族) 광물이다. 단사정계(單斜晶系)로 결정은 짧은 주상, 침상, 또는 판상이며, 항상 치밀한 괴상이다. 섬유상 집합체, 또는 피막상으로 무색 투명하거나 담황색, 엷은 남색 또는 녹색 띠를 나타낸다. 조흔(條痕)은 흰색이며 유리 광택이 있다. 경도는 1.5, 비중은 1~4.9이다.

▶ **약효** → 맛은 달고 성은 따뜻하다. 위장을 따뜻하게 하고 마음을 안정시키는 효능이 있어서, 잠 못 이루고 꿈을 자주 꾸는 증상, 몸과 마음이 피곤한 상태, 폐가 약하여 기침을 자주 하는 증상, 가슴이 울렁거리고 잘 놀라는 증상, 불임증 등을 치료한다.

▶ **사용법** → 약으로 사용할 때에는 재결정하여 생긴 결정체를 사용하며, 1회의 양은 1g이다.

▶ **참고** → 생약 규격집 및 중국 약전에 수재되어 있으며, 서양에서는 mirabilite라고 한다. 혀로 핥으면 청량감이 있고, 약간 쓰면서 짜며, 물에 쉽게 녹는다.

▶ **한약 처방명** → 대함흉탕(大陷胸湯)

444. 밀타승(密陀僧)

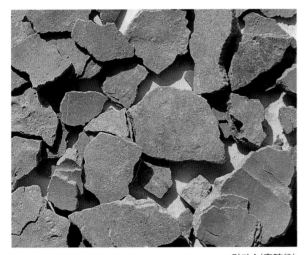

밀타승(密陀僧)

▶ **형태** → 납을 가공한 일산화납이다. 천연의 밀타승 광물은 드물고, 약으로 사용하는 것은 대부분 납을 원료로 가공한 것이며, 납의 주요한 자원은 방연광(方鉛鑛)인 galena이다. 방연광은 등축정계(等軸晶系)로 정체(晶體)의 형상은 정육면체 또는 팔면체의 결정체인데, 분리하면 무늬가 완전하며 항상 입상(粒狀) 집합체가 된다. 납은 회색이고 금속 광택이 있으며, 경도는 2~3, 비중은 7.4~7.6이다.

▶ **약효** → 맛은 맵고 짜며, 성은 보통이고 독성이다. 염증을 없애고, 살균, 방부, 거담, 진경의 효능이 있다. 치질, 피부 궤양, 암내〔狐臭〕, 만성 이질, 정신이 혼미한 증상을 치료한다.

▶ **사용법** → 1회의 양은 1g이다. 외용에는 가루를 내어 상처에 뿌리거나 연고와 개어서 바른다.

▶ **참고** → 본초강목(本草綱目)에 수재되어 있으며, 서양에서는 lithagyrum이라고 한다. 2~4%의 밀타승은 시험관 내에서 무좀균의 성장을 억제하며, 각종 피부 진균에 대한 살균 작용이 있다.

445. 백반(白礬)

▶**형태** → 천연 명반석을 가공하여 정제한 결정체이다. 삼방정계(三方晶系)로 결정체는 불규칙한 입상(粒狀)이다. 팔면체, 정육면체의 단결정으로 보이나 대개는 주상, 입상의 결정체이다. 색은 흰색, 황백색으로 투명 또는 반투명한 유리 광택이 있다. 재질은 단단하고 단면은 평탄하지 않다. 경도는 2~2.5, 비중은 1.75이다.

▶**약효** → 맛은 시고 성은 차다. 열을 내리고 가래를 삭이며, 독을 풀어 주고, 해충을 죽이고 가려움을 멎게 하며, 출혈과 설사를 멈추게 하는 효능이 있다. 갑자기 정신을 차리지 못하고 행동하는 증상, 가래가 심하게 나오는 증상, 습진, 설사 등을 치료한다.

▶**사용법** → 약으로 사용할 때에는 재결정하여 생긴 결정체를 사용하며, 1회의 양은 0.5g이다.

▶**참고** → 생약 규격집 및 중국 약전에 수재되어 있으며, 서양에서는 alunite라고 한다. 여성 생식기의 트리코모나스의 증식을 억제하는 작용이 있어서, 질세척제로 사용하기도 한다.

▶**한약 처방명** → 여로고(藜蘆膏), 백금환(白金丸)

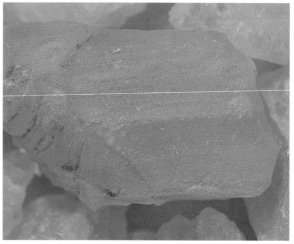

백반(白礬)

446. 붕사(硼砂)

▶**형태** → 산염류(酸鹽類)의 광물이다. 단사정계(單斜晶系)로 결정체는 짧은 주상, 두꺼운 판상 또는 괴상이다. 흰색에 엷은 회색을 띠거나 엷은 노란색을 나타내고, 유리 광택 또는 기름 같은 광택을 띤다. 조흔(條痕)은 흰색으로 반투명 또는 불투명하다. 경도는 2~2.5, 비중은 1.7이다.

▶**약효** → 맛은 달고 짜며 성은 시원하다. 열을 내리고 독을 제거하며, 폐를 도와 가래를 없애는 효능이 있어서 인후염, 입 안이 잘 허는 증상, 눈이 붉고 시력이 흐린 상태, 폐가 약하여 기침과 가래가 많은 증상을 치료한다.

▶**사용법** → 약으로 사용할 때에는 재결정하여 생긴 결정체를 사용하며, 1회의 양은 1~1.5g이다.

▶**참고** → 일화자제가본초(日華子諸家本草)에 처음으로 수재된 이래, 생약 규격집 및 중국 약전에 수재되어 있고, 서양에서는 borax라고 한다. 혀로 핥으면 단맛을 띠는 짠맛이 있고, 투명한 붕사는 오래 두면 투명도를 잃으면서 가루가 된다.

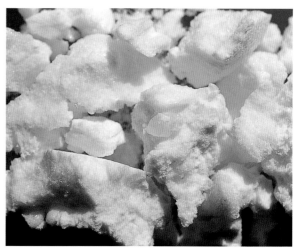

붕사(硼砂)

447. 석고(石膏)

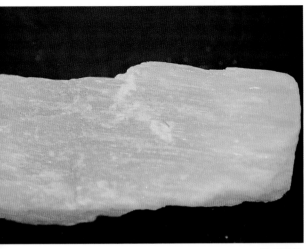

석고(石膏)

▶ **형태** → 황산염류(黃酸鹽類)가 화학적 침적 작용에 의거하여 생긴 광물이다. 고생대의 석회암 가운데 해산 동물로서 조개 껍데기와 유사하며, 고막과 비슷하다. 모양이 약간 신장형으로 편평하고, 표면은 청회색 또는 흑갈색이며, 양면의 중앙은 융기되어 있다. 은행잎과 비슷한 무늬가 있고 세로홈이 많다. 경도는 1.5~2, 비중은 2.3이다.

▶ **약효** → 맛은 달고 성은 시원하다. 습(濕)과 열을 내리고, 소변을 잘 보게 하는 효능이 있어서, 소변을 잘 보지 못하는 증상, 대하증, 출혈을 수반하는 대변, 치질, 눈병을 치료한다.

▶ **사용법** → 1회의 양은 1g이며, 눈병에는 곱게 갈아서 사용한다.

▶ **참고** → 신농본초경(神農本草經)에 수재되어 있으며, 대한 약전을 비롯하여 일본 약국방 및 중국 약전에 수록되어 있다. 서양에서는 gypsum이라고 하며, $CaSO_4 2H_2O$가 주성분이다.

▶ **한약 처방명** → 죽엽석고탕(竹葉石膏湯), 백호탕(白虎湯), 백호가인삼탕(白虎加人蔘湯), 마행감석탕(麻杏甘石湯)

448. 석연(石燕)

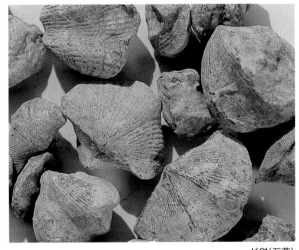

석연(石燕)

▶ **형태** → 완족류(腕足類)의 석연과 동물의 화석이다. 고생대의 석회암 가운데 해산 동물로서 조개 껍데기와 유사하며, 고막과 비슷하다. 모양이 약간 신장형으로 편평하고, 표면은 청회색 또는 흑갈색이며, 양면의 중앙은 융기되어 있다. 은행잎과 비슷한 무늬가 있고 세로홈이 많다.

▶ **약효** → 맛은 달고 성은 시원하다. 습(濕)과 열을 내리고, 소변을 잘 보게 하는 효능이 있어서, 소변을 잘 보지 못하는 증상, 대하증, 출혈을 수반하는 대변, 치질, 눈병을 치료한다.

▶ **사용법** → 1회의 양은 1g이며, 눈병에는 곱게 갈아서 사용한다.

▶ **참고** → 당본초(唐本草)에 처음으로 수재되어 있으며, 생약 규격집 및 중국 약전에 수록되어 있다. 서양에서는 fossilia spiriferis라고 한다. $CaCO_3$ 및 소량의 SiO_2가 있고, 그 밖에 Ni, Co, Cr, Ba, Mg, Pb 등이 함유되어 있다.

449. 아관석(鵝管石)

▶**형태** → 산호 아관석계의 비파산호과 강장동물인 산호체 및 봉소산호과 강장동물인 간성산호의 석회질 골격이다. 군체는 옆으로 배열하거나 피리 모양으로 연결되어 있다. 색깔은 유백색이고 체부(體部)는 약간 굽은 관상물로 합성되었으며, 각 관이 서로 결합되어 있는 곳에는 옆으로 난 가지와 서로 연결되어 있어서 횡관이라고 한다.

▶**약효** → 맛은 달고 성은 따뜻하다. 폐를 도와 양기를 증진시키고, 젖의 분비를 촉진하는 효능이 있다. 성기능이 약하고 조루 증상, 자궁이 찬 증상, 젖이 잘 나오지 않는 증상, 허리와 옆구리가 차고 아픈 증상을 치료한다.

▶**사용법** → 1회의 양은 1g이며, 알약이나 가루약으로 복용하기도 한다.

▶**참고** → 본초강목(本草綱目)에 수재되어 있으며, 서양에서는 syringocra라고 한다.

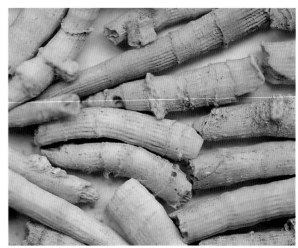

아관석(鵝管石)

450. 양기석(陽起石)

▶**형태** → 규산염류(硅酸鹽類)의 광물이다. 단사정계(單斜晶系)로 결정체는 막대기나 바늘 모양이지만 보통은 방사상 또는 섬유상의 집합체를 이룬다. 엷은 검은색 또는 암녹색으로 유리 광택이 있고, 투명하거나 반투명하며 성질은 약하다. 경도는 5.5~6, 비중은 3.1~3.3이다.

▶**약효** → 맛은 짜고 성은 약간 따뜻하다. 신장을 도와 양기를 증진시키고, 자궁을 보하는 효능이 있다. 성기능이 약하고 조루 증상, 자궁이 찬 증상, 월경불순, 허리와 옆구리가 차고 아픈 증상을 치료한다.

▶**사용법** → 1회의 양은 1g이며, 알약이나 가루약으로 복용하기도 한다.

▶**참고** → 신농본초경(神農本草經)에 수재되어 있고, 생약 규격집 및 중국 약전에 수록되어 있으며, 서양에서는 actinote라고 한다. 복용하면 혈액 중의 무기물의 양이 증가되어 생식 기능을 증강시킨다.

▶**한약 처방명** → 백환(白丸), 양기환(陽起丸), 온눌제환(溫肭臍丸)

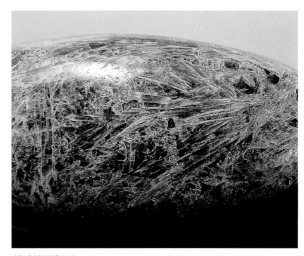

양기석(陽起石)

451. 연단(鉛丹)

▶ **형태** → 순수한 납[鉛]을 가공하여 만든 사산화삼납(Pb₃O₄)이다. 등황색 또는 등적색의 비중이 무거운 고운 가루이나 사방정계(斜方晶系)의 결정을 이룬 것도 있다. 표면은 어두운 광택으로 투명하지 않고, 손으로 만지면 매끈하고 고우며, 엉성한 촉감이 없다. 손가락이 등황색으로 염색되기 쉽다.

▶ **약효** → 맛은 맵고 짜며 성은 차다. 독을 풀고, 살갗을 자라게 하며, 가래를 없애고 마음을 진정시키는 효능이 있다. 피부궤양, 타박상에 의한 출혈, 입 안의 염증, 가슴이 두근거리고 놀라는 증상, 이질, 구토를 치료한다.

▶ **사용법** → 1회의 양은 0.1g이며, 외용에는 가루를 내어 상처에 뿌리거나 연고와 개어서 바른다.

▶ **참고** → 신농본초경(神農本草經)에 수재되어 있고, 생약 규격집 및 중국 약전에 수재되어 있다. 서양에서는 minium이라고 한다.

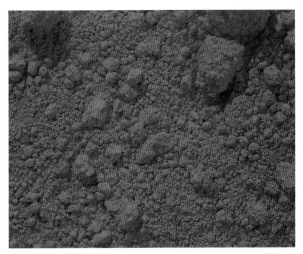

연단(鉛丹)

452. 요사(硇砂)

▶ **형태** → 요사계(硇砂系) 염화물의 광물이다. 등축정계(等軸晶系)로 결정체는 일반적으로 정육면체이며, 푸석푸석하거나 치밀한 결정의 입상(粒狀) 또는 괴상이다. 순수한 것은 무색 투명하거나 흰색이다. 풍화된 표면은 기름기 같은 광택이 있으며, 질은 연약하고 경도는 2.5, 비중은 2.1~2.6이고 흡습성이 있다.

▶ **약효** → 맛은 쓰고 짜며 성은 따뜻하다. 가래를 삭이고 쌓인 것을 풀어 주며, 어혈을 없애고 염증을 가라앉히는 효능이 있다. 월경이 없는 증상, 가래가 끼고 기침을 자주 하는 증상, 시력이 흐리고 눈이 아픈 증상, 종기, 사마귀 등을 치료한다.

▶ **사용법** → 1회의 양은 0.1g이며, 외용에는 가루를 내어 상처에 뿌리거나 연고와 개어서 바른다.

▶ **참고** → 당본초(唐本草)에 수재되어 있으며, 서양에서는 vio-laceum이라고 한다.

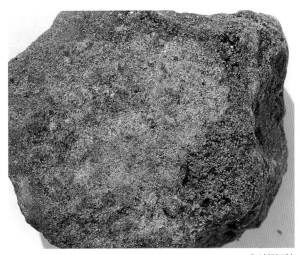

요사(硇砂)

453. 용골(龍骨)

▶**형태** → 신생대의 코뿔소, 삼지마(三趾馬), 코끼리 등의 포유동물의 골격 화석인 토용골(土龍骨)이나 이들 동물의 문치(門齒) 화석인 오화룡골(五花龍骨)로 나눈다. 토용골은 골격상으로 뿔 모양이거나 부서진 불규칙한 괴상으로 크기가 일정하지 않다. 표면은 흰색 내지 담갈색으로, 미끄럽고 광택이 있으며 무늬가 있다. 오화룡골은 한쪽은 굵고 다른 쪽은 가늘며, 밑부분에는 치아의 골수 구멍이 있다.

▶**약효** → 맛은 달고 떫으며 성은 보통이다. 마음을 안정시키고 땀을 멎게 하며 정력을 북돋워 주는 효능이 있다. 가슴이 두근거리고 놀라는 증상, 잠을 잘 이루지 못하고 꿈을 많이 꾸는 증상, 땀을 많이 흘리는 증상, 정액이 저절로 흘러나오는 증상, 만성 설사, 각종 피부병을 치료한다.

▶**사용법** → 1회의 양은 5g이며, 외용에는 가루를 내어 상처에 뿌리거나 연고와 개어서 바른다.

▶**참고** → 신농본초경(神農本草經)의 상품에 수재되어 있고, 대한약전 및 중국 약전에 수록되어 있다. 서양에서는 draconis os 또는 fosillia ossis mastodi라고 한다.

▶**한약 처방명** → 시호가용골모려탕(柴胡加龍骨牡蠣湯), 계지가용골모려탕(桂枝加龍骨牡蠣湯), 상표초산(桑螵蛸散), 팔보단(八寶丹)

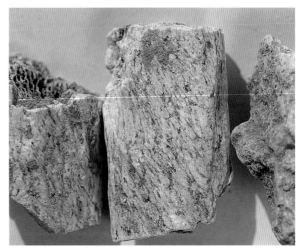

용골(龍骨)

454. 용치(龍齒)

▶**형태** → 중생대와 신생대의 검치코끼리, 코뿔소, 삼지마(三趾馬), 낙타 등 포유동물의 문치(門齒), 견치(犬齒), 구치(臼齒)의 화석이다. 완전한 치아 모양, 또는 부서진 불규칙한 괴상으로 문치는 끌과 같은 모양이고 견치는 원추상이며 구치는 원주형이다. 재질은 단단하고 단면은 거칠며 흡습성이 있다.

▶**약효** → 맛은 쓰고 성은 시원하다. 마음을 안정시키고, 가슴이 답답하고 열이 나는 것을 없애 주며, 염증을 삭이는 효능이 있다. 가슴이 두근거리고 놀라는 증상, 잠을 잘 이루지 못하고 꿈을 많이 꾸는 증상, 자주 놀라는 증상을 치료한다.

▶**사용법** → 1회의 양은 5g이다.

▶**참고** → 신농본초경(神農本草經)의 상품에 수재되어 있고, 대한약전 및 중국 약전에 수록되어 있다. 서양에서는 fosillia dentis mastodi라고 한다.

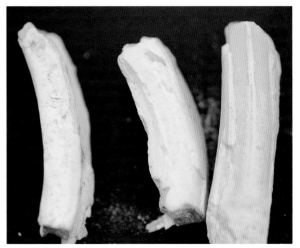

용치(龍齒)

460

455. 운모(雲母)

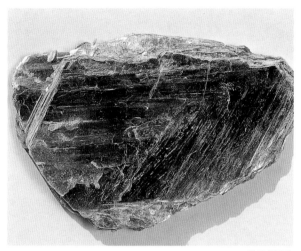

운모(雲母)

▶ **형태** → 규산염류(硅酸鹽類)의 운모족 광물이다. 산성거정(酸性巨晶)의 화강암 가운데에서 형성된 대정체(大晶體)의 개체이다. 결정체는 단정계(單晶系)로서 항상 엽편상 또는 비늘 조각 같으며, 무색이나 엷은 노란색, 엷은 회색, 엷은 녹색 등을 띠고 있다. 투명하고 진주 같은 광택이 있으며, 단면은 편평하면서 반질거린다. 가느다란 백운모를 견운모(絹雲母)라고 하며, 명주실 같은 광택이 있다. 경도는 2.5~3, 비중은 2.8~2.9이다.

▶ **약효** → 맛은 달고 성은 보통이다. 기(氣)를 내려 피곤함을 덜어 주고, 출혈을 멈추게 하며, 염증을 없애는 효능이 있다. 힘이 없고 피곤한 증상, 현기증, 가슴이 두근거리는 증상, 간질 등을 치료한다.

▶ **사용법** → 1회의 양은 2g이며, 타박상에 의한 출혈에는 가루를 내어 뿌리거나 연고와 개어서 바른다.

▶ **참고** → 신농본초경(神農本草經)에 등재되어 있고, 생약 규격집 및 중국 약전에 수재되어 있다. 서양에서는 muscovite라고 한다.

456. 웅황(雄黃)

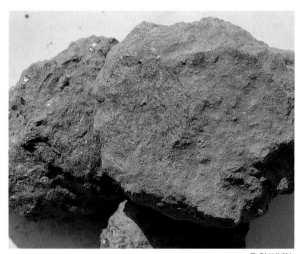

웅황(雄黃)

▶ **형태** → 유함 황화물류(黃化物類)의 광물이다. 단사정계(單斜晶系)로 결정체는 주상(柱狀), 입주상(粒柱狀)이고, 주면(柱面)은 수직의 가는 줄이 있으며, 흔히 치밀한 입괴상(粒塊狀)의 집합체를 볼 수 있다. 반투명하고 광택이 있으며, 경도는 1.5~2, 비중은 3.4~3.6이다. 재질은 약하고 염산에 넣으면 기포를 발생한다.

▶ **약효** → 맛은 달고 성은 평(平)하다. 습(濕)을 없애고 살갗을 돋아나게 하며 눈을 맑게 하는 효능이 있고, 눈이 벌겋고 통증이 있으며 열이 나는 증상, 피부 가려움증, 타박상에 의한 출혈에 사용한다.

▶ **사용법** → 1회의 양은 0.1g이며, 타박상에 의한 출혈에는 가루를 내어 뿌리거나 연고와 개어서 바른다.

▶ **참고** → 신농본초경(神農本草經)에 수재되어 있고, 생약 규격집 및 중국 약전에 수록되어 있다. 서양에서는 realgar라고 한다.

▶ **한약 처방명** → 육신환(六神丸), 지보단(至寶丹), 섬수환(蟾酥丸), 여로고(藜蘆膏)

457. 자석(磁石)

▶**형태** → 산화물류(酸化物類)의 첨정석족(尖晶石族)인 자철광(磁鐵鑛)이다. 등축정계(等軸晶系)로 결정체는 팔면체를 나타내며, 가끔 능형이고 항상 평행한 조문(條紋)이 있다. 집합체는 입상(粒狀) 또는 치밀한 괴상이다. 순수한 것은 칠흑색인데, 전체가 엷은 남색을 띠기도 한다. 전체적으로 불투명하고 광택이 있으며 흡습성이 있다. 경도는 2.5, 비중은 2.1∼2.6이다.

▶**약효** → 맛은 맵고 성은 차다. 신장을 도와 양기를 좋게 하며, 기침과 가래를 삭이고 진정시키는 효능이 있다. 머리가 어지럽고 현기증이 자주 나는 증상, 귀에서 소리가 나고 잠을 잘 이루지 못하는 증상, 신경쇠약, 관절염과 통풍을 치료한다.

▶**사용법** → 1회의 양은 1g이며, 외용에는 가루를 내어 상처에 뿌리거나 연고와 개어서 바른다.

▶**참고** → 신농본초경(神農本草經)에 수재되어 있고, 중국 약전에도 수록되어 있으며, 서양에서는 magnetite라고 한다.

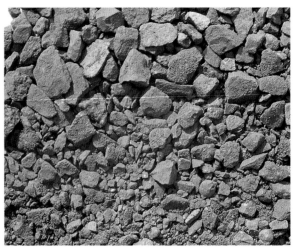

자석(磁石)

458. 자석영(紫石英)

▶**형태** → 황화물류(黃化物類)의 광물이다. 등축정계(等軸晶系)로 아주 좋은 결정체는 정육면체, 팔면체, 능형이고, 약으로 사용되는 것은 치밀한 괴상 집합체이다. 통상 엷은 녹색, 엷은 자색, 자흑색 등 진하고 흐림이 같지 않으며, 엷은 녹색과 엷은 자색이 대부분이다. 경도는 4, 비중은 3.2이고 성질은 약하다.

▶**약효** → 맛은 달고 성은 따뜻하다. 위장을 따뜻하게 하고 마음을 진정시키는 효능이 있어서 인후염, 잠을 잘 이루지 못하고 꿈을 많이 꾸는 증상, 마음이 불안하고 몸이 항상 피곤한 증상, 자주 놀라는 증상을 치료한다.

▶**사용법** → 1회의 양은 1∼1.5g이다.

▶**참고** → 신농본초경(神農本草經)에 수재되어 있고, 중국 약전품이다. 형석(螢石)으로서 불석(弗石)이라고도 하며, 서양에서는 fluorite라고 한다.

▶**한약 처방명** → 풍인탕(風仁湯)

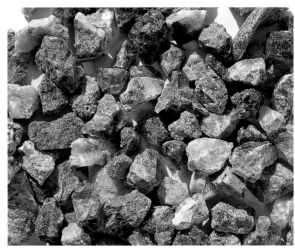

자석영(紫石英)

459. 자연동(自然銅)

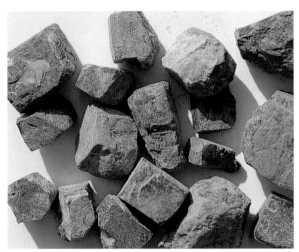

자연동(自然銅)

▶ **형태** → 황화물류(黃化物類)의 황철광의 황화철이다. 등축정계(等軸晶系)로 결정체가 완전한 것은 정육면체, 팔면체이고, 드물게 사함석(蛇含石) 및 종유체이다. 결정체에는 조문(條紋)이 있고, 서로 인접한 곳에서는 조문이 서로 수직이다. 일반적으로 등황색이며, 흑갈색 또는 흑록색으로 금속 광택이 있다. 경도는 6~6.5, 비중은 4.7~5.2이다.

▶ **약효** → 맛은 맵고 성은 보통이다. 어혈을 풀어 주고, 통증을 멎게 하며, 뼈를 잘 아물게 하고 새살이 잘 돋아나게 하는 효능이 있다. 외상에 의한 상처나 부러진 뼈, 어혈에 의한 통증 등을 치료한다.

▶ **사용법** → 1회의 양은 0.1g이며, 외용에는 가루를 내어 상처에 뿌리거나 연고와 개어서 바른다.

▶ **참고** → 뇌공포자론(雷公炮炙論)에 수재되어 있고, 생약 규격집과 중국 약전에 수록되어 있다. 서양에서는 pyrite라고 한다.

460. 적석지(赤石脂)

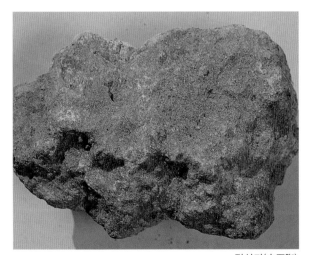

적석지(赤石脂)

▶ **형태** → 층상 규산염류(層狀硅酸鹽類)의 다수성(多水性) 고령석족(高嶺石族)의 광물이다. 단사정계(單斜晶系)로서 비결정체와 유사하며, 대개 치밀한 괴상이나 토괴상(土塊狀)의 집합체인데, 흰색, 엷은 적색, 자홍색이 서로 사이에 끼여 문양을 나타낸다. 재질은 연약하고 쉽게 부서지며, 단면은 점토상의 광택이 있다. 경도는 1~2, 비중은 2.0~2.2이다.

▶ **약효** → 맛은 달고 성은 따뜻하다. 위장을 튼튼하게 하고 설사와 출혈을 멎게 하며 염증을 없애는 효능이 있다. 만성적인 설사, 대변에 피가 섞여 나오는 증상, 위십이지장궤양과 출혈을 치료한다.

▶ **사용법** → 1회의 양은 2g이다.

▶ **참고** → 신농본초경(神農本草經)에 수재되어 있고, 생약 규격집 및 중국 약전품이기도 하며, 서양에서는 halloysite라고 한다. 소화관 내의 유독 물질과 음식물의 이상 발효에 의한 독성 물질을 흡착하고, 위장관 보호 및 출혈에 사용한다.

▶ **한약 처방명** → 팔보단(八寶丹), 풍인탕(風仁湯), 도화탕(桃花湯)

461. 종유석(鍾乳石)

▶**형태** → 탄산염류(炭酸鹽類)의 광물이다. 삼방정계(三方晶系)로 편원추형, 원추형 또는 원주형이며, 흰색, 회백색 또는 황갈색이다. 표면은 거칠고 울퉁불퉁하며, 단면은 비교적 편평하게 보이고, 중심에는 구멍이 있는 것도 있으나 잡질로 물들면 회백색 또는 엷은 황갈색을 나타내고, 유리 광택이 있다. 경도는 2.6~2.8이다.

▶**약효** → 맛은 달고 성은 따뜻하다. 폐의 기능을 좋게 하고, 정력을 도우며, 젖을 잘 나오게 하는 효능이 있다. 몸이 약하여 기침이 잘 나오는 증상, 허리와 무릎이 시리고 아픈 증상, 위십이지장궤양, 젖이 잘 나오지 않는 증상을 치료한다.

▶**사용법** → 1회의 양은 1g이다.

▶**참고** → 신농본초경(神農本草經)에 수재되어 있고, 생약 규격집 및 중국 약전에 수재되어 있다. 서양에서는 stalactite라고 한다.

▶**한약 처방명** → 백환(白丸)

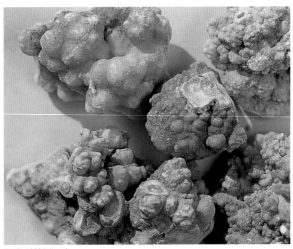

종유석(鍾乳石)

462. 주사(朱砂)

▶**형태** → 천연산 황화물류(黃化物類)의 진사족(辰砂族) 광물이다. 삼방정계(三方晶系)로 결정체는 두꺼운 판상이나 능면체로 이루어지고, 대개는 입상(粒狀), 치밀한 괴상으로 출현한다. 전체는 붉은색이며, 표면은 풍화로 인하여 적갈색 또는 연회색을 나타낸다. 조흔(條痕)은 붉은색이고 금강석의 광택이 나며 반투명하다. 경도는 2~2.5, 비중은 8.1~8.2이다.

▶**약효** → 맛은 달고 성은 약간 차다. 마음을 안정시키고 독을 풀어 주는 효능이 있다. 가슴이 두근거리고 놀라는 증상, 잠을 잘 이루지 못하고 꿈을 많이 꾸는 증상, 종기나 피부병을 치료한다.

▶**사용법** → 1회의 양은 0.1g이며, 외용에는 가루를 내어 상처에 뿌리거나 연고와 개어서 바른다.

▶**참고** → 신농본초경집주(神農本草經集註)에 등재되어 있고, 생약 규격집 및 중국 약전에 수재되어 있다. 서양에서는 cinnabar라 한다.

▶**한약 처방명** → 지보단(至寶丹), 섬수환(蟾酥丸), 갱의환(更衣丸)

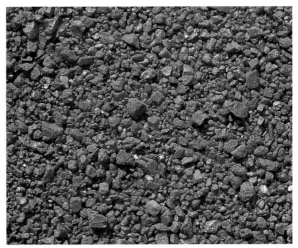

주사(朱砂)

463. 청몽석(靑夢石)

▶ **형태** → 변질암류(變質岩類)의 녹니석(綠泥石) 등으로 조성된 광물이다. 운모 탄산염이 편암으로 변화해서 핵상과 인편상 등으로 조성된 집합체이다. 표면은 거칠고, 녹색 또는 암녹색을 띠며, 편상(片狀) 구조를 하고 있어서 녹니석 편암이라 하기도 한다. 질은 비교적 엉성하고 쉽게 부서진다. 경도는 2~2.5이다.

▶ **약효** → 맛은 달고 짜며 성은 평(平)하다. 담을 삭이고 간장을 편하게 하는 효능이 있다. 끈끈한 가래, 기침이 자주 나고 숨이 가쁜 증상, 가슴을 죄고 잘 놀라는 증상, 몸과 손발이 부자유스러운 증상을 치료한다.

▶ **사용법** → 1회의 양은 1g이며, 알약이나 가루약으로 복용하기도 한다. 위장이 약한 사람이나 임산부는 복용을 금한다.

▶ **참고** → 가우본초(嘉祐本草)에 처음으로 등재되었고 생약 규격집 및 중국 약전에 수재되어 있다. 서양에서는 chlorite-schist라고 한다.

▶ **한약 처방명** → 몽석화담환(夢石化痰丸), 몽석환(夢石丸)

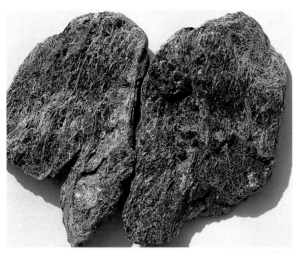

청몽석(靑夢石)

464. 추석(秋石)

▶ **형태** → 황산염류(黃酸鹽類)의 망초족(芒硝族) 광물이다. 단사정계(單斜晶系)로 결정은 짧은 주상, 침상 또는 판상이며, 항상 치밀한 괴상이다. 섬유상 집합체 또는 피막상으로 무색 투명하거나 담황색, 엷은 남색 또는 녹색 띠를 나타낸다. 조흔(條痕)은 흰색이고 유리 광택이 있다. 경도는 1.5, 비중은 1~4.9이다.

▶ **약효** → 맛은 달고 성은 따뜻하다. 위장을 따뜻하게 하고 마음을 안정시키는 효능이 있어서, 잠을 잘 이루지 못하고 꿈을 자주 꾸는 증상, 몸과 마음이 피곤한 상태, 폐가 약하여 기침을 자주 하는 증상, 가슴이 울렁거리고 잘 놀라는 증상, 불임증 등을 치료한다.

▶ **사용법** → 1회의 양은 1g이며, 약으로 사용할 때에는 재결정하여 생긴 결정체를 사용한다.

▶ **참고** → 생약 규격집 및 중국 약전에 수재되어 있으며, 서양에서는 sal-prepartum이라고 한다. 혀로 핥으면 청량감이 있고 약간 쓰면서 짜며, 물에 쉽게 녹는다.

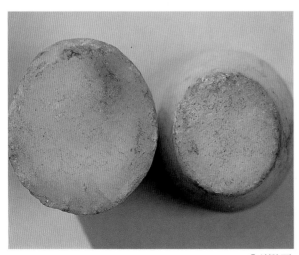

추석(秋石)

465. 한수석(寒水石)

▶**형태** → 탄산염류(炭酸鹽類)의 방해석(方解石) 광물이다. 삼방정계(三方晶系)로 결정체는 능면체(菱面體)이고 주상이나 판상인 것도 있다. 집합체는 항상 종유상 또는 치밀한 입상체를 이룬다. 정체의 가장자리를 잘라 3개의 다른 방향으로 쪼개어도 능면체의 분리된 부분은 본래 모습을 가지며, 대개 무색 투명하거나 유백색인데, 잡질 때문에 회백색, 노란색, 붉은색, 갈색 등을 나타내기도 한다. 경도는 3, 비중은 2.6~2.8이다.

▶**약효** → 맛은 맵고 짜며 성은 차다. 열을 내리고 화(火)를 풀며 가슴이 답답한 것과 갈증을 풀어 주는 효능이 있다. 열이 심하게 나고 갈증을 느끼는 증상, 입이 마르고 잇몸이 아픈 증상, 소변의 양이 적고 색깔이 붉은 증상을 치료한다.

▶**사용법** → 1회의 양은 2g이다.

▶**참고** → 명의별록(名醫別錄)에 등재되어 있고, 생약 규격집 및 중국 약전에 수재되어 있다. 서양에서는 calcite라고 한다.

▶**한약 처방명** → 한수석산(寒水石散), 풍인탕(風仁湯)

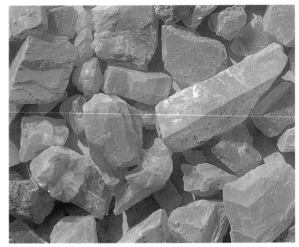
한수석(寒水石)

466. 해부석(海浮石)

▶**형태** → 화산에서 분출한 암장(巖漿)이 응고하여 형성된 다공석괴(多孔石塊)의 광물이다. 비결정체로서 흰색, 엷은 회색으로 작은 구멍이 많은 구조를 하고 있는데, 형태는 나무좀집과 유사하며, 때로는 관상 구조를 하고 있다. 표면은 어둡거나 비단실 같은 광택이 있다. 질은 약하고 경도는 4.5이며 물에 뜬다.

▶**약효** → 맛은 짜고 성은 차다. 폐를 튼튼하게 하여 가래를 제거하고, 요로 염증을 없애는 효능이 있다. 열이 있는 상태에서의 가래와 기침, 종기, 눈에 구름이 끼는 증상 등을 치료한다.

▶**사용법** → 1회의 양은 2g이며, 피부병에는 가루를 내어 뿌리거나 연고와 개어서 바른다.

▶**참고** → 본초종신(本草從新)에 등재되었고, 서양에서는 pumex라고 한다. 요액(尿液) 분비 촉진 작용과 기관지 점액의 제거 작용이 있다. SiO_2를 주성분으로 Al_2O_3와 소량의 Fe, Ca, Mg, Mn, Cd 등을 함유한다.

▶**한약 처방명** → 몰약산(沒藥散)

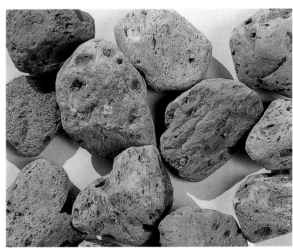
해부석(海浮石)

467. 현정석(玄精石)

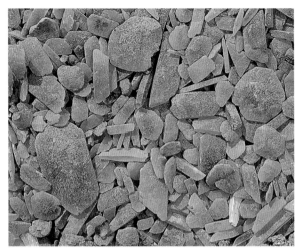

현정석(玄精石)

▶ **형태** → 황산염류(黃酸鹽類)의 광물인 석고의 청백색 거북 모양의 결정체이다. 결정체는 단사정계(單斜晶系)로 판상, 엽편상 또는 치밀한 괴상이며, 보통 흰색으로 결정체는 무색 투명하고, 잡질이 섞이면 여러 종류의 색깔을 나타낸다. 조흔(條痕)은 흰색이고, 얇은 조각으로 분리시키면 유리 광택이 난다. 경도는 2.3이다.
▶ **약효** → 맛은 짜고 성은 차다. 생체액을 잘 조절하고 딱딱한 것을 풀어 주며 가래를 삭이는 효능이 있다. 열이 아주 심하고 갈증이 나는 증상, 복부가 부어 있는 상태, 인후염, 눈이 붓고 아픈 증상, 입 안의 염증을 치료한다.
▶ **사용법** → 1회의 양은 2g이며, 피부병 및 입병에는 가루를 내어 뿌리거나 연고와 개어서 바른다.
▶ **참고** → 본초연의(本草衍義)에 수재되어 있으며, 서양에서는 gypsum이라고 한다. $CaSO_4 2H_2O$를 함유하며, Na_2SO_4, Fe, Na, Si 등도 함유한다.

468. 화예석(花蕊石)

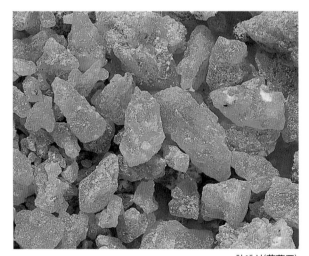

화예석(花蕊石)

▶ **형태** → 사문석대리암(蛇紋石大理岩)의 변질류(變質類) 광물이다. 흰색 점이 있는 방해석 과립으로 조성되고 노란색 화문인 사문석이 함유되어 있다. 방해석의 결정체는 삼방정계(三方晶系)로 사문석정체(蛇紋石晶體)는 단사정계(單斜晶系)이며, 이들 양자로 조성된 암석은 괴상이다. 표면은 비교적 거칠고 능각이 있으나 끝은 날카롭지 않다.
▶ **약효** → 맛은 시고 떫으며 성은 보통이다. 출혈을 방지하고 어혈을 풀어 주는 효능이 있다. 피를 토하거나 대변에 피가 섞여 나오는 증상, 산후 어지럼증, 타박상에 의한 출혈을 치료한다.
▶ **사용법** → 1회의 양은 3g이며, 외용으로는 가루를 내어 뿌리거나 연고와 함께 섞어서 바른다.
▶ **참고** → 가우본초(嘉祐本草)에 처음으로 수재되어 있고, 생약 규격집 및 중국 약전에 수재되어 있다. 서양에서는 ophicalcite라고 한다. 동물에게 투여하면 혈액 중의 무기물의 양을 증가시켜 혈액의 응고를 촉진하므로 지혈 작용이 나타난다.

469. 활석(滑石)

▶**형태** → 규산염류(硅酸鹽類)의 활석족(滑石族) 광물이다. 단사정계(單斜晶系)로서 결정체는 육방형 또는 능형 편상을 나타내는데, 보통은 비늘 조각의 치밀한 괴상을 나타낸다. 흰색 혹은 회색을 띠고, 엷은 노란색 또는 엷은 붉은색을 띤다. 조흔(條痕)은 흰색 또는 담녹색이며, 괴상은 보통 밀랍 같은 광택을 띠고, 얇은 조각은 투명 또는 반투명하다. 경도는 1~1.5, 비중은 2.7~2.8이다.

▶**약효** → 맛은 달고 성은 차다. 열을 내리고 수분 대사를 원활하게 하는 효능이 있다. 더위를 먹어 갈증이 심하게 일어나는 증상, 소변의 양이 적고 아픔을 느끼는 증상, 피부 습진 등을 치료한다.

▶**사용법** → 1회의 양은 2g이며, 외용에는 가루를 내어 뿌리거나 연고와 개어서 바른다.

▶**참고** → 신농본초경(神農本草經)에 등재되었고, 대한 약전, 일본 약국방 및 중국 약전에 수재되어 있다. 서양에서는 talc라 한다.

▶**한약 처방명** → 저령탕(豬苓湯), 활석대자석탕(滑石代赭石湯), 석위산(石葦散)

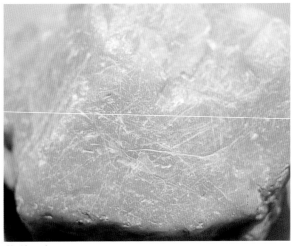

활석(滑石)

---

470. 황(黃)

▶**형태** → 천연 원소류의 광물이다. 천연 황의 정체는 사방정계(斜方晶系)로서 결정체는 추주상(錐柱狀), 판주상, 판상이거나 대부분이 치밀한 입괴상(粒塊狀) 또는 괴상이다. 순수한 황은 담황색, 녹황색이고, 대부분 엷은 노란색, 회황색, 담황록색을 띤다. 결정체의 면에는 금강석의 광택이 있고 반투명하다. 경도는 1~2, 비중은 2.05~2.08이다.

▶**약효** → 맛은 시고 성은 따뜻하다. 양기를 돋우고 변을 잘 보게 하며, 살균, 해독의 효능이 있다. 정력이 감퇴하거나 약한 증상, 손발이 찬 증상, 변비, 종기 등 피부병을 치료한다.

▶**사용법** → 1회의 양은 0.5g이며, 외용에는 가루를 내어 상처에 뿌리거나 연고와 개어서 바른다.

▶**참고** → 신농본초경(神農本草經)에 등재되어 있고, 생약 규격집 및 중국 약전에 수재되어 있다. 서양에서는 sulfur라고 한다. 항염증, 국소 항균, 완화 작용, 진해 거담 작용 등이 보고되어 있다.

▶**한약 처방명** → 반류환(半硫丸)

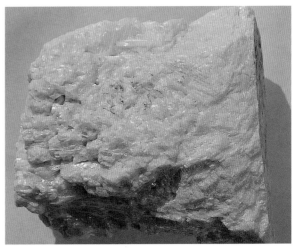

황(黃)

부록편

■ 약용 식물 채취와 보관 방법

● 채취 시기

약재를 채취하는 시기는 약효를 나타내는 유효 성분의 함량과 밀접한 관계가 있으므로 중요하다.

●뿌리 또는 뿌리줄기 : 가장 많이 이용되고 있다. 잎과 줄기가 시드는 가을철에 채취하면 약효 성분이 가장 많이 함유되어 있어서 좋다.

●껍질 : 나무 껍질은 물이 오르는 봄에 채취하면 약효 성분도 많이 함유되어 있고 채취하기도 쉽다.

●꽃 : 꽃이 피기 직전에 채취하거나 꽃이 갓 피어났을 때 채취하는 것이 약효 성분의 함량이 높고 채취하기도 편하다.

●열매 : 완전하게 익으면 땅에 떨어지므로 덜 익은 것을 따는 것이 좋다.

●나무의 잎과 줄기 : 나무의 성장이 가장 왕성하고 약효 성분의 함유량이 높은 여름철이 좋다.

●종자 : 잘 익은 열매를 따야 약효 성분의 함량이 높으므로 열매의 껍질이 터지기 전에 채취하는 것이 바람직하다.

●지상부 : 풀들에 해당되며, 꽃이 피어 열매를 맺을 때는 약효 성분이 꽃이나 열매 부분으로 이동하기 때문에 꽃이 피기 전에 채취하여야 한다.

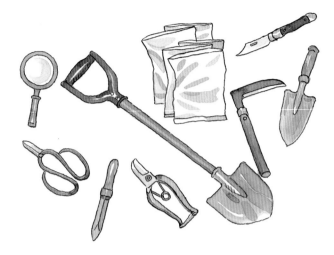

▲ 약용 식물 채취에 필요한 용구

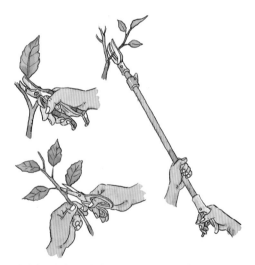

▲ 잎이나 가지를 채취하는 시기는 여름철이 적당하고, 전정 가위를 사용하는 것이 좋다.

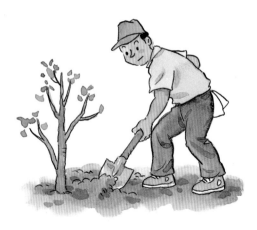

▲ 뿌리와 뿌리줄기를 채취할 때에는 소형 삽 등을 사용하며, 뿌리가 상하지 않도록 조심한다.

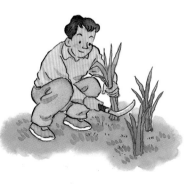

◀ 약초를 낫이나 칼을 사용하여 뿌리는 남겨 두고 지상부를 채취한다.

● 건조 및 보관 방법

약재의 품질을 일정하게 유지시키는 것은 약효를 안정적으로 발휘시키기 위한 기본이다. 곰팡이, 세균류, 효소의 작용, 화학적 또는 물리적인 변질에서 약재를 보호하며, 편리한 형태로 보관하기 위하여 건조가 필요하다. 뿌리 또는 뿌리줄기와 같이 썩기 쉬운 약재(당귀, 작약 등)는 바람이 잘 통하는 곳에서 햇볕에 건조하는 것이 좋다. 약효 성분이 변하기 쉬운 것들은 바람이 잘 통하는 그늘에서 서서히 건조하는 것이 좋다. 인공적으로 열을 가하여 건조하는 것은 약재 가운데 함유된 효소의 작용으로 약효 성분이 바뀌는 것을 방지할 수가 있다. 향기가 강한 약재(박하, 향유 등)는 공기 건조를 하는 것이 바람직하다.

향기가 강한 약재는 신선한 것일수록 약효 성분의 함량이 높고, 열매나 약효가 강렬한 성분이 함유된 약재는 1년 이상 경과된 것이 좋다. 약재가 오래 되거나 곰팡이가 생기면 약효가 떨어지므로 온도는 20℃ 전후, 바람이 통하고 습기가 낮은 곳이 보관 장소로 적당하다.

햇볕에 말리는 방법

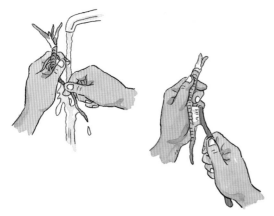

▲ 뿌리와 뿌리줄기는 흙과 먼지를 턴 후 물에 잘 씻은 다음 말린다.

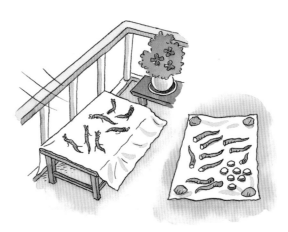

▲ 햇볕이 잘 들고 바람이 잘 통하는 베란다 등에 펴서 말린다.

그늘에 말리는 방법

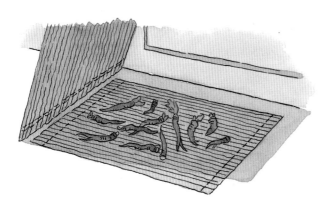

▲ 돗자리 위에서 말리면 수분 흡수가 잘 되어 썩지 않게 말릴 수 있다.

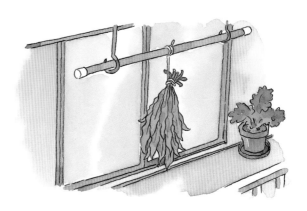

▲ 바람이 잘 통하는 곳에 매달거나 잘 펴서 말려 방향 성분이 휘발되는 것을 줄인다.

냉장고에 보관하는 방법

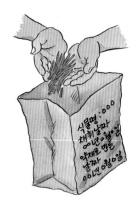

▲ 약재를 종이봉투에 담아 식물명, 채취 날짜, 약재를 만드는 날짜 등을 기록해 둔다.

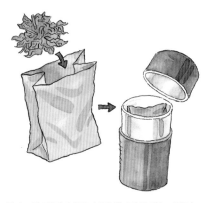

▲ 금속 용기에 넣어 보관할 경우에는 종이봉투에 담아서 약재가 직접 용기에 닿지 않도록 하는 것이 좋다.

천장에 매다는 방법

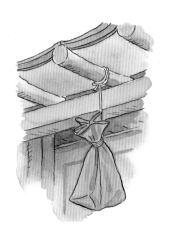

◀ 종이봉투에 담은 약재를 천장에 매달아 둠으로써, 통풍이 잘 되고 해충의 침입을 막는다.

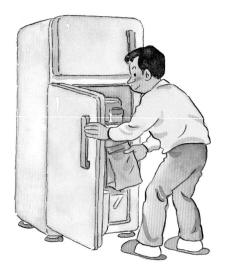

▲ 냉장고는 온도가 낮고 온도 변화가 적으므로 좋은 보관 장소이다.

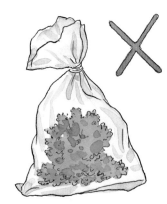

▲ 약재를 공기가 통하지 않는 비닐봉지 등에 담아 보관할 경우, 습기 등으로 부패와 충해의 원인이 되므로 피한다.

472

■ 약 달이기와 복용법

● 달이는 방법

한약이나 민간약을 물로 달일 때에는 쇠로 된 용기보다 질그릇으로 된 약탕기가 좋으나, 유리그릇이나 조리용 냄비를 사용해도 된다. 약을 달일 때에는 약한 불로 1시간 정도 천천히 달이는 것이 좋으며, 약을 달이기 전에 약재를 30분 정도 물에 담가 두는 것도 좋다.

곽향, 향유, 소엽, 형개, 사인, 박하 등 향이 많이 나는 약재는 오래 달이면 약효 성분이 날아가므로 30분을 넘지 않는 것이 좋다. 복령, 저령, 부자, 숙지황 등은 약한 불로 1시간 이상 달여야 약효 성분이 추출된다. 물의 양은 약재 무게의 3~4배가 적당하고, 오래 달여야 되는 약재는 물을 더 넣어 달이며, 달인 양은 달인 액을 짜서 200mL 정도 되는 것이 적당하다. 약재를 가루로 할 때에는 믹서를 이용하면 편리하고, 알약을 만들 때에는 꿀을 적당량 넣어서 손으로 비벼 콩알 크기로 한다. 피부병에 외용할 경우, 생것은 작은 절구에 짓찧어서 즙액을 바르거나 환부에 붙이면 된다.

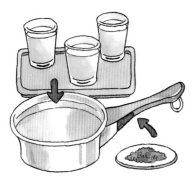

▲ 약을 달일 때에는, 약재의 종류에 따라 다르나 보통 1회용이 5~10g이며, 물의 양은 2~3컵이 적당하다. 크기가 큰 약재는 작게 잘라서 사용하며, 달이기 전에 30분 정도 물에 담가 두는 것이 좋다.

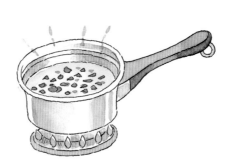

▲ 일반적으로 약을 달일 때에는 약한 불에 천천히 달여서 약효 성분이 잘 우러나도록 한다.

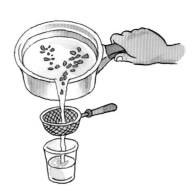

▲ 약이 달여지면 체로 찌꺼기를 걸러 낸 다음 달인 액만 복용한다.

● 복용법

약을 복용할 때에는 일반적으로 식사와 식사 사이에 복용하는 것이 흡수가 잘 되어 좋다. 약을 복용하는 동안에는 돼지고기, 쇠고기, 닭고기 등 기름진 음식을 삼가는 것이 약물 흡수에 도움이 된다. 뜨겁고 매운 음식은 혈압을 일시적으로 높이고 열을 내므로 평소에 혈압이 높은 사람이나 머리가 아프고 열이 많이 날 경우에는 피하는 것이 좋다. 약을 복용한 뒤 식욕이 감퇴되고 설사가 나며 혀에 흰 것이 끼고 구역질이 나는 것은 약이 몸에 맞지 않는 현상이므로 용량을 줄이거나 복용을 중지하여야 한다. 이와 같은 부작용이 있을 때에는 감초 또는 검은콩과 함께 달여서 복용하면 해독이 되기도 한다. 임산부는 가급적 복용을 금하고, 필요한 경우 한의사의 지시에 따라야 한다. 일반적으로 한약이나 민간약을 달인 탕제는 맛이 쓰므로 어린이나 비위가 약한 사람은 설탕이나 꿀을 조금 넣어 복용하는 것도 좋다.

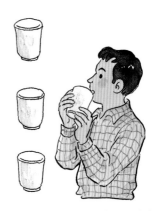

▲ 1일 3회, 즉 식사와 식사 사이에 복용하는 것이 흡수가 잘 된다. 약을 먹는 동안에는 음식을 많이 먹지 않는 것이 좋다.

■ 꽃의 구조

● 쌍자엽 식물

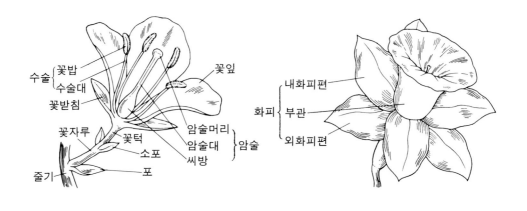

● 단자엽 식물

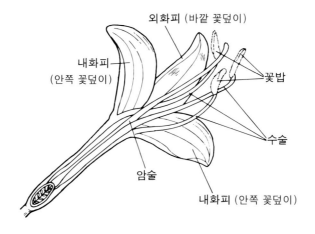

● 양성화   ● 단성화

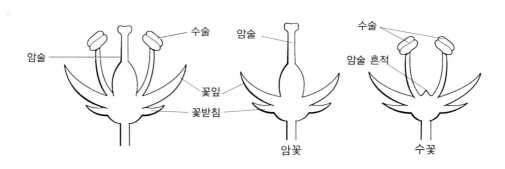

■ 수술의 종류

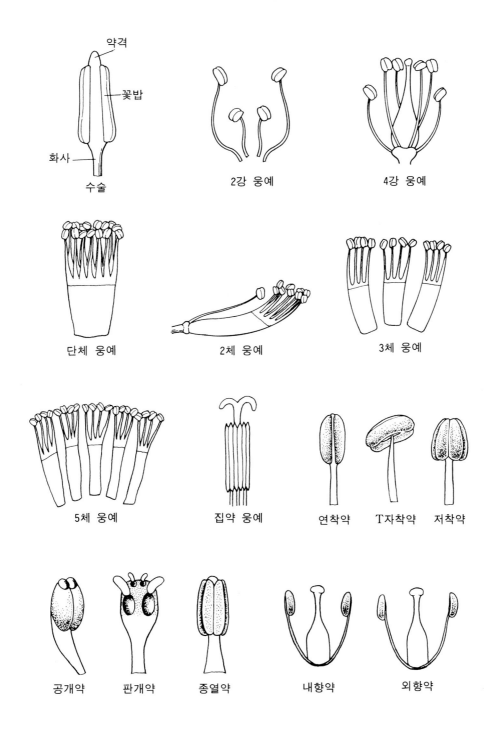

약격

꽃밥

화사

수술

2강 웅예

4강 웅예

단체 웅예

2체 웅예

3체 웅예

5체 웅예

집약 웅예

연착약

T자착약

저착약

공개약

판개약

종열약

내향약

외향약

■ 화서(꽃차례)의 종류

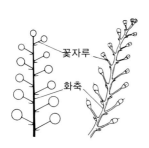

꽃자루

화축

총상화서 (호생)
(섬까치수염)

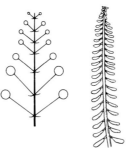

총상화서 (대생)
(낭아초)

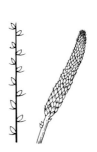

이삭화서
(질경이)

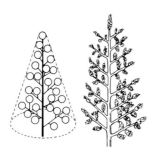

원추화서
(붉나무)

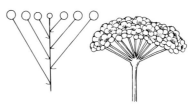

산방화서
(인가목조팝나무)

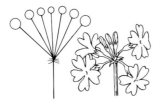

산형화서
(앵초)

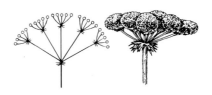

겹산형화서
(당근)

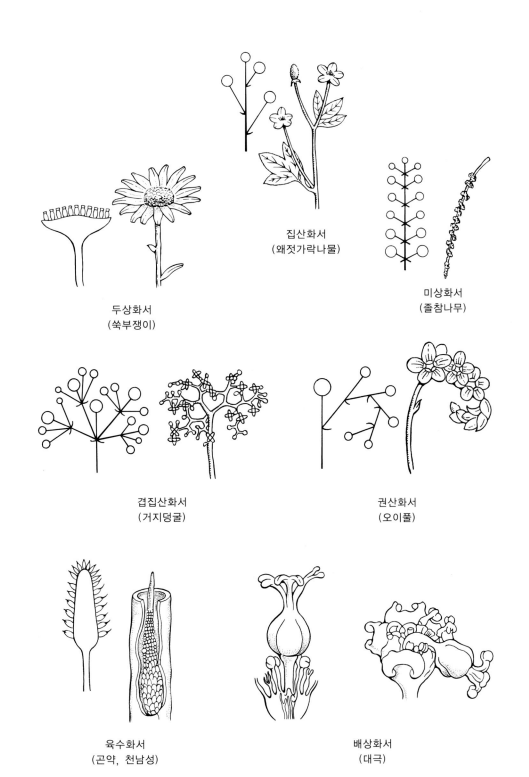

두상화서
(쑥부쟁이)

집산화서
(왜젓가락나물)

미상화서
(졸참나무)

겹집산화서
(거지덩굴)

권산화서
(오이풀)

육수화서
(곤약, 천남성)

배상화서
(대극)

■ 화관의 구조

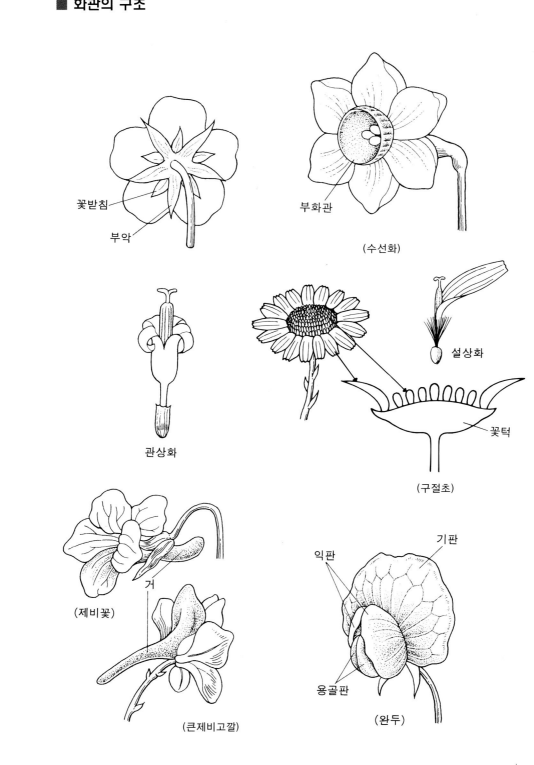

꽃받침

부악

부화관

(수선화)

관상화

설상화

꽃턱

(구절초)

(제비꽃)

거

기판

익판

용골판

(큰제비고깔)

(완두)

478

■ 잎의 구조

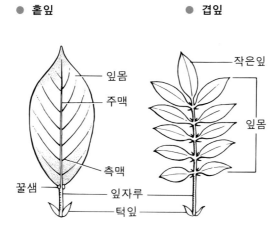

● 홑잎
● 겹잎

잎몸
주맥
측맥
꿀샘
잎자루
턱잎

작은잎
잎몸

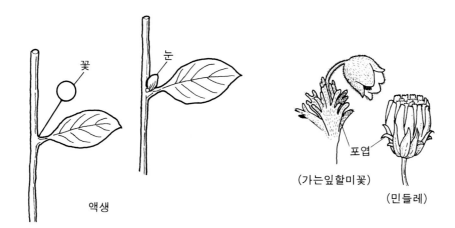

꽃
눈

액생

포엽

(가는잎할미꽃)
(민들레)

■ 잎의 모양

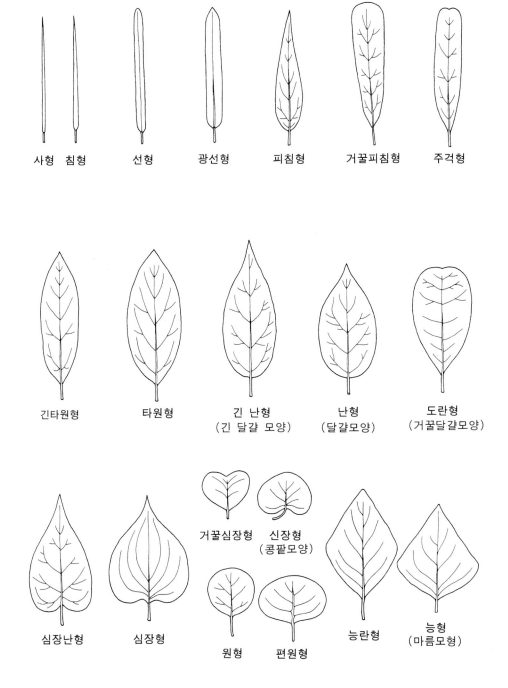

사형 침형   선형   광선형   피침형   거꿀피침형   주걱형

긴타원형   타원형   긴 난형   난형   도란형
（긴 달걀 모양）（달걀모양）（거꿀달걀모양）

거꿀심장형   신장형
（콩팥모양）

심장난형   심장형   원형   편원형   능란형   능형
（마름모형）

■ 잎의 나기

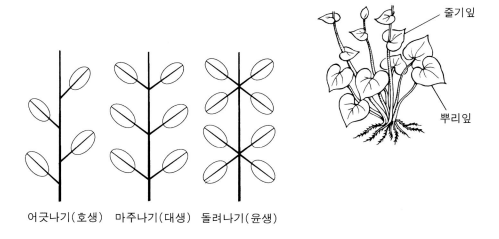

어긋나기(호생)　마주나기(대생)　돌려나기(윤생)

줄기잎

뿌리잎

■ 잎의 갈라지기

● 우상열

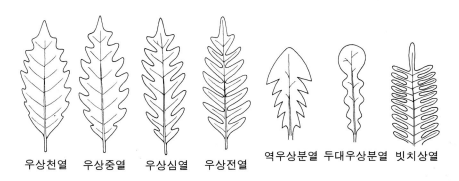

우상천열　　우상중열　　우상심열　　우상전열　　역우상분열　두대우상분열　빗치상열

● 장상열

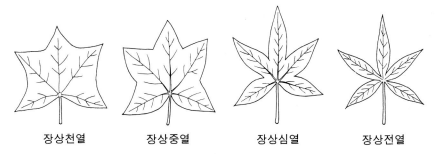

장상천열　　　　장상중열　　　　장상심열　　　　장상전열

■ 가시와 털의 종류

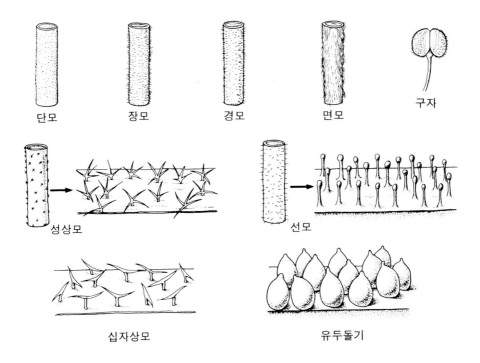

단모　　장모　　경모　　면모　　구자

성상모　　　　　　　　　선모

십자상모　　　　　　유두돌기

■ 뿌리의 종류

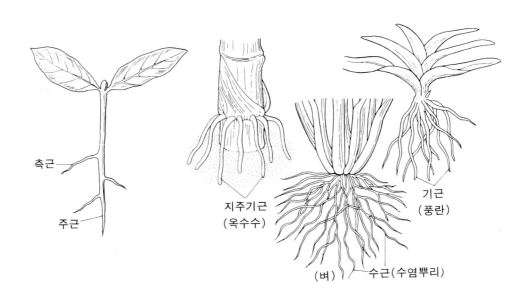

측근

주근

지주기근
(옥수수)

기근
(풍란)

(벼)　수근(수염뿌리)

■ 줄기의 구조

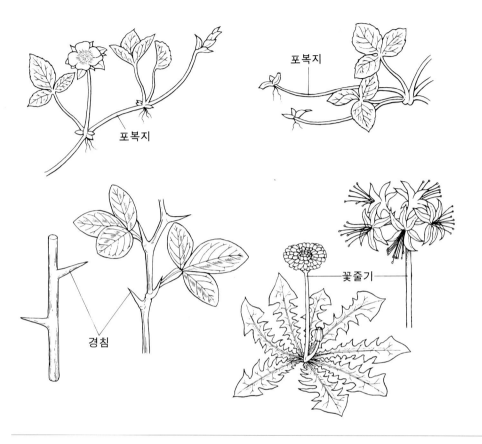

포복지

포복지

포복지

경침

꽃줄기

■ 나무의 구분

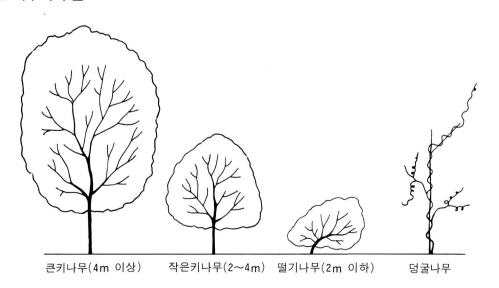

큰키나무(4m 이상)　작은키나무(2~4m)　떨기나무(2m 이하)　덩굴나무

■ 땅속줄기의 종류

● 뿌리줄기

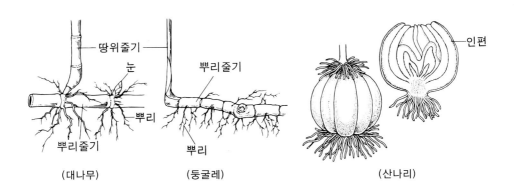

(대나무)　　(둥굴레)

● 비늘줄기

(산나리)

● 땅속줄기

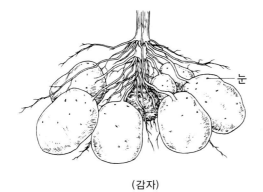

(감자)

● 알줄기

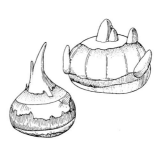

(글라디올러스)

■ 종자의 종류

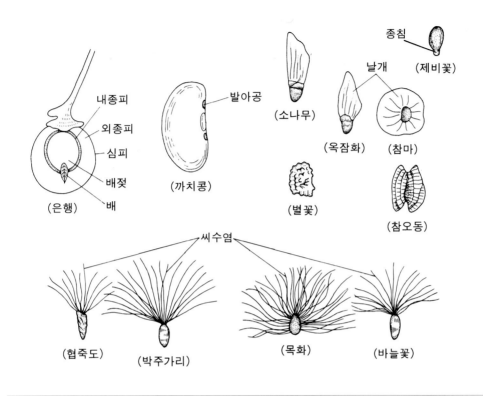

내종피
외종피
심피
배젖
배
(은행)

발아공
(까치콩)

(소나무)

종침
(제비꽃)

날개
(옥잠화)   (참마)

(별꽃)

(참오동)

씨수염

(협죽도)   (박주가리)   (목화)   (바늘꽃)

■ 눈의 종류

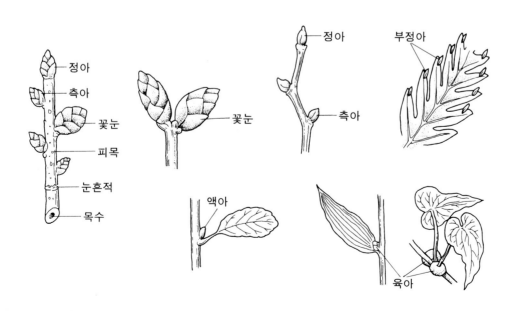

정아
측아
꽃눈
피목
눈흔적
목수

꽃눈

정아
측아

부정아

액아

육아

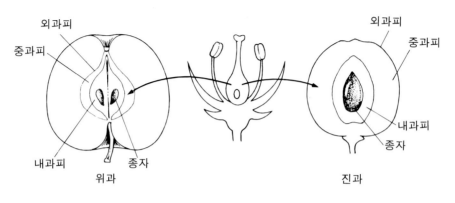

외과피
중과피
내과피
종자
위과

외과피
중과피
내과피
종자
진과

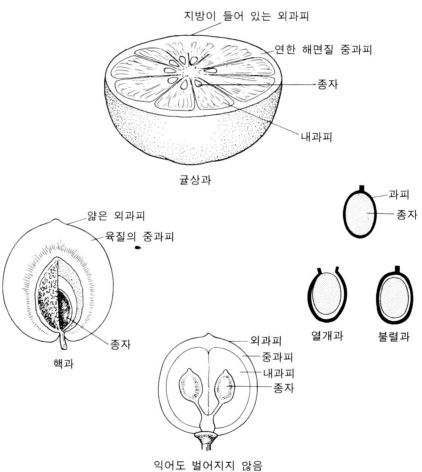

지방이 들어 있는 외과피
연한 해면질 중과피
종자
내과피
귤상과

얇은 외과피
육질의 중과피
종자
핵과

과피
종자

열개과
불렬과

외과피
중과피
내과피
종자
익어도 벌어지지 않음

■ 열매의 종류

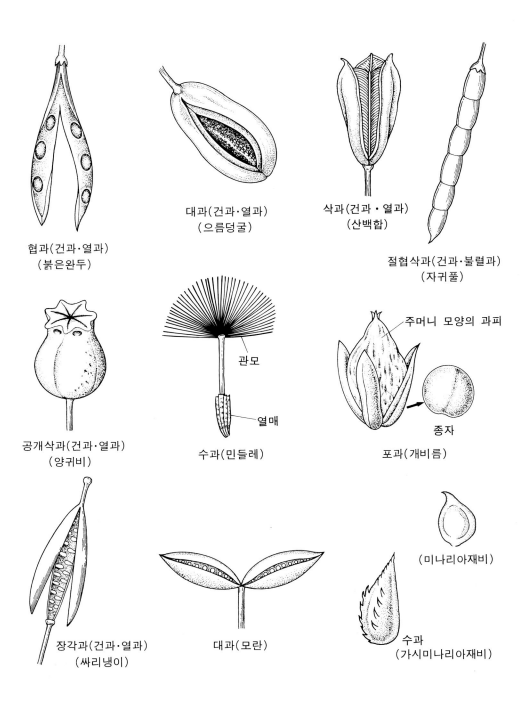

협과(건과·열과)
(붉은완두)

대과(건과·열과)
(으름덩굴)

삭과(건과·열과)
(산백합)

절협삭과(건과·불렬과)
(자귀풀)

공개삭과(건과·열과)
(양귀비)

관모

열매

수과(민들레)

주머니 모양의 과피

종자

포과(개비름)

장각과(건과·열과)
(싸리냉이)

대과(모란)

(미나리아재비)

수과
(가시미나리아재비)

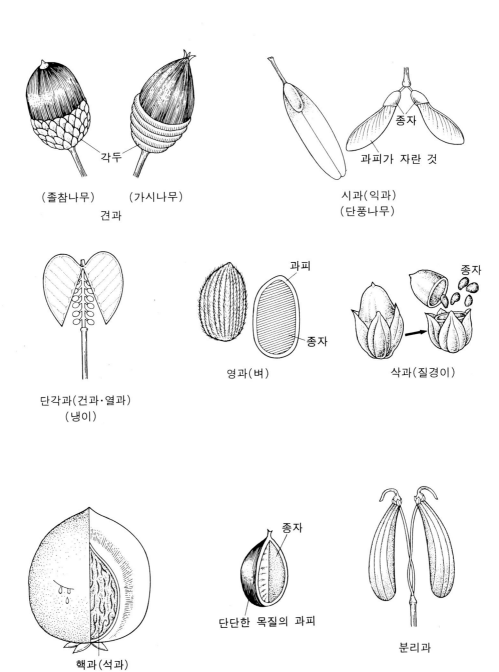

각두

(졸참나무)　　(가시나무)
견과

종자
과피가 자란 것
시과(익과)
(단풍나무)

과피
종자
영과(벼)

종자
삭과(질경이)

단각과(건과·열과)
(냉이)

핵과(석과)
(복숭아)

종자
단단한 목질의 과피

분리과

488

질환별 약물명

간 질환

간염(肝炎) _ 갯갓(大靑葉, p. 39), 금전초(金錢草, p. 70), 긴병꽃풀(連錢草, p. 74), 마리아엉겅퀴(水飛薊, p. 138), 밀몽화(密蒙花, p. 176), 뱀딸기(蛇莓, p. 197), 사철쑥(茵蔯蒿, p. 232), 소리쟁이(牛耳大黃, p. 261), 속썩은풀(黃芩, p. 267), 수양버들(柳枝, p. 272), 시호(柴胡, p. 276), 쑥(艾葉, p. 280), 아마(亞麻, p. 283), 울금(鬱金, p. 318), 조구등(釣鉤藤, p. 353), 지별(蟅蟲, p. 364), 진득찰(豨薟, p. 368), 쪽(靑黛, p. 372), 치커리(菊苣, p. 394).

담낭염(膽囊炎) _ 가시나무(菥子皮葉, p. 15), 미치광이풀(莨菪根, p. 173), 소태나무(苦木, p. 263), 울금(鬱金, p. 318).

황달(黃疸) _ 가물치(蠡魚, p. 14), 개오동나무(梓白皮, p. 38), 금전초(金錢草, p. 70), 꽈리(酸漿, p. 78), 다래나무(獼猴梨, p. 96), 도둑놈의지팡이(苦蔘, p. 113), 마디풀(萹蓄, p. 136), 미나리아재비(毛茛, p. 172), 배풍등(排風藤, p. 190), 백선(白鮮皮, p. 194), 뱀딸기(蛇莓, p. 197), 붉나무(鹽麩子, p. 220), 사철쑥(茵蔯蒿, p. 232), 삼백초(三白草, p. 243), 실고사리(海金砂草, p. 279), 옥수수(玉米鬚, p. 310), 용담(龍膽, p. 314), 울금(鬱金, p. 318), 율무(薏苡仁, p. 324), 잉어(鯉魚, p. 338), 자작나무(樺皮, p. 343), 지렁이(蚯蚓, p. 362), 지치(紫根, p. 365), 치커리(菊苣, p. 394), 큰잎용담(秦艽, p. 405), 타래붓꽃(馬藺子, p. 407), 황벽나무(黃柏, p. 447).

감염성 질환

이질(痢疾) _ 가시나무(菥子皮葉, p. 15), 도둑놈의지팡이(苦蔘, p. 113), 딱지꽃(萎陵菜, p. 129), 매발톱나무(小蘗, p. 149), 명아주(藜, p. 156), 배롱나무(紫薇花, p. 188), 석류나무(石榴皮, p. 253), 필발(畢茇, p. 421).

연주창(連珠瘡) _ 가뢰(斑蝥, p. 12), 구렁이(蛇退, p. 60), 깽깽이풀(鮮黃連, p. 76), 꿀풀(夏枯草, p. 80), 백미꽃(白薇, p. 192), 어저귀(莔實, p. 293), 인동덩굴(金銀花, p. 334), 전갈(全蝎, p. 347), 제비꿀(百蕊草, p. 352), 호제비꽃(地丁, p. 440).

인후염(咽喉炎)·편도선염(扁桃腺炎) _ 달맞이꽃(待宵草, p. 99), 도라지(桔梗, p. 114), 매발톱나무(小蘗, p. 149), 민들레(蒲公英, p. 174), 머위(蜂斗菜, p. 153), 박태기나무(紫荊皮, p. 184), 박하(薄荷, p. 185), 범부채

(射干, p. 204), 새모래덩굴(蝙蝠葛, p. 249), 속새(木賊, p. 265), 쓴풀(當藥, p. 281), 아주까리(蓖麻子, p. 286), 옥잠화(玉簪花, p. 311), 우엉(牛蒡子, p. 317), 인동덩굴(金銀花, p. 334), 자리공(商陸, p. 342), 잔대(沙蔘, p. 344), 중대가리국화(母菊, p. 357), 쪽(靑黛, p. 372), 할미꽃(白頭翁, p. 425), 호제비꽃(地丁, p. 440).

중이염(中耳炎) _ 도꼬마리(蒼耳子, p. 112), 바위취(虎耳草, p. 181), 불가사리(海星, p. 219), 어저귀(莔麻, p. 293).

축농증(蓄膿症) _ 도꼬마리(蒼耳子, p. 112), 목련(辛夷, p. 161).

폐렴(肺炎) _ 씀바귀(黃瓜菜, p. 282), 약모밀(魚腥草, p. 290), 자작나무(樺皮, p. 343).

골·결합 조직 질환

견비통(肩臂痛) _ 밀화두(鷄血藤, p. 177).

골관절염(骨關節炎) _ 가시오갈피나무(刺五加, p. 17), 강활(羌活, p. 29), 고본(藁本, p. 48), 노간주나무(杜松實, p. 88), 녹나무(樟木, p. 92), 누리장나무(臭梧桐, p. 93), 다래나무(獼猴梨, p. 96), 댕댕이덩굴(木防己, p. 109), 도꼬로마(萆薢, p. 111), 독활(獨活, p. 116), 만병초(石南葉, p. 143), 말초리풀(馬鞭草, p. 148), 모과나무(木李, p. 157), 방기(防己, p. 186), 방풍(防風, p. 187), 오갈피나무(五加皮, p. 302), 이질풀(玄草, p. 331), 치자나무(梔子, p. 393).

근무력증(筋無力症) _ 마전자나무(馬錢子, p. 140), 밀화두(鷄血藤, p. 177), 사향노루(麝香, p. 234), 오갈피나무(五加皮, p. 302).

류머티스성 관절염 _ 두릅나무(楤木皮, p. 122), 딱총나무(接骨木, p. 130), 떡갈고란초(骨碎補, p. 131), 마삭줄(絡石藤, p. 139), 배풍등(排風藤, p. 190), 백미꽃(白薇, p. 192), 백화사(白花蛇, p. 196), 벽오동(梧桐葉, p. 206), 복숭아나무(桃仁, p. 213), 봉선화(鳳仙, p. 214), 비자나무(榧子, p. 222), 사위질빵(女萎, p. 231), 사향노루(麝香, p. 234), 산해박(徐長卿, p. 240), 새모래덩굴(蝙蝠葛, p. 249), 소나무(松葉, p. 260), 수양버들(柳枝, p. 272), 율무(薏苡仁, p. 324), 으아리(威靈仙, p. 326), 음나무(刺楸樹皮, p. 329), 족두리풀(細辛, p. 354), 쥐방울(馬兜鈴, p. 359), 톱풀(一枝蒿, p. 410), 풀명자나무(木瓜, p. 420), 헛개나무(枳椇子, p. 434), 호랑이(虎骨, p. 438), 홀아비꽃대(銀線草, p. 441), 화살나무(鬼箭羽, p. 443).

수족경련(手足痙攣) _ 범꼬리(拳蔘, p. 203), 범싱아(虎杖, p. 205), 산초나무(山椒, p. 239), 생강(生薑, p. 251), 전갈(全蝎, p. 347), 천궁(川芎, p. 380), 치자나무(梔子, p. 393), 큰바꽃(附子, p. 403), 현호색(玄胡索, p. 436), 화살나무(鬼箭羽, p. 443), 황기(黃耆, p. 445).

신경통(神經痛)·근육통(筋肉痛) _ 강활(羌活, p. 29), 겨우살이(槲寄生, p. 43), 겨자무(辣根, p. 44), 고추(辣草, p. 50), 골담초(金雀根, p. 52), 남천(南天竹根, p. 87), 노루발풀(鹿蹄草, p. 90), 녹나무(樟木, p. 92), 만병초(石南葉, p. 143), 모과나무(木李, p. 157), 밀화두(鷄血藤, p. 177), 뻐꾹채(漏蘆, p. 225), 사위질빵(女蒿, p. 231), 속단(續斷, p. 264), 아출(莪朮, p. 287), 애기똥풀(白屈菜, p. 289), 어수리(滿洲獨活, p. 292), 엉겅퀴(大薊, p. 294), 으아리(威靈仙, p. 326), 음나무(刺楸樹皮, p. 329), 전갈(全蝎, p. 347), 전호(前胡, p. 349), 지네(蜈蚣, p. 361), 진교(秦艽, p. 367), 천산갑(穿山甲, p. 384), 청미래덩굴(菝葜, p. 385), 층층갈고리둥굴레(黃精, p. 391), 침향나무(沈香, p. 397), 큰잎용담(秦艽, p. 405), 투구꽃(草烏, p. 412), 향부자(香附子, p. 432), 호랑이(虎骨, p. 438).

요통(腰痛) _ 강향나무(降香, p. 28), 골담초(金雀根, p. 52), 광나무(女貞實, p. 58), 구기자나무(枸杞子, p. 59), 구척(狗脊, p. 64), 당나귀(阿膠, p. 104), 독활(獨活, p. 116), 두릅나무(楤木皮, p. 122), 두충나무(杜沖, p. 123), 딱총나무(接骨木, p. 130), 마(山藥, p. 133), 마가목(丁公皮, p. 134), 마름(菱殼, p. 137), 바디나물(前胡, p. 179), 백화사(白花蛇, p. 196), 보골지(補骨脂, p. 209), 산초나무(山椒, p. 239), 새삼(菟絲子, p. 250), 쇠무릎(牛膝, p. 269), 오약나무(烏藥, p. 308), 천궁(川芎, p. 380), 파극나무(巴戟天, p. 414), 호로파(胡蘆巴, p. 439).

타박상(打撲傷) _ 강황(薑黃, p. 30), 무릇(綿棗兒, p. 168), 사향노루(麝香, p. 234), 속단(續斷, p. 264), 잇꽃(紅花, p. 337), 자귀나무(合歡皮, p. 339), 지별(蟅蟲, p. 364).

통풍(痛風) _ 노간주나무(杜松實, p. 88), 물푸레나무(秦皮, p. 171), 으아리(威靈仙, p. 326).

구강·치주 질환

구강염(口腔炎) _ 붉나무벌레집(五倍子, p. 221), 중대가리국화(母菊, p. 357), 흑아차나무(阿仙藥, p. 453).

구취(口臭) _ 박하(薄荷, p. 185), 배초향(藿香, p. 189).

치주염(齒周炎) _ 두꺼비(蟾酥, p. 121), 말벌(蜂房, p. 147), 배풍등(排風藤, p. 190), 자라(鱉甲, p. 340), 필발(畢茇, p. 421), 후박나무(厚朴, p. 450), 후추나무(胡椒, p. 451).

치통(齒痛) _ 독말풀(曼陀羅葉, p. 115), 미나리아재비(毛茛, p. 172), 배롱나무(紫微花, p. 188), 순비기나무(蔓荊子, p. 273), 승마(升麻, p. 275), 어수리(滿洲獨活, p. 292).

내분비 질환

구갈(口渴) _ 둥굴레(玉竹, p. 124), 맥문동(麥門冬, p. 151), 석곡(石斛, p. 252), 용담(龍膽, p. 314).

당뇨병(糖尿病) _ 가시연꽃(芡實, p. 16), 갈대(蘆根, p. 22), 달맞이꽃(月見子, p. 99), 돌꽃(紅景天, p. 117), 맥문동(麥門冬, p. 151), 뽕나무(桑白皮, p. 226), 영지(靈芝, p. 300), 주목(紫杉, p. 355), 해당화(玫瑰花根, p. 428).

갑상선기능항진증(甲狀腺機能亢進症) _ 다시마(昆布, p. 97), 불가사리(海星, p. 219).

유즙 분비(乳汁分泌) _ 감귤나무(橘皮, p. 23), 말뱅이나물(王不留行, p. 146), 박주가리(蘿藦, p. 183), 벌사상자(蛇床子, p. 201), 별꽃(繁縷, p. 207), 뻐꾹채(漏蘆, p. 225), 신선초(明日葉, p. 278), 아욱(冬葵子, p. 285), 잉어(鯉魚, p. 338), 장구채(王不留行, p. 345), 천산갑(穿山甲, p. 384), 통탈목(通脫木, p. 411), 하늘타리(栝蔞, p. 422).

산부인과 질환

대하증(帶下症) _ 맨드라미(鷄冠花, p. 152), 배롱나무(紫薇花, p. 188), 쇠비름(馬齒莧, p. 270), 어수리(滿洲獨活, p. 292), 연꽃(蓮子, p. 298), 옥잠화(玉簪花葉, p. 311), 접시꽃(蜀葵根, p. 350), 치마버섯(樹花, p. 392), 흑삼릉(三稜, p. 452).

산후복통(産後腹痛) _ 봉선화(鳳仙, p. 214), 사프란(藏紅花, p. 233), 소목나무(蘇木, p. 262), 쉽사리(澤蘭, p. 274).

생리통(生理痛) _ 골담초(金雀根, p. 52), 단삼(丹蔘, p. 98), 말초리풀(馬鞭草, p. 148), 부처손(卷柏, p. 218), 소목나무(蘇木, p. 262), 쇠무릎(牛膝, p. 269), 익모초(益母草, p. 332), 천궁(川芎, p. 380), 현호색(玄胡索, p. 436).

안태(安胎) _ 당나귀(阿膠, p. 104), 뽕나무겨우살이(桑寄生, p. 227), 쑥(艾葉, p. 280), 장구채(王不留行, p. 345).

월경불순(月經不順) _ 개맨드라미(靑葙花, p. 34), 개연꽃(川骨, p. 37), 거머리(水蛭, p. 42), 구절초(九節草, p. 63), 꼭두서니(茜草根, p. 77), 단삼(丹蔘, p. 98), 당귀(當歸, p. 102), 등에(虻蟲, p. 126), 말뱅이나물(王不留行, p. 146), 모란(牧丹皮, p. 158), 박태기나무(紫荊皮, p. 184), 뱀딸기(蛇莓, p. 197), 벌등골나물(佩蘭, p. 200), 범싱아(虎杖, p. 205), 사프란(藏紅花, p. 233), 옻나무(漆樹皮, p. 312), 잇꽃(紅花, p. 337), 장구채(王不留行, p. 345), 지별(蠐蟲, p. 364), 참죽나무(椿白皮, p. 378), 함박꽃(芍藥, p. 426), 현호색(玄胡索, p. 436), 흑삼릉(三稜, p. 452).

유방염(乳房炎) _ 가지(茄子, p. 20), 더덕(羊乳根, p. 110), 무릇(綿棗兒, p. 168), 민들레(蒲公英, p. 174), 원추리(萱草根, p. 320), 유향나무(乳香, p. 321), 제비꿀(百蕊草, p. 352), 패모(貝母, p. 419).

자궁냉증(子宮冷症) _ 사상자(蛇床子, p. 229), 쑥(艾葉, p. 280).

자궁출혈(子宮出血) _ 겨우살이(槲寄生, p. 43), 남생이(龜板, p. 86), 등에(虻蟲, p. 126), 삼칠인삼(三七人蔘, p. 245), 석위(石葦, p. 254), 속단(續斷, p. 264), 쑥(艾葉, p. 280), 오이풀(地楡, p. 309), 원추리(萱草根, p. 320), 익모초(益母草, p. 332), 중대가리국화(母菊, p. 357).

소화기 질환

변비(便秘) _ 겨자무(辣根, p. 44), 나팔꽃(牽牛子, p. 84), 다시마(昆布, p. 97), 대황(大黃, p. 107), 맥문동(麥門冬, p. 151), 무화과나무(無花果, p. 169), 복숭아나무(桃仁, p. 213), 빈랑나무(檳榔, p. 225), 살구나무(杏仁, p. 241), 삼(麻子仁, p. 242), 센나(番瀉葉, p. 258), 소리쟁이(牛耳大黃, p. 261), 쇄양(鎖陽, p. 268), 신선초(明日葉, p. 278), 아마(亞麻仁, p. 283), 아욱(冬葵子, p. 285), 아주까리(蓖麻子, p. 286), 알로에(蘆薈, p. 288), 우뭇가사리(寒天, p. 316), 육종용(肉蓯蓉, p. 323), 이스라지나무(郁李仁, p. 330), 지황(地黃, p. 366), 차즈기(紫蘇葉, p. 375), 천문동(天門冬, p. 383), 측백나무(柏子仁, p. 390), 파극나무(巴戟天, p. 414), 하늘타리(栝蔞, p. 422), 회화나무(槐米, p. 449).

복통(腹痛) _ 두꺼비(蟾酥, p. 121), 멀구슬나무(苦楝子,

p. 154), 목향(木香, p. 163), 미치광이풀(莨菪根, p. 173), 백리향(地椒, p. 191), 병풀(積雪草, p. 208), 산초나무(山椒, p. 239), 생강(生薑, p. 251), 선인장(仙人掌, p. 257), 애기똥풀(白屈菜, p. 289), 양귀비(阿片, p. 291), 여지나무(荔枝, p. 297), 오수유나무(吳茱萸, p. 307), 오약나무(烏藥, p. 308), 정향나무(丁香, p. 351), 초과(草果, p. 386), 팔각회향(八角茴香, p. 416), 향유(香薷, p. 433).

설사(泄瀉) _ 가시연꽃(芡實, p. 16), 가자나무(訶子, p. 18), 계피나무(桂皮, p. 46), 광곽향(藿香, p. 56), 금앵자나무(金櫻子, p. 69), 깽깽이풀(鮮黃連, p. 76), 마름(菱殼, p. 137), 무궁화(木槿皮, p. 167), 붉나무벌레집(五倍子, p. 221), 사위질빵(女葳, p. 231), 상수리나무(橡木皮, p. 248), 석류나무(石榴皮, p. 253), 양귀비(阿片, p. 291), 오미자나무(五味子, p. 306), 이질풀(玄草, p. 331), 저령(豬苓, p. 346), 짚신나물(仙鶴草, p. 371), 황련(黃連, p. 446).

소화불량(消化不良) _ 감귤나무(橘皮, p. 23), 감초(甘草, p. 26), 갓(芥子, p. 27), 개연꽃(萍蓬草子, p. 37), 겨자무(辣根, p. 44), 계피나무(桂皮, p. 46), 고량강(良薑, p. 47), 고추(辣草, p. 50), 곰(熊膽, p. 54), 광귤나무(枳殼, p. 57), 구절초(九節草, p. 63), 노루귀(獐耳細辛, p. 89), 닭(鷄內金, p. 100), 대추나무(大棗, p. 106), 대황(大黃, p. 107), 만삼(蔓蔘, p. 144), 목향(木香, p. 163), 무(萊菔子, p. 166), 보리(麥芽, p. 210), 빈랑나무(大腹皮, p. 224), 삽주(蒼朮, p. 246), 오수유나무(吳茱萸, p. 307), 육두구나무(肉荳蔲, p. 322), 익지(益智仁, p. 333), 전호(前胡, p. 349), 초두구(草荳蔲, p. 387), 축사(縮砂, p. 389), 커피나무(咖啡, p. 399), 큰삽주(白朮, p. 404), 토목향(土木香, p. 409), 화초나무(花椒, p. 444), 황련(黃連, p. 446), 황벽나무(黃柏, p. 447), 회향(茴香, p. 448), 후박나무(厚朴, p. 450), 후추나무(胡椒, p. 451).

식욕부진(食慾不振) _ 개별꽃(太子蔘, p. 36), 고수(胡荽, p. 49), 메밀(蕎麥, p. 155), 삽주(蒼朮, p. 246), 커피나무(咖啡, p. 399), 탱자나무(枳實, p. 408).

식중독(食中毒) _ 갈대(蘆根, p. 22).

위염(胃炎)·위궤양(胃潰瘍) _ 고수(胡荽, p. 49), 굴(牡蠣, p. 66), 마름(菱殼, p. 137), 예덕나무(野梧桐, p. 301), 자란(白芨, p. 341), 칠엽수(娑羅子, p. 395), 토목향(土木香, p. 409), 해삼(海蔘, p. 431).

장내 기생충(腸內寄生蟲) _ 범고비(綿馬, p. 202), 비자나무(榧子, p. 222), 삼(麻子仁, p. 242), 석류나무(石榴皮, p. 253), 소태나무(苦木, p. 263).

췌장염(膵臟炎) _ 애기똥풀(白屈菜, p. 289).

신경·정신 질환

경련(痙攣) _ 곰(熊膽, p. 54), 말매미(蟬退, p. 145), 사향노루(麝香, p. 234), 소(牛黃, p. 259), 조구등(釣鉤藤, p. 353), 중루(重樓, p. 358), 지네(蜈蚣, p. 361), 천마(天麻, p. 382), 코뿔소(犀角, p. 400).

구토(嘔吐) _ 고량강(良薑, p. 47), 광곽향(藿香, p. 56), 까치콩(扁豆, p. 75), 끼무릇(半夏, 83), 목향(木香, p. 163), 배초향(藿香, p. 189), 산초나무(山椒, p. 239), 생강(生薑, p. 251), 육두구나무(肉荳蔲, p. 322), 정향나무(丁香, p. 351), 축사(縮砂, p. 389), 팔각회향(八角茴香, p. 416), 풀명자나무(木瓜, p. 420).

두통(頭痛)·편두통(偏頭痛) _ 강활(羌活, p. 29), 구릿대(白芷, p. 62), 국화(菊花, p. 65), 노루귀(獐耳細辛, p. 89), 당귀(當歸, p. 102), 무(萊菔子, p. 166), 방풍(防風, p. 187), 순비기나무(蔓荊子, p. 273), 양귀비(阿片, p. 291), 여로(藜蘆, p. 296), 지렁이(蚯蚓, p. 362), 칡(葛根, p. 396), 큰물레나물(紅旱蓮, p. 402).

번갈(煩渴) _ 산달래(薤白, p. 236), 삼(麻子仁, p. 242), 삽주(蒼朮, p. 246), 상산나무(常山, p. 247), 석창포(石菖蒲, p. 255), 승마(升麻, p. 275), 아욱(冬葵根, p. 285), 영양(羚羊角, p. 299), 왕대나무(竹葉, p. 313), 인동덩굴(金銀花, p. 334), 인삼(人蔘, p. 335), 지렁이(蚯蚓, p. 362), 지모(知母, p. 363), 천문동(天門冬, p. 383), 치자나무(梔子, p. 393), 콩(大豆黃卷, p. 401), 하늘타리(栝蔞, p. 422).

불면증(不眠症) _ 골풀(燈心草, p. 53), 단삼(丹蔘, p. 98), 대추나무(大棗, p. 106), 묏대추나무(酸棗仁, p. 165), 복령(茯苓, p. 211), 석창포(石菖蒲, p. 255), 연꽃(蓮子心, p. 298), 영지(靈芝, p. 300), 용안나무(龍眼肉, p. 315), 원지(遠志, p. 319), 쥐오줌풀(吉草根, p. 360), 측백나무(伯子仁, p. 390), 큰물레나물(紅旱蓮, p. 402), 하수오(何首烏, p. 423), 홉(忽布, p. 442).

신경 쇠약(神經衰弱)·우울증(憂鬱症) _ 가시오갈피나무(刺五加, p. 17), 두릅나무(楤木皮, p. 122), 등칡(關木通, p. 127), 매실나무(烏梅, p. 150), 묏대추나무(酸棗仁, p. 165), 사프란(藏紅花, p. 233), 사향노루(麝香, p. 234), 삼지구엽초(淫羊藿, p. 244), 석창포(石菖蒲, p. 255), 소(牛黃, p. 259), 영양(羚羊角, p. 299), 오미자나무(五味子, p. 306), 용안나무(龍眼肉, p. 315), 원지(遠志, 319), 은조롱(何首烏, p. 327), 인삼(人蔘, p. 335), 자

귀나무(合歡皮, p. 339), 쥐오줌풀(吉草根, p. 360), 창포(菖蒲, p. 379), 천마(天麻, p. 382), 커피나무(咖啡, p. 399), 코뿔소(犀角, p. 400), 큰물레나물(紅旱蓮, p. 402), 향부자(香附子, p. 432), 현삼(玄蔘, p. 435).

안면신경마비(顔面神經麻痺) _ 가뢰(斑蝥, p. 12), 마전자나무(馬錢子, p. 140).

신장·비뇨기 질환

고환염(睾丸炎) _ 가마중(龍葵, p. 13), 멀구슬나무(苦楝子, p. 154), 모자반(海藻, p. 160), 여지나무(荔枝, p. 297), 회향(茴香, p. 448).

요로(尿路)·방광결석(膀胱結石) _ 가시나무(麴子皮葉, p. 15), 금전초(金錢草, p. 70), 긴병꽃풀(連錢草, p. 74), 나팔꽃(牽牛子, p. 84), 석위(石葦, p. 254), 실고사리(海金砂, p. 279), 씀바귀(黃瓜菜, p. 282), 옥수수(玉米鬚, p. 310).

발기부전(勃起不全)·자양강장(滋養强壯) _ 가시연꽃(芡實, p. 16), 가시오갈피나무(刺五加, p. 17), 감초(甘草, p. 26), 개연꽃(川骨, p. 37), 광나무(女貞實, p. 58), 구기자나무(枸杞子, p. 59), 구척(狗脊, p. 64), 금앵자나무(金櫻子, p. 69), 꾸지나무(楮實, p. 79), 남생이(龜板, p. 86), 독활(獨活, p. 116), 돌꽃(紅景天, p. 117), 동충하초(冬蟲夏草, p. 120), 두충나무(杜沖, p. 123), 마(山藥, p. 133), 만삼(蔓蔘, p. 144), 물개(海狗腎, p. 170), 박주가리(蘿藦, p. 183), 보골지(補骨脂, p. 209), 복분자딸기(覆盆子, p. 212), 부들(蒲黃, p. 215), 사마귀(桑螵蛸, p. 228), 사슴(鹿茸, p. 230), 삼백초(三白草, p. 243), 삼지구엽초(淫羊藿, p. 244), 새삼(菟絲子, p. 250), 석곡(石斛, p. 252), 속수자(續隨子, p. 266), 쇄양(鎖陽, p. 268), 수세미오이(絲瓜, p. 271), 여뀌(水蓼, p. 295), 연꽃(蓮子, p. 298), 오갈피나무(五加皮, p. 302), 오독도기(狼毒, p. 304), 육종용(肉蓯蓉, p. 323), 으름덩굴(木通, p. 325), 은조롱(白何首烏, p. 327), 인삼(人蔘, p. 335), 자라(鱉甲, p. 340), 자리공(商陸, p. 342), 저령(豬苓, p. 346), 지황(地黃, p. 366), 초종용(草蓯蓉, p. 388), 층층갈고리둥굴레(黃精, p. 391), 큰바꽃(附子, p. 403), 파극나무(巴戟天, p. 414), 하수오(何首烏, p. 423), 합개(蛤蚧, p. 427), 해룡(海龍, p. 429), 해마(海馬, p. 430), 해삼(海蔘, p. 431), 호로파(胡蘆巴, p. 439).

방광염(膀胱炎)·요도염(尿道炎) _ 방기(防己, p. 186), 소나무(松筆頭, p. 260), 속썩은풀(黃芩, p. 267), 실고사리(海金砂草, p. 279), 질경이(車前子, p. 369), 초종용

(草蓯蓉, p. 388), 통탈목(通草, p. 411), 패랭이꽃(瞿麥, p. 418), 홉(忽布, p. 442).

빈뇨(頻尿) _ 금앵자나무(金櫻子, p. 69), 마(山藥, p. 133), 벌사상자(蛇床子, p. 201), 보골지(補骨脂, p. 209), 복분자딸기(覆盆子, p. 212), 산수유나무(山茱萸, p. 238), 어저귀(苘麻根, p. 293), 익지(益智仁, p. 333), 인삼(人蔘, p. 335).

신장염(腎臟炎) _ 주목(紫杉, p. 355).

이뇨(利尿)・부종(浮腫) _ 가물치(蠡魚, p. 14), 가시연꽃(芡實, p. 16), 감수(甘遂, p. 25), 개구리밥(浮萍, p. 31), 개미취(紫菀, p. 35), 개오동나무(梓實, p. 38), 겨자무(辣根, p. 44), 골풀(燈心草, p. 53), 꾸지나무(楮樹白皮, p. 79), 나팔꽃(牽牛子, p. 84), 노간주나무(杜松實, p. 88), 느릅나무(楡白皮, p. 95), 다시마(昆布, p. 97), 대황(大黃, p. 107), 댑싸리(地膚子, p. 108), 등칡(關木通, p. 127), 디기탈리스(洋地黃, p. 128), 띠(白茅根, p. 132), 모싯대(薺苨, p. 159), 모자반(海藻, p. 160), 버들옻(大戟, p. 199), 복령(茯苓, p. 211), 질경이(車前子, p. 369), 질경이택사(澤瀉, p. 370), 카카오나무(카카오 유지, p. 398), 파(葱白, p. 413).

혈뇨(血尿) _ 알로에(蘆薈, p. 288).

심장 순환기계 질환

고혈압(高血壓) _ 개맨드라미(靑葙子, p. 34), 누리장나무(臭梧桐, p. 93), 두충나무(杜沖, p. 123), 메밀(蕎麥, p. 155), 벽오동(梧桐葉, p. 206), 뽕나무겨우살이(桑寄生, p. 227), 산사나무(山楂子, p. 237), 신선초(明日葉, p. 278), 엉겅퀴(大薊, p. 294), 연꽃(蓮子心, p. 298), 영지(靈芝, p. 300), 옥수수(玉米鬚, p. 310), 일일초(長春花, p. 336), 잔대(沙蔘, p. 344), 진득찰(豨薟, p. 368), 참나무버섯(香菇, p. 377), 칡(葛根, p. 396).

뇌졸중(腦卒症)・중풍(中風) _ 누에나방(白殭蠶, p. 94), 댕댕이덩굴(木防己, p. 109), 방풍(防風, p. 187), 사향노루(麝香, p. 234), 여로(藜蘆, p. 296), 왕대나무(天竺黃, p. 313), 주엽나무(皂莢, p. 356), 차가버섯(合樹菌, p. 373), 천남성(天南星, p. 381).

수족냉증(手足冷症) _ 범꼬리(拳蔘, p. 203), 산초나무(山椒, p. 239), 생강(生薑, p. 251), 선모(仙茅, p. 256), 오약나무(烏藥, p. 308), 옻나무(漆樹皮, p. 312), 유향나무(乳香, p. 321), 함박꽃(芍藥, p. 426), 황기(黃耆, p. 445).

심장병(心臟病) _ 두꺼비(蟾酥, p. 121), 디기탈리스(洋地黃, p. 128).

저혈압(低血壓) _ 곰(熊膽, p. 54), 큰바꽃(附子, p. 403).

치질(痔疾) _ 구렁이(蛇退, p. 60), 까치콩(扁豆, p. 75), 마디풀(萹蓄, p. 136).

지혈(止血) _ 가중나무(樗根白皮, p. 19), 가지(茄子, 茄葉, p. 20), 갈대(蘆葉, p. 22), 감나무(枾葉, p. 24), 강향나무(降香, p. 28), 구기자나무(地骨皮, p. 59), 기린초(費菜, p. 73), 꼭두서니(茜草根, p. 77), 꾸지나무(楮實, p. 79), 남천(南天竹葉, p. 87), 닭의장풀(鴨跖草, p. 101), 딱지꽃(萎陵菜, p. 129), 띠(白茅根, p. 132), 맨드라미(鷄冠花, p. 152), 부들(蒲黃, p. 215), 부처손(卷柏, p. 218), 삼칠인삼(三七人蔘, p. 245), 오이풀(地楡, p. 309), 짚신나물(仙鶴草, p. 371), 측백나무(側柏葉, p. 390), 큰물레나물(紅旱蓮, p. 402), 타래붓꽃(馬藺子, p. 407), 회화나무(槐米, p. 449).

현기증(眩氣症) _ 구척(狗脊, p. 64), 두꺼비(蟾酥, p. 121), 산사나무(山楂子, p. 237), 산수유나무(山茱萸, p. 238), 순비기나무(蔓荊子, p. 273), 알로에(蘆薈, p. 288), 전복(石決明, p. 348), 질경이(車前子, p. 369), 질경이택사(澤瀉, p. 370), 차나무(茶葉, p. 374), 참깨(胡麻仁, p. 376), 천마(天麻, p. 382), 하수오(何首烏, p. 423), 함박꽃(芍藥, p. 426).

혈행 개선(血行改善) _ 구척(狗脊, p. 64), 기름나물(石防風, p. 72), 꿀풀(夏枯草, p. 80), 남가새(白蒺藜, p. 85), 노루오줌(赤升麻, p. 91), 녹나무(樟木, p. 92), 당귀(當歸, p. 102), 두꺼비(蟾酥, p. 121), 둥굴레(玉竹, p. 124), 떡갈고란초(骨碎補, p. 131), 띠(白茅根, p. 132), 몰약나무(沒藥, p. 164), 밀몽화(密蒙花, p. 176), 밀화두(鷄血藤, p. 177), 백미꽃(白薇, p. 192), 벌사상자(蛇床子, p. 201), 부들(蒲黃, p. 215), 사슴(鹿茸, p. 230), 사프란(藏紅花, p. 233), 사향노루(麝香, p. 234), 산사나무(山楂子, p. 237), 산해박(徐長卿, p. 240), 쉽사리(澤蘭, p. 274), 아출(莪朮, p. 287), 옻나무(漆樹皮, p. 312), 으름덩굴(木通, p. 325), 은행나무(白果葉, p. 328), 잇꽃(紅花, p. 337), 해당화(玫瑰花, p. 428), 헛개나무(枳椇子, p. 434), 현호색(玄胡索, p. 436).

안과 질환

결막염(結膜炎) _ 깽깽이풀(鮮黃連, p. 76), 꿀풀(夏枯草, p. 80), 매발톱나무(小蘗, p. 149), 물푸레나무(秦皮, p. 171), 민들레(蒲公英, p. 174), 밀몽화(密蒙花, p. 176), 쓴풀(當藥, p. 281), 용담(龍膽, p. 314), 전복(石決明, p. 348), 조구등(釣鉤藤, p. 353), 패랭이꽃(瞿麥, p. 418),

황련(黃連, p. 446), 황벽나무(黃柏, p. 447).

망막증(網膜症) _ 메밀(蕎麥稭, p. 155), 중대가리국화(母菊, p. 357).

시력 감퇴(視力減退) _ 가물치(蠡魚, p. 14), 결명차(決明子, p. 45), 곰(熊膽, p. 54), 국화(菊花, p. 65), 복분자딸기(覆盆子, p. 212), 뽕나무(桑葉, p. 226), 속새(木賊, p. 265), 쇠비름(馬齒莧, p. 270), 순비기나무(蔓荊子, p. 273), 전복(石決明, p. 348), 함박꽃(芍藥, p. 426).

암

간암(肝癌) _ 구름버섯(雲芝, p. 61), 목질진흙버섯(桑黃, p. 162).

백혈병(白血病) _ 모자반(海藻, p. 160), 일일초(長春花, p. 336).

위암(胃癌) _ 목질진흙버섯(桑黃, p. 162), 차가버섯(合樹菌, p. 373), 치마버섯(樹花, p. 392).

피부 질환

건선(乾癬)·백선(白癬) _ 가중나무(樗葉, p. 19) 고추(辣草, p. 50), 구릿대(白芷, p. 62), 금낭화(荷包牡丹根, p. 67), 꼭두서니(茜草根, p. 77), 남가새(白蒺藜, p. 85), 누에나방(白殭蠶, p. 94), 느릅나무(楡白皮, p. 95), 댑싸리(地膚子, p. 108), 도둑놈의지팡이(苦蔘, p. 113), 멀구슬나무(苦楝皮, p. 154), 모싯대(薺苨, p. 159), 바위솔(瓦松, p. 180), 약모밀(魚腥草, p. 290), 자란(白芨, p. 341), 자리공(商陸, p. 342), 짚신나물(仙鶴草, p. 371), 창포(菖蒲, p. 379).

농가진(膿痂疹) _ 버들옻(大戟, p. 199), 산국(野菊, p. 235), 엉겅퀴(大薊, p. 294), 여로(藜蘆, p. 296), 오독도기(狼毒, p. 304), 오동나무(桐皮, p. 305), 유향나무(乳香, p. 321), 청미래덩굴(菝葜, p. 385).

독충(毒蟲)·독사교상(毒蛇咬傷) _ 명아주(藜, p. 156), 모싯대(薺苨, p. 159), 붉나무(鹽麩葉, p. 220), 속수자(續隨子, p. 266), 씀바귀(黃瓜菜, p. 282), 애기똥풀(白屈菜, p. 289), 호제비꽃(地丁, p. 440).

습진(濕疹) _ 가마중(龍葵, p. 13), 가중나무(樗葉, p. 19), 가회톱(白蘞, p. 21), 강향나무(降香, p. 28), 긴병꽃풀(連錢草, p. 74), 꿩의비름(景天, p. 82), 남가새(白蒺藜, p. 85), 도꼬로마(萆薢, p. 111), 두꺼비(蟾酥, p. 121), 마늘(大蒜, p. 135), 말뱅이나물(王不留行, p. 146), 맨드라미(鷄冠花, p. 152), 명아주(藜, p. 156), 바위솔(瓦松, p. 180), 바위취(虎耳草, p. 181), 백부(百部根, p. 193), 백선(白鮮皮, p. 194), 별꽃(繁縷, p. 207), 병풀(積雪草, p. 208), 비파나무(枇杷葉, p. 223), 사철쑥(茵蔯蒿, p. 232), 삼백초(三白草, p. 243), 어수리(滿洲獨活, p. 292), 오수유나무(吳茱萸, p. 307), 오이풀(地楡, p. 309), 자란(白芨, p. 341), 자리공(商陸, p. 342), 주엽나무(皁莢, p. 356), 중대가리국화(母菊, p. 357), 지치(紫根, p. 365), 칠엽수(娑羅子, p. 395), 파극나무(巴戟天, p. 414), 패랭이꽃(瞿麥, p. 418), 한삼덩굴(葎草, p. 424), 형개(荊芥, p. 437).

피부궤양(皮膚潰瘍) _ 가지(茄子, 茄葉, p. 20), 가회톱(白蘞, p. 21), 개구리밥(浮萍, p. 31), 개나리(連翹, p. 32), 개맨드라미(靑葙, p. 34), 고본(藁本, p. 48), 고수(胡荽, p. 49), 꼭두서니(茜草根, p. 77), 녹나무(樟木, p. 92), 더덕(羊乳根, p. 110), 딱총나무(接骨木, p. 130), 마디풀(萹蓄, p. 136), 말벌(蜂房, p. 147), 머위(蜂斗菜, p. 153), 무궁화(木槿皮, p. 167), 벌사상자(蛇床子, p. 201), 범부채(射干, p. 204), 부용(芙蓉, 木芙蓉花, p. 216), 부처꽃(千屈菜, p. 217), 비파나무(枇杷葉, p. 223), 사상자(蛇床子, p. 229), 산달래(薤白, p. 236), 쇠비름(馬齒莧, p. 270), 아마(亞麻仁, p. 283), 여뀌(水蓼, p. 295), 용담(龍膽, p. 314), 짚신나물(仙鶴草, p. 371), 패랭이꽃(瞿麥, p. 418), 한삼덩굴(葎草, p. 424), 해마(海馬, p. 430), 형개(荊芥, p. 437), 홀아비꽃대(銀線草, p. 441), 화초나무(花椒, p. 444).

악창(惡瘡) _ 가뢰(斑蝥, p. 12), 구렁이(蛇退, p. 60), 금낭화(荷包牡丹根, p. 67), 말매미(蟬退, p. 145), 무릇(綿棗兒, p. 168), 박새(尖被藜蘆, p. 182), 박하(薄荷, p. 185), 음나무(刺楸樹皮, p. 329), 중루(重樓, p. 358), 지치(紫根, p. 365), 참죽나무(椿白皮, p. 378), 콩(大豆黃卷, p. 401), 톱풀(一枝蒿, p. 410), 파극나무(巴戟天, p. 414), 해룡(海龍, p. 429).

타박상(打撲傷) _ 갓(芥子, p. 27), 금불초(旋覆花, p. 68), 금창초(白毛夏枯草, p. 71), 몰약나무(沒藥, p. 164), 병풀(積雪草, p. 208), 식나무(天脚板, p. 277), 약모밀(魚腥草, p. 290), 창포(菖蒲, p. 379), 칠엽수(娑羅子, p. 395), 향부자(香附子, p. 432).

탈모(脫毛) _ 박새(尖被藜蘆, p. 182), 키나나무(規那皮, p. 406).

항문 질환

대변출혈(大便出血) _ 범꼬리(拳蔘, p. 203), 부처꽃(千

屈茱, p. 217), 삼칠인삼(三七人蔘, p. 245), 선인장(仙人掌, p. 257), 연꽃(藕節, p. 298), 오이풀(地楡, p. 309), 원추리(萱草根, p. 320), 접시꽃(蜀葵根, p. 350), 참죽나무(椿白皮, p. 378).

치질(痔疾) _ 남생이(龜板, p. 86), 동과(冬瓜子, p. 119), 마타리(敗醬, p. 141), 무화과나무(無花果, p. 169), 바위솔(瓦松, p. 180), 바위취(虎耳草, p. 181), 부처꽃(千屈菜, p. 217), 비자나무(榧子, p. 222), 상수리나무(橡木皮, p. 248), 선인장(仙人掌, p. 257), 속새(木賊, p. 265), 쇠비름(馬齒莧, p. 270), 식나무(天脚板, p. 277), 예덕나무(野梧桐, p. 301), 오독도기(狼毒, p. 304), 오동나무(桐皮, p. 305), 중대가리국화(母菊, p. 357), 할미꽃(白頭翁, p. 425), 회화나무(槐米, p. 449).

탈항(脫肛) _ 광귤나무(枳殼, p. 57), 독말풀(曼陀羅葉, p. 115), 사위질빵(女蕾, p. 231), 양귀비(阿片, p. 291).

호흡기 질환

감모(感冒) _ 개나리(連翹, p. 32), 개별꽃(太子蔘, p. 36), 갯기름나물(植防風, p. 40), 계피나무(桂枝, p. 46), 고본(藁本, p. 48), 국화(菊花, p. 65), 꽈리(酸漿, p. 78), 대나물(銀柴胡, p. 105), 마황(麻黃, p. 142), 방풍(防風, p. 187), 벌등골나물(佩蘭, p. 200), 승마(升麻, p. 275), 시호(柴胡, p. 276), 인동덩굴(金銀花, p. 334), 족두리풀(細辛, p. 354), 중대가리국화(母菊, p. 357), 차즈기(紫蘇葉, p. 375), 칡(葛根, p. 396), 콩(大豆黃卷, p. 401), 큰삽주(白朮, p. 404), 큰잎용담(秦艽, p. 405), 파(葱白, p. 413), 향유(香薷, p. 433), 형개(荊芥, p. 437).

기관지염(氣管支炎)·천식(喘息) _ 가자나무(訶子, p. 18), 감초(甘草, p. 26), 꿩의다리(高遠草, p. 81), 돌외(絞股藍, p. 118), 마(山藥, p. 133), 마황(麻黃, p. 142), 모싯대(薺苨, p. 159), 목련(辛夷, p. 161), 미나리아재비(毛茛, p. 172), 바디나물(前胡, p. 179), 박태기나무(紫荊皮, p. 184), 버들백전(白前, p. 198), 수세미오이(絲瓜, p. 271), 오미자나무(五味子, p. 306), 은행나무(白果, p. 328), 잔대(沙蔘, p. 344), 중루(重樓, p. 358), 질경이택사(澤瀉, p. 370), 차나무(茶葉, p. 374), 침향나무(沈香, p. 397), 팥꽃나무(莞花, p. 417), 패모(貝母, p. 419).

기침(咳嗽)·가래(痰) _ 가물치(蠡魚, p. 14), 감수(甘遂, p. 25), 갓(芥子, p. 27), 개미취(紫菀, p. 35), 갯방풍(北沙蔘, p. 41), 곤약(蒟蒻, p. 51), 관동화(款冬花, p. 55),

구름버섯(雲芝, p. 61), 금불초(旋覆花, p. 68), 금창초(白毛夏枯草, p. 71), 기름나물(石防風, p. 72), 끼무릇(半夏, p. 83), 남천(南天實, p. 87), 노루귀(獐耳細辛, p. 89), 노루발풀(鹿蹄草, p. 90), 누리장나무(臭梧桐, p. 93), 닭의장풀(鴨跖草, p. 101), 당나귀(阿膠, p. 104), 도라지(桔梗, p. 114), 독말풀(曼陀羅葉, p. 115), 동과(冬瓜子, p. 119), 들깨(白蘇子, p. 125), 마가목(丁公皮, p. 134), 마늘(大蒜, p. 135), 마타리(敗醬, p. 141), 매실나무(烏梅, p. 150), 모과나무(木李, p. 157), 미나리아재비(毛茛, p. 172), 백리향(地椒, p. 191), 백부(百部根, p. 193), 백합(百合, p. 195), 버들백전(白前, p. 198), 버들옻(大戟, p. 199), 복숭아나무(桃仁, p. 213), 비파나무(枇杷葉, p. 223), 뽕나무(桑白皮, p. 226), 살구나무(杏仁, p. 241), 시호(柴胡, p. 276), 아스파라거스(小百部, p. 284), 아주까리(蓖麻葉, p. 286), 양귀비(阿片, p. 291), 우엉(牛蒡子, p. 317), 자작나무(樺皮, p. 343), 주엽나무(皁莢, p. 356), 쥐방울(馬兜鈴, p. 359), 지모(知母, p. 363), 천남성(天南星, p. 381), 천문동(天門冬, p. 383), 측백나무(側柏葉, p. 390), 팥꽃나무(莞花, p. 417), 합개(蛤蚧, p. 427), 홀아비꽃대(銀線草, p. 441), 흑아차나무(阿仙藥, p. 453).

열감기(熱感氣) _ 개구리밥(浮萍, p. 31), 갯갓(大靑葉, p. 39), 곰(熊膽, p. 54), 광곽향(藿香, p. 56), 꿩의다리(高遠草, p. 81), 꿩의비름(景天, p. 82), 노루오줌(赤升麻, p. 91), 말초리풀(馬鞭草, p. 148), 모란(牧丹皮, p. 158), 바다거북(玳瑁, p. 178), 박하(薄荷, p. 185), 배초향(藿香, p. 189), 백미꽃(白薇, p. 192), 산국(野菊, p. 235), 시호(柴胡, p. 276), 코뿔소(犀角, p. 400), 키나나무(規那皮, p. 406), 현삼(玄蔘, p. 435).

기타 질환

경기(驚氣) _ 곰(熊膽, p. 54), 바다거북(玳瑁, p. 178), 소(牛黃, p. 259).

딸꾹질(噎氣) _ 감나무(柿蔕, p. 24), 왕대나무(竹茹, p. 313), 정향나무(丁香, p. 351), 침향나무(沈香, p. 397), 헛개나무(枳椇子, p. 434).

말라리아(瘧疾) _ 개똥쑥(菁蒿, p. 33), 미나리아재비(毛茛, p. 172), 삼(麻葉, p. 242), 초과(草果, p. 386), 키나나무(規那皮, p. 406).

맹장염(盲腸炎) _ 모란(牧丹皮, p. 158), 후박나무(厚朴, p. 450).

상용 한약 처방

(분량 / g)

한약은 우리 나라, 중국, 일본에서 많이 사용되는 것을 골라서 정리하였다. 처방 용량은 1일분을 기본으로 하였으며, 보통 아침과 저녁으로 나누어 복용한다. 어른의 용량을 1이라고 할 때 9~13세는 $\frac{2}{3}$, 5~8세는 $\frac{1}{2}$, 4세 이하는 $\frac{1}{4}$ 또는 그 이하로 조절한다.

가미귀비탕(加味歸脾湯)
황기 3, 시호 3, 창출 3, 인삼 3, 복령 3, 산조인 3, 용안육 3, 원지 3, 치자 2, 대추 2, 당귀 2, 목단피 2, 목향 1, 감초 1, 생강 1
허약 체질로서 빈혈, 불면증, 정신 불안

가미소요산(加味逍遙散)
시호 3, 작약 3, 창출 3, 당귀 3, 복령 3, 치자 3, 감초 2, 생강 1, 박하 1
어깨결림, 정신 불안, 냉증, 갱년기 장애

가미온담탕(加味溫膽湯)
반하 4, 복령 4, 진피 2, 죽여 2, 생강 2, 지실 2, 가모 2, 현삼 2, 인삼 2, 지황 2, 대추 2
위장이 허약한 사람의 신경증, 불면증

가자산(訶子散)
가자 30, 감초 6, 목향 15, 황련 9. 가루를 내어 1회 5g, 1일 2회 복용
오랫동안 설사를 하는 증상, 탈항

갈근탕(葛根湯)
갈근 8, 대추 4, 마황 4, 생강 4, 계지 3, 작약 3, 감초 2
땀 없이 두통, 오한, 어깨결림, 근육통

갈근탕가천궁신이(葛根湯加川芎辛夷)
갈근 8, 대추 3, 마황 3, 계지 3, 작약 3, 천궁 2, 감초 2, 생강 2, 신이 2
코막힘, 축농증, 만성 비염

갈근황련황금탕(葛根黃連黃芩湯)
감초 2, 황금 3, 황련 3, 갈근 6
식중독으로 인한 설사

감맥대조탕(甘麥大棗湯)
대추 6, 감초 5, 소맥 20
소아 경기, 신경증, 불면증, 갱년기 장애

감초마황탕(甘草麻黃湯)
감초 2, 마황 3
호흡이 곤란하고 천식이 있는 증상

감초부자탕(甘草附子湯)
부자 9, 계지 9, 백출 12, 자감초 6
몸이 오슬오슬 떨리고 근육이 마비되는 증상, 관절통, 손발이 찬 증상

감초사심탕(甘草瀉心湯)
반하 4, 황금 3, 건강 2, 인삼 3, 감초 3, 대추 2, 황련 1
트림이 자주 나고 설사를 하면서 잠을 잘 이루지 못하는 증상

강활승습탕(羌活勝濕湯)
강활 9, 독활 9, 고본 6, 방풍 6, 만형자 6, 천궁 6, 감초 3
풍습으로 인한 두통, 요통, 오한 발열

결명자산(決明子散)
결명자 12, 석결명 9, 국화 9, 만형자 9, 황금 9, 적작약 9, 목적 9, 천궁 5, 강활 5, 석고 15, 감초 3
감기로 인한 두통, 눈이 충혈되는 증상, 눈물이 많이 흐르는 증상

계명산(鷄鳴散)
빈랑 4, 모과 3, 귤피 2, 길경 2, 소엽 1, 오수유 1, 생강 1
부종, 특히 신장이 나쁘거나 임신 중의 부종

계비탕(啓脾湯)
인삼 3, 진피 2, 백출 4, 택사 2, 복령 4, 대추 2, 연육 3, 산약 3, 감초 1, 산사자 2
몸이 여위고 얼굴빛이 좋지 않으며, 식욕이 없고 설사를 자주 하는 증상, 식욕부진

계지가갈근탕(桂枝加葛根湯)
계지 3, 생강 4, 작약 3, 감초 2, 대추 3, 갈근 6
신체가 허약한 사람의 초기 감기, 어깨가 결리고 두통이 있는 증상

계지가대황탕(桂枝加大黃湯)

계지 4, 생강 3, 작약 6, 대추 4, 감초 2, 대황 1
급만성 맹장염, 복부 팽만감, 습관성 변비, 치질

계지가용골모려탕(桂枝加龍骨牡蠣湯)
감초 2, 작약 3, 용골 2, 대추 3, 모려 3, 생강 3, 계지 4
체질이 허약하고 흥분을 잘 하는 증상, 인후염, 구내염,
치주염, 불면증

계지가작약생강인삼탕(桂枝加芍藥生薑人蔘湯)
계지 4, 생강 3, 작약 6, 대추 4, 감초 2, 대황 1
신경통, 근육통, 복부 팽만감, 복통, 변비

계지가작약탕(桂枝加芍藥湯)
계지 4, 생강 4, 작약 6, 감초 2, 대추 4
급만성 장염, 복통, 맹장염, 치질, 요통

계지가출부탕(桂枝加朮附湯)
계지 4, 작약 4, 창출 4, 대추 4, 생강 4, 감초 2, 부자
0.5
관절통, 신경통

계지가황기탕(桂枝加黃耆湯)
계지 3, 생강 4, 작약 3, 감초 2, 대추 3, 황기 3
체력이 허약하고 식은땀을 자주 흘리는 증상, 만성 중이
염, 황달과 부종

계지가후박행인탕(桂枝加厚朴杏仁湯)
계지 3, 작약 3, 후박 2, 대추 3, 행인 3, 생강 3
노인 감기, 기관지천식

계지마황각반탕(桂枝麻黃各半湯)
계지 3, 마황 2, 작약 2, 생강 2, 사인 2, 감초 2
땀이 잘 나지 않아서 손발 등 피부에 담마진이 생기고,
급하게 열이 오르며, 얼굴이 붉어지고 감기가 잦은 사람

계지복령환(桂枝茯苓丸)
계지 4, 작약 4, 도인 4, 복령 4, 목단피 4
자궁내막염, 월경불순, 냉증, 불임증

계지부자탕(桂枝附子湯)
계지 4, 대추 3, 감초 2, 생강 1, 부자 1
온 몸이 쑤시고, 근육 또는 관절류머티즘, 화농증

계지인삼탕(桂枝人蔘湯)
계지 4, 감초 3, 인삼 3, 건강 2, 백출 3
위장이 약한 사람의 두통, 위장염, 설사, 권태감

계지탕(桂枝湯)
계지 4, 작약 4, 대추 4, 감초 2, 생강 1.5
초기 감기

고량강탕(高良薑湯)
고량강 6, 후박 6, 생강 6, 당귀 9, 계피 5
위장이 쓰리고 아픈 증상, 옆구리가 결리고 아픈 증상

곽향정기산(藿香正氣散)
감초 1, 백출 3, 생강 2, 대추 2, 진피 2, 반하 3, 복령 3,
곽향 1, 길경 1.5, 후박 2, 소엽 1, 대복피 1, 백지 1
여름 감기, 더위로 인한 식욕부진, 권태감

괴각환(槐角丸)
괴각 120, 지유 60, 당귀 60, 방풍 60, 지각 60, 황금
60, 신국 30. 1회 9g, 1일 2회 복용
대장염, 치질, 대변출혈

구미강활탕(九味羌活湯)
강활 6, 창출 6, 천궁 6, 황금 6, 방풍 9, 생지황 9, 감초
3, 세신 1.5, 생강 3조각, 총백 3뿌리
감기, 오한 발열, 땀이 나지 않고 두통이 있으며 목이 뻣
뻣한 증상

구기지황환(枸杞地黃丸)
숙지황 24, 산수유 12, 산약 12, 목단피 9, 백복령 9, 택
사 9, 구기자 15, 국화 9
신장과 간장 허약증, 눈이 아프고 눈물이 마르는 증상,
시력 감퇴

궁귀교애탕(芎歸膠艾湯)
지황 5, 작약 4, 당귀 4, 감초 3, 애엽 3, 아교 3
월경불순, 자궁출혈, 자궁내막염

궁귀조혈산(芎歸調血散)
당귀 2, 천궁 2, 지황 2, 창출 2, 복령 2, 오약 2, 향부자
2, 목단피 2, 익모초 2, 대추 2, 건강 1
출산 후의 빈혈, 출산 후의 신경통, 노이로제, 월경불순,
젖 분비 부족

귤피죽여탕(橘皮竹茹湯)
귤피 9, 죽여 12, 인삼 12, 감초, 생강 3, 대추 3
허약 체질, 자주 토하는 증상, 트림

귀비탕(歸脾湯)
황기 3, 인삼 3, 백출 3, 복령 3, 산조인 3, 용안육 3, 원지 3, 대추 3, 당귀 2, 감초 1, 생강 1, 목향 1
정신쇠약, 허약 체질을 위한 강장

길경탕(桔梗湯)
감초 3, 길경 2
목이 붓고 아픈 증상

녹용산(鹿茸散)
녹용 1, 아교 9, 당귀 9, 오적골 15, 포황 6
대하증

누로탕(漏蘆湯)
누로 12, 모려 30, 괄루 15, 선태 6
여성의 젖가슴 염증, 젖 분비 부족

단삼음(丹蔘飮)
단삼 30, 백단향 3, 사인 5
소화 불량, 위통

당귀건중탕(當歸健中湯)
작약 5, 계피 4, 대추 4, 당귀 4, 생강 4, 감초 2
피로가 쉬이 오며 혈색이 좋지 않은 증상, 월경통, 탈항, 산후복통, 불임증

당귀사역탕(當歸四逆湯)
당귀 3, 대추 3, 계지 3, 세신 2, 작약 3, 감초 2, 목통 2
손발이 찬 사람으로서 복통, 설사, 월경통, 냉증이 있는 증상

당귀음자(當歸飮子)
당귀 5, 지황 4, 작약 3, 천궁 3, 방풍 3, 백질려 3, 하수오 2, 황기 1.5, 형개 1.5, 감초 1
건선(乾癬), 만성 습진, 피부 가려움증

당귀작약산(當歸芍藥散)
작약 4, 창출 4, 택사 4, 복령 4, 천궁 3, 당귀 3

월경불순, 습진, 전신 권태감, 불임증

대건중탕(大健中湯)
인삼 3, 산초 2, 건강 5, 교이 10
복부 팽만감, 과민성 대장 증후군, 담석증, 요로결석증, 췌장염

대방풍탕(大防風湯)
황기 3, 지황 3, 작약 3, 창출 3, 당귀 3, 방풍 3, 두충 3, 천궁 2, 감초 1.5, 우슬 1.5, 인삼 1.5, 강활 1.5, 건강 1, 부자 1
관절염, 운동 기능 장애

대승기탕(大承氣湯)
후박 5, 지실 3, 대황 2, 망초 1
다발성 관절통, 손발저림, 복부 팽만감, 신경성 흥분, 변비

대시호탕(大柴胡湯)
시호 6, 작약 3, 반하 3, 건강 2, 지실 2, 황금 3, 대황 1
체력이 좋은 사람으로서 변비가 있고 혈압이 높은 증상, 비만증, 담낭염, 급성 간염, 황달

대청룡탕(大靑龍湯)
석고 10, 마황 16, 행인 5, 계지 3, 대추 3, 생강 2
오한, 구갈, 손발이 붓고 소변량 감소 증상, 급성 관절염, 피부 가려움증

대함흉탕(大陷胸湯)
대황 6, 망초 9, 감수 1
가슴이 답답하며 결리고, 입이 마르고 변비가 있는 증상

대황감초탕(大黃甘草湯)
대황 4, 감초 1
급성 또는 습관성 변비

대황목단피탕(大黃牧丹皮湯)
대황 9, 도인 15, 목단피 9, 동과자 30, 망초 9
변비, 소염 배농, 맹장염

대황부자탕(大黃附子湯)
대황 1, 부자 1, 세신 2
오한 발열, 변비, 좌골신경통, 담석증, 신장염, 신장결석, 췌장염

도적산(導赤散)
생지황 15, 담죽엽 9, 목통 6, 감초 3
속에서 열이 나고 입이 마르며 얼굴이 붉어지는 증상, 입과 혀에 염증이 생기고, 소변을 볼 때 따끔거리는 증상

도핵승기탕(桃核承氣湯)
도인 5, 계피 4, 대황 3, 감초 1.5, 망초 1
월경불순, 요통, 변비, 두통, 갱년기 장애

독활갈근탕(獨活葛根湯)
갈근 5, 생강 2, 계지 3, 지황 4, 작약 3, 대추 1, 마황 2, 감초 1, 독활 2
전신 근육통, 중풍, 오십견통, 어깨결림

마자인환(麻子仁丸)
대황 4, 지실 2, 행인 2, 후박 2, 작약 2, 마자인 5
급성 또는 습관성 변비

마행감석탕(麻杏甘石湯)
석고 10, 행인 4, 마황 4, 감초 2
감기 후 기침, 가래, 소아 천식

마행의감탕(麻杏薏甘湯)
의이인 10, 마황 4, 행인 3, 감초 2
관절염, 신경통, 근육통

마황가출탕(麻黃加朮湯)
마황 3, 계지 2, 감초 1, 행인 3, 창출 4
류머티스성 관절염, 급성 위염

마황부자세신탕(麻黃附子細辛湯)
마황 4, 세신 3, 부자 2
오한, 전신 권태증, 사지동통, 현기증, 기침

마황탕(麻黃湯)
행인 5, 마황 5, 계피 4, 감초 1.5
감기몸살, 두통, 코감기, 관절류머티즘

맥문동탕(麥門冬湯)
맥문동 10, 반하 5, 갱미(粳米) 5
가래가 잘 떨어지지 않는 기침, 기관지천식

모과탕[木瓜湯]
모과 15, 곽향 9, 소엽 9, 오수유 6, 생강 6
토사곽란, 가슴과 배가 아프고 죄는 증상

목방기탕(木防己湯)
석고 10, 방기 4, 계피 3, 인삼 3
얼굴빛이 창백하고 기침을 동반한 호흡 곤란, 천식, 부종

반하백출천마탕(半夏白朮天麻湯)
백출 6, 진피 3, 반하 3, 복령 3, 천마 2, 맥아 2, 생강 2, 황기 1.5, 택사 1.5, 인삼 1.5, 황백 1, 건강 1
수족냉증, 자궁냉증, 현기증, 두통

반하사심탕(半夏瀉心湯)
반하 9, 황금 9, 건강 6, 인삼 12, 황련 3, 자감초 3, 대추 4
명치가 답답하고 구토가 있으며, 식욕부진, 설사를 할 때, 당뇨병성 설사

반하후박탕(半夏厚朴湯)
반하 6, 복령 5, 후박 3, 소엽 2, 생강 4
신경쇠약, 진해 거담, 자주 토하는 증상

방기복령탕(防己茯苓湯)
방기 3, 복령 4, 황기 3, 감초 2, 계지 3
손발이 차고, 붓고 아픈 증상, 현기증

방기황기탕(防己黃耆湯)
황기 5, 방기 5, 창출 3, 대추 3, 생강 3, 감초 1.5
무릎 통증, 밤에 잘 때 흘리는 땀, 관절염

방풍통성산(防風通聖散)
활석 3, 황금 2, 감초 2, 길경 2, 석고 2, 백출 2, 대황 1.5, 형개 1.2, 산취자 1.2, 작약 1.2, 천궁 1.2, 당귀 1.2, 박하 1.2, 방풍 1.2, 마황 1.2, 연교 1.2, 생강 1.2, 망초 1
변비, 고혈압, 비만증

배농산급탕(排膿散及湯)
길경 4, 감초 3, 지실 3, 작약 3, 대추 3, 생강 1
화농증, 화농성 림프선염, 비염, 중이염, 치은염, 유선염, 치질

배농탕(排膿湯)
감초 3, 생강 3, 대추 6, 길경 4

화농성 피부 질환의 초기

백두구탕(白荳蔲湯)
백두구 5, 곽향 6, 진피 6, 생강 9
소화불량, 구토, 복통

백두옹탕(白頭翁湯)
백두옹 12, 황백 6, 황련 3, 진피 9
복통 설사, 대변출혈, 항문이 따가운 증상

백렴산(白蘞散)
백렴 15, 대황 15. 가루를 내어 1회 5g 복용
염증 제거, 자궁 및 생식기 통증

백부탕(百部湯)
백부근 15, 사삼 15, 맥문동 15, 상백피 15, 지골피 15,
백합 15, 의이인 15, 황기 12, 복령 12
폐의 기능이 약하여 기침을 자주 하는 증상

백호가계지탕(白虎加桂枝湯)
지모 5, 감초 2, 갱미 8, 석고 15, 인삼 2, 감초 2
관절염, 습진, 음부 가려움증, 눈병, 두드러기

백호가인삼탕(白虎加人蔘湯)
석고 15, 지모 5, 인삼 1.5, 갱미 8
갈증, 당뇨병 초기, 더위먹었을 때

백호탕(白虎湯=石膏知母湯)
지모 5, 감초 2, 갱미 8, 석고 15
독감, 마진, 피부병, 당뇨병, 치통

보중익기탕(補中益氣湯)
백출 7, 진피 3, 인삼 3, 복령 4, 황금 4, 후박 4, 택사 4,
맥문동 2
전신 권태감, 가벼운 간기능 장애, 병후 회복

보폐탕(補肺湯)
맥문동 30, 갱미 3, 오미자 3, 상백피 3, 계지 3, 관동화
2, 대추 3, 생강 2
목소리가 쉬고 목이 따가운 증상

복령음(茯苓飮)
복령 5, 창출 4, 진피 3, 인삼 3, 지실 1.5, 생강 3

메스꺼움, 속쓰림, 위염, 신경성 위염, 위하수증

복령택사탕(茯苓澤瀉湯)
복령 4, 행인 4, 감초 1
기관지천식, 옆구리의 근육통

부자이중탕(附子理中湯)
인삼 12, 백출 9, 건강 6, 숙부자 6, 자감초 3
비위 허약, 복통 설사, 구토, 식욕부진, 손발이 찬 증상

부자탕(附子湯)
포부자 1, 복령 3, 작약 3, 인삼 2, 백출 4
신경통, 류머티즘, 급성 열병, 피부병

분돈탕(奔豚湯)
갈근 5, 이근백피 5, 반하 4, 감초 2, 당귀 2, 천궁 2, 황
금 2, 작약 2, 생강 1
노이로제, 신경질, 스트레스

불환금정기산(不換金正氣散)
감초 1.5, 창출 4, 생강 3, 대추 3, 진피 3, 후박 3, 반하
6, 곽향 1
소화불량, 급만성 위염, 위무력증

비원전(秘元煎)
인삼 9, 산약 9, 백출 9, 검실 9, 산조인 9, 금앵자 9, 감
초 3
정력 감퇴, 설사, 대하증

사간마황탕(射干麻黃湯)
사간 6, 마황 6, 오미자 6, 반하 9, 자완 9, 관동화 9, 세
신 3, 생강 3조각, 대추 3
기침, 인후염

사군자탕(四君子湯)
창출 4, 인삼 4, 복령 4, 감초 1, 생강 1, 대추 1
위장 허약, 위염, 구토, 위하수

사물탕(四物湯)
지황 3, 작약 3, 천궁 3, 당귀 3
산후 회복, 월경불순, 수족냉증, 갱년기 장애

사심탕(瀉心湯)

대황 4, 황련 4, 황금 4
토혈, 코피, 치질출혈, 고혈압, 반신불수, 동맥경화, 피부병, 불면증

사역가인삼탕(四逆加人蔘湯)
감초 3, 건강 2, 부자 1, 인삼 2
오한 발열, 설사

사역산(四逆散)
시호 5, 작약 4, 지실 2, 감초 1.5
위염, 위통, 신경질, 위궤양, 비염

사역탕(四逆湯)
감초 3, 건강 2, 부자 1
손발이 찬 증상, 소화불량, 설사, 위장염, 토사곽란, 오한 발열

산조인탕(酸棗仁湯)
복령 5, 천궁 3, 지모 3, 감초 1, 산조인 10
심신이 피곤하고 불면증이 있을 때

삼령백출산(蔘苓白朮散)
인삼 3, 편두 2, 산약 2, 연육 2, 창출 3, 길경 2, 복령 3, 축사 2, 의이인 5, 감초 2
식욕부진, 습관성 설사, 피로 권태, 질병 후의 체력 저하

삼물황금탕(三物黃芩湯)
지황 6, 황금 3, 고삼 3
수족의 화끈거림, 갱년기 장애, 고혈압

삼소음(蔘蘇飮)
반하 3, 복령 3, 갈근 2, 길경 2, 진피 2, 전호 2, 대추 1.5, 생강 1.5, 인삼 1.5, 감초 1, 지실 1, 소엽 1
감기, 기관지천식

삼황사심탕(三黃瀉心湯)
황금 3, 황련 3, 대황 3
어깨결림, 고혈압, 당뇨병

상표초산(桑螵蛸散)
상표초 9, 복령 9, 당귀 9, 원지 6, 창포 6, 용골 12, 인삼 12, 귀판 15
소변을 시원하게 보지 못하는 증상, 건망증, 정력 감퇴

생강감초탕(生薑甘草湯)
생강 5, 인삼 3, 감초 4, 대추 3
폐결핵, 폐기종, 기관지천식

생강반하탕(生薑半夏湯)
생강즙 40, 반하 6
식중독, 약물 부작용, 구토를 하고 난 뒤 속이 메스꺼운 증상

생강사심탕(生薑瀉心湯)
반하 4, 황련 1, 인삼 2, 생강 4, 감초 2, 대추 2
가슴과 옆구리가 아프고 소화가 잘 되지 않는 증상, 위장염, 입냄새, 위산과다

석곡탕(石斛湯)
석곡 9, 황기 9, 맥문동 9, 생지황 9, 현삼 9, 백복령 6, 원지 5, 감초 5
가슴이 답답하고 갈증이 나는 증상

선복화대자석탕(旋覆花代赭石湯)
선복화 9, 인삼 9, 반하 9, 대자석 12, 자감초 3, 대추 3
소화불량, 속쓰림, 트림, 구토

소건중탕(小健中湯)
작약 6, 계피 4, 대추 4, 생강 4, 감초 2, 교이 20
빈뇨, 요실금, 야뇨증

소경활혈탕(疎經活血湯)
작약 2.5, 지황 2, 천궁 2, 창출 2, 당귀 2, 도인 2, 복령 2, 우슬 1.5, 진피 1.5, 방기 1.5, 방풍 1.5, 용담 1.5, 위령선 1.5, 강활 1.5, 생강 1.5, 백지 1, 감초 1
관절통, 요통

소승기탕(小承氣湯)
대황 3, 후박 3, 지실 3
복부 팽만감, 변비, 고혈압

소시호탕(小柴胡湯)
시호 7, 반하 5, 황금 3, 대추 3, 인삼 3, 감초 2, 생강 4
상복부가 답답하고, 소화불량, 식욕부진, 오심, 기관지염, 메스꺼움, 간염

소요산(逍遙散)

당귀 3, 복령 3, 작약 3, 감초 2, 시호 3, 건강 1, 창출 3, 박하 1
냉증, 월경통, 갱년기 장애

소청룡탕(小靑龍湯)
반하 6, 감초 3, 계피 3, 오미자 3, 세신 3, 작약 3, 마황 3, 건강 3
콧물, 코막힘, 재채기, 기관지천식, 알레르기성 비염, 비염

소청룡탕가석고(小靑龍湯加石膏)
반하 6, 감초 3, 계피 3, 오미자 3, 세신 3, 작약 3, 마황 3, 건강 3, 석고 5
기관지염, 기관지천식, 알레르기, 비염, 묽은 가래

소풍산(消風散)
석고 3, 지황 3, 당귀 3, 창출 2, 방풍 2, 목통 2, 지모 1.5, 감초 1, 고삼 1, 형개 1, 우방자 2, 호마 1.5, 선퇴 1
습진, 피부 가려움증, 풍진

속명탕(續命湯)
행인 4, 마황 3, 계지 3, 인삼 3, 당귀 3, 천궁 2, 건강 2, 감초 2, 석고 6
반신불수, 언어장애, 건망증, 운동 둔화

승마갈근탕(升摩葛根湯)
갈근 5, 작약 3, 승마 2, 감초 1.5, 생강 2
초기 감기, 피부염, 마진, 인플루엔자

시령탕(柴苓湯)
시호 7, 택사 5, 반하 5, 황금 3, 창출 3, 대추 3, 저령 3, 인삼 3, 복령 3, 감초 2, 계피 2, 생강 4
심한 갈증, 지사 정장

시박탕(柴朴湯)
시호 7, 반하 5, 복령 5, 황금 3, 후박 3, 대추 3, 인삼 3, 감초 2, 소엽 2, 생강 4
가슴 두근거림, 기관지염, 불안신경증, 과민성 대장증후군, 현기증

시함탕(柴陷湯)
시호 5, 반하 5, 황금 3, 대추 3, 인삼 2, 황련 1.5, 감초 1.5, 생강 3, 과루인 3

기침, 급만성 기관지염, 폐렴

시호가용골모려탕(柴胡加龍骨牡蠣湯)
시호 5, 반하 4, 황금 2.5, 계피 3, 복령 3, 대황 1, 대추 2.5, 인삼 2.5, 모려 2.5, 용골 2.5, 생강 2
고혈압, 동맥경화, 만성 신장병, 심계 항진, 불면증, 정신불안

시호계지건강탕(柴胡桂枝乾薑湯)
시호 6, 황금 3, 과루근 3, 계피 3, 모려 3, 감초 2, 건강 2
수족냉증, 숨찬 증상, 신경과민, 갱년기 장애, 불면증, 기미, 빈혈

시호계지탕(柴胡桂枝湯)
시호 5, 반하 4, 황금 2, 감초 2, 계피 2, 작약 2, 대추 2, 인삼 2, 생강 2
두통, 메스꺼움, 담낭염, 담석증, 간기능 장애, 췌장염, 망막색소변성증

시호청간탕(柴胡淸肝湯)
시호 2, 황금 1.5, 황백 1.5, 황련 1.5, 과루근 1.5, 감초 1.5, 길경 1.5, 산취자 1.5, 지황 1.5, 작약 1.5, 천궁 1.5, 박하 1.5, 연교 1.5, 우방자 1.5
만성 편도선염, 습진

신이청폐탕(辛夷淸肺湯)
석고 5, 맥문동 5, 황금 3, 산취자 3, 지모 3, 승마 1, 백합 3, 신이 2, 비파엽 2
코막힘, 만성 비염, 축농증, 습관성 두통

십미패독탕(十味敗毒湯)
길경 3, 시호 3, 천궁 3, 복령 3, 루피 3, 방풍 1.5, 감초 1, 형개 1, 생강 1, 독활 1.5, 연교 2
화농성 피부 질환, 담마진, 습진, 무좀

십보환(十補丸)
녹용 60, 숙지황 240, 두충 120, 산약 120, 산수유 120, 토사자 120, 우슬 120, 구기자 120, 맥문동 120, 오미자 30, 꿀 적당량. 알약으로 만들어 1회 9g, 1일 2회 복용
정력 감퇴, 정액이 저절로 흘러 나오는 증상, 소변이 자주 마려운 증상

십전대보탕(十全大補湯)

황기 3, 계피 3, 지황 3, 작약 3, 천궁 3, 당귀 3, 인삼 3, 복령 3, 감초 1.5
병후 체력 저하, 피로 권태, 수족냉증, 빈혈, 도한(盜汗)

십조탕(十棗湯)
감수 1, 대극 1, 원화 1, 대추 10
옆구리 결림과 염증, 기침, 가래, 오목가슴 통증

안중산(安中散)
계피 4, 현호색 3, 모려 3, 회향 1.5, 감초 1, 축사 1, 생강 0.5, 양강 0.5
복통, 속쓰림, 트림, 메스꺼움, 위하수, 만성 위염

억간산(抑肝散)
창출 4, 복령 4, 천궁 3, 당귀 3, 시호 2, 감초 1.5, 조구등 3
신경증, 불면증, 소아 경기, 갱년기 장애, 안검경련

억간산가진피반하(抑肝散加陳皮半夏)
반하 5, 창출 4, 복령 4, 천궁 3, 진피 3, 당귀 3, 시호 2, 감초 1.5, 조구등 3
신경증, 소아 경기, 갱년기 장애

영계출감탕(苓桂朮甘湯)
복령 6, 계피 4, 창출 3, 감초 2
현기증, 가슴 두근거림, 신경질, 숨차는 증상

오령산(五靈散)
택사 6, 창출 4.5, 복령 4.5, 계피 2.5
구갈, 오심, 현기증, 요독증, 당뇨병, 두부(頭部) 신경통

오림산(五痳散)
복령 6, 황금 3, 감초 3, 지황 3, 차전자 3, 택사 3, 당귀 3, 목통 3, 산취자 2, 작약 2, 활석 3
빈뇨, 배뇨통, 잔뇨감, 요도염, 요로결석

오수유탕(吳茱萸湯)
대추 4, 오수유 3, 인삼 2, 생강 4
두통이 수반된 메스꺼움, 구통, 편두통, 반신의 동통 발작

오적산(五積散)
창출 4, 진피 2, 당귀 2, 반하 2, 복령 2, 감초 1, 길경 1, 지실 1, 계피 1, 후박 1, 작약 1, 생강 1, 천궁 1, 대추 1,

백지 1, 마황 1, 향부자 1
위장염, 요통, 하복부통, 좌골신경통, 관절염

오피음(五皮飮)
대복피 12, 복령피 30, 상백피 9, 진피 9, 생강피 6
전신 부종, 가슴과 배가 뻣뻣한 증상, 천식, 빈뇨

오호탕(五虎湯)
석고 10, 행인 4, 마황 4, 상백피 3, 감초 2
기관지천식, 기관지확장증, 기침

온경탕(溫經湯)
맥문동 4, 반하 4, 당귀 3, 감초 2, 계피 2, 작약 2, 천궁 2, 인삼 2, 목단피 2, 오수유 1, 생강 1, 아교 2
수족이 화끈거리고 입술이 마르는 증상, 습진, 불임증, 월경불순

온담탕(溫膽湯)
반하 4, 복령 4, 생강 3, 진피 3, 죽여 2, 지실 1, 황련 1, 산조인 3, 대추 2
위장 기능이 약한 사람의 불면증, 신경쇠약

온청음(溫淸飮)
지황 3, 작약 3, 천궁 3, 당귀 3, 황금 1.5, 황백 1.5, 황련 1.5, 산취자 1.5
월경불순, 갱년기 장애, 수족냉증, 수족 화끈거림

용담사간탕(龍膽瀉肝湯)
지황 5, 당귀 5, 목통 5, 황금 3, 차전자 3, 택사 3, 감초 1, 산취자 1, 용담 1
배뇨통, 잔뇨감, 혼탁뇨, 방광염, 대하

우슬산(牛膝散)
우슬 3, 당귀 3, 계지 3, 목단피 3, 작약 3, 현호색 3, 도인 3, 목향 1
체력이 좋은 여성의 월경통, 월경불순

우차신기환(牛車腎氣丸)
지황 5, 우슬 3, 산수유 3, 산약 3, 차전자 3, 택사 3, 복령 3, 목단피 3, 계피 1, 부자 1
요통, 성욕 감퇴, 구갈

우황청심환(牛黃淸心丸)

우황 1.5, 사향 1, 용뇌 1, 영양각 1, 웅황 1, 포황 2.5, 서각 2
정신불안, 불면증, 가슴 두근거림, 현기증, 히스테리

월비탕(越婢湯)
마황 12, 석고 16, 생강 6, 감초 4, 대추 8
급성 신장염, 류머티스성 관절염, 각기, 피부병

월비가출탕(越婢加朮湯)
석고 8, 마황 6, 창출 4, 대추 3, 감초 2, 생강 1
신장염, 각기, 류머티스성 관절염, 야뇨증, 습진

위령탕(胃苓湯)
후박 2.5, 창출 2.5, 택사 2.5, 저령 2.5, 진피 2.5, 백출 2.5, 복령 2.5, 계피 2, 생강 1.5, 대추 1.5, 감초 1
급·만성 위장염, 물 같은 설사, 위무력증

육군자탕(六君子湯)
창출 4, 인삼 4, 반하 4, 복령 4, 대추 2, 진피 2, 감초 1, 건강 0.5
위장이 약하고 식욕이 없는 증상, 수족냉증, 위무력증, 구토

육미지황환(六味地黃丸)
지황 6, 산수유 3, 산약 3, 택사 3, 복령 3, 목단피 3
배뇨 곤란, 빈뇨, 부종, 가려움증, 고혈압, 정력 감퇴, 전립선비대

윤장환(潤腸丸)
당귀 3, 행인 2, 숙지황 3, 건지황 3, 지실 2, 황금 2, 후박 2, 마자인 2, 대황 1, 도인 2, 감초 1
체력이 약한 사람이나 노인의 변비

은교산(銀翹散)
금은화 10, 연교 10, 노근 15, 담죽엽 9, 길경 9, 담두시 9, 우방자 6, 박하 3, 형개 3, 감초 3
감기로 인한 열병, 오한, 두통이 있고 입이 마르는 증상, 인후염

을자탕(乙字湯)
당귀 6, 시호 5, 황금 3, 감초 2, 승마 1 (대황 0.5)
변비, 치질

의이인탕(薏苡仁湯)
의이인 8, 창출 4, 당귀 4, 마황 4, 계피 3, 작약 3, 감초 2
근육통, 다발성 관절염

이진탕(二陣湯)
반하 5, 복령 5, 진피 4, 감초 1, 생강 3
오심, 구토, 급·만성 위염, 위무력증

이출탕(二朮湯)
백출 2, 복령 2, 진피 2, 천남성 2, 향부자 2, 황금 2, 위령선 2, 강활 2, 반하 2, 창출 2, 건강 1, 감초 1
오십견통, 신경통

인삼양영탕(人蔘養榮湯)
지황 4, 당귀 4, 백출 4, 복령 4, 인삼 3, 계피 2.5, 원지 2, 작약 2, 진피 2, 황기 1.5, 감초 1, 오미자 1
피로 권태, 수족냉증, 도한(盜汗), 빈혈

인삼탕(人蔘湯)
감초 3, 창출 3, 인삼 3, 건강 3
급·만성 위염, 위무력증, 설사

인진호탕(茵蔯蒿湯)
산취자 3, 대황 1, 인진호 4
요량 감소, 황달, 간경변, 담마진, 구내염

인진오령산(茵蔯五苓散)
택사 6, 창출 4.5, 저령 4.5, 복령 4.5, 계피 2.5, 인진호 4
급·만성 간염, 신장염, 담낭염, 담석증

입효산(立效散)
세신 2, 승마 2, 방풍 2, 감초 1.5, 용담 1
치통, 치은염, 치주염, 삼차신경통, 구내염

자감초탕(炙甘草湯)
지황 6, 맥문동 6, 계피 3, 대추 3, 인삼 3, 생강 3, 마자인 3, 자감초 3, 아교 2
가슴 두근거림, 숨참, 갑상선 기능 항진증, 빈맥, 심부전, 폐기종, 기관지천식

자음강화탕(滋陰降火湯)
창출 3, 지황 2.5, 작약 2.5, 당귀 2.5, 맥문동 2.5, 황백 1.5, 감초 1.5, 지모 1.5, 천문동 2.5, 생강 2, 대추 1

노인 만성 기관지천식, 후두염(쉰 목소리)

작약감초부자탕(芍藥甘草附子湯)
감초 6, 작약 6, 포부자 2
산통(요로, 담도, 소화관), 근육통, 요통, 좌골신경통, 각기

작약감초탕(芍藥甘草湯)
감초 6, 작약 6
산통(요로, 담도, 소화관), 근육통, 요통, 좌골신경통

저령탕(猪苓湯)
택사 3, 저령 3, 복령 3, 아교 3, 활석 3
요량 감소, 구갈, 요도염, 신장염, 임질, 배뇨통, 잔뇨감

정향시체탕(丁香柿蔕湯)
감꼭지 3, 침향 1, 회향 1, 반하 3, 진피 3, 후박 1, 정향 1, 축사 1, 감초 1, 유향 1
위장이 허약한 사람의 소화불량 및 딸꾹질

조등산(釣藤散)
석고 5, 진피 3, 맥문동 3, 반하 3, 복령 3, 인삼 2, 방풍 2, 감초 1, 건강 1, 조구등 3, 국화 2
중년 이후 또는 고혈압 증세가 있는 만성 두통

조위승기탕(調胃承氣湯)
대황 2, 감초 1, 망초 0.5
습관성 변비, 만성 위장염

죽여온담탕(竹茹溫膽湯)
반하 5, 시호 3, 맥문동 3, 복령 3, 길경 2, 지실 2, 향부자 2, 진피 2, 황련 1, 감초 1, 생강 3, 인삼 1, 죽여 3
유행성 감기, 기관지염, 기관지천식, 불면증, 심장성 신경증, 폐렴

죽엽석고탕(竹葉石膏湯)
담죽엽 15, 석고 30, 반하 9, 맥문동 9, 감초 3, 인삼 15, 갱미 15
열병을 앓고 난 후 기력 부족, 목 안과 입이 건조한 증상, 가래, 기침, 갈증

지보단(至寶丹)
서각 30, 대모 30, 호박 30, 주사 30, 웅황 30, 우황 15, 사향 3, 빙편 3, 안식향 45, 금박 50장, 은박 50장

열이 심하고 뼈마디가 쑤시는 증상, 갈증이 나고 땀이 흐르는 증상, 허리가 아프고 귀에서 소리가 나는 증상

지실해백계지탕(枳實薤白桂枝湯)
지실 9, 해백 9, 후박 6, 계지 6, 괄루인 10
가슴이 답답하고 아픈 증상, 옆구리가 당기고 무딘 증상

진무탕(眞武湯)
복령 4, 작약 3, 창출 3, 생강 1.5, 부자 0.5
위장 질환, 소화불량, 고혈압, 심계 항진, 현기증, 감기 설사

천궁차조산(川芎茶調散)
향부자 4, 천궁 3, 형개 2, 박하 2, 백지 2, 방풍 2, 감초 1.5, 강활 2, 차엽 1.5
감기나 월경으로 오는 신경증, 두통, 편두통

청상방풍탕(淸上防風湯)
황금 2.5, 길경 2.5, 산취자 2.5, 천궁 2.5, 방풍 2.5, 백지 2.5, 연교 2.5, 황련 1, 감초 1, 지실 1, 형개 1, 박하 1
여드름, 얼굴 습진, 주사비(酒齄鼻), 만성 중이염

청서익기탕(淸暑益氣湯)
창출 3.5, 인삼 3.5, 맥문동 3.5, 황기 3, 진피 3, 당귀 3, 황백 2, 감초 1, 오미자 2
더위 먹었을 때, 더위로 인한 식욕부진, 설사, 권태감

청심연자음(淸心蓮子飮)
맥문동 4, 복령 4, 황금 3, 차전자 3, 인삼 3, 황기 2, 감초 1.5, 연육 4, 지골피 2
권태감, 방광염, 전립선비대증, 요로결석, 신경쇠약, 잔뇨감, 배뇨통, 빈뇨

청위사화탕(淸胃瀉火湯)
연교 2, 길경 2, 황금 2, 치자 2, 지황 2, 갈근 2, 황련 1, 현삼 1, 승마 1
심한 입냄새, 구내염, 혓바늘, 인후염

청폐탕(淸肺湯)
당귀 3, 맥문동 3, 복령 3, 황금 2, 길경 2, 행인 2, 산취자 2, 상백피 2, 대추 2, 진피 2, 감초 1, 오미자 1, 생강 1, 죽여 2, 맥문동 2, 패모 2
기관지염, 인후두염, 기관지천식, 폐렴, 끈질긴 가래

출부탕(朮附湯＝白朮附子湯)
포부자 2, 백출 6, 생강 4, 대추 4, 감초 3
근육통, 신경통, 반신불수

치자건강탕(梔子乾薑湯)
치자 3, 건강 2
인후염, 불면증, 황달

치자시탕(梔子豉湯)
향시 4, 치자 3
인후염, 황달, 위염, 위궤양, 구내염

통도산(通導散)
지실 3, 대황 3, 당귀 3, 감초 2, 홍화 2, 후박 2, 진피 2,
목통 2, 소목 2, 망초 1.5
월경불순, 월경통, 고혈압, 현기증

팔미지황환(八味地黃丸)
지황 6, 산수유 3, 산약 3, 택사 3, 복령 3, 목단피 2.5,
계피 1, 부자 0.5
권태감, 수족냉증, 당뇨병, 고혈압, 전립선비대증, 기관
지천식

평위산(平胃散)
창출 4, 후박 3, 진피 3, 대추 2, 감초 1, 생강 2
소화불량, 위무력증, 식욕부진

포공영탕(蒲公英湯)
백출 4, 대추 2, 후박 3, 감초 1, 진피 3, 건강 1
식욕부진, 설사, 소화불량

향소산(香蘇散)
향부자 4, 소엽 2, 진피 2, 감초 1.5, 생강 3
신경질적인 사람의 감기, 담마진, 갱년기 장애, 의식을
잃는 복통 발작

형개연교탕(荊芥連翹湯)
황금 1.5, 길경 2, 지실 1.5, 형개 1.5, 시호 2, 산취자
1.5, 작약 1.5, 천궁 1.5, 당귀 1.5, 백지 1.5, 방풍 1.5,
연교 1.5, 감초 1
축농증, 만성 비염, 편도선염, 여드름, 습진

형방패독산(荊防敗毒散)
감초 1, 건강 1, 길경 1.5, 지각 1.5, 강활 1.5, 금은화
1.5, 형개 1.5, 시호 1.5, 천궁 1.5, 전호 1.5, 박하 1.5,
방풍 1.5, 연교 1.5
급성 화농성 피부 질환

황금탕(黃芩湯)
황금 9, 작약 9, 감초 6, 대추 4
몸에 열이 나고 입맛이 쓴 증상, 배가 아프고 설사를 하
는 증상

황기건중탕(黃耆健中湯)
작약 6, 황기 4, 계피 4, 대추 4, 감초 2, 생강 1, 교이 20
병후 쇠약, 소화불량

황련아교탕(黃連阿膠湯)
황련 3, 작약 2, 황금 2, 아교 3, 난황(卵黃) 1개
가슴이 두근거리고 머리가 아픈 증상, 머리가 무거운 증상

황련탕(黃連湯)
반하 6, 황련 3, 감초 3, 계피 3, 대추 3, 인삼 3, 건강 3
위통, 메스꺼움, 구토, 식욕부진, 구내염

황련해독탕(黃連解毒湯)
황금 3, 황련 2, 산취자 2, 황백 1.5
객혈, 토혈, 하혈, 고혈압, 심계 항진, 피부 가려움증, 현
기증

후박삼물탕(厚朴三物湯＝厚朴大黃湯)
후박 16, 대황 8, 지실 6
복통, 변비, 위장 질환, 소화불량

천연 약물명 찾아보기

학명 찾아보기

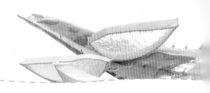

저자 소개

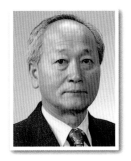

배기환(裵基煥)

1946. 2　경남 사천 출생
1973. 2　영남대학교 약학대학 졸업
1975. 2　영남대학교 대학원 졸업(약학석사)
1981. 3　일본 도야마대학 대학원 졸업(약학박사)
1981. 6~1984. 8　충남대학교 자연과학대학 조교수
1985. 9~1989. 8　충남대학교 약학대학 부교수
1989. 9~2012. 2　충남대학교 약학대학 교수
1993. 3~1995. 3　충남대학교 약학대학 학장
1997. 3~1999. 2　충남대학교 의약품개발연구소 소장
1997. 3~2006. 12　충남대학교 약초원 원장
2000. 1~2000. 12　충남대학교 기획예산심의위원회 위원장
2002. 1~2002. 12　한국생약학회 회장
2006. 10~2008. 9　한국생약학교수협의회 회장
2006. 1~2007. 12　대한약학회 부회장
2012. 3~현재　충남대학교 약학대학 명예교수

수상 경력
1973. 2　영남대학교 총장상
1984. 12　한국생약학회 우수 논문상
1992. 4　한국과학기술단체 1991년도 과학기술 우수 논문상
2000. 5　충남대학교 우수 교수상
2000. 10　대한약학회 약학연구상
2003. 12　한국생약학회 학술본상
2006. 11　보건복지부장관 표창
2008. 10　대한약학회 학술대상

저서·논문
「한국의 약용 식물」교학사, 「한국의 독식물·독버섯」교학사(공저), 「생약학」동명사(공저),
「천연물화학」영림사(공저), 학술 논문 400편(국내외), 특허 35건(국내외)

민간요법과 한방요법에 따른 건강 지침서

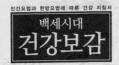

백세시대
건강보감

초 판 발행 2003년 5월 10일
개정판 발행 2017년 2월 25일

지은이 배기환
펴낸이 양진오
펴낸곳 ㈜교학사

기획 유홍희
책임편집 황정순
교정 차진승 · 하유미 · 김천순 · 강옥자
표지 디자인 본사 디자인센터
제작 이재환
원색 분해 · 인쇄 본사 공무부

등록 1962. 6. 26. (18-7)
주소 서울 마포구 마포대로 14길 4
전화 편집부 312-6685 | 영업부 707-5150
팩스 편집부 365-1310 | 영업부 707-5160
대체 012245-31-0501320
홈페이지 http://www.kyohak.co.kr
ISBN 978-89-09-20051-6 96510

값 100,000원